中西医临床妇产科学

(第2版)

(供中西医临床医学及相关专业使用)

主　编　贺丰杰　吴克明

副主编　魏绍斌　张　帆　陈林兴　武权生　朱虹丽

编　者　(以姓氏笔画为序)

朱虹丽(陕西中医药大学)　　　　　朱鸿秋(成都中医药大学)

杜小利(宁夏医科大学)　　　　　　杨丽娟(云南中医药大学)

李　楠(陕西中医药大学)　　　　　李　燕(贵州中医药大学)

吴克明(成都中医药大学附属医院)　肖新春(陕西中医药大学)

张　帆(贵州中医药大学)　　　　　张丽梅(川北医学院)

陈　梅(陕西中医药大学)　　　　　陈林兴(保山中医药高等专科学校)

武权生(甘肃中医药大学)　　　　　金凤丽(云南中医药大学)

赵粉琴(甘肃中医药大学)　　　　　钟雪梅(西南医科大学)

贺丰杰(陕西中医药大学)　　　　　夏　敏(重庆市中医院)

曹俊岩(贵州中医药大学)　　　　　韩　璐(新疆医科大学)

曾　莉(贵州中医药大学)　　　　　魏绍斌(成都中医药大学)

秘　书　李　楠(陕西中医药大学)

中国健康传媒集团

中国医药科技出版社

内容提要

本教材为"高等中医药院校西部精品教材（第二轮规划教材）"之一，系根据本套教材的编写指导思想和原则要求，结合专业培养目标和本课程的教学目标、内容与任务要求编写而成。全书分为四篇二十六章，主要包括妇产科学基础、妇科学、产科学、不孕症与计划生育。本教材为书网融合教材，即纸质教材有机融合电子教材，教学配套资源（PPT、微课、视频等），题库系统，数字化教学服务（在线教学、在线作业、在线考试）。

本教材主要供中西医临床医学及相关专业使用，也可作为基层医务工作者、青年教师的主要参考书。

图书在版编目（CIP）数据

中西医临床妇产科学/贺丰杰，吴克明主编 . —2 版 . —北京：中国医药科技出版社，2019.7

高等中医药院校西部精品教材（第二轮规划教材）

ISBN 978 - 7 - 5214 - 0995 - 6

Ⅰ. ①中… Ⅱ. ①贺… ②吴… Ⅲ. ①妇产科病 - 中西医结合疗法 - 中医学院 - 教材 Ⅳ. ①R710.5

中国版本图书馆 CIP 数据核字（2019）第 112193 号

美术编辑　陈君杞

版式设计　友全图文

出版　**中国健康传媒集团** | 中国医药科技出版社

地址　北京市海淀区文慧园北路甲 22 号

邮编　100082

电话　发行：010 - 62227427　邮购：010 - 62236938

网址　www. cmstp. com

规格　889 × 1194 mm$^1/_{16}$

印张　32

字数　697 千字

初版　2012 年 7 月第 1 版

版次　2019 年 7 月第 2 版

印次　2019 年 7 月第 1 次印刷

印刷　北京市密东印刷有限公司

经销　全国各地新华书店

书号　ISBN 978 - 7 - 5214 - 0995 - 6

定价　**75.00 元**

获取新书信息、投稿、为图书纠错，请扫码联系我们。

数字化教材编委会

主　　编　贺丰杰　吴克明
副 主 编　魏绍斌　张　帆　陈林兴　武权生　朱虹丽
编　　者　（以姓氏笔画为序）
　　　　　朱虹丽（陕西中医药大学）
　　　　　朱鸿秋（成都中医药大学）
　　　　　杜小利（宁夏医科大学）
　　　　　杨丽娟（云南中医药大学）
　　　　　李　楠（陕西中医药大学）
　　　　　李　燕（贵州中医药大学）
　　　　　吴克明（成都中医药大学附属医院）
　　　　　肖新春（陕西中医药大学）
　　　　　张　帆（贵州中医药大学）
　　　　　张丽梅（川北医学院）
　　　　　陈　梅（陕西中医药大学）
　　　　　陈林兴（保山中医药高等专科学校）
　　　　　武权生（甘肃中医药大学）
　　　　　金凤丽（云南中医药大学）
　　　　　赵粉琴（甘肃中医药大学）
　　　　　钟雪梅（西南医科大学）
　　　　　贺丰杰（陕西中医药大学）
　　　　　夏　敏（重庆市中医院）
　　　　　曹俊岩（贵州中医药大学）
　　　　　韩　璐（新疆医科大学）
　　　　　曾　莉（贵州中医药大学）
　　　　　魏绍斌（成都中医药大学）
秘　　书　李　楠（陕西中医药大学）

出版说明

"高等中医药院校西部精品教材"自2012年由中国医药科技出版社陆续出版以来得到了各院校的广泛好评。为了更新知识、优化教材品种，使教材更好地服务于院校教学，同时为了更好地贯彻落实《国家中长期教育改革发展规划纲要（2010—2020年)》和《中医药发展战略规划纲要（2016—2030年)》等文件精神，培养传承中医药文明，具备行业优势的复合型、创新型高等中医药院校中西医临床医学专业人才，在教育部、国家药品监督管理局的领导下，在上一版教材的基础上，中国医药科技出版社组织修订编写了"高等中医药院校西部精品教材（第二轮规划教材)"。

本轮教材建设，旨在适应学科发展的新要求，进一步提升教材质量，更好地满足教学需求。本轮教材吸取了目前高等中医药教育发展成果，体现了中西医临床医学的新进展、新方法、新标准；旨在构建具有西部特色、符合医药高等教育人才培养要求的教材建设模式，形成"政府指导、院校联办、出版社协办"的教材编写机制，最终打造我国高等中医药院校中西医临床专业核心教材、精品教材。

本轮教材包含18门，其中14门教材为新修订教材（第2版)，主要特点如下。

一、顺应当前教育改革形式，突出西部特色

教育改革，关键是更新教育理念，核心是改革人才培养体制，目的是提高人才培养水平。教材建设是高校教育的基础建设，发挥着提高人才培养质量的基础性作用。教材建设应以服务人才培养为目标，以提高教材质量为核心，以创新教材建设的体制机制为突破口，以实施教材精品战略、加强教材分类指导、完善教材评价选用制度为着力点。为适应不同类型高等学校教学需要，需编写、出版不同风格和特色的教材。西部地区作为国家"西部大开发"战略要地，对创新型、复合型、知识技能型人才的需求更加旺盛和迫切。本轮教材是具有西部行业特色的规划教材，有利于培养高素质应用型、复合型、创新型人才，是西部高等医药院校教育教学改革的体现，是贯彻落实《国家中长期教育改革发展规划纲要（2010—2020年)》的体现。

二、树立精品意识，强化实践技能培养，体现中医药院校学科发展特色

本轮教材建设对课程体系进行科学设计，整体优化；对上版教材中不合理的内容框架进行适当调整；内容（含法律法规、临床标准及相关学科知识、方法与技术等）上吐故纳新，实现了基础学科与专业学科紧密衔接，主干课程与相关课程合理配置的目标。编写内容注重突出西部中医药院校特色，适当融入中医药文化及知识，满足复合型人才培养的需要。

参与教材编写的专家以科学严谨的治学精神和认真负责的工作态度，以建设有特色的、教师易用、

学生易学、教学互动、真正引领教学实践和改革的精品教材为目标，严把编写各个环节，确保教材建设质量。

三、坚持"三基、五性、三特定"的原则，与执业标准有机结合

本轮教材修订编写将培养高等中医药院校应用型、复合型中西医临床医学专业人才必需的基本知识、基本理论、基本技能作为教材建设的主体框架，将体现教材的思想性、科学性、先进性、启发性、适用性作为教材建设的灵魂，并在教材内容上设立"要点导航"模块对其加以明确，使"三基、五性、三特定"有机融合，相互渗透，贯穿教材编写始终，并且与《国家执业医师资格考试考试大纲》紧密衔接，避免理论与实践脱节、教学与实际工作脱节。

四、书网融合，使教与学更便捷、更轻松

本轮教材为书网融合教材，即纸质教材与数字教材、配套教学资源、题库系统、数字化教学服务有机融合。通过"一书一码"的强关联，为读者提供全免费增值服务。按教材封底的提示激活教材后，读者可通过电脑、手机阅读电子教材和配套课程资源（PPT 等），并可在线进行同步练习，实时反馈答案和解析。同时，读者也可以直接扫描书中二维码，阅读与教材内容关联的课程资源（"扫码学一学"，轻松学习 PPT 课件；"扫码练一练"，随时做题检测学习效果），从而丰富学习体验，使学习更便捷。教师可通过电脑在线创建课程，与学生互动，开展布置和批改作业、在线组织考试、讨论与答疑等教学活动，学生通过电脑、手机均可实现在线作业、在线考试，提升学习效率，使教与学更轻松。

本轮教材的编写修订，得到了全国知名专家的精心指导和各有关院校领导与编者的大力支持，在此一并表示衷心感谢！希望以教材建设为核心，为高等医药院校搭建长期的教学交流平台，对医药人才培养和教育教学改革产生积极的推动作用。同时精品教材的建设工作漫长而艰巨，希望各院校师生在教学过程中，及时提出宝贵的意见和建议，以便不断修订完善，更好地为中医药教育事业的发展服务！

中国医药科技出版社
2019 年 3 月

贺丰杰（陕西中医药大学附属医院）

袁维真（贵州中医药大学）

曹永芬（贵州中医药大学）

常　克（成都中医药大学）

董正华（陕西中医药大学）

谢春光（成都中医药大学）

谭龙旺（陕西中医药大学）

樊效鸿（成都中医药大学）

戴恩来（甘肃中医药大学）

　　《中西医临床妇产科学》作为中西医临床专业方向系列教材之一，在2012年版基础上经过修订，并扩大编者范围编写而成，可供高等医药院校中西医临床专业本科、七年制本－硕连读的学生使用，亦可供参加中西医结合执业医师资格考试的考生和从事中西医结合妇产科工作的临床医师使用。2011年9月在成都召开的高等中医药院校西部精品教材建设委员会及主编会议上，明确了本教材在编写时要根据中西医临床医学的发展、中西医执业医师资格考试及学生毕业以后的就业需求，遵循"传承创新、与时俱进、衷中参西、扬长避短、特色鲜明"的总体思想，本着"夯实基础、贴近临床、中西整合、突出特长、学以致用"的理念，贯彻"精理论、重实践、强技能、求创新"的方针。

　　本书的编写宗旨是适应高等中医药院校尤其是西部中医药院校中西医临床高级人才培养迅速发展的需要，遵循教材编写要体现"三基"（基本理论、基本知识、基本技能）、"五性"（思想性、科学性、先进性、启发性、适用性）、"三特定"（特定学制，特定专业方向，特定对象）的原则，突出教材精练、准确、规范、实用的特点，既要避免内容上自身前后重复以及与基础和其他临床学科不必要的重复，又要紧密联系临床实际，着重阐述中医妇产科学与西医妇产科学的基本理论、基本知识和基本技能，力争在有限的课时和字数范围内容纳更大的信息量。2018年11月再次在成都召开了本系列精品教材的第二轮修订会议，确定在2012年版的基础上联系最新进展进行全面修订，同时制作PPT课件和习题。

　　全书内容共四篇二十六章，可分为六个单元，即：①绪论，包括中西医临床妇产科学的定义和研究范围、中医和西医妇产科学发展简史、妇产科学中西医结合教学方法学研究；②第一篇妇产科学基础，共十章，包括女性生殖系统解剖、女性生殖系统生理、妊娠生理、妊娠诊断、孕期监护及保健、正常分娩、正常产褥、妇科病史及检查、妇产科疾病的病因与发病机制、诊断与治法概要；③第二篇妇科学，共八章，包括月经病与生殖内分泌异常、子宫内膜异位症和子宫腺肌病、带下病与女性生殖系统炎症、女性生殖系统肿瘤、妊娠滋养细胞疾病、外阴白色病变及外阴瘙痒、女性生殖器官发育异常、女性盆底功能障碍性疾病；④第三篇产科学，共五章，包括妊娠病与妊娠合并症、胎儿窘迫与胎膜早破、异常分娩、分娩期并发症、产后病与产褥异常；⑤第四篇共两章，包括不孕症、辅助生殖技术、计划生育；⑥最后为附录，包括妇产科常用检查及特殊用药。

　　本书编写体例以西医妇产科学疾病名称为主划分章节，适当插入临床治疗具有特色的中医妇科病症，如月经不调、带下病、产后病症等，每病按概述、病因病理（包括中医病因病机、西医病因病理）、诊断（包括临床表现、实验室及其他检查和辨证要点）、鉴别诊断、治疗（包括中医和西医治疗、非手术和手术治疗）、预后与转归或预防与调护进行介绍，某些病种还需介绍转移方式和传播途径、对母儿的影响等。本教材为求文字精练和条理清晰，在编写中对中医病因病机、辨证论治、疾病鉴别诊断等尽量采用表格形式进行归纳，并与必要的线条图和挂线图配合，以期达到教师好教、学生好学、临床好用、特色鲜明、形式新颖之效果和目的。

　　本教材参编人员由中国西部地区为主的 10 所高等医药院校具有丰富教学和临床经验的二十多名资深中医妇科和西医妇产科专家组成，实行编委初撰负责、副主编分组负责、主编总体负责制，层层严把质量关。全部书稿经过充分讨论和反复修改，最后由主编共同审定并统稿。在本教材修订和编写过程中，全体编委充分发挥各自的聪明才智，融入各自的教学和临床经验，付出了艰辛的劳动和心血，并得到陕西中医药大学、成都中医药大学、云南中医药大学、贵州中医药大学、甘肃中医药大学、宁夏医科大学、西南医科大学、新疆医科大学、川北医学院、重庆市中医院和中国医药科技出版社的大力支持，保证了本次修订任务的顺利完成。此外，陕西中医药大学白俊博士、成都中医药大学郜然然博士和黄利博士、重庆中医院邹雪梅主治医师、安徽六安中医院许露医师在 PPT 课件与习题制作方面做了大量工作，谨在此一并表示诚挚的谢意。

　　尽管我们全体参编人员以精品意识在继续保持前版教材优点和特色的基础上参考"十三五"国家级规划教材和吸收最新临床诊疗指南及专家共识的研究进展，齐心协力，竭尽所能地对教材进行了认真修订和个别新增内容的编撰，但由于时间紧迫，任务繁重，书中难免存在个别不妥和不尽如人意之处，殷切希望各院校广大师生、参加中西医结合执业医师资格考试的考生以及从事和关心中西医结合事业的妇产科临床医师在使用本教材过程中提出宝贵意见，以便今后再版修订时进一步完善。

编　者

2019 年 3 月

第一篇　妇产科学基础

第二篇 妇科学

第三篇　产科学

第四篇　不孕症与计划生育

绪　论

第一节　中西医临床妇产科学的定义及研究范围

一、中西医临床妇产科学的定义

中西医临床妇产科学是运用中医学和西医学基本理论，相互对照和借鉴来认识妇女生殖系统的解剖、生理、病理特点，研究妇女特有疾病的病因、病理、临床表现、诊断与防治方法，以及计划生育和优生优育的一门临床课程，是适应我国高等医学教育中西医临床医学专业本科生培养的实际需求而形成的新兴临床医学学科。

二、中西医临床妇产科学的研究范围

中西医临床妇产科学主要研究女性内、外生殖器官及骨盆的解剖特点和组织结构；卵巢生殖内分泌功能的周期性变化及其神经内分泌调节；月经、妊娠、分娩、产褥和哺乳的生理特点与特有疾病和病症；生殖系统的炎症、肿瘤和损伤、不孕症等的病因病理（病机）、临床表现、诊断和鉴别诊断、治疗方法和预防调护；计划生育、辅助生殖、妇女保健、优生优育等内容。

第二节　中医妇科学发展简史

历史年代	重要医家及医籍	主要成就与贡献
夏、商、周时代	1. 殷墟甲骨文 2.《山海经》 3.《列女传》	1. 甲骨文记载的21种疾病中有"疾育"；2. 载"种子"和避孕药物；3. 载胎教
春秋战国秦汉时代	1.《黄帝内经》 2. 马王堆《胎产书》 3. 张仲景《金匮要略》 4.《神农本草经》 5.《左传》	1. 妇女解剖特点、月经生理、妊娠诊断，血崩、带下、月事不来、不孕、石瘕、肠覃，四乌贼骨一蘆茹丸；2. 按月养生、妊娠保健；3. 妇人病三篇、内治方药、阴道冲洗和塞药；4. 首载"子宫"之名；5. "男女同姓，其生不蕃"；6. 胎儿发育"一月胎始结，二月始膏，三月始胎，四月禀水气而成血，五月禀火气而成气，六月禀金气而成筋，七月禀木气而成骨，八月禀土气始成肤革，九月禀石气而成毫毛，（十月缺损）"
魏晋南北朝及隋代	1. 王叔和《脉经》 2. 褚澄《褚氏遗书》 3. 徐之才《逐月养胎方》 4. 巢元方《诸病源候论》	1. 凭脉辨孕、临产离经之脉、居经、避年；2. 提出晚婚与节育："合男女必当其年，男虽十六而精通，必三十而娶；女虽十四而天癸至，必二十而嫁""合男子多则沥枯虚人，产乳众则血枯杀人"；3. 描述胎儿逐月发育情况，提出逐月养胎法和孕妇饮食起居宜忌；4. "妇人病"八卷从冲任损伤论述妇产科病症的病因病机及证候

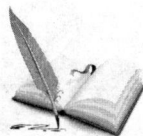

历史年代	重要医家及医籍	主要贡献
唐代	1. 孙思邈《备急千金要方》 2. 王焘《外台秘要》 3. 昝殷《经效产宝》	1. "妇人方"三卷：论述求子、妊娠、难产、胞衣不出、月经、带下及杂病，临产及产后护理，治疗难产方药及针刺引产；2. "妇人病"二卷论述妊娠、产难、产后、崩中、带下、前阴诸疾，载堕胎断产方法；3. 较完备的产科专著，首次提出产后败血"冲心"
宋代	1. 杨子健《十产论》 2. 朱端章《卫生家宝产科备要》 3. 齐仲甫《女科百问》 4. 陈自明《妇人大全良方》 5. 李师圣/郭稽中《产育宝庆集》 6. 薛轩《坤元是宝》	设立"太医局"，产科独立分科 1. 描述各种正常和异常胎位，提出阴道助产手法；2. 妊娠、临产、产后、新生儿护理和治疗，提出产后"冲心""冲胃""冲肺"证治；3. 提出"胞宫"之名；4. 分调经、众疾、求嗣、胎教、妊娠、坐月、产难、产后8门，每门数十证，共260余，论后附方或验案。其余少有流传
金元时代	1. 刘完素《素问病机气宜保命集》 2. 张子和《儒门事亲》 3. 李杲《脾胃论》和《兰室秘藏》 4. 朱丹溪《格致余论》	1. "妇人童幼天癸未行之间，皆属少阴；天癸既行，皆从厥阴论之；天癸已绝，乃属太阴经也"；2. 载钩取死胎成功的案例 3. 对妇人血崩的病机和治法有独到见解；4. 最早明确描述了胞宫的形态，指出女性生理特点为"阳常有余，阴常不足"
明代	1. 薛己《校注妇人良方》和《女科撮要》 2. 万全《广嗣纪要》 3. 王肯堂《证治准绳》 4. 武之望《济阴纲目》 5. 李时珍《奇经八脉考》 6. 张介宾《景岳全书·妇人规》	1. 脏腑辨证重视脾肾，提出烧灼断脐法预防新生儿破伤风；2. 提出螺、纹、鼓、角、脉，即"五不女"；3. 女科部分对妇科疾病治疗的论述甚详，内容丰富；4. 对妇科疾病广集他说，细列纲目，资料较全，但少有己见；5. 对中医妇科冲任督带基本理论有重要贡献；6. 治病立方理法严谨，倡"阳非有余，阴常不足"说，强调阳气阴精互为生化，为全面温补学派之代表
清代	1. 傅山《傅青主女科》 2. 肖赓六《女科经纶》 3. 亟斋居士《达生编》 4. 吴谦《医宗金鉴·妇科心法要诀》 5. 王清任《医林改错》 6. 沈尧封《沈氏女科辑要》	1. "谈症不落古人窠臼，制方不失古人准绳，用药纯和，无一峻品；辨证详明，一目了然"，理法严谨，方药简效；2. 辑前人之论颇有条理，间或亦有己见；3. 提出"睡、忍痛、慢临盆"临产六字真言；4. 是由政府组织编写的一套普及式教科书，体例规范，理法严谨；5. 发展了活血化瘀学说；6. 对中医妇产科理论有许多新见解
民国时期	1. 唐容川《血证论》 2. 张锡纯《医学衷中参西录》 3. 张山雷《沈氏女科辑要笺正》	1. 论述气血化生与作用，治病重视调和气血，对中医妇科治疗学有较大影响；2. 自创理冲汤、安冲汤、固冲汤、温冲汤、寿胎丸等妇科名方；3. 强调肝肾功能在妇科的重要性，曾作早期教材广泛流传
新中国及现代	1. 编写了供高等医学院校使用的《中医妇科学》和《中西医结合妇产科学》多种版本的教材 2. 出版了《中国医学百科全书·中医妇科学》和大批中医及中西医结合妇产科学专著	1. 1956年正式将中医药学列入我国高等教育体系；2. 开展了本科、硕士、博士不同层次的中医药学高等教育；3. 吸引大批外国留学生和进修生学习中医药学；4. 妇产科基础理论和临床研究取得重要进展；5. 行政县以上普遍建立中医医院，促进了中医临床各科的学科分化，形成了中西医结合诊治妇产科病症的临床医疗格局；6. 客观上扩大了诊治病种和范围，提高了临床疗效

（吴克明）

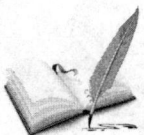

第三节 西医妇产科学发展简史

一、发展历程简介

早在公元前 1825～337 年，古埃及、古希腊、古罗马等国家的医学著作中就有妇女生理、病理，如白带、痛经、月经失调、不孕、子宫和盆腔炎症等，以及妊娠生理和病理方面的论述，其它有关妇产科方面的知识也有一些零星记载，但妇产科学尚未成为独立的学科。

约公元 14 世纪末～18 世纪西方文艺复兴时期，开始有了医院和医学堂，并开设了人体解剖学。Leonardo 首先描绘了子宫的结构；Fallopio 描述了卵巢和输卵管的构造；Casper Barthol 发现了外阴前庭大腺，译称巴氏腺。1801 年阴道窥器问世，使妇科检查发生了重大变化。1809 年～1898 年间已开始了各种妇科手术，如巨大卵巢囊肿切除术、阴道式子宫切除术、经腹子宫切除术、广泛性子宫切除术。18 世纪中叶提出了产科无菌接生和手术。直到 Hendrick Van Roonhyze 于 1916～1924 年所著的《现代妇产科学》问世，妇产科学才真正成为一门独立专业学科。

我国的产科直到 20 世纪初仍处于十分落后的状态，产妇常因大出血、难产或产褥感染而死亡，死亡率高达 14.9‰，婴儿死亡率更高为 250‰～300‰，旧法接生常引起新生儿破伤风，死亡率高达 50%～70%。产妇即使幸免一死，也常因产程处理不当造成软产道损伤，以至形成膀胱阴道瘘或直肠阴道瘘等当时不能医治的重症。

1901 年，英国医生 MC Poulter 到中国福州开展产科工作，1908 年开办产科培训班，1911 年建立起我国最早的产科病房。1929 年我国杨崇瑞建立创办"北京国立第一助产学校和附属医院"。1932 年齐鲁大学医学院妇产科提出重视产前保健、加强产前检查是预防产科合并症的重要措施，同年协和医院已能开展外阴癌广泛切除术及腹股沟淋巴结清扫术。1935 年王逸慧开展宫颈癌手术与放射治疗，并提出早期诊断的重要性。1937 年王国栋首次报告我国华北地区产妇产前常规检查骨盆外径均值与子宫底平均高度等产科正常值。同年，林巧稚指出晚期妊娠出血最常见的原因为前置胎盘和胎盘早剥，并介绍了治疗方法。1939 年北平创立了我国第一所节育诊所，此前王逸慧已著有《避孕法》手册出版，是我国计划生育工作的先驱。1942 年王淑贞报道宫颈癌与子宫体癌之比为 8:2，并提出了镭疗加 X 光治疗子宫颈癌的方法。1949 年上海金钰珠报道蟾蜍试验诊断早孕及葡萄胎，其方法简便、迅速、准确，为近代早孕诊断方法的一次飞跃。

新中国建立后，我国的妇幼卫生与医疗工作取得了显著成就，妇产科也得到了相应的发展，孕产妇死亡率由建国前的 1500/10 万下降至 2018 年 18.3/10 万，婴儿死亡率由 250‰～300‰下降至 6.1‰，1958～1965 年全国第一次普查普治子宫脱垂，1977 年国家再次对子宫脱垂和尿瘘病人免费治疗。宋鸿钊等在 20 世纪 50 年代开始对妊娠滋养细胞肿瘤的系列研究引领了世界潮流，他所制定的临床分期在 20 世纪 60 年代被世界卫生组织（WHO）采纳，其基本框架仍被国际妇产联盟（FIGO）沿用至今。20 世纪 70 年代末，我国开始引入围产医学，在城市研究的重点集中在胎儿发育监测和遗传疾病的宫内诊断；在农村主要推广围产保健的高危妊娠管理。1957 年开始对女性生殖系统恶性肿瘤进行普查，公布子宫颈癌为妇女恶性肿瘤第一位。1961 年引进阴道镜，70 年代采用^{60}钴、^{137}铯、^{192}铱为放射源和深度 X 线及高能加速器等治疗子宫颈癌，提高了治疗效果；80 年代一般地、市医院都能进行子宫颈癌根治手术并达到一定水平。计划生育方面，1963 年第一批国产口服避孕药研制成功。1988 年大陆首例"试管婴儿"诞生，我国辅助生殖技术从此进入了世界先进行列。

二、当代妇产科学的重大进展

1. 产科学理论体系的根本性转变　近年产科学理论体系有了根本性转变，以母亲为中心的理论体系被母子统一管理的新理论体系所取代。这一新理论体系的出现，导致围生医学等分支学科的诞生。目前国内已经广泛开展围生期监护技术和使用电子仪器，产科医师与新生儿科医师在分娩时的密切合作，已经显著降低了早期新生儿的死亡率。

2. 产前诊断技术不断创新　目前能够通过产前的一些特殊检查手段，如羊水、绒毛细胞及胎儿血细胞培养等，在妊娠早、中期就能够明确诊断出多种遗传性疾病和先天畸形。遗传学、细胞遗传学、分子生物学、分子遗传学新知识和新技术的运用，使遗传咨询门诊应运而生，为开展遗传咨询、遗传筛查及出生前诊断创造了条件，有效减少了遗传病患儿及先天缺陷儿的出生，降低了遗传性疾病的发生率，在提高人群遗传素质和人口质量方面发挥了巨大作用。

3. 辅助生殖技术进一步成熟　在辅助生殖技术中，不断运用生殖生理学的新知识，开发出各种辅助生殖新技术，例如药物诱导定时排卵、控制性超促排卵、未成熟卵子试管内培育、卵子及精子冷冻以及胚胎储存、选择优质胚胎、试管胚胎染色体核型分析、监测并保证胚胎良好发育等。近年由于辅助生殖技术的大力开展，也促进生殖生理学的迅猛发展。

4. 女性生殖内分泌学飞跃发展　近年来，女性生殖内分泌疾病的临床研究已从器官水平进入到分子水平。用于诊断及治疗的新药物相继问世，使妇女月经失调和生殖功能异常的临床诊断及治疗进入了一个崭新阶段。绝经后期女性性激素补充治疗的大面积推广应用，使女性生殖内分泌学已发展成为妇产科学中的一门专门学科。

5. 妇科肿瘤学发展极快　已知肿瘤的发生发展与女性激素、病毒、癌基因以及细胞因子之间的关系十分密切，在其关键性基础理论方面已取得大量重要的科研成果，使妇科肿瘤学成为近年来发展较快的一门专门学科。最突出的例子是妊娠滋养细胞肿瘤，特别是恶性程度极高的绒毛膜癌的化学药物治疗已经取得近乎根治的效果。德国学者 Harald zur Hausen（1936 ~ ）等发现了人乳头瘤病毒（HPV）感染可引发子宫颈癌，他与另外两名科学家因此而获得 2008 年度诺贝尔生理学和医学奖，研究人员据此研发出针对 HPV 的预防疫苗以预防宫颈癌，HPV 疫苗已在国内应用。目前，HPV 的 DNA 检测已得到广泛推广，子宫颈癌已成为唯一可以预防的恶性肿瘤。

6. 妇科微创手术迅速开展　近 10 ~ 20 年，被喻为 21 世纪外科发展方向之一的微创外科手术，即电子显示系统与高科技手术器械以及传统外科手术相结合的前沿技术，目前已在妇科被广泛采用。妇科手术在相当多的医院已在腹腔镜、宫腔镜下或通过阴式完成，这标志着妇科手术已进入一个崭新阶段。

7. 妇女保健学的建立　妇女保健学是根据女性生殖生理特征，以妇产科学知识为基础、

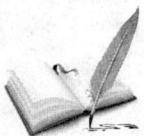

以女性保健为中心、以女性群体为服务对象、以维护和促进女性健康为目的、以预防为主和开展以生殖健康为核心的一门新兴学科。我国通过建立健全的妇女保健三级网络，已经取得了显著成效。

（朱虹丽）

第四节　妇产科学中西医结合方法学研究

一、中医妇科学与西医妇产科学总体特点比较

中医妇科学是运用中医学的基本理论，包括阴阳五行学说、脏腑经络学说、气血津液学说、病因病机学说等，以整体观念为指导，主要从宏观角度系统地研究妇女的生理、病理特点，以及女性特有的经、带、胎、产、杂五大类疾病的病因病机、证候表现，运用四诊八纲、中药性味、功效与归经理论、治法与方剂配伍理论进行辨证论治的临床医学。

中医妇科学治疗方法以中药内服为主，配合药物外治和针灸疗法等。虽然治病手段和给药途径比较单一，但对生殖内分泌功能失调所致的月经病、慢性炎症后遗症，以及某些病因不明的妇科疑难杂病的治疗具有整体调理、副作用小、远期疗效较好的特色和优势。中医妇科学在妇科疾病的手术治疗、生理产科和病理产科的手法和手术处理方面是弱项，相对不具有优势，中医产科虽然在孕期和产后调理方面有一些特色，但在产前诊断和产科疾病处理方面则几乎被西医产科所取代。

西医妇产科学包括妇科学和产科学，它是运用现代医学的基础理论，包括人体解剖学、组织胚胎学、生理学、生物化学、病理解剖和病理生理学、微生物与寄生虫学、免疫学、药理学等，从细胞生物学和分子生物学的微观角度研究妇女生殖系统的解剖特点、组织与胚胎结构、女性生殖生理（包括性周期的变化和调节、妊娠生理和诊断、正常分娩、正常产褥等）、女性生殖系统的功能性和器质性疾病的病因病理、诊断和鉴别诊断、预防和治疗方法，以及妇女保健、计划生育等。

西医妇产科学属于内外科结合性质的临床学科，治疗方法除了采用化学药物为主多途径给药进行内外合治外，同时也采用手术疗法、借用仪器和器械辅助的物理疗法等。西医妇产科学对器质性疾病擅长以手术为主的综合疗法，对生殖内分泌功能失调性疾病虽有作用专一明确的多种激素和抗激素药物可供选用，但由于激素治疗的个体差异较大，并有一定的副作用，相比之下，中医妇科在辨证论治原则指导下的中药疗法各有优势和特色。

二、中西医临床妇产科学的编写思路

中医妇科学与西医妇产科学是在不同历史条件和背景、不同医学理论体系指导下产生的两门医学临床学科，虽各有特点和长短，但其研究对象和内容都是女性的生殖脏器解剖、生殖内分泌的生理、病理及其特有疾病的诊断与治疗方法，因此，两门学科之间有着密切联系，并必然存在交汇点与共同点。有机整合与贯通融合中医妇科学和西医妇产科学各自特有的"三基"理论和知识，互相借鉴，取长补短，正是构建中西医临床妇产科学的关键与编写本教材的指导思想。为适应各级中医医院专科建设、学科分化与岗位设置对高层次

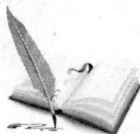

中医人才的要求，为使本教材体现科学性、先进性、融通性、启发性、适用性的特色，特提出以下编写思路。

1. 以西医病名为纲，中西医病名对照互参　中医妇科学的病名主要是病症名，即以患者就诊时某一突出主症为病名。患者主诉带下过多或阴道分泌物异常即为"带下病"；主诉"来月经"出血量多即为"月经过多"或"崩中"；主诉妊娠期呕吐即为"恶阻"；主诉妊娠期腹痛即为"妊娠腹痛"。诊断中医病症虽然也要求结合实验室检查和临床辅助检查进行鉴别诊断，但由于一个中医病症可见于或包含多个西医妇产科疾病，如带下病可见于阴道炎、子宫颈炎、子宫内膜炎；妊娠腹痛可见于自然流产、异位妊娠、胎盘早剥等；癥瘕更包含了生殖系统肿瘤、盆腔炎性包块、子宫内膜异位症、陈旧性宫外孕等，故中医病症的鉴别诊断实际上主要是西医疾病的鉴别。既然如此，本教材除了少数中西医妇科学通用病症如闭经、痛经、不孕症，以及中医妇科独具特色的病症如月经不调、带下病、产褥发热、缺乳等外，主要采用西医病名划分章节，同时与中医妇科病症名对照互参，以有利于培养学生的临床诊断思维并与国家或行业标准接轨，但应注意中西医病名不能简单划等号。

2. 妇产科学"三基"理论和知识中医与西医并重　各门临床学科的"三基"理论和知识是对基础学科理论的具体应用和本学科基本知识和临床技能的阐述，相对独立于它科而为本专科所特有，是学生学习该学科应知应会的最基本最重要的内容。妇产科的女性生殖生理、产褥生理等，因中西医妇科学各有自己一套独特的理论体系和知识点，故应分别详细介绍。而妊娠生理、妊娠诊断、正常分娩，因西医学认识更加透彻和切合临床实际，故应重点介绍西医知识。妇产科诊疗技术应重点介绍妇科病史采集、妇科体格检查（如阴道窥器检查和盆腔内诊检查）和常用特殊检查的方法及其临床意义；对与中医病因病机学、中医诊断学、中医治法与方剂学重复较大的四诊方法、辨证要点与治法处方等则简要介绍其在妇产科的应用，包括一些疾病的病因病机、鉴别诊断、辨证论治等尽量采用表格归纳以节省版面篇幅。

3. 认识疾病首重诊断，治疗能中不西、中西整合　疾病诊断是临床确定治疗方案的前提，从相关病史、症状、体征、实验室与临床辅助检查全面收集病情资料，经综合分析与鉴别才能得出准确诊断。本教材各章节疾病均强调在明确诊断和确定临床期别或类型的前提下，再介绍可供选择的各种治疗方案及其适应证，按照简、效、便、廉的原则优先介绍最适合该病的具体治疗方法，根据病种不同，分为中医、西医、手术和非手术疗法。

三、中西医临床妇产科学的学习方法

由于同一疾病可有多个主症，疾病表现的主症不同就会有不同中医病症诊断，盆腔炎性疾病可出现经行腹痛、小腹疼痛、带下过多等症状，异常子宫出血可有崩漏、月经先期或后期、经期延长等，子宫内膜异位症可有痛经、癥瘕、月经过多、不孕症等。中医治疗西医疾病应针对其核心病机和不同主症进行辨证论治，如治疗子宫内膜异位症，针对痛经主症应活血化瘀止痛，针对癥瘕包块应活血消癥散结，针对月经过多应祛瘀止血，针对输卵管粘连所致不孕应祛瘀分粘通络；但由于内异症的基本病机是瘀血阻滞胞络，总治则均应活血化瘀。又如中医治疗妊娠高血压疾病，针对高血压眩晕应平肝潜阳，针对尿蛋白增多应补肾活血，针对水肿应利水消肿，针对抽搐昏迷则应息风解痉、醒脑开窍；但由于妊高症的基本病机为脾肾阳虚或肝肾阴虚引起肝阳上亢或肝风内动、痰火上扰，故总治则均

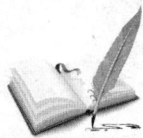

应补肾健脾、滋肾养阴，病重时还应整合西医方法降压、镇静、解痉、扩容或利尿、适时终止妊娠。再如排卵障碍既可以引起月经稀发量少、不孕症，也可以见于多囊卵巢综合征、早发性卵巢功能不全或异常子宫出血，按照中医理论认识，其核心病机都与肾气不足、肝肾精血亏虚或肝脾气血不和引起冲任亏虚或失调有关，针对其核心病机就应以补肾益精、养血活血、调理肝脾作为治疗大法，再根据患者个体差异和疾病兼夹症佐以相应治法。

2. 中西医临床妇产科学作为应用科学，学习中既要把中医妇科学的"三基"理论知识和临床技能按照中医学思维方式进行理解和掌握，也要把西医妇产科学的"三基"理论知识和临床技能按照西医学思维方式进行理解和掌握。在分别学好两门学科的基础上再通过深入分析和纵横比较，进一步联系起来找出其交汇点和结合点，最终整合为一门优势互补的临床汇通医学。

（吴克明）

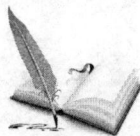

第一篇

妇产科学基础

第一章　女性生殖系统解剖

女性生殖系统包括内、外生殖器官及其相关组织。

第一节　中医学对女性生殖脏器解剖的认识

历代医籍对女性生殖器官有着较多记述，对理解女性生理病理有重要意义。

一、胞宫、子门

胞宫，即"女子胞"，又名子宫、胞脏、子脏、子处、血脏、血室。"子宫"之名首见于《神农本草经·紫石英条》："女子风寒在子宫，绝育十年无子"。明代《类经附翼·三焦包络命门辨》描述了子宫的位置："子宫，……居直肠之前，膀胱之后，当关元气海之间"。子宫形态，如《景岳全书·妇人规·子嗣类·辨古》引朱丹溪之言："阴阳交媾，胎孕乃凝，所藏之处，名曰子宫，一系在下，上有两歧，中分为二，形如合钵，一达于左，一达于右"。两歧是指产生和输送卵子的内生殖脏器，中医学涵盖了西医的子宫、输卵管、卵巢。子宫作用，如《类经·藏象类》言："以出纳精气而成胎孕者为奇"。

子门，又名子户，即子宫颈口的部位，首见于《灵枢·水胀》："石瘕生于胞中，寒气客于子门，子门闭塞"。《类经》注释说："子门，即子宫之门也"。

二、胞脉、胞络

《素问·评热论》指出："胞脉者，属心而络于胞中""月事不来者胞脉闭也。"《素问·奇病论》又曰："胞络者系于肾"。胞脉、胞络是联系子宫与其他脏器的脉络，与月经的藏泻密切相关。胞宫、胞脉、胞络与他脏互相作用，协调完成其主月经和胎孕的生理功能。

三、阴道

阴道又名阴中、子肠、产道，上连胞宫，下开口于阴户。

四、阴户、玉门

阴户又称"四边"，指女性外阴，包括阴道前庭及其两侧的大阴唇和小阴唇、前面的阴蒂和后面的阴唇系带、会阴，即阴道口的前后左右部位。

玉门与现代医学阴道口、处女膜的位置相似。《诸病源候论·带下三十六候》指出："已产属胞门，未产属龙门，未嫁属玉门。"

（陈　梅）

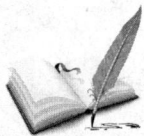

第二节　外生殖器与内生殖器

一、外生殖器

即生殖器官的外露部分，又称外阴，位于两股内侧之间，前为耻骨联合，后以会阴为界。

（一）阴阜

即耻骨联合前面隆起的脂肪垫。青春期该处皮肤开始生长阴毛，呈倒三角分布（图1-1）。

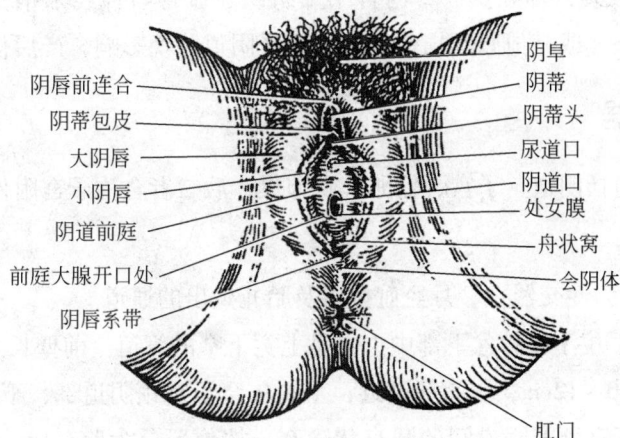

图1-1　女性外生殖器

阴唇前连合　　阴阜
阴蒂包皮　　阴蒂
大阴唇　　阴蒂头
小阴唇　　尿道口
阴道前庭　　阴道口
前庭大腺开口处　　处女膜
阴唇系带　　舟状窝
　　会阴体
　　肛门

（二）大阴唇

两股内侧的一对隆起的皮肤皱襞，起自阴阜，止于会阴。前端为子宫圆韧带终点，后端在会阴体前相融合，形成大阴唇后联合。大阴唇外侧面为皮肤，内含皮脂腺和汗腺，青春期后有色素沉着和阴毛；内侧面皮肤湿润似黏膜。大阴唇皮下为疏松结缔组织和脂肪组织，内有丰富的血管、淋巴管和神经，局部受伤易形成大阴唇血肿。未产者两侧大阴唇自然合拢，遮盖阴道口及尿道外口；经产妇大阴唇因分娩影响而分开；绝经后大阴唇萎缩，阴毛稀少。

（三）小阴唇

大阴唇内侧的一对薄皮肤皱襞，表面湿润、色褐、无毛，富含神经末梢，敏感。两侧小阴唇前端相互融合，再分两叶包绕阴蒂，前叶形成阴蒂包皮，后叶与对侧结合形成阴蒂系带；后端与大阴唇后端相合，在正中线形成横皱襞，称阴唇系带。

（四）阴蒂

即两小阴唇前端联合处，与男性阴茎海绵体相似，具有勃起性，富含神经末梢，极敏感。

（五）阴道前庭

两侧小阴唇之间的裂隙，为一菱形区域。前为阴蒂，后为阴唇系带，两侧为小阴唇。阴道口与阴唇系带之间的浅窝称为舟状窝，经产妇受分娩影响，此窝消失。此区域内有以

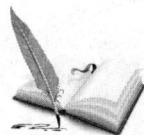

下结构：

1. 前庭球 即球海绵体，位于前庭两侧，由具有勃起性的静脉丛组成。前部与阴蒂相接，后部与同侧前庭大腺相邻。

2. 前庭大腺 即巴氏腺，位于大阴唇后部，被球海绵体肌覆盖，约黄豆大，左右各一。腺管细长（1～2cm），开口于小阴唇与处女膜之间的沟内。性兴奋时分泌黄白色黏液起润滑作用。正常情况下不能触及，若腺管口闭塞，可形成前庭大腺囊肿，则能触及并看到；若感染致腺管闭塞则形成前庭大腺脓肿。

3. 尿道外口 位于阴蒂头的后下方及前庭前部，为尿道的开口，呈圆形。其后壁上有一对并列腺体，称尿道旁腺，分泌物有润滑尿道口的作用，但此腺亦常为细菌潜伏所在。

4. 阴道口及处女膜 阴道口位于尿道外口后方的前庭后部，为阴道开口。阴道口周缘覆有一层较薄黏膜皱襞，称处女膜，内含结缔组织、血管与神经末梢，多在中央有一孔。处女膜可因性交撕裂，或其他原因损伤破裂，并受阴道分娩影响，产后仅留有处女膜痕。

二、内生殖器

女性内生殖器包括阴道、子宫、输卵管及卵巢，后二者合称子宫附件。

（一）阴道

阴道（vagina）为性交器官、月经血排出及胎儿娩出的通道。

1. 位置和形态 位于真骨盆下部中央，呈上宽下窄的管道。前壁长7～9cm，与膀胱和尿道相邻，后壁长10～12cm，与直肠贴近；上端包绕子宫颈阴道部，下端开口于阴道前庭后部。阴道穹隆是子宫颈与阴道间的圆舟状隐窝，按位置分为前、后、左、右4部分，后穹隆最深，与直肠子宫陷凹紧密相邻，为盆腔最低部位，临床上可经此处穿刺、引流或作为手术入路。

2. 组织结构 阴道壁由黏膜、肌层和纤维组织膜构成，有很多横行皱襞及弹力纤维，故有较大伸展性。阴道黏膜呈淡红色，由非角化复层鳞状上皮细胞覆盖，无腺体；阴道上端1/3处黏膜受性激素影响有周期性变化，幼女及绝经后妇女的阴道黏膜上皮薄，皱襞少，伸展性小，容易损伤而感染。阴道肌层由内环和外纵两层平滑肌构成，纤维组织膜与肌层紧密粘贴。阴道壁富有静脉丛，局部受伤易出血或形成血肿。

（二）子宫

子宫（uterus）为一壁厚、腔小、以肌肉为主的器官。腔内覆盖黏膜称子宫内膜（endometrial），青春期后受性激素影响发生周期性改变并产生月经；性交后，为精子到达输卵管的通道；孕期为胎儿发育生长的部位；分娩时子宫收缩推动胎儿及其附属物娩出。

1. 形态 成人的子宫为前后略扁的倒置梨形，重50～70g，长7～8cm，宽4～5cm，厚2～3cm，宫腔容量约5ml。子宫分为子宫体和子宫颈。子宫上部较宽为子宫体，其顶部为宫底，宫底两侧为子宫角，与输卵管相通。子宫下部呈圆柱形为子宫颈。子宫腔上宽下窄，子宫体与子宫颈之间最狭窄处为子宫峡部，在非孕期长约1cm，其上端因解剖上较狭窄，称解剖学内口；其下端因在此处由于宫内膜转为宫颈黏膜，称组织学内口。成年妇女子宫颈管长约2.5～3cm，下端为子宫颈外口，子宫颈下端伸入阴道内的部分叫宫颈阴道部（占子宫颈的1/3），阴道以上的部分叫子宫颈阴道上部。子宫颈外口未产妇呈圆形，经产妇因

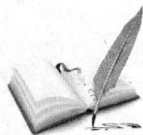

分娩而形成横裂，将子宫颈分为前唇和后唇。

2. 组织结构 子宫体和子宫颈的组织结构不同。

（1）子宫体 宫体壁由3层组织构成，外为浆膜层，中为肌层，内为子宫内膜层。子宫内膜表面2/3为功能层，受卵巢性激素影响发生周期性变化；余下1/3靠近子宫肌层的内膜为基底层，无周期性变化。子宫肌层非孕时厚约0.8cm，由大量平滑肌组织、少量弹力纤维与胶原纤维组成，肌束排列交错，可分为3层，即外层纵形、内层环形、中层交叉排列，中层肌纤维交叉排列，在血管周围形成"8"字形围绕血管，收缩时压迫血管，能有效制止子宫出血。子宫浆膜层为覆盖子宫底部及子宫前后面的脏腹膜，在子宫前壁近峡部处向前反折覆盖膀胱，形成膀胱子宫陷凹；沿子宫后壁至宫颈后方及阴道后穹隆折向直肠，形成直肠子宫陷凹。

（2）子宫宫颈 主要由结缔组织构成。子宫颈管黏膜上皮细胞呈单层高柱状，黏膜层有腺体并分泌碱性黏液，形成黏液栓，将子宫颈管与外界隔开。黏液栓成分及性状受性激素的影响，发生周期性变化。宫颈阴道部由复层鳞状上皮覆盖，表面光滑。子宫颈外口柱状上皮与鳞状上皮交接处是子宫颈癌的好发部位。

3. 位置 位于盆腔中央，膀胱与直肠之间，呈轻度前倾前屈位。下端接阴道，两侧有输卵管和卵巢。

4. 子宫韧带

（1）圆韧带 呈圆索状得名，由平滑肌和结缔组织构成，全长12～14cm。起于双侧宫角前面、输卵管近端的稍下方，向前下方伸展达两侧骨盆壁，穿过腹股沟管终于大阴唇前端，使子宫保持前倾位置（图1-2）。

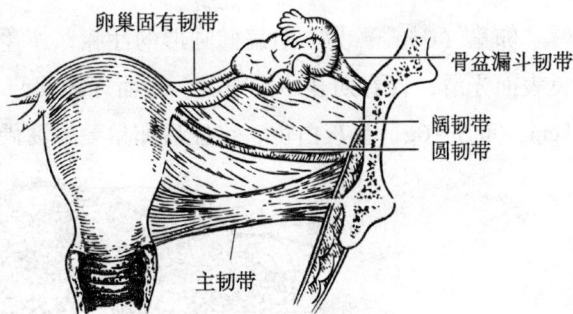

（2）阔韧带 覆盖于子宫前后壁的腹膜自子宫侧缘向两侧延伸至骨盆壁形

图1-2 子宫韧带

成的双层腹膜皱襞，能够限制子宫向两侧倾斜。分前后两叶，上缘游离，内2/3部包绕输卵管（伞部无腹膜遮盖），外1/3部移行为骨盆漏斗韧带，又称卵巢悬韧带，卵巢动静脉由此穿过。卵巢与阔韧带后叶相接处称卵巢系膜。卵巢内侧与宫角之间的阔韧带稍增厚，称卵巢固有韧带或卵巢韧带。输卵管以下、卵巢附着处以上的阔韧带称为输卵管系膜。在宫体两侧的阔韧带中有丰富的血管、神经、淋巴管及大量疏松结缔组织，称宫旁组织。子宫动静脉和输尿管均从阔韧带基底部穿过。

（3）主韧带 在阔韧带的下部，横行于子宫颈两侧和骨盆侧壁之间，为一对坚韧的平滑肌与结缔组织纤维束，又称子宫颈横韧带，起固定宫颈位置、防止子宫脱垂的作用。

（4）宫骶韧带 起自子宫体和子宫颈交界处后面的上侧方，向两侧绕过直肠到达第2、3骶椎前的筋膜，内含平滑肌、结缔组织和支配膀胱的神经，外有腹膜遮盖，短厚有力，将宫颈向后向上牵引，维持子宫前倾位置。

（三）输卵管

输卵管（oviduct）为一对细长而弯曲的肌性管道，位于子宫阔韧带上缘内，内侧与子

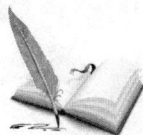

宫角相连通，外端游离呈伞状，与卵巢相近。输卵管是卵子与精子相遇的场所，也是向宫腔运送受精卵的通道。全长 8～14cm，由内向外可分为 4 部分：间质部为潜行于子宫壁内的部分，长约 1cm，管腔最窄；峡部在间质部外侧，管腔较窄，长 2～3cm；壶腹部在峡部外侧，壁薄，管腔较宽大，长 5～8cm，内含丰富皱襞，

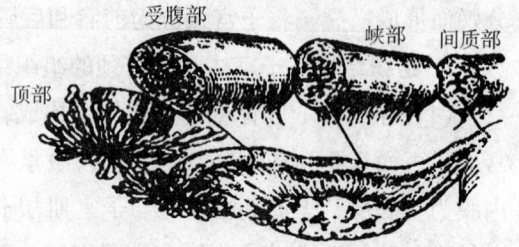

图 1-3 输卵各部及其横面

受精常发生于此；伞部在输卵管最外侧端，长 1～1.5cm，开口于腹腔，游离端有许多指状突起，有"拾卵"作用（图 1-3）。

输卵管壁由 3 层构成：外层为浆膜层，为腹膜的一部分；中层为平滑肌层，由内环、外纵的两层平滑肌组成，有节奏地收缩能引起输卵管由远端向近端蠕动，可协助拾卵、运送受精卵及一定程度地阻止经血逆流和宫腔内感染向腹腔扩散；内层为黏膜层，由单层高柱状上皮覆盖，上皮细胞分为纤毛细胞、无纤毛细胞、楔状细胞及未分化细胞 4 种。纤毛细胞的纤毛摆动有助于运送受精卵；无纤毛细胞有分泌作用，又称分泌细胞；楔形细胞可能为无纤毛细胞的前身；未分化细胞又称游走细胞，为上皮的储备细胞。输卵管肌肉的收缩和黏膜上皮细胞的形态、分泌及纤毛摆动均受性激素影响，有周期性变化。

（四）卵巢

卵巢（ovary）为一对扁椭圆形的性腺，产生并排出卵子，分泌性激素。青春期前，卵巢表面光滑；青春期开始排卵后，表面逐渐凹凸不平。成年妇女的卵巢大小约 4cm×3cm×1cm，重 5～6g，呈灰白色；绝经后卵巢萎缩变硬变小（图 1-4）。

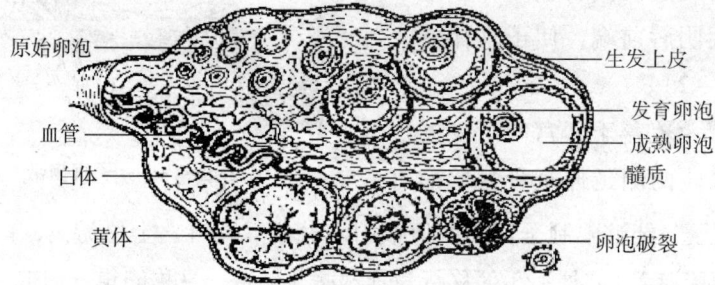

图 1-4 卵巢的构造（切面）

卵巢位于输卵管的后下方，以卵巢系膜连接于阔韧带后叶的部位称卵巢门，卵巢血管与神经即经此处出入卵巢。卵巢外侧以骨盆漏斗韧带连于骨盆壁，内侧以卵巢固有韧带与子宫连接。

卵巢表面无腹膜，由单层立方上皮覆盖，称为生发上皮，上皮的深面有一层纤维组织，称卵巢白膜，再往内为卵巢实质，分皮质与髓质。皮质在外层，是卵巢的主体，由大小不等的各级发育卵泡、黄体和它们退化形成的残余结构及间质组织组成；髓质在中心，与卵巢门相连，无卵泡，含疏松结缔组织、血管、神经、淋巴管及少量与卵巢韧带相延续的平滑肌纤维。

（陈　梅）

第三节　邻近器官、血管、淋巴及神经

一、邻近器官

女性生殖器官与骨盆腔其他器官不仅在位置上互相邻接，而且血管、淋巴及神经也相互有密切联系。当某一器官有病变时，如创伤、感染、肿瘤等，易累及邻近器官。

（一）尿道

介于耻骨联合和阴道前壁之间，长 4~5cm，直径约 0.6cm，从膀胱三角尖端开始，穿过泌尿生殖膈，终止于阴道前庭部的尿道外口。尿道由两层组织构成，即内面的黏膜和外面的肌层。黏膜衬于腔面，与膀胱黏膜相延续。肌层又分为两层：内层为纵行平滑肌，排尿时可缩小和扩大尿道管腔；外层为横纹肌，称尿道括约肌，由"慢缩型"肌细胞构成，可持久收缩保证尿道长时间闭合，但尿道快速闭合需借助尿道周围的肛提肌收缩。肛提肌及盆筋膜对尿道有支持作用，在腹压增加时提供抵抗而使尿道闭合，如发生损伤可出现张力性尿失禁。因女性尿道短而直，且邻近阴道，易引起泌尿系统感染。

（二）膀胱

为位于耻骨联合后、子宫前的一囊状肌性器官，其大小、形状可因其盈虚及邻近器官的情况而变化。膀胱可分为顶、底、体和颈 4 部分，前腹壁下部腹膜覆盖膀胱顶，向后移行达子宫前壁，两者之间形成膀胱子宫陷凹。膀胱底部黏膜形成一三角区，称膀胱三角；三角的尖向下为尿道内口，三角底的两侧为输尿管口。膀胱充盈可影响子宫及阴道，故妇科检查及手术前须排空膀胱。膀胱壁由浆膜、肌层及黏膜三层构成，肌层由平滑肌纤维组成，外层和内层多为纵行，中层主要为环行，三层相互交织，对排尿起重要作用。膀胱底部与子宫颈及阴道前壁相连，其间组织疏松，盆底肌肉及其筋膜受损伤时，膀胱与尿道可随子宫颈及阴道前壁一并脱出。

（三）输尿管

为一对肌性圆索状长管，起自肾盂，终于膀胱，全长约 30cm，粗细不一，最细部分的内径仅 3~4mm，最粗可达 7~8mm。输尿管在腹膜后，从肾盂开始沿腰大肌前面偏中线侧下降（腰段），在骶髂关节处经髂外动脉起点的前方进入骨盆腔（盆段）继续下行，于阔韧带基底部向前内方下行，于宫颈外侧约 2cm 处穿过子宫动脉下方，位于子宫颈阴道上部的外侧 1.5~2cm 处，斜向前内穿越输尿管隧道进入膀胱。在施行高位结扎卵巢血管、结扎子宫动脉及打开输尿管隧道时，应避免损伤输尿管。在输尿管走行过程中，支配肾、卵巢、子宫及膀胱的血管在其周围分支并相互吻合，形成丰富的血管丛营养输尿管，在盆腔手术时应注意保护输尿管血运，避免因缺血形成输尿管瘘。

（四）直肠

位于盆腔后部，前为子宫及阴道，后为骶骨。其上端在第 3 骶椎平面与乙状结肠相接，向下穿过盆膈，下端与肛管相连。直肠上段有腹膜遮盖，至直肠中段腹膜折向前上方，覆于宫颈及子宫后壁，形成直肠子宫陷凹。直肠前面与阴道后壁相连，盆底肌肉受损时常与阴道后壁一并脱出。肛管长 2~3cm，在其周围有肛门内、外括约肌及肛提肌，肛门外括约

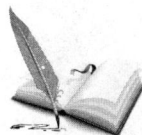

肌为骨盆底浅层肌的一部分。妇科手术及分娩处理时均应注意避免损伤肛管、直肠。

（五）阑尾

为连于盲肠内侧壁的盲端细管，形似蚯蚓，其位置、长短、粗细变异很大，常位于右髂窝内。妇女患阑尾炎时可累及子宫、右侧附件，应注意鉴别诊断。妊娠期阑尾位置可随妊娠月份增加而逐渐向外上方移位。阑尾也是黏液性肿瘤最常见的原发部位，故卵巢黏液性癌手术时应常规切除阑尾。

二、血管、淋巴及神经

（一）动脉

女性内、外生殖器的血液供应主要来自卵巢动脉、子宫动脉、阴道动脉及阴部内动脉（图1-5）。

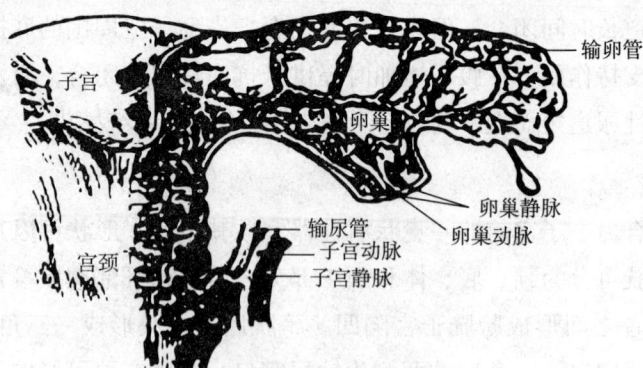

图1-5 子宫动脉及卵巢动脉

1. 卵巢动脉 自腹主动脉分出（左侧可来自左肾动脉），在腹膜后沿腰大肌前行，向外下行至骨盆缘处，跨过输尿管与髂总动脉下段，经骨盆漏斗韧带向内横行，再向后穿过卵巢系膜，经卵巢门进入卵巢。卵巢动脉在进入卵巢前，尚有分支走行于输卵管系膜内供应输卵管，其末梢在宫角附近与子宫动脉上行的卵巢支相吻合。

2. 子宫动脉 为髂内动脉前干分支，在腹膜后沿骨盆侧壁向下向前行，经阔韧带基底部、宫旁组织到达子宫外侧，距宫颈内口水平约2cm处，横跨输尿管至子宫侧缘，此后分为上、下两支：上支较粗，沿子宫侧缘迂曲上行，称子宫体支，至宫角处又分为宫底支（分布于宫底部）、卵巢支（与卵巢动脉末梢吻合）及输卵管支（分布于输卵管）；下支较细，分布于宫颈及阴道上段，称子宫颈-阴道支。

3. 阴道动脉 为髂内动脉前干分支，分布于阴道中下段前后壁及膀胱顶、膀胱颈。阴道动脉与子宫颈-阴道支和阴部内动脉分支相吻合。阴道上段由子宫动脉子宫颈-阴道支供应，阴道中段由阴道动脉供应，阴道下段主要由阴部内动脉和痔中动脉供应。

4. 阴部内动脉 为髂内动脉前干终支，经坐骨大孔的梨状肌下孔穿出骨盆腔，环绕坐骨棘背面，再经坐骨小孔到达坐骨肛门窝，并分出4支：①痔下动脉：分布于直肠下段及肛门部；②会阴动脉：分布于会阴浅部；③阴唇动脉：分布于大、小阴唇；④阴蒂动脉：分布于阴蒂及前庭球（图1-6）。

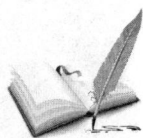

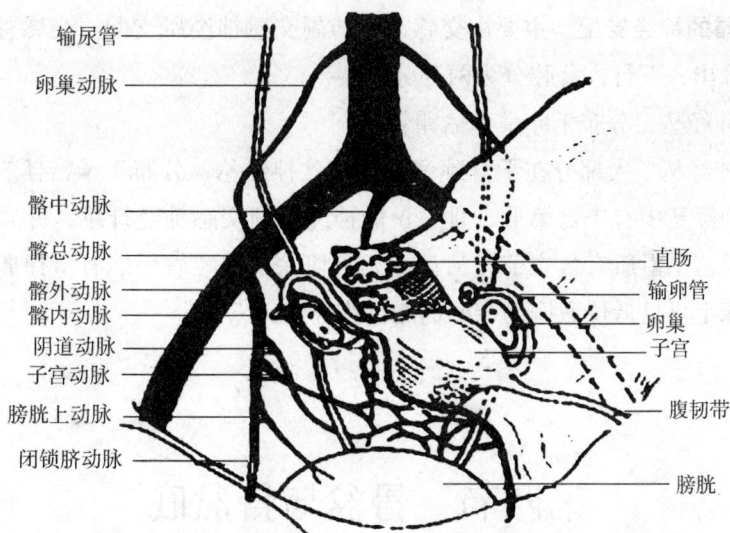

图 1-6　盆腔血管

左侧标注（自上而下）：输尿管、卵巢动脉、髂中动脉、髂总动脉、髂外动脉、髂内动脉、阴道动脉、子宫动脉、膀胱上动脉、闭锁脐动脉

右侧标注（自上而下）：直肠、输卵管、卵巢、子宫、腹韧带、膀胱

（二）静脉

盆腔静脉与同名动脉伴行，在相应器官及其周围形成静脉丛，且互相吻合，故盆腔静脉感染容易蔓延。卵巢静脉出卵巢门后形成静脉丛，与同名动脉伴行，右侧汇入下腔静脉，左侧汇入左肾静脉。因肾静脉较细，容易发生回流受阻，故左侧盆腔静脉曲张较多见。

（三）淋巴

女性内、外生殖器和盆腔组织具有丰富的淋巴系统，淋巴结沿相应的血管排列，成群或成串分布。分为外生殖器淋巴与盆腔淋巴两组。

1. 外生殖器淋巴　分深浅两部分

（1）腹股沟浅淋巴结　分上、下两组。上组沿腹股沟韧带排列，收纳外生殖器、会阴、阴道下段及肛门部的淋巴；下组位于大隐静脉末端周围，收纳会阴及下肢的淋巴。其输出管大部分汇入腹股沟深淋巴结，少部分汇入髂外淋巴结。

（2）腹股沟深淋巴结　位于股静脉内侧，收纳阴蒂、腹股沟浅淋巴，汇入髂外及闭孔等淋巴结。

2. 盆腔淋巴　分为 3 组：①髂淋巴组由闭孔、髂内、髂外及髂总淋巴结组成；②骶前淋巴组位于骶骨前面；③腰淋巴组（也称腹主动脉旁淋巴组）位于腹主动脉旁。

阴道下段淋巴主要汇入腹股沟浅淋巴结。阴道上段淋巴回流基本与宫颈淋巴回流相同，大部汇入髂内及闭孔淋巴结，小部汇入髂外淋巴结，经髂总淋巴结汇入腰淋巴结和（或）骶前淋巴结。子宫底、输卵管、卵巢淋巴部分汇入腰淋巴结，部分汇入髂内外淋巴结。子宫体前后壁淋巴可分别回流至膀胱淋巴结和直肠淋巴结。子宫体两侧淋巴沿圆韧带汇入腹股沟浅淋巴结。当内、外生殖器官发生感染或癌瘤时，往往沿各部回流的淋巴管传播，导致相应淋巴结肿大。

（四）神经

1. 外生殖器的神经支配　主要由阴部神经支配。由第Ⅱ、Ⅲ、Ⅳ骶神经分支组成，含感觉和运动神经纤维，走行与阴部内动脉途径相同，在坐骨结节内侧下方分成 3 支，即会阴神经、阴蒂背神经及肛门神经（又称痔下神经），分布于会阴、阴唇、阴蒂、肛门周围。

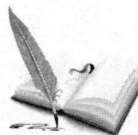

2. 内生殖器的神经支配 主要由交感神经与副交感神经所支配。交感神经纤维自腹主动脉前神经丛分出，下行入盆腔分为两部分。

（1）卵巢神经丛 分布于卵巢和输卵管。

（2）骶前神经丛 大部分在子宫颈旁形成骨盆神经丛，分布于子宫体、子宫颈、膀胱上部等。骨盆神经丛中有来自第Ⅱ、Ⅲ、Ⅳ骶神经的副交感神经纤维，并含有向心传导的感觉纤维。但子宫平滑肌有自主节律活动，完全切除其神经后仍能有节律收缩，还能完成分娩活动。临床上可见低位截瘫的产妇仍能自然分娩。

（陈 梅）

扫码"学一学"

第四节 骨盆与骨盆底

一、骨盆

女性骨盆是躯干和下肢之间的骨性连接，是支持躯干和保护盆腔脏器的重要器官，同时是胎儿阴道娩出时必经的骨性产道，其大小、形状对分娩有直接影响。通常女性骨盆较男性骨盆宽而浅，有利于胎儿娩出。

（一）骨盆的组成

1. 骨骼 骨盆由骶骨、尾骨及左右两块髋骨组成。髋骨由髂骨、坐骨及耻骨融合而成；骶骨由 5~6 块骶椎融合而成，呈楔形，其上缘明显向前突出，称为骶岬，是妇科腹腔镜手术的重要标志之一及产科骨盆内测量对角径的重要据点；尾骨由 4~5 块尾椎合成（图1-7）。

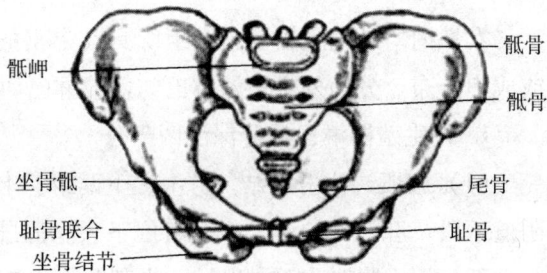

图1-7 正常女性骨盆

2. 关节 有耻骨联合、骶髂关节和骶尾关节。两耻骨之间有纤维软骨，形成耻骨联合，位于骨盆的前方，妊娠期受女性激素影响变松动，分娩过程中出现轻度分离，有利于胎儿娩出。骶髂关节位于骶骨和髂骨之间，在骨盆后方。骶尾关节为骶骨与尾骨的联合处，有一定活动度，分娩时尾骨后移可加大出口前后径。

3. 韧带 有骶、尾骨与坐骨结节之间的骶结节韧带，以及骶、尾骨与坐骨棘之间的骶棘韧带。骶棘韧带宽度即坐骨切迹宽度，是判断中骨盆是否狭窄的重要指标。妊娠期受性激素影响，韧带松弛，有利于分娩。

（二）骨盆的分界

以耻骨联合上缘、髂耻缘及骶岬上缘的连线为界，将骨盆分为假骨盆和真骨盆。

1. 假骨盆 又称大骨盆，位于骨盆分界线之上，为腹腔的一部分，其前方为腹壁下部，两侧为髂骨翼，后方为第5腰椎。假骨盆与产道无直接关系，但其某些径线的长短可作为了解真骨盆大小的参考。

2. 真骨盆 又称小骨盆，位于骨盆分界线之下，是胎儿娩出的骨产道。骨盆入口与骨

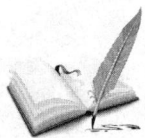

盆出口之间为骨盆腔，呈前浅后深的形态，其中轴为骨盆轴，分娩时胎儿沿此轴娩出。骨盆腔的后壁是骶骨与尾骨，两侧为坐骨、坐骨棘、骶棘韧带，前壁为耻骨联合及耻骨支。坐骨棘位于真骨盆中部，可经肛诊或阴道诊触及，在分娩过程中是衡量胎先露部下降程度的重要标志。耻骨两降支的前部相连构成耻骨弓。

（三）骨盆的类型

1. 女型　骨盆入口呈横椭圆形，入口横径较前后径稍长，耻骨弓较宽，坐骨棘间径≥10cm。最常见，为女性正常骨盆，我国妇女占52%～58.9%。

2. 扁平型　骨盆入口前后径短而横径长，呈扁椭圆形。耻骨弓宽，骶骨失去正常弯度，变直向后翘或深弧型，故骶骨短而骨盆浅。我国妇女较常见，占23.2%～29%。

3. 类人猿型　骨盆入口呈长椭圆形，骨盆入口、中骨盆和骨盆出口的横径均缩短，前后径稍长。坐骨切迹较宽，骨盆两侧壁稍内聚，坐骨棘较突出，耻骨弓较窄，但骶骨向后倾斜，故骨盆前部较窄而后部较宽。骨盆的骶骨往往有6节，较其他类型骨盆深。

4. 男型　骨盆入口略呈三角形，两侧壁内聚，坐骨棘突出，耻骨弓较窄，坐骨切迹窄呈高弓形，骶骨较直而前倾，致出口后矢状径较短。因男型骨盆腔呈漏斗形，往往造成难产。较少见。

二、骨盆底

骨盆底由多层肌肉和筋膜所组成，封闭骨盆出口，承托盆腔脏器并保持其正常位置。骨盆底结构和功能发生异常，可导致盆腔脏器脱垂或引起功能障碍；分娩可以不同程度地损伤骨盆底或影响其功能。骨盆底前方为耻骨联合和耻骨弓，后方为尾骨尖，两侧为耻骨降支、坐骨升支及坐骨结节。两侧坐骨结节前缘的连线将骨盆底分为前、后两部：前部为尿生殖三角，又称尿生殖区，向后下倾斜，有尿道和阴道通过；后部为肛门三角，又称肛区，向前下倾斜，有肛管通过。骨盆底可分为3层。

（一）外层

即浅层筋膜与肌肉。在外生殖器、会阴皮肤及皮下组织的下面，有一层会阴浅筋膜，其深面由3对肌肉及一括约肌组成浅肌肉层。此层肌肉的肌腱汇合于阴道外口与肛门之间，形成中心腱。

1. 球海绵体肌　位于阴道两侧，覆盖前庭球及前庭大腺，向前经阴道两侧附于阴蒂海绵体根部，向后与肛门外括约肌互相交叉混合。此肌收缩时能紧缩阴道，又称阴道括约肌。

2. 坐骨海绵体肌　从坐骨结节内侧沿坐骨升支内侧与耻骨降支向上，终于阴蒂海绵体（阴蒂脚处）。

3. 会阴浅横肌　自两侧坐骨结节内侧面中线汇合于中心腱。

4. 肛门外括约肌　为围绕肛门的环形肌束，前端汇合于中心腱。

（二）中层

即泌尿生殖膈。由上、下两层坚韧筋膜及其间的一对会阴深横肌及尿道括约肌组成，覆盖于由耻骨弓与两坐骨结节所形成的骨盆出口前部三角形平面的尿生殖膈上，又称三角韧带，其中有尿道与阴道穿过。

1. 会阴深横肌　自坐骨结节的内侧面伸展至中心腱处。

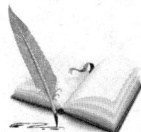

2. 尿道括约肌 环绕尿道，控制排尿。

（三）内层

即盆膈。由肛提肌及其内、外面各覆一层筋膜所组成。自前向后依次有尿道、阴道和直肠穿过。

肛提肌是位于骨盆底的成对扁阔肌，向下、向内合成漏斗形。肛提肌构成骨盆底的大部分。每侧肛提肌自前内向后外由 3 部分组成：①耻尾肌：为肛提肌的主要部分，肌纤维起自耻骨降支内侧，绕过阴道、直肠，向后止于尾骨，其中有小部分肌纤维止于阴道及直肠周围，分娩过程中耻尾肌容易受损伤而致产后出现膀胱、直肠膨出；②髂尾肌：起自腱弓（即闭孔内肌表浅筋脉的增厚部分）后部，向中间及向后走行，与耻尾肌汇合，绕肛门两侧，止于尾骨；③坐尾肌：起自两侧坐骨棘，止于尾骨与骶骨。在骨盆底肌肉中，肛提肌起最重要的支持作用。又因肌纤维在阴道和直肠周围交织，有加强肛门和阴道括约肌的作用。

骨盆腔从垂直方向可分为前、中、后 3 部分，当骨盆底组织支持作用减弱时，容易发生相应部位器官松弛、脱垂或功能缺陷。在前骨盆腔，可发生膀胱和阴道前壁膨出；在中骨盆腔，可发生子宫和阴道穹窿脱垂；在后骨盆腔，可发生直肠和阴道后壁膨出。

（四）会阴

广义的会阴是指封闭骨盆出口的所有软组织，前起自耻骨联合下缘，后至尾骨尖，两侧为耻骨降支、坐骨升支、坐骨结节和骶结节韧带。狭义的会阴是指阴道口与肛门之间的楔形软组织，厚 3~4cm，又称会阴体，由表及里为皮肤、皮下脂肪、筋膜、部分肛提肌和会阴中心腱。会阴中心腱由部分肛提肌及其筋膜和会阴浅横肌、会阴深横肌、球海绵体肌及肛门外括约肌的肌腱共同交织而成。妊娠后期会阴组织变软，有利于分娩。分娩时要保护此区，以免造成会阴裂伤。

（陈　梅）

扫码"练一练"

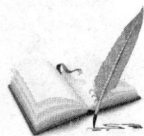

第二章　女性生殖系统生理

女性一生各生长阶段具有不同的生理特征，其中生殖系统的变化最为显著，并与其他系统的功能息息相关，相互影响。中医、西医妇产科理论对女性生殖生理的产生与调节有着不同的认识。

第一节　中医对月经、带下产生及其调节机制的认识

扫码"学一学"

中医学认为，女性在解剖上有胞宫、胞脉、胞络等器官或组织，在生理上有月经、带下、妊娠、产育和哺乳等特点。

女性的生长、发育、衰老过程以七岁为一阶段，每一阶段都有特殊的生理现象。《素问·上古天真论》指出："女子七岁，肾气盛，齿更发长；二七而天癸至，任脉通，太冲脉盛，月事以时下，故有子；三七，肾气平均，故真牙生而长极；四七，筋骨坚，发长极，身体盛壮；五七，阳明脉衰，面始焦，发始堕；六七，三阳脉衰于上，面皆焦，发始白；七七，任脉虚，太冲脉衰少，天癸竭，地道不通，故形坏而无子也。"刘完素《素问病机气宜保命集·妇人胎产论》指出："妇人童幼天癸未行之间，皆属少阴；天癸既行，皆从厥阴论之；天癸已绝，乃属太阴经也"，明确指出了女性不同年龄段生理、病理与脏腑、经络的关系，说明女性生长、发育、衰老过程各有所主，为认识女性生长发育奠定了基础。

女性的经、孕、产、乳等特殊生理功能，主要是脏腑、气血、天癸、经络协同作用于胞宫的表现。

一、月经产生机理

（一）月经生理现象

月经是胞宫定期排泄的血性物质，是生殖功能成熟的标志。一般以一个阴历月为一个周期，因其月月如期，经常不变，如同月相之盈亏，潮汐之涨落，故有"月事""月信""月汛""月水"之称。其生理现象主要有期、量、色、质、伴随症状及特殊月经现象。

（二）月经产生与调节的机理

月经的产生，是女子发育到一定年龄，肾气、天癸、冲任、脏腑、气血协同作用于胞宫，使之定期藏泻的生理现象。其中，肾气起着主导作用，天癸是促使月经产生的重要物质，冲任聚脏腑之血，输注于胞宫化为月经，依时而下。

1. 脏腑与月经　月经的主要成分是血，脏腑为气血生化之源。肾藏精，精化血，肝主藏血，脾统血生血，心主血脉，肺主气，气为血之帅，在月经产生中各司其职。如肾气旺盛，使天癸泌至；心主血，肝藏充足，气机条达，则经候如期；脾胃健运，生化无穷则血海充盈，血循常道。故月经产生的机理与肾、心、肝、脾关系尤为密切。

（1）肾　肾为先天之本，元气之根，肾藏精，主生殖。①肾藏精：肾既藏先天生殖之

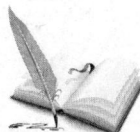

精，又藏后天水谷之精。精能生血，血能化精，成为月经的物质基础。②肾为天癸之源：肾精化生肾气，主宰天癸的至与竭。③肾之阴阳既要充盛又要平衡协调：肾阴，又称"真阴""元阴"，是人体阴液的根本，对人体脏腑起着濡润滋养的作用；肾阳又称"真阳""元阳"，是人体阳气的根本，对人体脏腑起着温煦生化的作用。④肾为气血之根：《冯氏锦囊秘录》说："气之根，肾中之真阳也；血之根，肾中之真阴也。"⑤肾主系胞：《素问·奇病论》说："胞络者，系于肾。"肾中精气可维持子宫的正常位置，并在妊娠期间护胎、养胎与载胎。⑥肾脑相通：肾藏精，精生髓，脑为髓海，肾与脑相通，共主人体生理与月经生理。⑦肾为冲任之本：冲为血海，任脉为阴脉之海，任通冲盛，月事以时下。足少阴肾经与冲脉下行支相并，与任脉交汇于关元，冲任的通盛以肾气盛为前提，故冲任之本在肾。

综上所述，在月经产生的过程中，肾起着至关重要的主导作用，故《医学入门》云"月水全借肾水施化"，《傅青主女科》云"经本于肾""经水出诸肾"。

（2）心　心主血脉，主神明，为五脏六腑之大主，关系到脑的主宰功能，能够下达各脏腑，发挥其统领的作用。心气可以推动血液在经脉内运行，人口气下通，血下入胞，月事才能如常。"胞脉者，属心而络于胞中"（《素问·评热病论》），心通过胞脉与胞宫相通。《石室秘录》指出胞宫为"心肾接续之关"，心气下通于肾，心肾相交，水火既济，阴阳平衡，血脉流畅，月事如常。这样就将心、肾、胞宫连成一体，构成女性生殖生理、阴阳气血调节的核心环节。

（3）肝　肝藏血，主疏泄，喜条达而恶抑郁。①肝藏血、司血海：脏腑所化生的气血，除营养周身以外，其有余部分则储藏于肝脏，在女子则下注血海而为月经。②肝主疏泄：肝气条达，疏泄正常则经候如期。③肝与肾同居下焦，肾主封藏，肝主疏泄，肾肝协调，使月经能定期藏泻，形成月经的周期性。

（4）脾（胃）　脾（胃）为后天之本，气血生化之源，司中气而统血。①脾生血：月经的主要成分是血，只有脾的运化功能正常，才能气充血旺，月经如常。②脾统血：脾气主升，主运，脾气健旺，则血循脉道，经行调畅。③胃主受纳，为多气多血之腑，又为水谷之海。冲脉隶于阳明，足阳明胃经与冲脉会于"气冲"穴，胃中水谷盛，则冲脉之血亦盛，血海满盈，由满而溢，形成月经。

（5）肺　肺朝百脉，主宗气，同样具有司血脉和促进血液流通的作用，精微物质皆通过肺的输布而达周身，在女子具有使精血下达、通调月经的功能。

又肾主作强、出伎巧，肝主谋虑，脾主思虑，心主神明，肺主治节，脑为元神之府。在脑的主宰下，五脏所主的精神活动，对月经的产生具有调节作用。

2. 天癸与月经　天癸，男女皆有，是影响人体生长、发育和生殖的一种阴精。在女性生殖中具有产生月经，孕育胎儿的作用。它来源于先天，禀受于父母，又赖后天水谷精微的滋养、支持而逐渐趋于成熟，此后又随着肾气的虚衰而竭止。天癸须在肾气盛的前提下，在特定的年龄阶段才能蓄极而生，发挥其作用。天癸成熟泌至后可使任脉所司的精、血、津液旺盛充沛，与冲脉相资，冲脉又得肾精充实，聚脏腑之血，依时由满而溢于胞宫，以备种子育胎，使女子具有受孕的能力，如未孕则月经按期来潮。至七七之年，随着肾气渐衰，天癸亦渐竭绝，月经闭止，生育能力亦丧失。由上可见，天癸对妇女的月经、孕育及生长发育整个生理过程都起着重要作用。

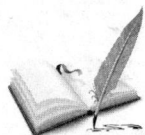

3. 血气与月经　妇女以血为主，经、孕、产、乳都以血为用。月经的主要成分是血，然气为血帅，气行则血行，气滞则血凝，血为气母，血能化气，气能生血，互相资生，互相依存，故又有"血之与气，异名而同类"之言。在产生月经的机理中，血是月经的物质基础，气是血脉运行的动力。若血气调和，则经候如期，若血气不和，则月经异常。

4. 经络与月经　经络内属脏腑，外络肢节，沟通内外，联络上下，传递信息，协助气血之运行，营养周身，将人体各组织器官联结成为一个有机的整体。在妇女的生理中，与之关系最密切的当属奇经八脉中的冲、任、督、带，其对十二经脉与脏腑的气血具有蓄溢调节的作用，并直接联系子宫、脑、髓等奇恒之腑。

（1）冲脉　冲，有要冲之义，为全身气血运行的要冲之道。冲脉起于小腹胞宫，下出于会阴，其循行途中与足阳明胃经交汇，受后天水谷精微的供养；与肾经相并，又受先天肾气的滋助；与足厥阴肝经相络，得到肝血之余的灌注。同时，冲脉渗诸阳、灌诸精、渗三阴、注诸络，以调养十二经，并滋润温煦十二经。《内经》称冲脉为"十二经之海""冲为血海"。妇女以血为本、月经以血为用，冲脉充盛则月事以时下，故冲脉为月经之本。

（2）任脉　任，有妊养和担任之义。任脉起于小腹胞宫，下出于会阴，向前上行于毛际，沿腹内上行，经关元等穴上达咽喉部，再上行而环绕口唇，分行两目眶下。任脉与全身阴脉汇于膻中穴，主一身之阴经，为"阴脉之海"，凡精，血、津、液皆属任脉所司，对女性的生理起着重要的调节作用，为妇女妊养之本，故称"任主胞胎。"只有任脉之气通，才能促使月经正常来潮，孕育才能正常进行。

（3）督脉　督有总督之义。督脉起于胞中，下出于会阴，向后行于脊柱内，上达项后大椎穴进入脑内而至巅顶，沿前额下行鼻根，止于上唇系带处。督脉行人身脊背之中，与诸阳经交会，故称为"阳脉之海"。又因其贯脊属肾，故督脉能够维系一身之元气。督脉与任脉交会于龈交穴，其经气循环往复，共同维持着人体阴阳脉气的平衡，同时调节月经的正常来潮。

（4）带脉　始于季肋，绕身一周，如束带状，故名带脉。其作用主要是联系与约束诸经，特别是与冲、任、督三脉相联系，使经脉气血保持常度，使机体成为一个有机的整体。带脉因络胞而过，故对胞宫亦起到约束和滋养的作用，以维持经带之正常。

5. 胞宫与月经　胞宫是化生月经和受孕育胎的内生殖器。其生理受肾、天癸、气血、冲任调节。胞宫的周期性变化主要表现为子宫的周期性出血。

综上所述，月经以肾为主导，受天癸的调节，得冲、任二脉相资，并在肝藏血调血，脾生血统血，心主血行血，肺布血功能正常下，通过胞络、胞脉协调作用于胞宫而产生，其中脏腑、气血、经络是产生月经的生理基础，肾、天癸、冲任、胞宫是产生月经的主要环节。

二、带下产生的机理

带下一词，首见于《素问·骨空论》："任脉为病，男子内结七疝，女子带下瘕聚。"现带下的含义既有广义和狭义之分，又有生理和病理之别。广义带下泛指妇女的经、带、胎、产诸病，而狭义带下是指妇女阴中流出的一种津津常润的白色半透明液体，即通常所称的"白带"。在妇科临床上，狭义带下有生理性带下与病理性带下之分。本节主要阐述生理性带下及其产生的机理。

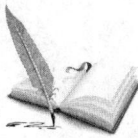

（一）带下及其生理现象

健康的女子，润泽于阴道内的无色或白色半透明、黏而不稠、无臭的液体，称为生理性带下。正如《沈氏女科辑要笺正》引王孟英按语说："带下，女子生而即有，津津常润，本非病也。"在经间期重阴转阳、妊娠期血聚冲任以养胎元，以及经前冲任血海将满之时，生理性带下量可增多如雾露之溉；至绝经期后冲任虚衰，气血亏虚，则带下量减少。

生理性带下属人体正常阴液，是肾精下润之液，润滑如膏，流于阴股，具有充养和濡润前阴空窍及提示种子"的候"的作用。

（二）带下产生的机理

1. 脾肾与带下　带下的泌淖与涸竭以及其量、色、质的变化皆有常度，它直接受肾气盛衰的主宰。肾系胞、司二阴、主施泄，津液的气化、蒸腾又本于肾。因此，带下的生成与肾的封藏、施泄有关。脾主运化，行津液，布精微，脾气转输运化水谷精微，使之各走其道，津液渗于前阴空窍，与精之余和合而为带下。

2. 津液与带下　《灵枢·五癃津液别》中说："津液各走其道……其流而不行者为液。"《灵枢·口问》又说："液者，所以灌精濡空窍者也。"说明带下源于津液。

3. 任、督、带三脉与带下　任脉为阴脉之海，人体的阴液皆归任脉总司。任脉出胞宫而循阴器，与带下生成有着密切的关系。而任脉所司的精、血、津液又受督脉的温化和带脉的约束，只有任、带、督脉功能正常、互相协调才能使带下正常。

4. 胞宫与带下　《景岳全书》曰："盖白带出自胞宫，精之余也。"《血证论》又说："带脉下系胞宫。"认为带下由胞宫渗润阴道，并能防御外邪入侵。

综上所述，带下属于人体的阴液，其产生与调节，是以脏腑功能正常为基础，是脏腑、津液、经络协调作用于胞宫的生理现象。其生成与肾、脾二脏及任、督、带三脉关系密切。禀肾封藏、施泄；经脾运化、输布；由任脉所司；受带脉的约束与督脉的温化。当肾气充盛，肾精充沛，脾气健运，任督通调，带脉固健，阴液源源泌淖于胞中，布施于前阴空窍，是为生理性带下。

（武权生）

第二节　妇女一生各时期的生理特点

妇女从胎儿形成到衰老是生理上渐进发展的过程，也是其下丘脑－垂体－卵巢轴功能发育、成熟和衰退的过程。根据其生理特点目前将此过程分为七个阶段，但并无截然界限，每一阶段可因遗传、环境、营养等因素的影响而呈现出各自的个体差异。

一、胎儿期

从卵子受精至分娩前称为胎儿期（fetal period）。受精卵是由父系和母系来源的23对（46条）染色体组成的新个体，其中性染色体1对，X与Y决定着胎儿的性别，即XX合子发育为女性，XY合子发育为男性。胚胎6周后原始性腺开始分化，至胚胎8~10周性腺组织出现卵巢的结构。卵巢形成后，因无雄激素，无副中肾管抑制因子，所以中肾管退化，

扫码"学一学"

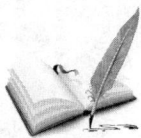

两条副中肾管发育成为女性生殖道。

二、新生儿期

出生后 4 周内称为新生儿期（neonatal period）。由于其在母体内受到胎盘及母体卵巢所产生的女性激素的影响，出生时女性胎儿外阴较丰满，乳房略隆起，或有少许泌乳。出生后离开母体环境，血中女性激素水平迅速下降，可见少量阴道流血。上述症状短期内可以自然消退。

三、儿童期

出生后 4 周到 12 岁左右称为儿童期（childhood）。儿童期又可分为儿童早期和儿童后期，8 岁之前为儿童早期，是身体的发育初期，生殖器官为幼稚型；约从 8 岁开始进入儿童后期，此期第二性征开始发育，初显女性特征。儿童早期，下丘脑 - 垂体 - 卵巢轴的功能处在抑制状态，此期卵泡发育到窦前期即萎缩、退化，卵泡无雌激素分泌，生殖器官为幼稚型，阴道狭长，上皮薄，无皱襞，细胞内缺乏糖原，阴道酸碱度低，抗感染力较弱，容易发生炎症。儿童早期子宫、输卵管及卵巢位于腹腔内，子宫小，宫颈较长（约占子宫全长的 2/3），子宫肌层也较薄；输卵管细而弯曲；卵巢呈窄长形。儿童后期，大约自 8 岁起，下丘脑促性腺激素释放激素（gonadotropin - releasing hormone，GnRH）抑制状态解除，卵巢内的卵泡受垂体促性腺激素的影响有一定发育并分泌性激素，但仍达不到成熟阶段。卵巢形态逐步转变，呈扁卵圆形，子宫输卵管及卵巢逐渐向骨盆腔内下降，皮下脂肪在胸、髋、肩部及耻骨前面堆积，乳房开始发育，出现女性特征。

四、青春期

青春期（puberty or adolescence）是儿童到成人的转变期，是生殖器、内分泌、体格逐渐发育至成熟的阶段。世界卫生组织（WHO）将青春期规定为 10～19 岁。这一时期女性生理特点主要表现为：

（一）体格发育

青春期身体迅速发育，在形态发育的同时各器官的生理功能也发生变化，逐渐发育成熟。

（二）生殖器官发育

由于促性腺激素的作用，卵巢增大，皮质内有不同发育阶段的卵泡，致使卵巢表面稍呈凹凸不平。卵泡开始发育和分泌雌激素，内、外生殖器从幼稚型变为成人型。阴阜隆起，大、小阴唇变肥厚并有色素沉着；阴道长度及宽度增加，阴道黏膜变厚并出现皱襞；子宫增大，尤其宫体明显增大，使宫体占子宫全长的 2/3；输卵管变粗，弯曲度减小。此时虽已初步具有生育能力，但整个生殖系统的功能尚未完善。

（三）第二性征

音调变高，乳房丰满而隆起，出现阴毛及腋毛；骨盆横径发育大于前后径，胸、肩部皮下脂肪增多，表现出女性特有的体态。

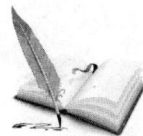

（四）月经初潮

女性第一次月经来潮称为月经初潮，为青春期的重要标志。月经来潮说明卵巢产生足够的雌激素使子宫内膜增殖，当雌激素达到较高水平后又明显波动时，导致子宫内膜脱落而出现月经。由于此时神经中枢对雌激素的正反馈机制尚未成熟，即使卵泡发育成熟也不能排卵，所以月经周期不规律，经 5~7 年建立周期性排卵后，月经才会逐渐规律。

五、性成熟期

性成熟期（sexual maturity period）亦称生育期，是卵巢生殖机能与内分泌机能最旺盛的时期。一般自 18 岁开始，历时 30 年左右，此期妇女性功能旺盛，卵巢功能成熟并分泌性激素，已建立规律的周期性排卵。生殖器官各部及乳房在卵巢分泌的性激素的作用下呈周期性演变。

六、绝经过渡期

从开始出现绝经趋势直至最后一次月经的时期称为绝经过渡期（menopausal transition period）。一般始于 40 岁，历时短则 1~2 年，长则 10~20 年。妇女一生中最后一次月经停止 1 年以上称为绝经。世界卫生组织将卵巢功能开始衰退直至绝经后 1 年内的时期称为"围绝经期"。此期卵巢功能逐渐衰退，卵泡数目明显减少，卵泡发育不全，以致月经不规律，常为无排卵性月经。此期雌激素水平降低，自主神经功能失调，出现血管舒缩障碍和神经精神症状，表现为潮热、出汗，情绪不稳定，抑郁或烦躁，失眠等，称为绝经综合征。最终由于卵巢内卵泡自然耗竭或剩余的卵泡对垂体促性腺激素丧失反应，导致卵巢功能衰竭，月经永久性停止，即进入绝经后阶段。

七、绝经后期

绝经后期（postmenopausal period）指绝经后的生命时期。其早期虽然卵巢停止分泌雌激素，但卵巢间质仍可分泌少量雄激素，后者在外周转化为雌酮，是循环中的主要雌性激素。一般 60 岁以后妇女机体逐渐老化进入老年期（senility）。此时卵巢功能完全衰竭，雌激素水平低落，女性第二性征及生殖器官进一步萎缩老化，骨代谢异常引起骨质疏松，容易发生骨折。

（武权生）

第三节　月经及月经期的临床表现

一、月经的定义

月经是女性在一定年龄阶段内随着卵巢的周期性变化发生的子宫内膜有规律、周期性的脱落及出血。规律月经的出现是女性生殖功能成熟的标志之一。

扫码"学一学"

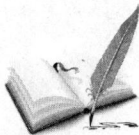

二、月经初潮

月经第一次来潮称月经初潮。月经初潮年龄多在 13～14 岁之间，但可能早在 11～12 岁，或迟至 15～16 岁。月经初潮的迟与早，受各种内外因素的影响。

三、月经周期

出血的第 1 日为月经周期的开始，两次月经第 1 日的间隔时间称一个月经周期，一般 21～35 日为一个周期，平均 28 日。周期长短因人而异，但每个妇女的月经周期都有自己的规律性。

四、月经持续时间及出血量

每次月经持续的时间称经期，正常妇女月经持续时间差异亦很大，但每个妇女的月经持续日数基本一致。正常月经持续时间为 2～7 日，平均为 4～6 日。一般月经第 2～3 日的出血量最多。正常妇女月经血量一般在 20～60ml 之间，超过 80ml 为月经过多，少于 20ml 为月经过少。

五、月经血的特征

月经血一般呈暗红色，除血液外，还有子宫内膜碎片、宫颈黏液及脱落的阴道上皮细胞。月经血的主要特点是不凝固。月经血中含有前列腺素及来自子宫内膜的大量纤维蛋白溶酶，由于纤维蛋白溶解酶对纤维蛋白的溶解作用，故经血不凝。但在正常情况下偶尔亦有血凝块。

六、月经期的症状

一般月经期无特殊症状。但经期由于盆腔充血以及前列腺素的作用，有些妇女可有下腹及腰骶部下坠不适或子宫收缩痛，个别可有轻微的头痛、失眠、精神忧郁、易于激动或尿频、食欲不振、恶心、呕吐、便秘或腹泻，一般不影响妇女的工作和学习。

（武权生）

第四节　卵巢功能及卵巢性激素

一、卵巢的功能

卵巢是女性的性腺，具有产生卵子并周期性排卵和分泌性激素两大功能。前者称为生殖功能，后者称为内分泌功能。

二、卵巢的周期性变化

从青春期开始到绝经前，卵巢在形态和功能上发生周期性变化称为卵巢的周期。

扫码"学一学"

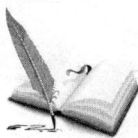

（一）卵泡的发育与成熟

人类卵巢中卵泡的发育始于胚胎时期，新生儿出生时卵巢大约有 200 万个卵泡。儿童期多数卵泡退化，至青春期仅有约 30 万个卵泡。女性一生中大约只有 400~500 个卵泡发育成熟并排卵，其余的卵泡发育到一定程度通过细胞凋亡而自行退化，称卵泡闭锁。根据卵泡的形态、大小、生长速度和组织学特征，其生长主要有以下几个阶段：

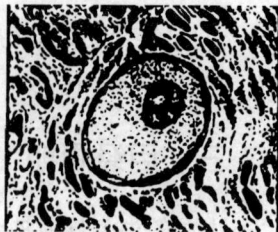

图 2-1 始基卵泡

1. 始基卵泡 是由一个停留于减数分裂双线期的初级卵母细胞及环绕其周围的单层梭形前颗粒细胞层组成。（图 2-1）

2. 窦前卵泡 包绕卵母细胞的梭形前颗粒细胞变为单层柱状颗粒细胞，并有丝分裂，是初级卵泡。窦前卵泡是初级卵泡发育完全的阶段。在这一阶段卵泡开始具备了对卵泡刺激素（follicle-stimulating hormone，FSH）、黄体生成素（luteinizing hormone，LH）、雌激素（estrogen，E）和雄激素（androgen，A）的反应能力以及合成甾体激素的能力。

3. 窦卵泡 在雌激素和 FSH 持续影响下产生卵泡液，形成卵泡腔，称为窦卵泡。当血清 FSH 水平及生物活性增高超过一定阈值后，一组窦卵泡群开始"生长发育"，这种现象叫做募集（recruitment）。其中，FSH 阈值最低的一个卵泡，优先发育成为优势卵泡，其余则退化闭锁，这个过程叫做选择（selection）。最终，优势卵泡发育成熟，成为排卵前卵泡。

4. 排卵前卵泡 是卵泡发育的最后阶段，卵泡液急骤增加，卵泡腔增大，卵泡体积显著增大，直径可达 18~23mm，卵泡向卵巢表面突出，自外向内其结构依次是（图 2-2）：

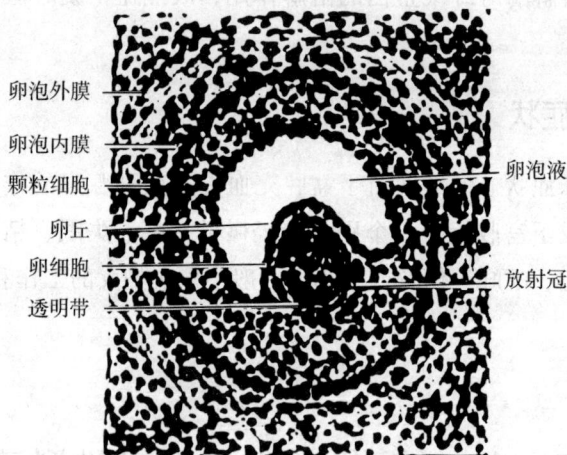

卵泡外膜
卵泡内膜
颗粒细胞
卵丘
卵细胞
透明带
卵泡液
放射冠

图 2-2 发育成熟的卵泡

（1）**卵泡外膜** 为致密的卵巢间质组织，与卵巢间质无明显界限。

（2）**卵泡内膜** 从卵巢皮质层间质细胞衍化而来，细胞呈多边形，较颗粒细胞大。此层含丰富血管。

（3）**颗粒细胞** 细胞呈立方形，细胞间无血管存在，营养来自外周的卵泡内膜。

（4）**卵泡腔** 腔内充满大量清澈的卵泡液和雌激素。

（5）**卵丘** 呈丘状突出于卵泡腔，卵细胞深藏其中。

（6）**放射冠** 直接围绕卵细胞的一层颗粒细胞，呈放射状排列。

（7）**透明带** 放射冠与卵细胞之间的一层很薄的透明膜。

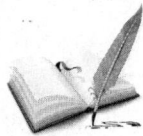

在卵泡发育的过程中，卵泡内膜细胞及颗粒细胞产生雌激素。

（二）排卵

卵细胞和它周围的卵丘颗粒细胞一起被排出的过程称排卵（ovulation）。排卵前卵泡突出于卵巢表面类似于一个水泡，最后破裂，出现排卵。离开卵巢的卵细胞称为卵子。排卵时随卵细胞同时排出的有透明带、放射冠及小部分卵丘内的颗粒细胞。

排卵多发生在下次月经来潮前 14 日左右。卵子可由两侧卵巢轮流排出，也可由一侧卵巢连续排出。卵子排出后，经输卵管伞部捡拾、输卵管壁蠕动、输卵管黏膜纤毛活动以及输卵管液的流动等作用进入输卵管，并向子宫侧运动。

（三）黄体形成及退化

排卵后，卵泡液流出，卵泡腔内压下降，卵泡壁塌陷，形成许多皱襞，卵泡壁的卵泡颗粒细胞和内膜细胞向内侵入，此时的颗粒细胞及卵泡膜细胞内出现了黄色颗粒，形成颗粒黄体细胞和卵泡膜黄体细胞，二者共同形成黄体。黄体细胞的直径由原来的 $12 \sim 14\mu m$ 增大到 $35 \sim 50\mu m$，排卵后 $7 \sim 8$ 日（相当于月经周期第 22 日左右）黄体体积和功能达最高峰，直径约 $1 \sim 2cm$，外观色黄（图 2-3）。

若卵子未受精，黄体在排卵后 $9 \sim 10$ 日开始退化，其机制迄今不详。退化时黄体细胞逐渐萎缩变小，组织纤维化，外观色白，称白体。黄体衰退后月经来潮，卵巢中又有新的卵泡发育，开始新的周期。若卵子受精，黄体则在胚胎滋养细胞分泌的人绒毛膜促性腺激素（human chorionic gonadotropin，hCG）作用下增大，称为妊娠黄体，至妊娠 3 个月末才退化。

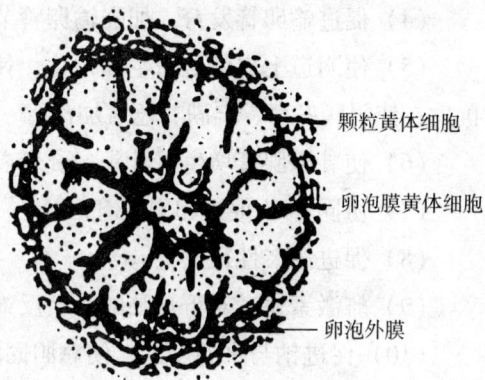

颗粒黄体细胞

卵泡膜黄体细胞

卵泡外膜

图 2-3　卵巢黄体

三、卵巢性激素的合成及分泌

主要是雌激素（estrogen）和孕激素（progesterone），以及少量的雄激素（androgen），均称为甾体激素（steroid hormone）。

（一）甾体激素的基本化学结构

属类固醇激素，其基本化学结构为环戊烷多氢菲环。按碳原子的数目分为 3 组：含 21 个碳原子为孕激素，基本结构为孕烷核，如孕酮；含 19 个碳原子为雄激素，基本结构为雄烷核，如睾酮；含 18 个碳原子为雌激素，基本结构为雌烷核，如雌二醇、雌酮、雌三醇。

（二）卵巢性激素分泌的周期性变化

正常妇女卵巢激素的分泌随卵巢周期而变化。

1. 雌激素　卵泡开始发育时，雌激素分泌量很少，至月经第 7 日卵泡分泌雌激素量迅速增加，在排卵前达到高峰；排卵后由于卵泡液中雌激素释放至腹腔，使循环中雌激素暂时下降，排卵后 $1 \sim 2$ 日，黄体开始分泌雌激素，使循环中雌激素又逐渐上升，约在排卵后 $7 \sim 8$ 日黄体成熟时，循环中雌激素又形成第二个小高峰，此均值低于第一高峰。其后黄体

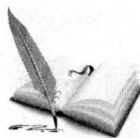

萎缩，雌激素水平急剧下降，在月经期达最低水平。

2. 孕激素 卵泡期卵泡不分泌孕酮，排卵前成熟卵泡的颗粒细胞在 LH 排卵峰的作用下黄素化，开始分泌少量孕酮，排卵后黄体分泌孕酮逐渐增加，至排卵后 7 ~ 8 日黄体成熟时，分泌量达最高峰，以后逐渐下降，到月经来潮时降到增生期水平。

3. 雄激素 女性的雄激素主要来自肾上腺，少量来源于卵巢，包括睾酮、雄烯二酮和脱氢表雄酮。排卵前循环中雄激素升高，一方面促进非优势卵泡闭锁，另一方面提高性欲。

（三）卵巢性激素的生理作用

1. 雌激素的生理作用

（1）促使子宫发育，引起肌细胞的增生和肥大，使肌层变厚，并使子宫收缩力增强以及增加子宫平滑肌对缩宫素的敏感性。

（2）使子宫内膜增生。

（3）使宫颈口松弛，黏液分泌增加，质变稀薄，易拉成丝状。

（4）促进输卵管发育，加强输卵管节律性收缩的振幅。

（5）使阴道上皮细胞增生和角化，使黏膜变厚并增加细胞内糖原含量，增强局部的抵抗力；使阴唇发育、丰满、色素加深。

（6）使乳腺腺管增生，乳头、乳晕着色。

（7）协同 FSH 促进卵泡发育。

（8）促进第二性征发育。

（9）雌激素通过对下丘脑的正负反馈调节，控制脑垂体促性腺激素的分泌。

（10）促进钠与水的潴留，使总胆固醇有下降趋势；降低胆固醇与磷脂的比例，有利于预防冠状动脉硬化；雌激素促进钙盐及磷盐在骨质沉积，以维持正常骨质，青春期在雌激素影响下可使骨骺闭合，绝经期后由于雌激素缺乏而发生骨质疏松。

2. 孕激素的生理作用

（1）影响子宫平滑肌细胞膜的通透性，使细胞内钾离子浓度降低，钠离子浓度升高，使肌纤维松弛，兴奋性降低；同时降低妊娠子宫对缩宫素的敏感性，从而减少子宫收缩，有利于胚胎及胎儿在子宫内生长发育。

（2）使增生期子宫内膜转化为分泌期内膜，为受精卵着床做好准备。

（3）使宫颈口闭合，黏液减少、变稠，拉丝度减少。

（4）抑制输卵管平滑肌节律性收缩的振幅。

（5）使阴道上皮细胞脱落加快。

（6）在已有雌激素影响的基础上，促使乳腺腺泡发育成熟。

（7）在月经中期增强雌激素对垂体 LH 排卵峰释放的正反馈作用；在黄体期对下丘脑、垂体有负反馈作用，抑制促性腺激素分泌。

（8）能兴奋下丘脑体温调节中枢，使体温升高。正常妇女在排卵前基础体温低，排卵后基础体温可升高 0.3℃ ~ 0.5℃，这种基础体温的改变，可作为监测排卵的标志之一。

（9）能促进水与钠的排泄。

3. 雌激素与孕激素的协同和拮抗作用 孕激素在雌激素作用的基础上，进一步促使女性生殖器和乳房的发育，为妊娠准备条件，二者有协同作用；另一方面，雌激素和孕激素

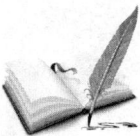

又有拮抗作用，表现在子宫内膜变化、子宫收缩、输卵管蠕动、宫颈黏液变化、阴道上皮细胞角化和脱落以及水钠代谢等的调节方面。

4. 雄激素的生理作用 雄激素是合成雌激素的前体，可以维持女性生殖功能；雄激素能促进外阴部的发育，促进阴毛、腋毛的生长；促进蛋白质的合成、肌肉生长、骨骼发育。但大量雄激素有对抗雌激素的作用。此外，雄激素还可以刺激红细胞生成、促进体毛生长等。

四、卵巢分泌的多肽激素

卵巢除分泌甾体激素外，还分泌一些多肽激素和生长因子。

（一）抑制素（inhibin）、激活素（activin）、卵泡抑制素（follistatin）

这些多肽激素对垂体 FSH 的合成和分泌具有反馈调节作用，并在卵巢局部调节卵泡膜细胞对促性腺激素的反应性。

（二）生长因子

生长因子是调节细胞增生和分化的多肽物质，与靶细胞上的特异性受体结合后发挥生物效应。有胰岛素样生长因子（insulin – like growth factor，IGF）、血管内皮生长因子（vascular endothelial，growth factor，VEGF）、血小板衍生生长因子（platelet – derived growth factor，PDGF）、表皮生长因子（epidermal growth factor，EGF）、转化生长因子（transforming growth factor，TGF）、成纤维细胞生长因子（fibroblast growth factor，FGF）等。

（武权生）

第五节　子宫内膜及生殖器官的周期性变化

扫码"学一学"

一、子宫内膜的周期性变化

卵巢的周期性变化使女性生殖器发生一系列周期性变化，尤以子宫内膜的周期性变化最显著。子宫内膜在结构上分为基底层和功能层，基底层为靠近子宫肌层的1/3内膜，此层不受月经周期中激素变化的影响，在月经期不发生脱落。功能层靠近宫腔，受卵巢激素的影响呈周期性变化，此层月经期坏死脱落。正常一个月经周期（以28日为例），其组织形态的周期性改变可分为3期：

（一）增殖期

卵巢周期中的卵泡期，在雌激素作用下，子宫内膜腺上皮细胞与间质细胞呈增生状态，称增殖期。增殖期又分早、中、晚期3期：

1. 增殖早期 在月经周期第5～7日。内膜的增生与修复在月经期即已开始。此期内膜较薄，仅1～2mm；腺体短、直、细且稀疏，腺上皮细胞呈立方形或柱状，间质较致密，细胞呈星形，间质中的小动脉较直，其壁薄。

2. 增殖中期 在月经周期第8～10日。此期特征是间质水肿明显；腺体数增多、伸长，呈弯曲形；腺上皮细胞表现增生活跃，细胞呈柱状，且有分裂相。

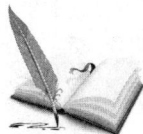

3. 增殖晚期　在月经周期第 11～14 日。此期内膜增厚至 3～5mm，表面高低不平，略呈波浪形。上皮细胞呈高柱状，腺上皮仍继续生长，核分裂相增多，腺体更长，形成弯曲状。间质细胞呈星状，并相互结合成网状；组织内水肿明显，小动脉略呈弯曲状，管腔增大。

（二）分泌期

黄体形成后，在雌、孕激素作用下，使子宫内膜呈分泌反应，称分泌期。分泌期也分早、中、晚期 3 期：

1. 分泌早期　在月经周期第 15～19 日。此期内膜腺体更长，屈曲更明显。腺上皮细胞的核下开始出现含糖原的小泡，间质水肿，螺旋小动脉继续增生、弯曲。

2. 分泌中期　在月经周期第 20～23 日。内膜较前更厚，并呈锯齿状。腺体内的分泌上皮细胞顶端胞膜破碎，细胞内的糖原溢入腺体，称顶浆分泌。此期间质更加水肿、疏松，螺旋小动脉增生、卷曲。

3. 分泌晚期　在月经周期第 24～28 日。此期为月经来潮前期，即月经前期。子宫内膜厚达 10mm 并呈海绵状。内膜腺体开口面向宫腔，有糖原等分泌物溢出，间质更疏松、水肿，表面上皮细胞下的间质分化为肥大的蜕膜样细胞。此期螺旋小动脉迅速增长，超出内膜厚度，也更弯曲，血管管腔也扩张。

（三）月经期

在月经周期第 1～4 日。此时雌、孕激素水平下降，使内膜中前列腺素的合成活化。前列腺素能刺激子宫肌收缩而引起内膜功能层的螺旋小动脉持续痉挛，内膜血流减少。受损缺血的坏死组织面积逐渐扩大，组织变性、坏死，血管壁通透性增加，使血管破裂导致内膜底部血肿形成，促使组织坏死剥脱。变性、坏死的内膜与血液相混而排出，形成月经血。

二、生殖器其他部位的周期性变化

（一）阴道黏膜

月经周期中，阴道黏膜呈现周期性改变，在阴道上段表现最明显。排卵前，阴道上皮在雌激素的作用下，底层细胞增生，逐渐演变为中层与表层细胞，使阴道上皮增厚，表层细胞出现角化，在排卵期最为明显。细胞内富含糖原，糖原经寄生在阴道内的阴道杆菌分解而成乳酸，使阴道内保持一定酸度，可以防止致病菌的繁殖。排卵后在孕激素的作用下，表层细胞脱落。因此临床上常借助阴道脱落细胞的变化，了解体内雌激素水平变化和有无排卵。

（二）宫颈黏液

在卵巢性激素的影响下，宫颈腺细胞分泌黏液，其物理、化学性质及其分泌量均有明显的周期性改变。月经干净后，体内雌激素水平降低，宫颈管分泌的黏液量很少。雌激素可刺激分泌细胞的分泌功能，随着雌激素水平不断提高，至排卵期黏液分泌量增加，黏液稀薄、透明，拉丝度可达 10cm 以上。若将黏液作涂片检查，干燥后可见羊齿植物叶状结晶，这种结晶在月经周期第 6～7 日开始出现，到排卵期最为清晰而典型。排卵后受孕激素影响，黏液分泌量逐渐减少，质地变黏稠而浑浊，拉丝度差，易断裂。涂片检查时结晶逐

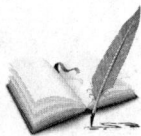

步模糊，直至月经周期第 22 日左右完全消失，出现排列成行的椭圆体。临床上根据宫颈黏液检查，可了解卵巢功能。

宫颈黏液为含有糖蛋白、血浆蛋白、氯化钠和水分的水凝胶。宫颈黏液中的氯化钠含量在月经前后，仅占黏液干重的 2%~20%，而在排卵期则为黏液干重的 40%~70%。由于黏液是等渗的，氯化钠比例的增加势必导致水分亦相应增加，故排卵期的宫颈黏液稀薄而量多。宫颈黏液中的糖蛋白排列成网状，近排卵时，在雌激素影响下网眼变大，可见排卵期宫颈黏液最适宜精子通过。雌、孕激素的作用使宫颈在月经周期中对精子穿透发挥着生物阀作用。

（三）输卵管

输卵管的周期性变化包括形态和功能两方面。在雌激素的作用下，输卵管黏膜上皮纤毛细胞生长，体积增大；非纤毛细胞分泌增加，为卵子提供运输和种植前的营养物质；雌激素还促进输卵管发育及输卵管肌层的节律性收缩振幅。孕激素能抑制输卵管的节律性收缩振幅，抑制输卵管黏膜上皮纤毛细胞的生长，减低分泌细胞分泌黏液的功能。雌、孕激素的协同作用，保证受精卵在输卵管内的正常运行。

（四）乳房

雌激素促进乳腺管增生，而孕激素则促进乳腺小叶及腺泡生长。

（武权生）

第六节 月经周期的调节

下丘脑、垂体与卵巢之间相互调节、相互影响，形成一个完整而协调的神经内分泌系统，称为下丘脑 - 垂体 - 卵巢轴（hypothalamic - pituitary - ovarian axis，HPO）。月经周期的调节机制极为复杂，一般认为其主要环节为下丘脑 - 垂体 - 卵巢三者之间相互作用的结果，而 HPO 的神经内分泌活动还受到大脑高级中枢的调控。其他内分泌腺对月经周期的调节亦有一定的关联（图 2 - 4）。

扫码"学一学"

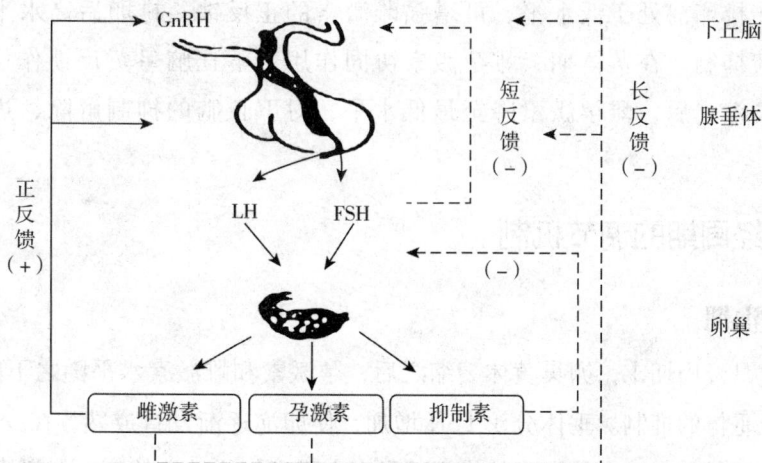

图 2 - 4　下丘脑 - 垂体 - 卵巢轴在月经周期中的变化

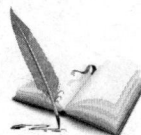

一、下丘脑对脑垂体的调节作用

下丘脑神经细胞受神经递质刺激后，与一般神经细胞不同，不再用神经信号传递，而改为产生内分泌激素，并以此调节有关组织的生理功能，称之为下丘脑的神经内分泌功能。下丘脑产生各种内分泌腺释放激素，与性腺有关的是一种十肽化合物，此种神经分泌物，直接通过垂体门脉系统输送到垂体前叶，能使已合成的激素被"释放"出来，故称为释放激素（RH）或释放因子（RF）。使促卵泡素释放的称为促卵泡素释放激素（FSH－RH），使黄体生成素释放的称为黄体生成素释放激素（LH－RH），两者合称促性腺激素释放激素（GnRH），其生理功能主要是促使垂体分泌 FSH、LH。

二、垂体对卵巢的调节作用

垂体前叶（腺垂体）嗜碱性细胞分泌两种影响卵巢功能的激素。一种称卵泡刺激素（FSH），另一种称黄体生成素（LH），FSH 的主要作用是促进卵泡的发育和成熟，它在少量 LH 的协同下使发育成熟的卵泡分泌雌激素。LH 的主要作用是促进排卵，并使破裂的卵泡转为黄体（黄体形成），促使其分泌孕激素。

在月经周期前半期，血液中 LH 的浓度较低，到排卵之前，血液中的 LH 浓度突然升高，以后又很快下降，月经中期 LH 的突然升高对促使排卵是必要的，但也有 FSH 的协同。

此外，腺垂体还分泌催乳素（PRL），具有促进乳汁合成的功能。

三、卵巢激素的反馈作用

卵巢在垂体促性腺激素的作用下分泌性激素，反过来性激素对下丘脑－垂体分泌活动又具有调节作用，这种调节作用称为反馈作用。能兴奋下丘脑产生 GnRH，并使垂体促性腺激素分泌增加的，称为正反馈。能抑制下丘脑产生 GnRH，并使垂体促性腺激素分泌减少的，称为负反馈。雌激素对下丘脑具有正反馈和负反馈两种作用，卵泡早期低水平雌激素对下丘脑呈负反馈作用，卵泡晚期高水平雌激素对下丘脑具有正反馈作用。孕激素在排卵前处于低水平，可增强雌激素的正反馈，排卵后高水平孕激素对下丘脑呈负反馈抑制。在黄体期，雌孕激素协同作用于下丘脑呈负反馈作用。当上一次月经的黄体萎缩之后，雌孕激素降至最低水平，对下丘脑的抑制解除，进入下一月经周期。

四、月经周期的调节机制

（一）卵泡期

在前一次月经周期末，卵巢黄体萎缩之后，孕激素和雌激素水平随之下降，从而解除了对下丘脑及垂体的抑制。垂体分泌 FSH 增加，使卵泡逐渐发育成熟，在少量 LH 的协同下，使卵泡分泌雌激素。在雌激素的作用下子宫内膜发生增殖期改变。雌激素量逐渐增加，对下丘脑－垂体产生负反馈而抑制 FSH 的释放，使 FSH 水平下降。

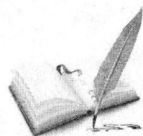

（二）排卵期

当卵泡发育成熟时体内雌激素出现高峰，大量雌激素对下丘脑产生正反馈作用，使垂体释放大量 LH 而出现陡峭的 LH 高峰，同时亦释放较多的 FSH 使之形成一个较低的峰，大量的 LH 能使成熟卵泡发生排卵。

（三）黄体期

LH 高峰在维持 24 小时后急速下降，在少量 LH 与 FSH 协同作用下，使破裂的卵泡形成黄体。黄体主要分泌孕激素，使增殖的子宫内膜转变为分泌期。黄体也分泌雌激素，排卵后雌激素暂时降低，后又出现的第二个高峰由黄体分泌。

黄体分泌大量孕激素，对下丘脑 - 垂体起抑制作用，使垂体分泌的 LH 及 FSH 相应减少。黄体开始萎缩，孕激素与雌激素的分泌随之下降，子宫内膜失去性激素的支持，发生坏死、脱落、出血而来月经。性激素的减少解除了对下丘脑 - 垂体的抑制，垂体重新分泌 FSH，新的卵泡又开始发育，子宫内膜再生修复，又转入下一个月经周期（图 2 - 5）。

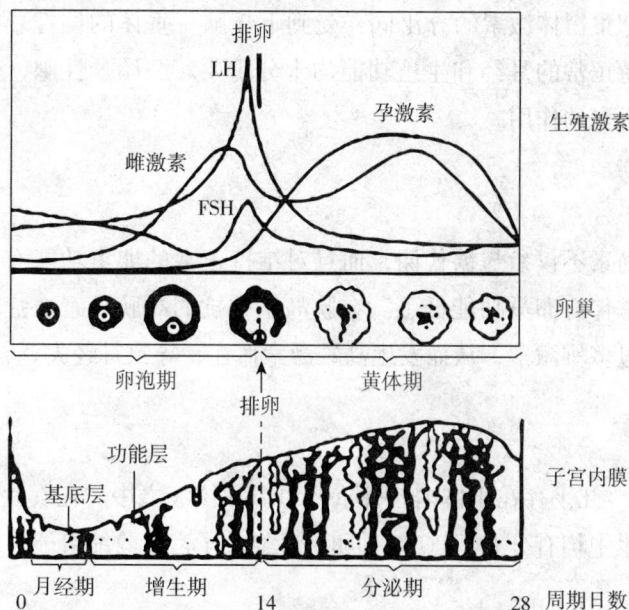

图 2 - 5　卵巢及子宫内膜周期性变化和激素水平关系示意图

总之，月经是伴随卵巢周期变化而出现的子宫内膜周期性脱落及出血。整个月经周期中有卵巢激素的分泌，但受 GnRH 的支配，而垂体的分泌功能又被下丘脑所控制。卵巢性激素一方面影响子宫内膜的发育；另一方面通过反馈作用又影响下丘脑 - 垂体的活动。下丘脑 - 垂体 - 卵巢之间是在相互影响、相互制约中维持着内分泌的动态平衡。

外界环境、精神因素及其他内分泌功能等均可使月经周期发生改变，这也说明大脑皮层影响内分泌活动。因此，大脑皮层 - 下丘脑 - 垂体 - 卵巢之间任何一个环节发生障碍，均可破坏平衡导致卵巢功能紊乱，出现月经失调。

（武权生）

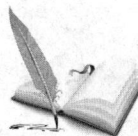

第七节　其他内分泌腺及前列腺素对女性生殖系统的影响

一、肾上腺

肾上腺有合成并分泌甾体激素的功能。它能分泌多种激素，可分为盐皮质激素、糖皮质激素和性激素（少量雄激素及极微量雌、孕激素）。肾上腺皮质为女性雄激素的主要来源。少量雄激素为正常妇女的阴毛、腋毛、肌肉及全身发育所必需的。但若雄激素分泌过多，能抑制下丘脑分泌 GnRH，并有对抗雌激素的作用，使卵巢功能受到抑制而出现闭经，甚至男性化表现。

二、甲状腺

甲状腺激素和卵巢甾体激素的分泌同样受到下丘脑－垂体的调控。甲状腺激素对于性腺的发育成熟、维持正常的月经和生殖功能均十分重要。胚胎、性腺、生殖器官的发育与分化均需要甲状腺激素的作用。

三、胰腺

胰岛分泌的胰岛素不仅参与糖代谢，而且对维持正常的卵巢功能有重要影响。胰岛素依赖型糖尿病患者常伴有卵巢功能低下。在胰岛素拮抗的高胰岛素血症患者，过多的胰岛素将促进卵巢产生过多雄激素，从而发生高雄激素血症，导致月经失调，甚至闭经。

四、前列腺素

前列腺素（PG）几乎存在于体内各种重要组织和体液之中。在女性生殖系统中，子宫内膜、月经血及卵巢中均有分布。PG 对排卵、月经及子宫肌收缩可能有一定的作用。

（武权生）

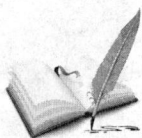

第三章　妊娠生理

第一节　中医学对妊娠生理的认识

扫码"学一学"

中医学对人类妊娠生理的记载，早在公元前 11 世纪成书的《周易》中就有："天地氤氲，万物化淳，男女媾精，万物化生"。在《黄帝内经》中即指出："故生之来谓之精，两精相搏谓之神""两神相搏，合而成形，常先身生，是谓精"。古代书籍中对妊娠也有不同的称谓，《内经》称"重身"，《周易》称"孕"，《左传》称"娠"，《金匮要略》始称"妊娠"，还有称"怀子""有躯""怀孕"的。而专门研究男女适龄婚配，阴阳交合，繁衍后代的篇章大多主要记载在古代医籍中的"嗣育""种子"中。

一、妊娠机理和条件

（一）妊娠机理

古籍中记载："两精相搏""两神相搏""形神乃成"。肾气充盛，天癸成熟，冲任脉通盛，男女之精适时相合，构成胎孕，为妊娠机理。

（二）妊娠条件

（1）合适的男女婚配年龄。如《褚氏遗书》："男……必三十而娶；女……必二十而嫁。"

（2）男女生殖器发育正常，成熟，无畸形。

（3）肾气充盛，男精壮而女经调。如《女科正宗·广嗣总论》"男精壮而女经调，有子之道也"。男精壮应包括精子数、活力、存活率、形态和精液量正常，性功能正常。女经调应包括月经期、量、色、质正常，有周期性排卵。

（4）选择氤氲之候合阴阳。"氤氲之候"也称"的候"，即指女性排卵期，选择"氤氲之候"性生活有利于受孕。

（5）优良的胞宫环境。男女之精结合发育成为胚胎，种植于发育良好的子宫腔内，在脏腑、经络、气血的相互协调和滋养下发育成长。

二、胎儿发育

古人对胎儿发育观察仔细，描述详尽。早在《内经》就有记载，如《灵枢·经脉》说："人始生，先成精，精成而后脑髓生，骨为干，脉为营，筋为刚，肉为墙，皮肤坚而毛发长"。此后论述胎儿发育者当以北齐徐之才《逐月养胎法》所述较切实际。据《备急千金要方》转引《逐月养胎法》所说："妊娠一月始胚，二月始膏，三月始胞，四月形体成，五月能动，六月筋骨立，七月毛发生，八月脏腑具，九月谷气入胃，十月诸神备，日满即产矣"，描述了受孕以后，胚胎逐渐发育成长，经过十个阴历月左右分娩的过程。

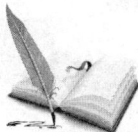

三、妊娠的生理现象

1. 停经　妊娠后母体脏腑、经络阴血下注冲任以养胎元，月经停止来潮。

2. 妊娠反应　妊娠初期由于阴血聚于下，冲脉血海气血充盛，冲气上逆犯胃，致使胃失和降出现恶心欲呕、厌食。气血下注，冲脉相对较旺，机体气血相对不足，则出现头晕、倦怠、思睡。一般不严重，3个月内多能自然缓解。

3. 乳房变化　妊娠早期开始乳房增大、胀痛，乳头、乳晕颜色加深，其外围的皮脂腺肥大形成散在的结节状隆起。

4. 下腹膨隆　妊娠4～5月后，胎儿逐渐长大，孕妇小腹逐渐膨隆，自觉有胎动。妊娠6～7月后，胎儿渐大，胎头下移，膀胱和直肠受压，孕妇可有尿频或便秘。

5. 脉滑　妊娠后六脉平和滑利，尺脉按之不绝。如《胎产心法》所记载："凡妇人怀孕，其血留气聚，胞宫内实，故尺阴之脉必滑数"。

（夏敏）

扫码"学一学"

第二节　受精与受精卵发育、输送和着床

妊娠是胚胎和胎儿在母体内发育成长的过程。成熟卵子受精为妊娠的开始，胎儿及其附属物自母体排出是妊娠的终止。妊娠全过程约280日，即40周。

一、精子的运动与获能

当精液射入阴道内，精子经子宫颈管进入子宫腔及输卵管腔，精子顶体表面的糖蛋白被生殖道分泌物中的 α、β 淀粉酶降解，同时顶体膜结构中胆固醇与磷脂比率和膜电位发生变化，降低顶体膜稳定性，此过程称为精子获能，需7小时左右。人精子获能的主要部位是在子宫腔和输卵管腔。

二、受精

卵子从卵巢排出，经输卵管伞部进入输卵管内，停留在输卵管壶腹部与峡部连接处等待受精。男女成熟生殖细胞（精子和卵子）的结合过程称为受精。受精发生在排卵后12小时内，整个受精过程约需24小时。当精子与卵子相遇，精子头部顶体外膜与精细胞膜顶端破裂，形成小孔释放出顶体酶（含顶体素、玻璃酸酶、酯酶等），溶解卵子外围的放射冠和透明带，称为顶体反应。借助酶的作用，精子穿过放射冠和透明带。只有发生顶体反应的精子才能与次级卵母细胞融合，精子头部与卵子表面接触时，卵子细胞质内的皮质颗粒释放溶酶体酶，引起透明带结构改变，精子受体分子变性，阻止其他精子进入透明带，这一过程称为透明带反应。透明带反应保证人类单卵子受精。已获能的精子穿过次级卵母细胞透明带为受精过程的开始，穿过透明带的精子外膜与卵子胞膜接触并融合，精子进入卵子内。随后卵子迅即完成第二次减数分裂形成卵原核，卵原核与精原核融合，核膜消失，染色体相互混合，形成二倍体的受精卵，完成了受精过程。形成受精卵标志诞生新生命。

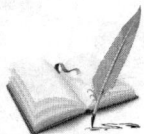

三、卵裂与孕囊形成

受精后 30 小时，受精卵借助输卵管蠕动和输卵管上皮纤毛推动向宫腔方向移动。同时开始进行有丝分裂，称为卵裂，形成多个子细胞，称为分裂球。受透明带限制，子细胞虽增多，并不增大，适应在狭窄的输卵管腔中移动。受精后 50 小时为 8 细胞阶段，至受精后 72 小时分裂为 16 个细胞的实心细胞团，称为桑葚胚，随后早期胚泡形成。受精后第 4 日早期胚泡进入宫腔。受精后第 5~6 日早期胚泡的透明带消失，总体积迅速增大。继续分裂发育，晚期胚泡形成。

四、受精卵着床

受精后第 6~7 日晚期胚泡透明带消失后逐渐埋入并被子宫内膜覆盖的过程，称为受精卵着床，也称为受精卵植入。受精卵着床需经过定位、黏附和穿透 3 个过程。定位是指着床前透明带消失，晚期胚泡以其内细胞团端接触子宫内膜，着床部位多在子宫后壁上部。黏附是指晚期胚泡黏附在子宫内膜后，滋养细胞开始分化为两层，外层为合体滋养细胞层，内层为细胞滋养细胞层。穿透是指合体滋养细胞分泌蛋白溶解酶，溶解子宫内膜细胞、间质及血管，完全埋入子宫内膜中且被内膜覆盖。受精卵着床必须具备的条件有：①透明带消失；②囊胚细胞滋养细胞分化出合体滋养细胞；③囊胚和子宫内膜同步发育且功能协调；④孕妇体内有足够数量的雌激素和孕酮，子宫有一个极短的敏感期允许受精卵着床。

五、蜕膜的形成

受精卵着床后，子宫内膜迅速发生蜕膜变，致密层蜕膜样细胞增大变成蜕膜细胞。按蜕膜与胚泡的部位关系，将蜕膜分为 3 部分：①底蜕膜：囊胚着床部位的子宫内膜，与叶状绒毛膜相贴。②包蜕膜：是指覆盖在胚泡表面的蜕膜，随胚泡发育逐渐突向宫腔，这部分蜕膜高度伸展，缺乏营养而逐渐退化，在妊娠 14~16 周因羊膜腔明显增大，使包蜕膜和真蜕膜相贴近，包蜕膜

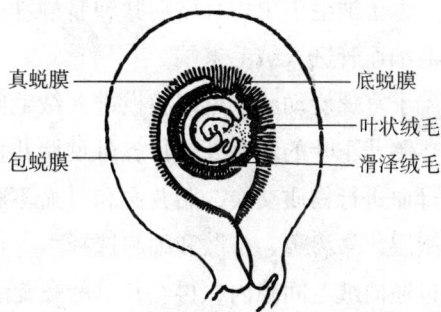

真蜕膜　　　　　　底蜕膜
　　　　　　　　　叶状绒毛
包蜕膜　　　　　　滑泽绒毛

图 3-1　早期妊娠子宫蜕膜与绒毛的关系

与真蜕膜逐渐融合，分娩时这两层已无法分开，宫腔功能消失。③真蜕膜：是指底蜕膜及包蜕膜以外覆盖子宫腔其他部分的蜕膜（图 3-1）。

（夏　敏）

第三节　胎儿附属物的形成及其功能

胎儿附属物是指胎儿以外的组织，包括胎盘、胎膜、脐带和羊水。

扫码"学一学"

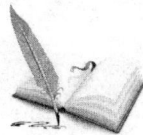

一、胎盘

（一）胎盘的构成

胎盘由羊膜、叶状绒毛膜和底蜕膜构成。

1. 羊膜　为附着在胎盘胎儿面的半透明薄膜。无血管、神经及淋巴，具有一定弹性。

2. 叶状绒毛膜　胎盘主要部分。晚期囊胚着床后，滋养层细胞迅速分裂增殖，内层为细胞滋养细胞，外层为合体滋养细胞。绒毛形成历经 3 个阶段（图 3 - 2）：①初级绒毛：绒毛膜周围长出不规则突起的合体滋养细胞小梁，逐渐呈放射状排列，绒毛膜深部增生活跃的细胞滋养细胞也伸入进去，形成合体滋养细胞小梁的细胞中心索，初具绒毛形态；②次级绒毛：其细胞中心索伸展至合体滋养细胞的内层，且胚外中胚层也长入细胞中心索，形成间质中心索；③三级绒毛：胚胎血管长入间质中心索。在受精后第 3 周末当绒毛内血管形成时，胎盘循环建立。胎儿 - 胎盘循环在胚胎血管与绒毛血管连接之后完成。与底蜕膜相接触的绒毛营养丰富发育良好，称为叶状绒毛膜。自绒毛膜板伸出的绒毛干逐渐分支，形成初级绒毛干、次级绒毛干和三级绒毛干，向绒毛间隙伸展形成终末绒毛网。悬浮于充满母血的绒毛间隙中的绒毛称为游离绒毛；长入底蜕膜中的绒毛称为固定绒毛。

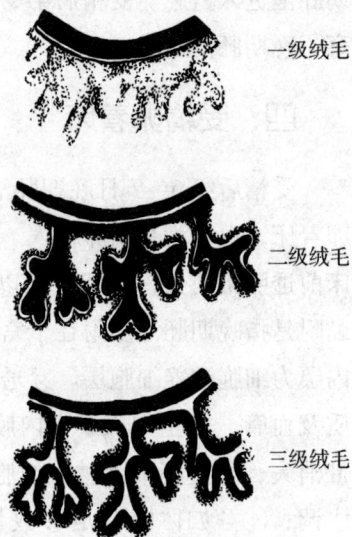

一级绒毛

二级绒毛

三级绒毛

图 3 - 2　绒毛发育三阶段

每个绒毛干中均有脐动脉和脐静脉，随着绒毛干一再分支，脐血管越来越细，最终成为毛细血管进入绒毛末端。

子宫螺旋动脉穿过蜕膜板进入绒毛间隙，再经蜕膜板流入蜕膜静脉网。母儿间物质交换在胎儿小叶的绒毛处进行。可见胎儿血液经脐动脉直至绒毛毛细血管，经与绒毛间隙中的母血进行物质交换，胎儿血和母血不相通，隔有绒毛毛细血管壁、绒毛间质及绒毛表面细胞层，靠渗透、扩散和细胞选择力，再经脐静脉返回胎儿体内。母血经底蜕膜螺旋动脉开口通向绒毛间隙内，再经开口的螺旋静脉返回孕妇体内。

3. 底蜕膜　胎盘的母体部分，占胎盘很小部分。底蜕膜表面覆盖来自固定绒毛的滋养层细胞与底蜕膜共同形成绒毛间隙的底，称为蜕膜板。从此板向绒毛膜伸出蜕膜间隔，不超过胎盘厚度的 2/3，将胎盘母体面分成肉眼可见的 20 个左右母体叶。

（二）妊娠足月胎盘的大体结构

妊娠足月胎盘呈盘状，多为圆形或椭圆形，重 450 ~ 650g，直径 16 ~ 20cm，厚 1 ~ 3cm，中央厚，边缘薄。胎盘分胎儿面和母体面。胎儿面表面被覆羊膜，呈灰白色，光滑半透明，脐带动静脉从附着处分支向四周呈放射状分布直达胎盘边缘。母体面表面呈暗红色，蜕膜间隔形成若干浅沟分成母体叶。

（三）胎盘的功能

胎盘功能极复杂，包括气体交换、营养物质供应、排出胎儿代谢产物、分泌激素、防御功能以及合成功能等。胎盘是维持胎儿在子宫内营养发育的重要器官。在胎盘内进行物

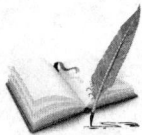

质交换的部位，主要在血管合体膜（VSM）。血管合体膜是由绒毛合体滋养细胞无核区胞质、合体滋养层基膜、绒毛间质、毛细血管基膜和毛细血管内皮细胞5层组成的薄膜。物质交换及转运方式有：①简单扩散：指物质通过细胞质膜从高浓度区扩散至低浓度区，不消耗细胞能量。②易化扩散：指物质通过细胞质膜也从高浓度区向低浓度区扩散，不消耗细胞能量，但速度远较简单扩散快得多。③主动运输：指物质通过细胞质膜从低浓度区逆方向扩散至高浓度区，需要细胞代谢产生的热能作为动力。④其他：较大物质可通过血管合体膜裂隙，或通过细胞膜内陷吞噬后继之膜融合，形成小泡向细胞内移动等方式转运，如大分子蛋白质、免疫球蛋白等。

1. 气体交换　维持胎儿生命的重要物质是 O_2。在母儿间 O_2 和 CO_2 在胎盘中以简单扩散方式交换。

2. 营养物质供应　葡萄糖是胎儿代谢的主要能源，以易化扩散方式通过胎盘。

3. 排出胎儿代谢产物　胎儿代谢产物如尿素、尿酸、肌酐、肌酸等，经胎盘送入母血，由母体排出体外。

4. 防御功能　胎盘虽能阻止母血中某些有害物质进入胎儿血中，但胎盘屏障作用极有限。各种病毒（如风疹病毒、巨细胞病毒等）、分子量小对胚胎及胎儿有害的药物，均可通过胎盘影响胎儿，可致畸甚至引起死亡。细菌、弓形虫、衣原体、螺旋体不能通过胎盘屏障，需在胎盘部位先形成病灶，破坏绒毛结构后进入胎体感染胚胎及胎儿。母血中免疫抗体，如 IgG 能通过胎盘，使胎儿在出生后短时间内获得被动免疫力。

5. 合成功能　主要合成激素和酶。激素有蛋白激素和甾体激素两大类。蛋白激素有人绒毛膜促性腺激素、人胎盘生乳素等。甾体激素有雌激素、孕激素等。酶有缩宫素酶、耐热性碱性磷酸酶等。还能合成前列腺素、多种神经递质和多种细胞因子与生长因子。

（1）人绒毛膜促性腺激素（hCG）的功能　①维持月经黄体寿命，使月经黄体增大成为妊娠黄体，增加甾体激素的分泌以维持妊娠；②促进雄激素芳香化转化为雌激素，同时能刺激孕酮的形成；③抑制植物血凝素对淋巴细胞的刺激作用，hCG 能吸附于滋养细胞表面，以免胚胎滋养层被母体淋巴细胞攻击；④刺激胎儿睾丸分泌睾酮，促进男胎性分化；⑤能与母体甲状腺细胞 TSH 受体结合，刺激甲状腺活性。

（2）人胎盘生乳素（hPL）的功能　①促进乳腺腺泡发育，刺激乳腺上皮细胞合成乳白蛋白、乳酪蛋白、乳珠蛋白，为产后泌乳作准备；②有促进胰岛素生成的作用，使母血胰岛素值增高；③通过脂解作用提高游离脂肪酸、甘油浓度，以游离脂肪酸作为能源，抑制对葡萄糖的摄取，使多余葡萄糖运送给胎儿，成为胎儿的主要能源，也是蛋白合成的能源来源；④抑制母体对胎儿的排斥作用。

（3）雌激素　主要来自胎盘及卵巢。妊娠10周后主要由胎儿–胎盘单位合成。至妊娠末期，雌三醇值为非孕妇女的1000倍，雌二醇及雌酮值为非孕妇女的100倍。

（4）孕激素　是一种甾体激素，妊娠早期由卵巢妊娠黄体产生。妊娠8～10周后，胎盘合体滋养细胞开始产生孕激素。母血孕酮值随妊娠进展逐渐增高，其代谢产物为孕二醇。

（5）缩宫素酶　由合体滋养细胞产生的糖蛋白。随妊娠进展逐渐增多，至妊娠末期达高峰。主要使缩宫素分子灭活，起到维持妊娠的作用。

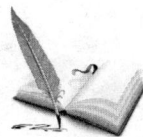

二、胎膜

胎膜是由绒毛膜和羊膜组成。胎膜外层为绒毛膜，在发育过程中缺乏营养逐渐退化萎缩成为平滑绒毛膜，至妊娠晚期与羊膜轻轻贴附，能与羊膜分开。胎膜内层为结实、坚韧而柔软的羊膜，与覆盖胎盘、脐带的羊膜层相连。胎膜的重要作用是维持羊膜腔的完整性，对胎儿起到保护作用。与甾体激素代谢有关。在分娩发动上也有一定作用。

三、脐带

脐带是连接胎儿与胎盘的条索状组织，一端连于胎儿腹壁脐轮，另一端附着于胎盘胎儿面（多附着在胎盘中央或偏心性附着）。妊娠足月的脐带长 30 ~ 100cm，平均约 55cm，直径 0.8 ~ 2.0cm，表面有羊膜覆盖，呈灰白色。脐带断面中央有一条管腔较大、管壁较薄的脐静脉；两侧有两条管腔较小、管壁较厚的脐动脉。脐带是母体及胎儿气体交换、营养物质供应和代谢产物排出的重要通道。

四、羊水

充满在羊膜腔内的液体，称为羊水。

（一）羊水的来源

妊娠早期的羊水主要来自母体血清经胎膜进入羊膜腔的透析液。妊娠中期以后，胎儿尿液成为羊水的主要来源，使羊水的渗透压逐渐降低。妊娠晚期胎肺参与羊水的生成，每日大约 350ml 液体从肺泡分泌至羊膜腔。羊膜、脐带华通胶及胎儿皮肤渗出液体，但量少。

（二）羊水的吸收

胎儿吞咽是羊水吸收的主要方式。妊娠足月胎儿每日吞咽羊水 500 ~ 700ml，脐带每小时能吸收羊水 40 ~ 50ml。胎儿角化前皮肤有吸收羊水的功能，但量很少。

（三）母体、胎儿、羊水三者间的液体平衡

羊水在羊膜腔内不断进行液体交换，以保持羊水量相对恒定。母儿间的液体交换主要通过胎盘，每小时约 3600ml。每日约有 400ml 的羊水通过膜内运输进入胎盘表面的胎儿血管。羊水与胎儿的交换量较少，主要通过胎儿消化管、呼吸道、泌尿道以及角化前皮肤等。

（四）羊水量、性状及成分

1. 羊水量　妊娠 8 周 5 ~ 10ml，妊娠 10 周约 30ml，妊娠 20 周约 400ml，妊娠 38 周约 1000ml，此后羊水量逐渐减少。妊娠 40 周羊水量约 800ml。过期妊娠羊水量明显减少，可减少至 300ml 以下。

2. 羊水性状及成分　妊娠足月时羊水比重为 1.007 ~ 1.025，pH 约为 7.20，内含水分 98% ~ 99%，1% ~ 2% 为无机盐及有机物。妊娠早期羊水为无色澄清液体。妊娠足月羊水略混浊、不透明。羊水中含大量激素和酶。

（五）羊水的功能

1. 保护胎儿　羊水是胎儿的外围保护，避免胎儿受到挤压，防止胎体畸形及胎肢粘连；保持羊膜腔内恒温；适量羊水避免子宫肌壁或胎儿对脐带直接压迫所致的胎儿窘迫；有利

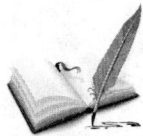

于胎儿体液平衡；临产宫缩时，羊水受宫缩压力能使压力均匀分布，避免胎儿局部受压；胎儿吞咽或吸收羊水可促进胎儿消化道和肺的发育，孕期羊水过少可引起胎儿肺发育不良。

2. 保护母体　妊娠期减少胎动所致的不适感；临产后，前羊水囊借助楔形水压扩张宫口及阴道；破膜后羊水滑润和冲洗阴道，减少感染机会。

（夏　敏）

第四节　妊娠期母体变化

扫码"学一学"

一、生殖系统的变化

（一）子宫的变化

1. 子宫体　逐渐增大变软。子宫由非孕时（7~8）cm×（4~5）cm×（2~3）cm增大至妊娠足月时35cm×25cm×22cm。妊娠早期，子宫略呈球形且不对称，受精卵着床部位的子宫壁明显突出。妊娠12周后，增大子宫逐渐均匀对称并超出盆腔，在耻骨联合上方可触及。妊娠晚期的子宫轻度右旋，与乙状结肠占据在盆腔左侧有关。

宫腔容量非孕时约5ml，至妊娠足月约5000ml，子宫重量非孕时约70g，至妊娠足月约1100g，子宫增大主要是肌细胞肥大，细胞质内充满有收缩性能的肌动蛋白和肌球蛋白，为临产后子宫收缩提供物质基础。子宫肌壁厚度非孕时约1cm，至妊娠中期逐渐增厚达2.0~2.5cm，至妊娠末期又逐渐变薄为1.0~1.5cm。子宫动脉至妊娠足月变直，适应胎盘内绒毛间隙血流量增加的需要。宫缩时子宫血流量明显减少。

2. 子宫峡部　非孕时长约1cm，妊娠后变软，妊娠10周明显变软。妊娠12周后，子宫峡部逐渐伸展拉长变薄，扩展成宫腔一部分，临产后伸展至7~10cm，成为产道一部分，此时称为子宫下段。

3. 子宫颈　妊娠早期子宫颈黏膜充血及组织水肿，致使肥大、紫蓝色及变软。宫颈管内腺体肥大增生，宫颈黏液增多，形成黏稠黏液栓，有保护宫腔免受外来感染侵袭的作用。接近临产时，宫颈管变短并出现轻度扩张。

（二）卵巢

妊娠期卵巢略增大，排卵和新卵泡发育均停止。在孕妇的卵巢中，一般仅能发现一个妊娠黄体，于妊娠6~7周前产生雌激素及孕激素，以维持妊娠继续。黄体功能约于妊娠10周后由胎盘完全取代，黄体开始萎缩。

（三）输卵管

妊娠期输卵管伸长，但肌层并不增厚。黏膜层上皮细胞稍扁平。

（四）阴道

妊娠期阴道黏膜变软，水肿充血呈紫蓝色（Chadwick征）。阴道壁皱襞增多，伸展性增加。阴道脱落细胞及分泌物增多呈白色糊状。

（五）外阴

妊娠期外阴充血，皮肤增厚，大小阴唇色素沉着，大阴唇内血管增多及结缔组织松软，

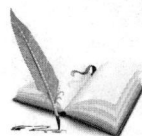

伸展性增加，有利于分娩时胎儿的通过。

二、乳房的变化

妊娠早期开始增大，充血明显。乳头增大变黑，易勃起。乳晕颜色加深，其外围的皮脂腺肥大形成散在的结节状隆起，称为蒙氏结节。

妊娠期胎盘分泌大量雌激素刺激乳腺腺管发育，分泌大量孕激素刺激乳腺腺泡发育。乳腺发育完善还需垂体催乳激素、人胎盘生乳素以及胰岛素、皮质醇、甲状腺激素等的参与。妊娠期间并无乳汁分泌，可能与大量雌、孕激素抑制乳汁生成有关。妊娠末期，尤其在接近分娩期挤压乳房时，可有少量淡黄色稀薄液体溢出称为初乳。分娩后新生儿吸吮乳头时正式分泌乳汁。

三、循环系统的变化

1. 心脏 妊娠后期因膈肌升高，心脏向左、上、前方移位，更贴近胸壁。心尖搏动左移 1~2cm，心浊音界稍扩大。部分孕妇心尖区可闻及 I ~ II 级柔和吹风样收缩期杂音，产后逐渐消失。心率于妊娠晚期休息时每分钟增加 10~15 次。心电图因心脏左移出现电轴左偏约 15°。

2. 心排出量 心排出量自妊娠 10 周逐渐增加，至妊娠 32~34 周达高峰，持续至分娩。临产后在第二产程心排出量显著增加。

3. 血压 在妊娠早期及中期血压偏低，在妊娠晚期血压轻度升高。

4. 静脉压 妊娠对上肢静脉压无影响。股静脉压自妊娠 20 周在仰卧位、坐位或站立时均升高，由于下肢、外阴及直肠静脉压增高，加之妊娠期静脉壁扩张，孕妇易发生下肢、外阴静脉曲张和痔。

四、血液的改变

（一）血容量

循环血容量于妊娠 6~8 周开始增加，至妊娠 32~34 周达高峰，增加 40%~45%，平均增加约 1450ml，维持此水平直至分娩。血浆增加多于红细胞增加，出现生理性血液稀释。

（二）血液成分

1. 红细胞 妊娠期骨髓造血增加，网织红细胞轻度增多。由于血液稀释，红细胞计数和血红蛋白值降低，容易缺铁。

2. 白细胞 从妊娠 7~8 周开始白细胞计数轻度增加，主要为中性粒细胞增多。

3. 凝血因子 妊娠期血液处于高凝状态。

4. 血浆蛋白 由于血液稀释，血浆蛋白自妊娠早期开始降低，至妊娠中期达 60~65g/L，主要为白蛋白减少，约为 35g/L，以后持续此水平直至分娩。

五、泌尿系统的变化

妊娠期肾脏略增大，肾血浆流量及肾小球滤过率于妊娠早期均增加，整个妊娠期维持高水平。肾血浆流量及肾小球滤过率均受体位影响，孕妇仰卧位时尿量增加，故夜尿量多

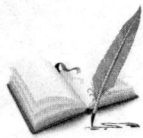

于日尿量。妊娠期肾小球滤过率增加，而肾小管对葡萄糖重吸收能力未相应增加，约15%孕妇饭后出现妊娠期生理性糖尿。受孕激素影响，泌尿系统平滑肌张力降低，肾盂及输尿管自妊娠中期轻度扩张。输尿管增粗及蠕动减弱，尿流缓慢，且右侧输尿管常受右旋妊娠子宫压迫，致使输尿管有尿液逆流现象，可致肾盂积水。孕妇易患急性肾盂肾炎，以右侧居多。

六、呼吸系统的变化

妊娠期肺功能的变化有：①肺活量无明显改变；②肺通气量每分钟约增加40%；③残气量约减少20%；④肺泡换气量约增加65%；⑤上呼吸道（鼻、咽、气管）黏膜增厚，轻度充血、水肿，易发生上呼吸道感染。

七、消化系统的变化

妊娠期受雌激素影响，齿龈肥厚，容易充血、水肿、出血。孕激素使平滑肌张力降低、肌肉松弛。胃贲门括约肌松弛，胃内酸性内容物逆流至食管下部产生胃烧灼感。胃液游离盐酸及胃蛋白酶分泌减少。胃排空并不延长。肠蠕动减弱，粪便在大肠停留时间延长出现便秘；直肠静脉压增高，常引起痔疮或使原有痔疮加重。

肝脏未见明显增大，肝功能无明显改变。胆囊排空时间延长，胆道平滑肌松弛，胆汁稍黏稠使胆汁淤积。妊娠期间容易诱发胆囊炎及胆石病。

八、内分泌系统的变化

（一）垂体

妊娠期垂体稍增大，尤其在妊娠末期，腺垂体增大明显，嗜酸细胞肥大增多，形成"妊娠细胞"。

1. 促性腺激素（Gn）　在妊娠早期，先由妊娠黄体随后由胎盘分泌大量雌、孕激素，对下丘脑及腺垂体的负反馈作用使 FSH 及 LH 分泌减少，故妊娠期间卵巢内的卵泡不再发育成熟，也无排卵。

2. 催乳素（PRL）　自妊娠 7 周开始增多，随妊娠进展逐渐增量，妊娠足月分娩前达高峰。催乳素促进乳腺发育，为产后泌乳作准备。分娩后不哺乳者于产后 3 周内降至非孕时水平；分娩后哺乳者多在产后 80 日以后降至非孕时水平。

（二）肾上腺皮质

1. 皮质醇　妊娠期雌激素大量增加。

2. 醛固酮　使外层球状带分泌醛固酮于妊娠期增多 4 倍。

3. 睾酮　使内层网状带分泌睾酮略增加，一些孕妇阴毛、腋毛增多增粗。

（三）甲状腺与甲状旁腺

妊娠期腺组织增生和血管增多，甲状腺呈中度增大。妊娠早期孕妇血清甲状旁腺素水平降低，随妊娠进展，血容量和肾小球滤过率的增加以及钙的胎儿运输，导致孕妇钙浓度缓慢降低，造成甲状旁腺素在妊娠中晚期逐渐升高。

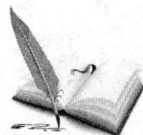

九、皮肤的变化

孕妇腺垂体分泌促黑素细胞激素增加，增多的雌、孕激素有黑色素细胞刺激效应，使黑色素增加，导致孕妇乳头、乳晕、腹白线、外阴等处出现色素沉着。颧颊部并累及眶周、前额、上唇和鼻部，边缘较明显，呈蝶状褐色斑，称为妊娠黄褐斑，于产后自行消退。妊娠期间肾上腺皮质分泌的糖皮质激素增多，该激素分解弹力纤维蛋白，使弹力纤维变性，加之子宫的增大使孕妇腹壁皮肤张力加大，皮肤的弹力纤维断裂，呈多量紫色或淡红色不规律平行略凹陷的条纹，称为妊娠纹，见于初产妇。旧妊娠纹呈银色光亮，见于经产妇。

十、新陈代谢的变化

1. 基础代谢率　妊娠早期稍下降，于妊娠中期渐增高，至妊娠晚期可增高15% ~20%。

2. 体重　妊娠12周前体重无明显变化。妊娠13周起体重平均每周增加不超过350g，直至妊娠足月时体重平均增加12.5kg。

3. 糖类代谢　妊娠期胰岛功能旺盛，分泌胰岛素增多，使血中胰岛素增多。

4. 脂肪代谢　妊娠期肠道吸收脂肪能力增强，血脂增高，脂肪较多积存。

5. 蛋白质代谢　孕妇对蛋白质的需要量明显增加。

6. 水代谢　妊娠期机体水分平均约增加7L。

7. 矿物质代谢　胎儿生长发育需要大量钙、磷、铁。

十一、骨骼、关节及韧带的变化

在妊娠期间骨质通常无改变。

（夏　敏）

第五节　胚胎、胎儿发育及生理特点

扫码"学一学"

一、胚胎、胎儿发育特征

受精后8周内的人胚称为胚胎（embryo），是其主要器官分化、形成的时期。受精后第9周起称为胎儿（fetus），是其各器官进一步发育渐趋成熟的时期。妊娠时间通常以孕妇末次月经第1日开始计算，全过程约为280日，以4周（28日）为一个妊娠月，共10个妊娠月。一般以妊娠月为单位描述胚胎、胎儿发育特征。

临床常用胎儿身长作为判断胎儿妊娠月数的依据。妊娠前5个月的胎儿身长（cm）=妊娠月数的平方，如妊娠4个月的胎儿身长=4^2=16cm。妊娠后5个妊娠月的胎儿身长=妊娠月数×5，如妊娠7个月的胎儿身长=7×5=35cm。

4周末：可以辨认出胚盘、体蒂。

8周末：胚胎初具人形，头大，占整个胎体近一半。能分辨出眼、耳、鼻、口、手指及足趾，各器官正在分化发育，心脏已形成。

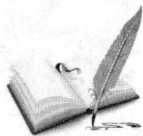

12 周末：胎儿身长约 9cm，顶臀长 6～7cm。外生殖器已可初辨性别。胎儿四肢可活动。

16 周末：胎儿身长约 16cm，顶臀长 12m，体重约 110g。从外生殖器可确认胎儿性别。头皮已长出毛发，胎儿已开始出现呼吸运动。皮肤菲薄呈深红色，无皮下脂肪。部分孕妇已能自觉胎动。

20 周末：胎儿身长约 25cm，顶臀长 16cm，体重约 320g。皮肤暗红，出现胎脂，全身覆盖毳毛，并可见少许头发。开始出现吞咽、排尿功能。自该孕周起胎儿体重呈线性增长。胎儿运动明显，10%～30% 时间胎动活跃。

24 周末：胎儿身长约 30cm，顶臀长 21cm，体重约 630g。各脏器均已发育，皮下脂肪开始沉积，因量不多皮肤呈皱缩状，出现眉毛、睫毛。细小支气管和肺泡已经发育。出生后可呼吸，但生存力极差。

28 周末：胎儿身长约 35cm，顶臀长 25cm，体重约 1000g。皮下脂肪不多，皮肤粉红，表面覆盖胎脂。瞳孔膜消失，眼睛半张开。四肢活动好，有呼吸运动。出生后可存活，但易患特发性呼吸窘迫综合征。

32 周末：胎儿身长约 40cm，顶臀长 28cm，体重约 1700g。皮肤深红仍呈皱缩状。生存力尚可，出生后注意护理可存活。

36 周末：胎儿身长约 45cm，顶臀长 32cm，体重约 2500g。皮下脂肪较多，面部皱褶消失，身体圆润。指（趾）甲已达指（趾）端。出生后能啼哭及吸吮，生存力良好，存活率很高。

40 周末：胎儿身长约 50cm，顶臀长 36cm，体重约 3400g。胎儿发育成熟，皮肤粉红色，皮下脂肪多，体形丰满，足底皮肤有纹理。男性睾丸已降至阴囊内，女性大小阴唇发育良好。出生后哭声响亮，吸吮能力强，能很好存活。

二、胎儿生理特点

（一）循环系统

胎儿的营养供给和代谢产物排出，均需经胎盘脐血管由母体完成。

（1）来自胎盘的血液进入胎儿体内分为 3 支：一支直接入肝，一支与门静脉汇合入肝，此两支血液经肝静脉入下腔静脉；另一支经静脉导管直接入下腔静脉。下腔静脉血是混合血，有来自脐静脉含氧量较高的血液，也有来自胎儿身体下半身含氧量较低的血液。

（2）卵圆孔位于左右心房之间，其开口处正对下腔静脉入口，下腔静脉进入右心房的血液绝大部分经卵圆孔进入左心房。上腔静脉进入右心房的血液流向右心室，随后进入肺动脉。

（3）肺循环阻力较大，肺动脉血液绝大部分经动脉导管流入主动脉，仅部分血液经肺静脉进入左心房。左心房血液进入左心室，继而进入主动脉直至全身，然后经腹下动脉再经脐动脉进入胎盘，与母血进行气体及物质交换。

胎儿血循环的特点：胎儿体内无纯动脉血，而是动静脉混合血。进入肝、心、头部及上肢的血液含氧量较高及营养较丰富以适应需要。注入肺及身体下半部的血液含氧量及营养相对较少（图 3-3）。

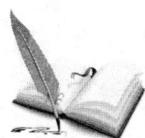

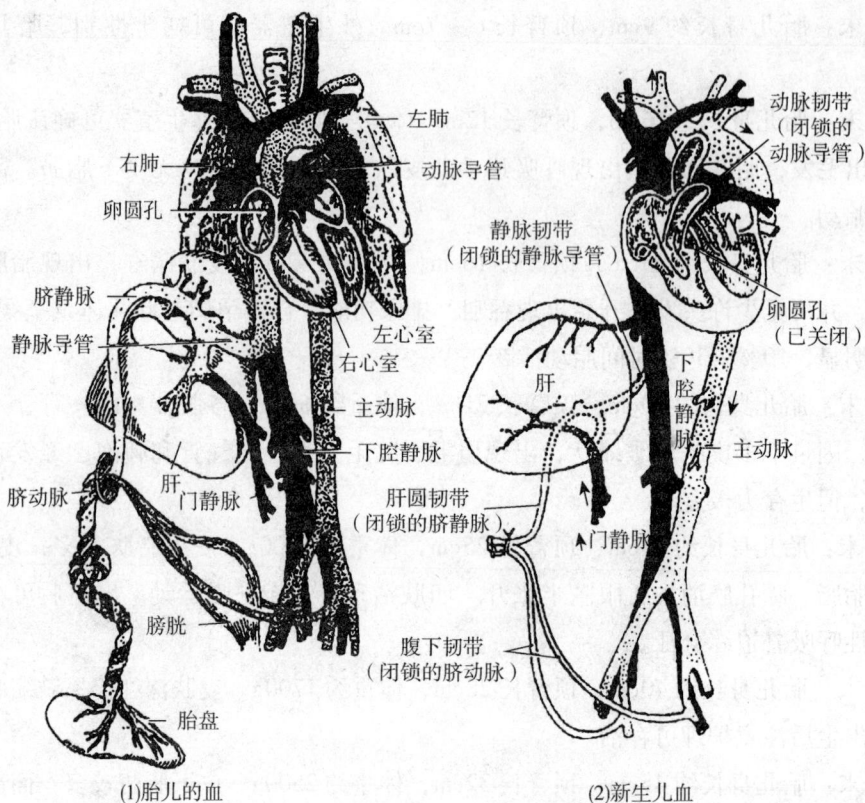

图 3 – 3　胎盘、胎儿及新生儿的血液循环

（二）血液系统

1. 红细胞生成　早在受精第 3 周，卵黄囊开始造血，以后肝、骨髓、脾逐渐具有造血功能。妊娠足月时，骨髓产生 90% 红细胞。

2. 血红蛋白生成　包括胎儿血红蛋白和成人血红蛋白。在妊娠前半期均为胎儿血红蛋白，至妊娠最后 4~6 周，成人血红蛋白增多，至临产时胎儿血红蛋白仅占 25%。

3. 白细胞生成　妊娠 8 周以后，胎儿血循环出现粒细胞。妊娠 12 周，胸腺、脾产生淋巴细胞，成为体内抗体的主要来源。妊娠足月时白细胞计数可高达 $(15~20) \times 10^9/L$。

（三）呼吸系统

胎儿期胎盘代替肺功能，母儿血液在胎盘进行气体交换但出生前胎儿已具备呼吸道（包括气管直至肺泡）、肺循环及呼吸肌。妊娠 11 周超声检查可见胎儿胸壁运动，妊娠 16 周时出现能使羊水进出呼吸道的呼吸运动。

（四）消化系统

1. 胃肠道　妊娠 11 周时小肠已有蠕动，至妊娠 16 周胃肠功能基本建立，胎儿能吞咽羊水，吸收水分、氨基酸、葡萄糖及其他可溶性营养物质。

2. 肝　胎儿肝内缺乏许多酶，不能结合因红细胞破坏产生的大量游离胆红素。胆红素经胆道排入小肠氧化成胆绿素。胆绿素的降解物导致胎粪呈黑绿色。

（五）泌尿系统

妊娠 11~14 周时胎儿肾已有排尿功能。于妊娠 14 周胎儿膀胱内已有尿液。胎儿通过排尿参与羊水的循环。

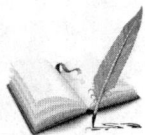

（六）内分泌系统

胎儿甲状腺于妊娠第 6 周开始发育，妊娠 10～12 周已能合成甲状腺激素。妊娠 12 周胎儿胰腺开始分泌胰岛素。

（七）生殖系统及性腺分化发育

男性胎儿睾丸约在妊娠第 9 周开始分化发育，至妊娠 14～18 周形成细精管。睾丸于临产前降至阴囊内。女性胎儿卵巢在妊娠 11～12 周开始分化发育，缺乏副中肾管抑制物质使副中肾管系统发育，形成阴道、子宫、输卵管。外生殖器向女性分化发育。

（夏　敏）

扫码"练一练"

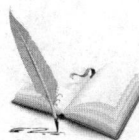

第四章　妊娠诊断

妊娠期从末次月经第 1 日开始计算，约为 280 日，即 40 周。临床上分为 3 个时期：妊娠 13 周末以前为早期妊娠，第 14～27 周末为中期妊娠，第 28 周及以后为晚期妊娠。

第一节　早期妊娠的诊断

扫码"学一学"

一、表现与体征

1. 停经　育龄期有性生活史的健康妇女，平时月经周期规则，一旦月经过期，应考虑到妊娠。

2. 早孕反应　在停经 6 周左右出现畏寒、头晕、流涎、乏力、嗜睡、食欲不振、喜食酸物、厌恶油腻、恶心、晨起呕吐等症状，称为早孕反应，多在停经 12 周左右自行消失。

3. 尿频　前倾增大的子宫在盆腔内压迫膀胱所致，当子宫增大超出盆腔后，尿频症状自然消失。

4. 乳房变化　自觉乳房胀痛。检查乳房体积逐渐增大，有明显的静脉显露，乳头增大，乳头乳晕着色加深。哺乳妇女妊娠后乳汁明显减少。

5. 妇科检查　阴道黏膜和宫颈阴道部充血呈紫蓝色。停经 6～8 周时，双合诊检查子宫峡部极软，感觉宫颈与宫体之间似不相连，称为黑加征（Hegar sign）。子宫逐渐增大变软，呈球形。

二、辅助检查

1. 妊娠试验　受精卵着床后不久，即可用放射免疫法测出受检者血液中 hCG 水平增高。临床上多用早早孕试纸法检测受检者尿液，结果阳性结合临床表现可诊断妊娠。

2. 超声检查

（1）B 型超声检查　诊断早期妊娠快速、准确。阴道超声较腹部超声诊断早孕可提前 1 周。阴道 B 超最早在停经 4～5 周时见到宫腔内圆形或椭圆形妊娠囊。停经 5 周时，妊娠囊内见到胚芽和原始心管搏动，可确诊为宫内活胎。停经 12 周时，测量胎儿头臀长度能较准确地估计孕周。

（2）超声多普勒法　用超声多普勒仪在子宫区内听到有节律、单一高调的胎心音，胎心率为 150～160 次/分，可确诊为早期妊娠、活胎。

3. 基础体温（BBT）测定　双相型体温的已婚妇女出现高温相 18 天持续不降，早孕可能性大。高温相持续超过 3 周，早期妊娠的可能性更大。

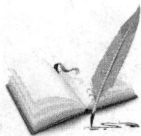

（夏　敏）

第二节 中、晚期妊娠的诊断

一、表现与体征

有早期妊娠的经过，感到腹部逐月增大。初孕妇于妊娠 20 周左右自觉胎动，经产妇略早些感觉到。胎动随妊娠进展逐渐增强，至妊娠 32 ~ 34 周达高峰，妊娠 38 周后逐渐减少，正常胎动每小时 3 ~ 5 次。

1. 子宫增大 腹部检查时见增大的子宫，手测子宫底高度或尺测耻上子宫高度可以估计胎儿大小及孕周（表 4 - 1）。子宫底高度因孕妇的脐耻间距离、胎儿发育情况、羊水量、单胎、多胎等有差异。不同孕周的子宫底增长速度不同，同时受孕妇营养、胎儿发育情况及羊水量的影响。正常情况下，子宫高度在妊娠 36 周时最高，至妊娠足月时略有下降。妊娠 20 ~ 24 周时增长速度较快，平均每周增长 1.6cm，至 36 ~ 39^{+6} 周增长速度减慢，每周平均增长 0.25cm。

表 4 - 1 不同妊娠周数的子宫高度及子宫长度

妊娠周数	手测宫底高度	尺测耻上子宫长度（cm）
12 周末	耻骨联合上 2 ~ 3 横指	
16 周末	脐耻之间	
20 周末	脐下 1 横指	18（15.3 ~ 21.4）
24 周末	脐上 1 横指	24（22.0 ~ 25.1）
28 周末	脐上 3 横指	26（22.4 ~ 29.0）
32 周末	脐与剑突之间	29（25.3 ~ 32.0）
36 周末	剑突下 2 横指	32（29.8 ~ 34.5）
40 周末	脐与剑突之间或略高	33（30.0 ~ 35.3）

2. 胎动（fetal movement，FM） 指胎儿的躯体活动，一般在妊娠 18 周后 B 超可发现，妊娠 20 周后孕妇可感觉到胎动。有时在腹部检查可以看到或触到胎动。

3. 胎体 妊娠 20 周后，经腹壁能触到子宫内的胎体。妊娠 24 周后触诊能区分胎头、胎背、胎臀和胎儿肢体。胎头圆而硬，有浮球感；胎背宽而平坦；胎臀宽而软，形状不规则；胎儿肢体小且有不规则活动。随妊娠进展，通过四步触诊法能够查清胎儿在子宫内的位置。

4. 胎心音 听到胎心音能够确诊为妊娠且为活胎。于妊娠 12 周用多普勒胎心听诊仪能够探测到胎心音；妊娠 18 ~ 20 周用一般听诊器经孕妇腹壁能够听到胎心音。胎心音呈双音，似钟表"滴答"声，正常时每分钟 110 ~ 160 次。妊娠 24 周前，胎心音多在脐下正中或偏左、偏右听到；妊娠 24 周后，胎心音多在胎背所在侧听得最清楚。头先露时胎心在脐下，臀先露时在脐上，肩先露时在脐周围听得最清楚。胎心音应与子宫杂音、腹主动脉音、脐带杂音相鉴别。子宫杂音为血液流过扩大的子宫血管时出现的柔和吹风样低音响，腹主动脉音为单调的"咚咚"样的强音响，这两杂音均与孕妇脉搏数一致。脐带杂音为脐带血流受阻出现的与胎心率一致的吹风样低音响，改变体位后消失。若持续存在脐带杂音，应注意有无脐带缠绕的可能。

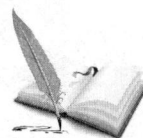

二、辅助检查

1. 超声检查　B型超声检查不仅能显示胎儿数目、胎产式、胎先露、胎方位、有无胎心搏动、胎盘位置及分级、羊水量、评估胎儿体重，还能测量胎头双顶径、股骨长度等多条径线，了解胎儿生长发育情况。在妊娠20～24周，可采用超声进行胎儿系统检查，筛查胎儿结构畸形。

2. 彩色多普勒超声　可检测子宫动脉、脐动脉和胎儿动脉的血流速度和波形。妊娠中期子宫动脉血流舒张期早期切迹可评估子痫前期的风险，妊娠晚期的脐动脉搏动指数和阻力指数可评估胎盘血流，胎儿大脑中动脉的收缩期峰值流速可判断胎儿贫血的程度。

（夏　敏）

第三节　胎姿势、胎产式、胎先露、胎方位

扫码"学一学"

妊娠28周以前胎儿小，羊水相对较多，胎儿在子宫内活动范围较大，胎儿位置不固定。妊娠达32周及以上后，胎儿生长迅速，羊水相对减少，胎儿与子宫壁贴近，胎儿的姿势和位置相对恒定。

一、胎姿势

胎儿在子宫内的姿势称为胎姿势。正常胎姿势为胎头俯屈，颏部贴近胸壁，脊柱略前弯，四肢屈曲交叉于胸腹前，其体积及体表面积均明显缩小，整个胎体成为头端小、臀端大的椭圆形。

二、胎产式

胎体纵轴与母体纵轴的关系称为胎产式（图4－1）。胎体纵轴与母体纵轴平行者，称为纵产式，占足月妊娠分娩总数的99.75%；胎体纵轴与母体纵轴垂直者，称为横产式，仅占足月分娩总数的0.25%；胎体纵轴与母体纵轴交叉者，称为斜产式。斜产式是暂时的，在分娩过程中多转为纵产式，偶尔转成横产式。

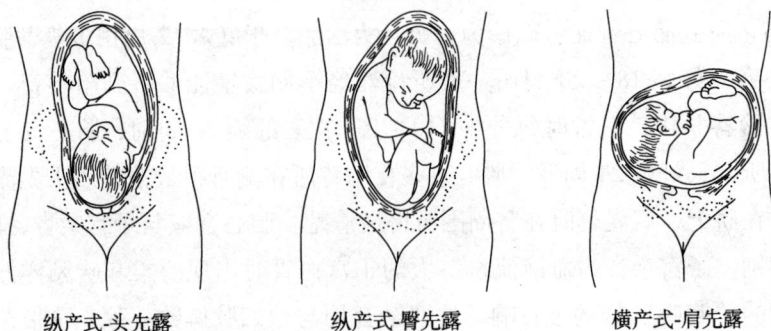

纵产式-头先露　　　　纵产式-臀先露　　　　横产式-肩先露

图4－1　胎产式

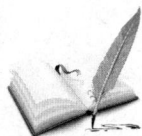

三、胎先露

最先进入骨盆入口的胎儿部分称为胎先露。纵产式有头先露和臀先露,横产式为肩先露。根据胎头屈伸程度,头先露分为枕先露、前囟先露、额先露及面先露(图4-2)。臀先露分为完全臀先露、单臀先露、单足先露、双足先露(图4-3)。横产式时最先进入骨盆的是胎儿肩部,为肩先露。偶见胎儿头先露或臀先露与胎手或胎足同时入盆,称为复合先露(图4-4)。

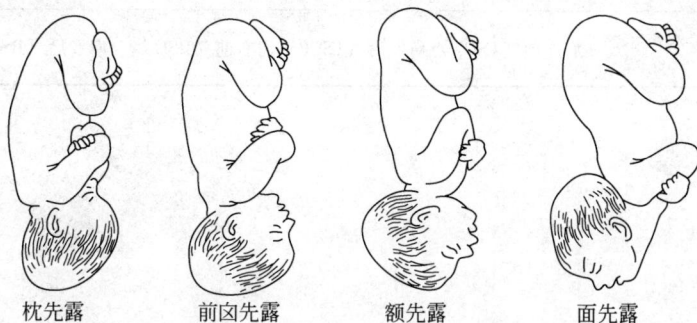

| 枕先露 | 前囟先露 | 额先露 | 面先露 |

图4-2　头先露的种类

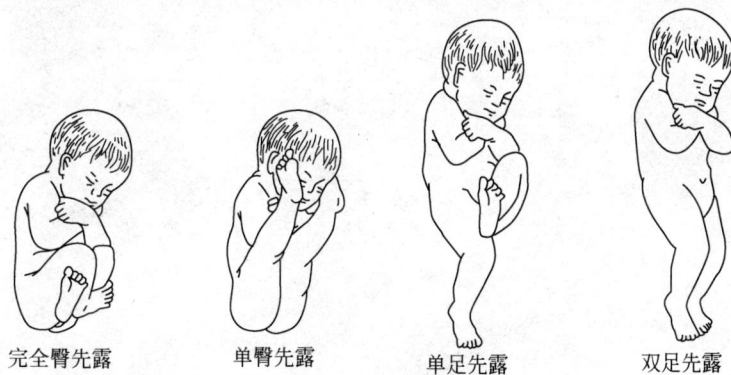

| 完全臀先露 | 单臀先露 | 单足先露 | 双足先露 |

图4-3　臀先露的种类

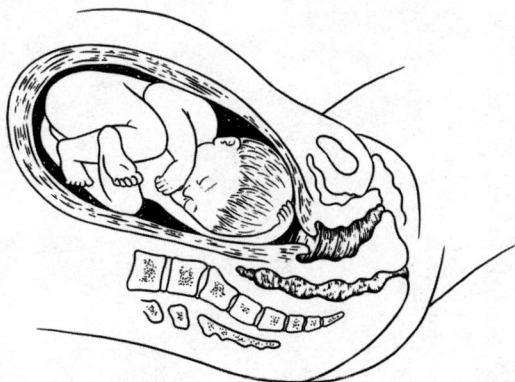

图4-4　复合先露

四、胎方位

胎儿先露部的指示点与母体骨盆的关系称为胎方位。枕先露以枕骨、面先露以颏骨、臀先露以骶骨、肩先露以肩胛骨为指示点。每个指示点因与母体骨盆入口左、右、前、后、

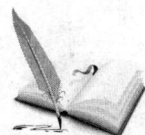

横的关系不同而有不同胎位。头先露、臀先露各有 6 种胎方位，肩先露有 4 种胎方位。如枕先露时，胎头枕骨位于母体骨盆的左前方，应为枕左前位，余类推（表 4-2）。

扫码"练一练"

表 4-2　胎产式、胎先露 及胎方位的种类及关系

纵产式 （99.75%）	头先露 （95.75% ~ 97.75%）	枕先露（95.75 ~ 97.55%）：枕左前（LOA）、枕左横（LOT）、枕左后（LOP）、 　　　　　　　　　　　　枕右前（ROA）、枕右横（ROT）、枕右后（ROP）
		面先露（0.2%）：颏左前（LMA）、颏左横（LMT）、颏左后（LMP）、 　　　　　　　　颏右前（RMA）、颏右横（RMT）、颏右前（RMP）
	臀先露 （2% ~ 4%）	骶左前（LSA）、骶左横（LST）、骶左后（LSP） 骶右前（RSA）、骶右横（RST）、骶右后（RSP）
横产式 （0.25%）	肩先露 （0.25%）	肩左前（LSCA）肩左后（LSCP）肩右前（RSCA）、肩右后（RSCP）

（夏　敏）

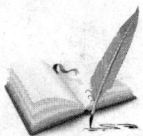

第五章　孕期监护及保健

孕期监护及保健包括对孕妇监护和管理、胎儿健康评估、指导孕期营养、及时发现和处理异常情况，保证孕妇和胎儿的健康，直至安全分娩等内容。孕期监护及保健是保障孕妇和胎儿安全度过孕产期的重要保障措施，对降低围产期死亡率，早期发现遗传性疾病和先天性缺陷具有重要的意义。

第一节　孕妇监护与管理

扫码"学一学"

一、孕妇监护

规范的产前检查是孕妇监护的主要方法，能够及早防治妊娠并发症或合并症，及时发现胎儿异常，评估孕妇及胎儿的安全，确定分娩的时机和分娩方式，保障母儿安全。

（一）产前检查的时间、次数及孕周

合理的产前检查时间及次数既能保证孕期保健的质量，又能节省医疗卫生资源。对于发展中国家无合并症的孕妇，世界卫生组织（2016 年）建议产前检查次数至少 8 次，分别为：妊娠 <12 周、20 周、26 周、30 周、34 周、36 周、38 周、40 周。高危孕妇应酌情增加产前检查次数。

（二）产前检查的内容

包括详细询问病史，全面体格检查、产科检查和必要的辅助检查及健康教育指导。

1. 病史

（1）年龄　年龄过小易发生难产；35 岁以上初孕妇易并发妊娠期高血压疾病、产力异常等。年龄 <18 岁或 ≥35 岁为妊娠高危因素，≥35 岁妊娠者为高龄孕妇。

（2）职业　从事接触有毒物质或放射线等工作的孕妇，其母儿不良结局的风险增加，建议计划妊娠前或妊娠后调换工作岗位。

（3）本次妊娠的经过　了解有无早孕反应、病毒感染及用药史；睡眠及运动情况；有无阴道出血、腹痛、头痛、水肿等症状。

（4）推算及核对预产期　推算方法是按末次月经第 1 日算起，月份减 3 或加 9，日数加 7（农历加 14）。如末次月经第 1 日是 2008 年 4 月 22 日，预产期应为 2009 年 1 月 29 日。有条件者应根据妊娠早期超声检查的报告来核对预产期，若末次月经日期记不清或哺乳期尚未转经而受孕者，应采用超声检查来协助推算。妊娠早期超声检测胎儿头臀长（CRL）是估计孕周最准确的指标。

（4）月经史和既往孕产史　应了解初潮年龄、月经周期、末次月经日期；既往妊娠、分娩、产后情况；了解有无难产史、死胎死产史、分娩方式、新生儿情况及有无产后出血史。

（5）既往史和手术史　了解有无高血压、心脏病、糖尿病、血液病、肝肾疾病、结核病等，了解其发病时间及治疗情况，并了解做过何种手术。

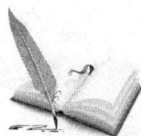

（6）家族史及丈夫健康情况　询问家族中有无妊娠合并症、双胎妊娠及其他遗传性疾病等。丈夫健康情况则着重询问有无遗传性疾病等。

2. 体格检查　观察孕妇发育、营养、身高及有无畸形。身材矮小（<145cm）者常伴有骨盆狭窄；注意心脏有无病变；注意脊柱及下肢有无畸形；检查乳房发育情况、乳头有无凹陷；监测血压、体重和身高；注意有无水肿，妊娠晚期仅踝部或小腿下部水肿，经休息后能消退，不属于异常；测量体重，于妊娠晚期每周增加不应超过500g，超过者多有水肿或隐性水肿。

3. 产科检查　包括腹部检查、骨盆测量、阴道检查和肛门指诊检查。

（1）腹部检查　孕妇排尿后仰卧在检查床上，头部稍垫高，暴露腹部，双腿略屈曲稍分开，使腹肌放松。检查者应站在孕妇的右侧。

①视诊：注意腹型及大小，腹部有无妊娠纹及手术瘢痕等。

②触诊：先用软尺测子宫高度及腹围，子宫高度是指从子宫底到耻骨联合上缘的距离，腹围是指绕脐一周的数值。随后进行四步触诊法检查子宫大小、胎产式、胎先露、胎方位及胎先露部是否衔接（图5-1）。在做前3步手法时，检查者面向孕妇头侧，做第4步手法时，检查者面向孕妇足端。子宫高度异常者，需进一步行超声检查或重新核对预产期等。腹部向下悬垂（悬垂腹），要考虑可能伴有骨盆狭窄。

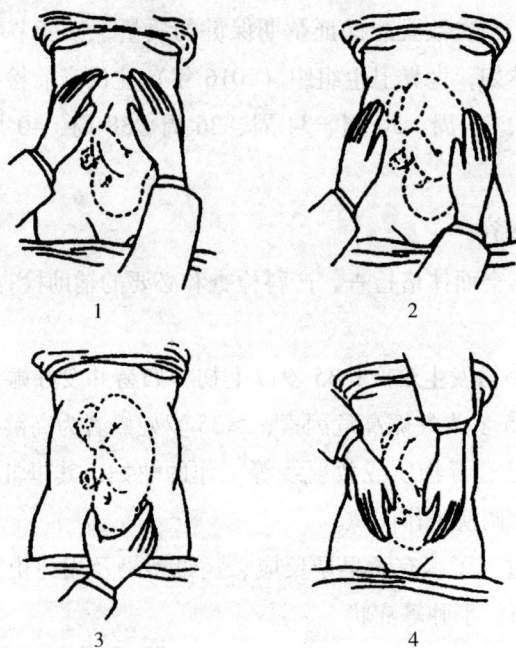

图5-1　胎位检查四步触诊法

第1步手法：检查者两手置于子宫底部，根据子宫底高度估计胎儿大小与孕周数是否相符。然后以两手指腹相对轻推，判断在宫底部的胎儿部分，若为胎头则硬而圆且有浮球感，若为胎臀则柔软而宽且形状不规则。

第2步手法：确定胎产式后，检查者两手掌分别置于腹部左右侧，一手固定，另一手轻轻深按进行检查，触到平坦饱满部分为胎背，触到可变形的高低不平部分为胎儿肢体。

第3步手法：检查者右手拇指与其余4指分开，置于耻骨联合上方握住胎先露部，进一步核实是胎头或胎臀，左右推动以确定是否衔接。若胎先露部仍可以左右移动，表示尚未衔接入盆；若已衔接，则胎先露部不能被推动。

第4步手法：检查者左右手分别置于胎先露部的两侧，沿骨盆入口向下深按，进一步核实胎先露部的诊断是否正确，并明确胎先露部入盆程度。

③听诊：胎心在靠近胎背上方的孕妇腹壁上听得最清楚。枕先露时，胎心在脐右（左）下方；臀先露时，胎心在脐右（左）上方；肩先露时，胎心在靠近脐部下方听得最清楚。听诊部位取决于先露部及其下降程度。

（2）骨盆测量　骨盆大小及其形状对阴道分娩有直接影响，是决定胎儿能否顺利经阴道分娩的重要因素。产前检查时必须做骨盆测量。骨盆测量分外测量和内测量两种。

①骨盆外测量：能间接判断骨盆大小及其形状。用骨盆测量器测量以下径线：

a. 髂棘间径：孕妇取伸腿仰卧位。测量两髂前上棘外缘的距离（图5-2），正常值为23～26cm。

b. 髂嵴间径：孕妇取伸腿仰卧位。测量两髂嵴外缘最宽的距离（图5-3），正常值为25～28cm。

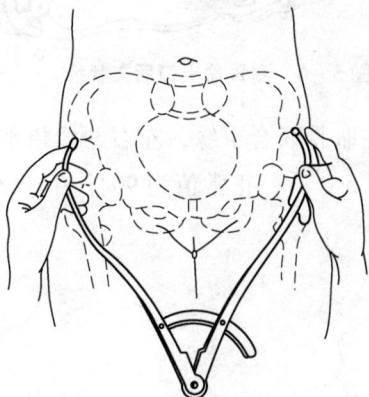

图5-2　测髂棘间径　　　　　　　　图5-3　测髂嵴间径

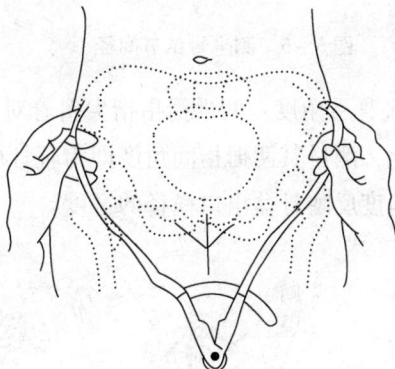

c. 骶耻外径：孕妇取左侧卧位，右腿伸直，左腿屈曲，测量第5腰椎棘突下至耻骨联合上缘中点的距离（图5-4），正常值为18～20cm。第5腰椎棘突下相当于米氏菱形窝的上角。此径线间接推测骨盆入口前后径长度，是骨盆外测量中重要的径线。骶耻外径与骨质厚薄有关，骶耻外径值减去1/2尺桡周径值，即相当于骨盆入口前后径值。

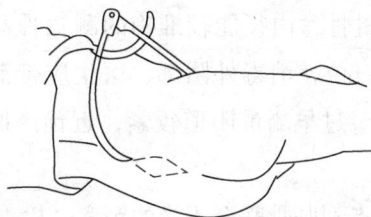

图5-4　测骶耻外径

e. 坐骨结节间径（或称出口横径）：孕妇取仰卧位，两腿向腹部弯曲，双手紧抱双膝，测量两坐骨结节内侧缘的距离（图5-5），正常值为8.5～9.5cm。也可用检查者的手拳估计，能容纳成人横置手拳则属正常。此径线直接测出骨盆出口的横径长度。若此径值＜8cm，应加测出口后矢状径。

f. 出口后矢状径：为坐骨结节间径中点至骶骨尖端的长度。检查者戴手套的右手示指

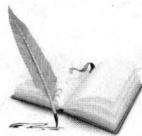

伸入孕妇肛门向骶骨方向，拇指置于孕妇体外骶尾部，两指共同找到骶骨尖端，测量器一端放在坐骨结节间径中点，另一端放在骶骨尖端处（图5-6）。正常值为8~9cm。出口后矢状径与坐骨结节间径值之和大于15cm，表示骨盆出口无明显狭窄。

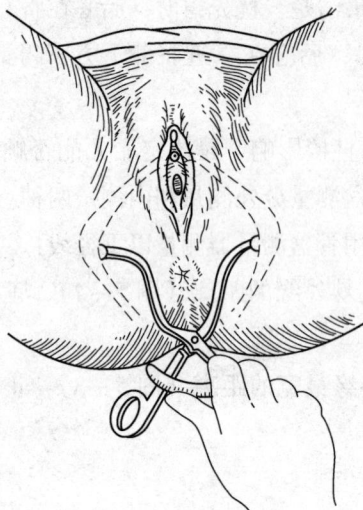

图5-5　测坐骨结节间径

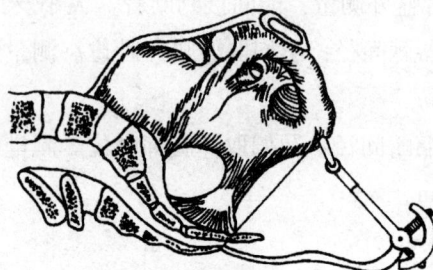

图5-6　测骨盆出口后矢状径

g. 耻骨弓角度：两手拇指指尖斜着对拢，放置在耻骨联合下缘，左右两拇指平放在耻骨降支上，测量其两拇指间角度即为耻骨弓角度（图5-7），正常值为90°，小于80°为异常。此角度反映骨盆出口横径的宽度。

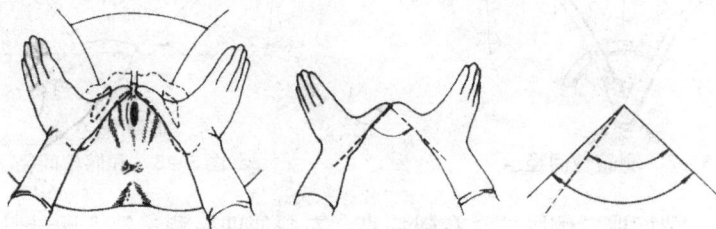

图5-7　测量耻骨弓角度

有很多研究表明，测量髂棘间径、髂嵴间径、骶耻外径并不能预测产时头盆不称，无需常规测量。

②骨盆内测量：经阴道测量骨盆内径能较准确的测知骨盆大小，适用于骨盆外测量有狭窄者。测量时孕妇取仰卧截石位，消毒外阴部，医生应带消毒手套，动作宜轻柔。妊娠24~36周阴道松软时测量为宜。过早测量阴道较紧，近预产期测量容易引起感染。主要测量的径线有：

a. 对角径：为骶岬前缘中点到耻骨联合下缘的距离。检查者将一手示、中指伸入阴道，用中指指尖触到骶岬上缘中点，示指上缘紧贴耻骨联合下缘，另一手示指固定标记此接触点，抽出阴道内的手指，测量其中指尖到此接触点的距离，即为对角径（图5-8）。正常值为12.5~13cm，此值减去1.5~2cm为骨盆入口前后径的长度，称为真结合径，正常值为11cm。测量时若中指指尖触不到骶岬上缘，表示对角径值>12.5cm。

b. 坐骨棘间径：即两坐骨棘间的距离。方法为一手示、中指放入阴道内，触及两侧坐骨棘，估计其间的距离，正常值为10cm。（图5-9）

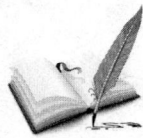

(a)　　　　　　　　　　　(b)

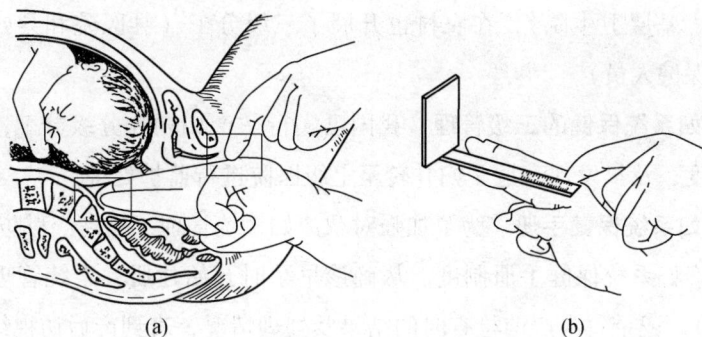

图 5 - 8　测量对角径

c. 坐骨切迹宽度：为坐骨棘与骶骨下部间的距离，即骶棘韧带宽度。将阴道内的示指置于韧带上移动，若能容纳 3 横指（5.5~6cm）为正常，否则为中骨盆狭窄。（图 5 - 10）

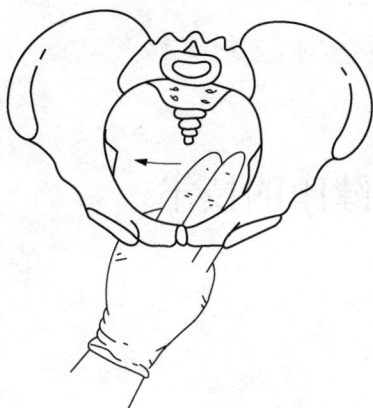

图 5 - 9　测量坐骨棘间径　　　　图 5 - 10　测量坐骨切迹宽度

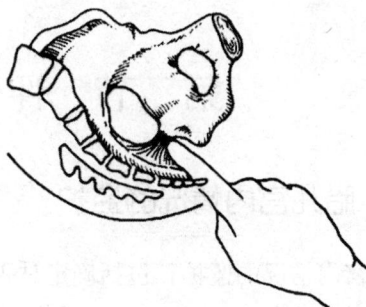

（3）阴道检查　妊娠期可行阴道检查，特别是有阴道出血和阴道分泌物异常时。分娩前阴道检查可协助确定骨盆大小、宫颈容受和宫口开大程度，进行宫颈 Bishop 评分。

（4）肛门指诊检查　可以了解胎先露部、骶骨前面弯曲度、坐骨棘间径、坐骨切迹宽度以及骶尾关节活动度，并测量出口后矢状径。

4. 辅助检查　常规检查有血常规、血型、尿常规、血糖、肝肾功能、乙肝标志物、B超、心电图、梅毒血清抗体和 HIV 筛查、宫颈细胞学检查、地中海贫血筛查、甲状腺功能检查、早孕期非整倍体母体血清学筛查、无创产前检测等。具体内容参照我国《孕前和孕期保健指南（2018 年)》进行。不同的孕周推荐进行相应的孕期保健内容。每次产前检查包括常规保健内容、辅助检查项目（分为必查项目和备查项目）及健康教育和指导，常规保健内容、健康教育及指导和辅助检查中的必查项目适用于所有孕妇，有条件的医院或有指征时进行备查项目。

二、孕妇管理

我国实行孕产期系统保健的三级管理制度。对孕产妇开展系统管理，为的是做到医疗与预防能紧密结合，加强产科工作的系统性以保证质量，并使有限的人力物力发挥更大的社会效益和经济效益。如今，城市开展医院三级分工（市、区、街道）和妇幼保健机构三

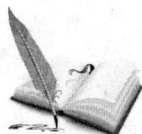

级分工（市、区、基层卫生院），在农村也开展了三级分工（县医院和县妇幼保健站、乡卫生院、村妇幼保健人员）。

1. 实行孕产妇系统保健的三级管理　我国已实行孕产妇划片分级分工，并健全相互间挂钩、转诊等制度，及早发现高危孕妇并转至上级医院进行监护处理。

2. 使用孕产妇系统保健手册　为了加强对孕产妇系统管理，提高产科防治质量。目前，我国已建立了孕产妇系统保健手册制度。从确诊早孕时开始建册，系统管理直至产褥期结束（产后满 6 周）。记录每次产前检查时的结果及处理情况，直到产后访视结束后将保健手册汇总至县、区妇幼保健所进行详细的统计分析。

3. 对高危妊娠进行筛查、监护和管理　通过系统的产前检查，尽早筛查出具有高危因素的孕妇，及早给予诊治，是降低孕产妇死亡率、围生儿死亡率和病残儿出生率的重要手段。

（钟雪梅）

第二节　评估胎儿健康的技术

一、胎儿宫内情况的监护

胎儿宫内情况的监护，包括确定是否为高危儿。

（一）确定是否为高危儿

高危儿包括：①孕龄 <37 周或 ≥42 周；②出生体重 <2500g；③小于孕龄儿或大于孕龄儿；④出生后 1 分钟内 Apgar 评分 ≤3 分；⑤产时感染；⑥高危妊娠产妇的新生儿；⑦手术产儿；⑧新生儿的兄姐有严重的新生儿病史或新生儿期死亡等。

（二）胎儿宫内状况的监测

1. 妊娠早期　妇科检查确定子宫大小及是否与孕周相符；B 超检查最早在妊娠第 6 周见到妊娠囊和原始心管搏动；妊娠 $11 \sim 13^{+6}$ 周超声测量胎儿颈项透明层（nuchal translucency，NT）厚度和胎儿发育情况。

2. 妊娠中期　每次产前检查时，测量宫底高度和腹围，判断胎儿大小及是否与孕周相符；超声检查胎儿生长状况并筛查胎儿结构有无异常；进行胎儿心率监测。

3. 妊娠晚期

（1）每次产前检查时测量宫底高度和监测胎心率。超声检查判断胎儿生长状况、了解胎头双顶径、胎位、胎盘位置、羊水量、胎盘成熟度等。

（2）胎动计数　是评价胎儿宫内情况最简便有效的方法之一，可通过孕妇自测或 B 超监测。胎动计数 >30 次/12 小时为正常，<20 次/12 小时说明胎儿异常；<10 次/12 小时提示有胎儿缺氧可能。

除以上方法外，妊娠晚期胎儿宫内监测还常用下列方法（表 5-1）：

扫码"学一学"

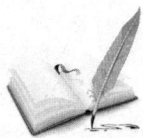

表 5-1　妊娠晚期胎儿宫内监测方法

名称			方法	结果判断
胎儿电子监护	胎心率监测	胎心率基线	是指 10 分钟内胎心率平均水平（除外胎心加速、减速和显著变异的部分），至少观察 2 分钟以上的图形，该图形可以是不连续的；①正常胎心率基线：110~160 次/分；②胎儿心动过速：胎心基线 >160 次/分；③胎儿心动过缓：胎心基线 <110 次/分	基线摆动提示胎儿有一定的储备能力，说明胎儿健康；基线变平，提示胎儿储备能力丧失
		基线变异	指每分钟胎心率自波峰到波谷的振幅改变。按照振幅波动程度分为：①变异消失：振幅波动完全消失；②微小变异：振幅波动 ≤5 次/分；③中等变异（正常变异）：振幅波动 6~25 次/分；④显著变异：振幅波动 >25 次/分	≤5 次/分，持续 ≥80 分钟；≥25 次/分，持续 >10 分钟，正弦波形为异常
		胎心率一过性变化	受胎动、宫缩、触诊及声响等刺激，胎心率发生暂时性加快或减慢，随后又能恢复到基线水平，称为胎心率一过性变化，有加速、早期减速、晚期减速、变异减速、延长减速、反复性减速、间歇性减速、正弦波形、宫缩。是判断胎儿安危的重要指标。	变异减速，持续时间 ≥60 秒；晚期减速；或（>32 周）加速 >80 分钟，2 次以下加速 >15 次/分，持续 15 秒（<32 周，>10 次/分，持续 10 秒）为异常
	预测胎儿宫内储备能力	无应激试验（NST）	无宫缩、无外界负荷刺激下，对胎儿进行胎心率宫缩图的观察和记录，以了解胎儿储备能力。20 分钟至少有 3 次以上胎动伴胎心率加速 >15 次/分，持续时间 >15 秒为正常，称为反应型，若胎动数与胎心率加速数少于前述情况或胎动时无胎心率加速，称为无反应型	反应型，一周后再复查；无反应，需做 OCT，若出现胎心晚期减速者提示胎儿缺氧
		缩宫素激惹试验（OCT）	诱发宫缩，并用胎儿监护仪记录胎心率变化。其判读主要基于是否出现晚期减速和变异减速。用于产前监护及引产时胎盘功能的评价	阴性提示胎盘功能良好；阳性提示胎盘功能减退
彩色多普勒超声胎儿血流监测			利用该技术监测胎儿血流动力学，可以对高危因素的胎儿状况作出客观判断。常用的指标包括脐动脉和胎儿大脑中动脉的 S/D 比值、RI 值、PI 值、脐静脉和静脉导管的血流波形等	选择适宜终止妊娠的时间
胎儿生物物理检测			是综合电子胎心监测及超声监测所示的某些生物活动。常用的是 Manning 评分法。现临床应用日趋减少	判断胎儿有无急、慢性缺氧等

注：S/D 为收缩期峰值流速（S）/舒张末期流速（D）；RI（阻力指数）为 [S−D]/S，PI 为 [S−D]/平均流速。

二、胎盘功能检查

胎盘功能检查也可以间接了解胎儿在宫内的健康状况，包括胎盘功能和胎儿胎盘单位功能检查，可通过以下方法检查（表 5-2）。

表 5-2　胎盘功能检查

检查指标	判断标准	胎盘功能判断
胎动	12 小时 >30 次为正常	12 小时 <10 次为胎盘功能低下
尿雌三醇值	24 小时尿 >15mg 为正常值；尿雌激素/肌酐 >15 为正常值	前者 10~15mg 为警戒值，<10mg 为危险值；后者 10~15 为警戒值，<10 为危险值
人胎盘生乳素（HPL）值	足月妊娠 HPL 值为 4~11mg/L	若足月妊娠时 <4mg/L，或突然降低 50%，提示胎盘功能低下
胎儿生物物理监测	如 B 型超声检测等	胎盘Ⅲ级、羊水减少，提示胎盘功能降低

三、胎儿成熟度检查

测定胎儿成熟度的方法，除计算胎龄、测子宫长度、腹围 [胎儿体重（g）= 宫高

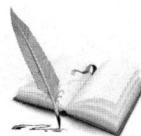

（cm）×腹围（cm）+200］及 B 超（胎头双顶径>8.5cm）外，还可通过经腹壁羊膜腔穿刺抽取羊水，进行下列项目检测（表5-3）。

表5-3 胎儿成熟度的监测

项目	结果评价
妊娠满34周	胎儿肺发育基本成熟
羊水卵磷脂/鞘磷脂比值	若羊水 L/S≥2，提示胎儿肺成熟
羊水泡沫试验或震荡试验	两管液面均有完整的泡沫环，提示胎肺成熟
磷脂酰甘油	阳性，提示胎肺成熟
羊水胆红素类物质	用△OD$_{450}$测该值<0.02，提示胎儿肝成熟
羊水肌酐值	该值≥176.8μmol/L（10.4mg/dl）提示胎儿肾成熟
羊水淀粉酶值	碘显色法测该值≥450U/L，提示胎儿唾液腺成熟
羊水含脂肪细胞出现率	该值达20%，提示胎儿皮肤成熟

四、胎儿先天畸形及遗传性疾病的宫内诊断 （表5-4）

表5-4 胎儿先天畸形及其遗传性疾病的宫内诊断

检查方法	结果判断
胎儿遗传学检查	可在妊娠早期取绒毛，或妊娠16~20周抽取羊水行染色体核型分析，了解染色体数目与结构改变
B超检查	妊娠18~20周进行超声筛查无脑儿、脊柱裂、脑积水等畸形
羊水中酶、蛋白测定	可诊断胎儿代谢缺陷病
测定羊水甲胎蛋白	诊断神经管畸形

（钟雪梅）

第三节 孕期营养

扫码"学一学"

妊娠期间，孕妇为适应增大的子宫、乳房和胎盘、胎儿生长发育需要，所需的营养必定要高于非孕期。若孕期营养不平衡，会直接影响胎儿生长和智力发育，导致器官发育不全、胎儿生长缓慢及低体重儿、妊娠期贫血；或发生子痫前期、妊娠期糖尿病造成流产、早产、难产、胎儿畸形和胎死宫内等。孕期营养的关键在于合理摄入蛋白质、脂肪、碳水化合物、维生素和矿物质。均衡膳食，对改善母儿结局十分重要。

一、热量

妊娠期间总热量的需要不断增加，包括提供胎儿生长、胎盘、母体组织的增长、蛋白质、脂肪的贮存以及增加代谢所需要的热量。妊娠早期不需要额外补充能量；妊娠4个月后至分娩，在原基础上每日增加200kcal的热量。蛋白质、脂肪、糖类在人体内氧化后均能产生热能，应有适当比例，蛋白质占15%，脂肪占20%，糖类占65%。

二、蛋白质

妊娠4~6个月期间，孕妇进食蛋白质每日应增加15g，在妊娠7~9个月期间，每日应

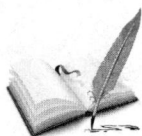

增加 25g。蛋白质摄取不足，会造成胎儿脑细胞分化缓慢，导致脑细胞数减少，影响智力。蛋白质主要来源于动物性食品如牛奶、鸡蛋、奶酪、鸡肉和鱼等。

三、碳水化合物

碳水化合物是机体主要的供给热能的食物。孕妇主食中碳水化合物主要是淀粉，孕中期以后每日增加约 35g 的主粮即可满足需要。

四、微量元素

微量元素是胎儿生长发育所必需的营养物质。除了铁，几乎所有的微量元素均可在平时的食物中得到补充。

1. 铁　妊娠 4 个月后，约有 300mg 铁进入胎儿和胎盘，500mg 铁储存在孕妇体内，有需要时合成血红蛋白。建议从妊娠 4 个月开始口服硫酸亚铁 0.3g 或富马酸亚铁 0.2g，每日 1 次。

2. 钙　孕期增加钙的摄入，以保证孕妇骨骼中的钙不致因满足胎儿对钙的需要而被大量消耗。我国营养学会建议自妊娠 16 周起每日摄入钙 1000mg，于孕晚期增至 1500mg。牛奶和奶制品中的钙容易被吸收，应多饮用。

3. 锌　对胎儿生长发育起重要作用。若孕妇摄入锌不足，可导致胎儿生长受限、矮小症、流产、性腺发育不良、皮肤疾病等。推荐孕妇于妊娠 3 个月后，每日从饮食中补锌。

4. 碘　孕期碘的需要量增加，若孕妇膳食中碘的供给量不足，可发生胎儿甲状腺功能减退和神经系统发育不良。提倡在整个孕期服用含碘食盐。

5. 硒　若孕妇膳食中硒缺乏，会引起胎儿原发性心肌炎和孕妇围生期心肌炎。

五、维生素

维生素是生命活动中不可缺少的物质，参与机体重要的生理过程，主要从食物中获取，分为水溶性（维生素 B 族、维生素 C）和脂溶性（维生素 A、维生素 D、维生素 E、维生素 K）两类。

1. 维生素 A　主要存在于动物性食物中，如牛奶、肝等。若孕妇体内维生素 A 缺乏，易发生夜盲、贫血、早产，胎儿可能致畸等。

2. 维生素 B 族　尤其是叶酸供给量应增加。若孕早期叶酸缺乏，容易发生胎儿神经管缺陷畸形。在妊娠前 3 个月最好口服叶酸 5mg，每日 1 次。

3. 维生素 C　为形成骨骼、牙齿、结缔组织所必需。多吃新鲜水果和蔬菜，建议口服维生素 C 200mg，每日 3 次。

4. 维生素 D　主要是维生素 D_2 和 D_3。若孕妇缺乏维生素 D，可影响胎儿骨骼发育。鱼肝油含量最多，其次为肝、蛋黄、鱼。

六、膳食纤维

膳食纤维虽然不被人体吸收，但可减低糖、脂肪的吸收并延缓血糖的升高，预防和改善肠道功能，减少便秘等。妊娠期间应多食含膳食纤维丰富的食物，如蔬菜、粗粮、低糖水果等。

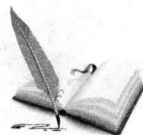

七、孕期膳食指南与体重管理

2016 年中国营养学会发布《孕期妇女膳食指南》建议孕妇在一般人群膳食指南的基础上，增加以下 5 条内容：①补充叶酸，常吃含铁丰富的食物，选用碘盐；②妊娠呕吐严重者，可少量多餐，保证摄入含必要量碳水化合物的食物；③妊娠中晚期适量增加奶、鱼、禽、蛋、瘦肉的摄入；④适量身体活动，维持孕期适宜增重；⑤禁烟酒，积极准备母乳喂养。

孕妇体重增长过多与增长不足都可能影响母儿近远期健康。体重增长过多，增加了难产、产伤、妊娠期糖尿病的风险；体重增长不足与胎儿生长受限、早产儿、低出生体重等不良妊娠结局有关。应当在第一次产检时确定孕前 BMI［体重（kg）／身高^2（m^2）］，提供个体化的孕妇增重，饮食和运动指导。运动能增加肌肉力量和促进机体新陈代谢、增强腹肌、腰背肌的能力以及锻炼心肺功能。

（钟雪梅）

第四节　孕期常见症状及其处理

1. 便秘　便秘是妊娠期间常见症状。每日清晨饮一杯开水，多吃易消化、含膳食纤维多的新鲜蔬菜和水果，适当运动，按时排便。必要时可口服缓泻剂，禁用峻泻剂，也不应灌肠。

2. 消化系统症状　妊娠早期恶心、呕吐常见，应少量多餐，忌油腻的食物。口服维生素 B$_6$ 10～20mg，每日 3 次；消化不良者，口服维生素 B$_1$ 20mg，每日 3 次。呕吐症状严重，属妊娠剧吐，按该病治疗。

3. 贫血　孕妇于妊娠后半期对铁需求量增多，仅靠饮食补充明显不足，应适时补充铁剂，若已出现贫血，应查明原因。因妊娠所致者，应加大剂量，口服多糖铁复合物胶囊 1～2 粒／日；补充维生素 C 和钙剂能增加铁的吸收。

4. 下肢肌肉痉挛　可能是孕妇缺钙的表现，妊娠后期多见，常在夜间发作，多能迅速缓解。需及时补钙，600～1500mg/日。

5. 腰背痛　孕妇常出现轻微腰背痛。休息时，腰背部垫枕头可缓解疼痛，必要时应卧床休息、局部热敷等。若腰背痛明显者，应及时查找原因，按病因治疗。

6. 痔疮　多吃蔬菜，少吃辛辣食物，温水坐浴。

7. 下肢及外阴静脉曲张　于妊娠末期，应尽量避免长时间站立，可穿有压力梯度的弹力袜，晚间睡眠时应适当垫高下肢以利于静脉回流。分娩时应防止外阴部曲张的静脉破裂。

8. 下肢水肿　孕妇于妊娠后期常有踝部、小腿下半部轻度水肿，休息后消退，属正常现象。左侧卧位，下肢垫高 15°，能使下肢血液回流改善，减轻水肿。若下肢水肿明显，休息后不消退，应考虑妊娠期高血压疾病、妊娠合并肾脏疾病等。

（钟雪梅）

扫码"学一学"

扫码"练一练"

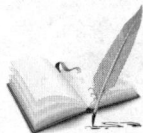

第六章　正常分娩

妊娠满28周及以后的胎儿及其附属物，从临产发动至从母体全部娩出的过程，称为分娩（delivery）。妊娠满28周至不满37足周（196～258日）期间分娩称早产（premature delivery）；妊娠满37周至不满42足周（259～293日）期间分娩称足月产（term delivery）；妊娠满42周及其后（≥294日）分娩称过期产（postterm delivery）。

第一节　中医对正常分娩的认识

扫码"学一学"

一、临产的生理现象

1. 释重感　妊娠末期由于胎头进入骨盆，孕妇骤然释重，呼吸变得轻松，但同时可有行走不便、尿频。《胎产心法》记载"临产自有先兆，须知凡孕妇临产，或半月数日前，胎胚必下垂，小便多频数"。

2. 弄胎　即假宫缩。《医宗金鉴·妇科心法要诀》云："若数月已足，腹痛或作或止，腰不痛者，此名'弄胎'。"即在产程正式发动的前一段时间内，可能出现持续时间与间隔不固定、强度不增加的"假阵缩"，可使产妇痛苦不适，影响饮食及休息，临床应认真鉴别以区分真假。

3. 正产现象　①见红：接近分娩发动或分娩已发动时，阴道出现的少量血性分泌物及黏液，称为见红。若血量过多则考虑异常情况。②离经脉：指临产时可扪得产妇中指本节的脉搏跳动。《产孕集》则认为："尺脉转急，如切绳转珠者，欲产也。"故尺脉转急为临产征兆之一。《脉经》指出："妇人欲生，其脉离经。夜半觉，日中则生也。"但目前已不作为预测产程的指征。

4. 阵痛　指从规律宫缩开始至子宫颈口全开的腹部阵发性疼痛。初始阵痛时间间隔约15分钟，逐渐缩短为5～6分钟，最后发展为2～3分钟，这一现象称为开口期，分娩正式发动。《十产论》云："正产者，盖妇人怀胎十月满足，阴阳气足，忽腰腹阵阵疼痛，相次胎气顿陷，至于腰腹痛极甚，乃至腰间重痛，谷道挺进，继之浆破血出，儿遂自生。"充分说明了此阶段的表现。

二、临产的调护

临产前，孕妇及其家属应该做好临产准备。

1. 认识分娩　孕妇本人对分娩要有正确及充分的认识。《达生篇》说："天地自然之道莫过于生人养人……生与养皆有自然之道也，无难也。"说明分娩为自然现象，产妇必须消除恐惧和紧张感。

2. 产房要求　产房需要安静整洁，有利于分娩顺利进行。《千金要方》说："凡欲产时，特忌多人瞻视惟得三二人在旁待，产讫，乃可告语诸人也。若人众看之无不难产耳。"

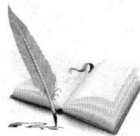

3. 养息精力 有临产征兆时，忍痛勿慌，养息精力，不宜用力过早，以防难产。《达生篇》中的"睡、忍痛、慢临盆"有重要临床意义。

4. 清洁阴部 清洁外阴及灌肠，防止邪毒感染，并且能够促进宫缩，以利于分娩。

第二节　影响分娩的因素

影响分娩的因素是产力、产道、胎儿及社会心理因素。若诸因素正常且能互相适应，胎儿可经阴道自然分娩，称正常分娩。

一、产力

产力是指将胎儿及其附属物从子宫内逼出的力量。包括子宫收缩力（简称宫缩）、腹壁肌、膈肌收缩力（统称腹压）和肛提肌收缩力。

（一）子宫收缩力

是分娩的主要动力，贯穿于分娩全程。临产后的子宫收缩力能迫使子宫颈管缩短消失、宫口扩张、胎先露部下降、胎儿和胎盘娩出。其特点有：

1. 节律性 宫缩的节律性是临产的重要标志。每次阵缩由弱变强（进行期），持续一定时间（极期），约30~40秒，随后由强变弱（退行期），直至消失进入间歇期（约5~6分钟），且随产程进展，宫缩持续时间逐渐延长，间歇期逐渐缩短（图6-1），如此反复，直至分娩全过程结束。宫缩极期宫腔压力于第一产程末可达40~60mmHg，于第二产程期间增至100~150mmHg，而间歇期仅为6~12mmHg。宫缩时，子宫肌壁血管受压，子宫血流量减少，但间歇期子宫平滑肌松弛血流量又恢复，对胎儿血流灌注有利。

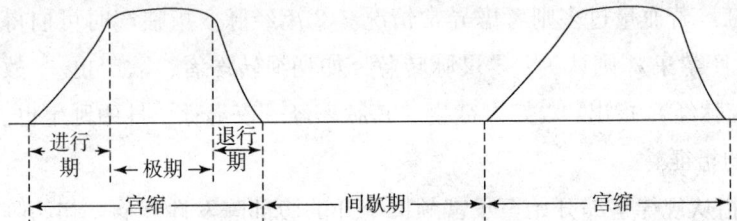

图6-1　临产后正常宫缩节律

2. 对称性和极性 正常宫缩起自子宫两侧宫角部，迅速向子宫底中线集中，左右对称，然后以2cm/s速度向子宫下段扩散，约15s可均匀协调地遍及整个子宫，此为宫缩的对称性（图6-2）。极性是指宫缩以子宫底部最强且最持久，向下则逐渐减弱的特点。子宫底部收缩力的强度是子宫下段的2倍。

3. 缩复作用 每当宫缩时，子宫体部肌纤维缩短变宽，间隙期肌纤维松弛，但不能完全恢复到原来的长度，经过反复收缩，肌纤维越来越短，此种现象称为缩复作用。此作用使宫腔容积逐渐减小，迫使胎先

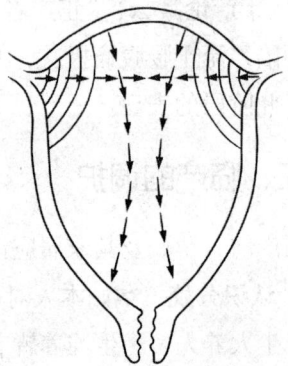

图6-2　子宫收缩力的对称性和极性

露部下降,宫颈管消失及宫口扩张。

(二)腹壁肌及膈肌收缩力

腹壁肌及膈肌收缩力（腹压）是第二产程娩出胎儿的重要辅助力量。当宫口开全后胎先露已下降至阴道,每当宫缩时,前羊膜囊或先露部压迫骨盆底组织及直肠,反射性地引起排便动作,产妇主动屏气向下用力。腹壁肌及膈肌收缩使腹内压增高,促使胎儿娩出。腹压在第二产程配以宫缩时运用最有效。

(三)肛提肌收缩力

肛提肌收缩力有协助胎先露部在盆腔进行内旋转的作用。当胎头枕部露于耻骨弓下时,能协助胎头仰伸及娩出。当胎盘降至阴道时,有助于胎盘娩出。

二、产道

产道是胎儿从母体娩出的通道,分骨产道和软产道两部分。

(一)骨产道

骨产道指真骨盆,是产道的重要部分,其大小、形状与分娩关系密切。

1. 骨盆平面及径线

（1）骨盆入口平面 即真假骨盆交界面。呈横椭圆形,其前方为耻骨联合上缘,两侧为髂耻缘,后方为骶岬前缘,有4条径线（图6-3）。①入口前后径:又称真结合径,指耻骨联合上缘中点至骶岬前缘正中间的距离,平均值为11cm。胎先露入盆与其关系密切。②入口横径:左右髂耻缘之间的最大距离,平均值为13cm。③入口斜径:左右各一。左骶髂关节至右髂耻隆突间的距离为左斜径,右骶髂关节至左髂耻隆突间的距离为右斜径,平均值约为12.75cm。

（2）中骨盆平面 呈前后径长的纵椭圆形,与分娩关系密切。是骨盆最小平面,最狭窄。其前方为耻骨联合下缘,两侧为坐骨棘,后方为骶骨下端,有两条径线（图6-4）。①中骨盆前后径:耻骨联合下缘中点通过两侧坐骨棘连线中点至骶骨下端间的距离,平均值为11.5cm。②中骨盆横径:又称坐骨棘间径,指两侧坐骨棘间的距离,平均值为10cm。

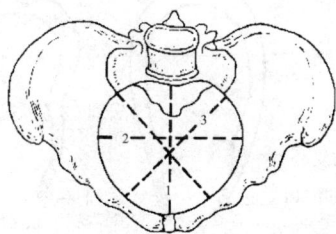

1. 前后径11cm; 2. 横径13cm; 3. 斜径12.75cm

图6-3 骨盆入口平面各径线

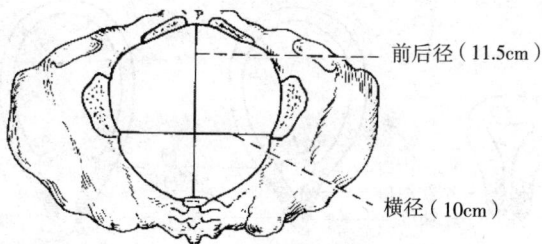

图6-4 中骨盆平面各径线

（3）骨盆出口平面 由两个不同平面的三角形组成。前三角的顶端为耻骨联合下缘,两侧为耻骨降支;后三角的顶端为骶尾关节,两侧为骶结节韧带,有四条径线。①出口前后径:耻骨联合下缘至骶尾关节间的距离,平均值约为11.5cm。②出口横径:又称坐骨结

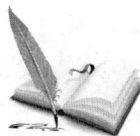

节间径，是两坐骨结节内侧缘的距离，平均值为9cm。③出口前矢状径：耻骨联合下缘至坐骨结节间径中点间的距离，平均值为6cm。④出口后矢状径：骶尾关节至坐骨结节间径中点间的距离，平均值为8.5cm。若出口横径稍短，而出口后矢状径略长，两径之和≥15cm时，正常大小的胎头可通过后三角区经阴道娩出。

2. 骨盆轴与骨盆倾斜度

（1）骨盆轴　连接骨盆各假想平面中点的曲线称为骨盆轴。此轴上段向下向后，中段向下，下段向下向前，分娩及助产时，胎儿沿此轴方向娩出（图6-5）。

（2）骨盆倾斜度　指妇女在站立时，骨盆入口平面与地平面所形成的角度，一般为60°，如骨盆倾斜度过大，影响胎头衔接和娩出（图6-6）。

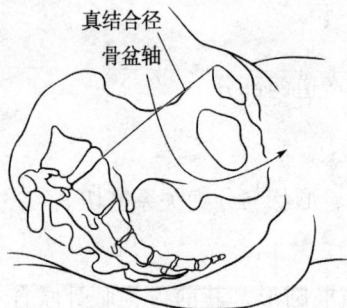

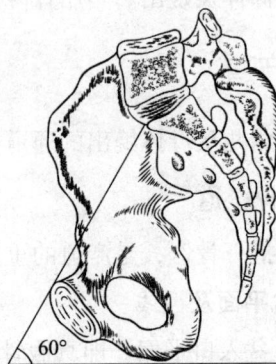

图6-5　骨盆轴　　　　　　　　　图6-6　骨盆倾斜度

（二）软产道

是由子宫下段、子宫颈、阴道及盆底软组织构成的弯曲管道。

1. 子宫下段的形成　由非孕时约1cm的子宫峡部伸展形成。妊娠12周后峡部已扩展成宫腔的一部分，随着妊娠的进展被逐渐拉长，至妊娠末期形成子宫下段。临产后，规律的宫缩使其进一步拉长达7~10cm形成子宫下段。由于子宫体部肌纤维的缩复作用，子宫上段肌壁越来越厚，子宫下段被牵拉而越来越薄。由于子宫上下段的肌壁厚薄不同，在两者之间子宫内面形成一环状隆起，称生理性缩复环（图6-7）生理情况下，此环不能从腹部见到。

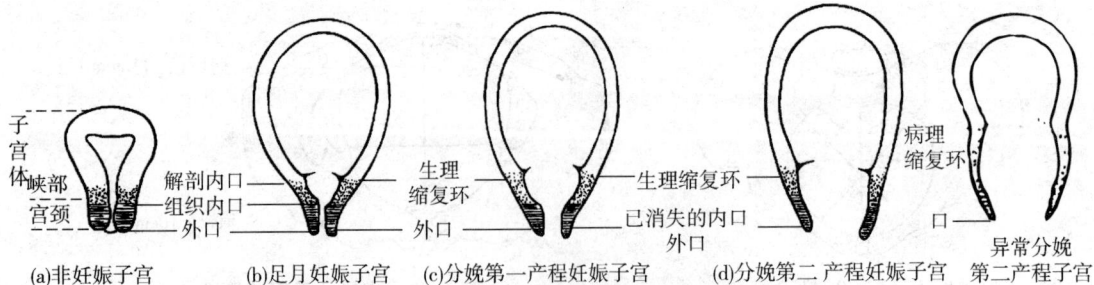

(a)非妊娠子宫　　(b)足月妊娠子宫　　(c)分娩第一产程妊娠子宫　　(d)分娩第二产程妊娠子宫　　异常分娩第二产程子宫

图6-7　子宫下段形成及宫口扩张图

2. 宫颈管的消失及宫口扩张　临产后宫颈发生两个变化：①宫颈管消失；②宫口扩张。临产前的子宫颈管长约2~3cm。临产后的规律宫缩及胎先露部支撑前羊水囊呈楔状，使宫颈内口向上向外扩张，宫颈管形成漏斗状，宫颈管逐渐变短消失。

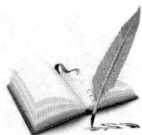

临产前初产妇的宫颈外口仅容 1 指尖，经产妇可容 1 指。临产后宫口扩张主要是子宫收缩及缩复向上牵引的结果。胎膜多在宫口近开全时自然破裂，破膜后，胎先露部直接压迫宫颈，扩张宫口的作用更明显。当宫口开全（10cm）时妊娠足月胎头方能通过。初产妇多是宫颈管先消失，宫颈内口后扩张。经产妇多是宫颈管消失与宫颈内口扩张同时进行。

3. 骨盆底、阴道及会阴的变化　临产后前羊膜囊及胎先露部先将阴道上部撑开，破膜后胎先露部下降直接压迫骨盆底，使软产道下端形成一个向前向上弯的筒状通道，阴道壁黏膜皱襞展开，阴道扩张，使腔道加宽。肛提肌向下向两侧扩展，肌纤维逐步拉长，使会阴由 5cm 厚变成 2 ~ 4mm，便于胎儿通过。但由于会阴体部承受压力大，分娩时易造成裂伤。

三、胎儿

胎儿的大小、胎位、有无畸形直接影响胎儿能否顺利通过产道。

（一）胎儿大小

胎儿大小，是决定分娩难易的重要因素之一。胎头是胎体的最大部分，胎儿过大致胎头径线过大，尽管骨盆大小正常，也可引起相对性骨盆狭窄造成难产。

1. 胎头颅骨　胎头颅骨由两块顶骨、额骨、颞骨及一块枕骨组成。颅骨间的缝隙称颅缝。两颅缝交汇处空隙较大称为囟门，位于胎头前方呈菱形的称大囟门（前囟），位于胎头后方呈三角形的称小囟门（后囟）。各颅缝之间和囟门均有软组织遮盖，使胎头有一定可塑性。在分娩过程中，颅缝轻度重叠使胎头变形，有利胎儿娩出。

2. 胎头径线　共 4 条。①双顶径：两顶骨隆突间的距离，胎头最大横径，足月胎儿的平均值约 9.3cm，临产 B 超检测此值并判断胎儿大小。②枕额径：由鼻根至枕骨隆突间的距离，足月胎儿平均值约 11.3cm，胎头以此径衔接。③枕下前囟径：前囟门中央至枕骨隆突下方的距离，是胎头的最小径线，足月胎儿平均值约 9.5cm，胎头俯屈后以此径线通过产道。④枕颏径：颏骨下方中央至后囟顶部之间的距离，胎头最大径线，足月胎儿平均值约 13.3cm。

（二）胎位

产道为一纵行管道，如为纵产式（头位或臀位），胎体纵轴与骨盆轴相一致，胎儿容易通过产道。枕先露时，胎头先通过产道，较臀位易娩出。臀先露时，胎臀先娩出，因胎臀较胎头周径小且软，产道不能充分扩张，当胎头娩出时又无变形机会，使胎头娩出困难。肩先露时，胎体纵轴与骨盆轴垂直，妊娠足月的活胎不能通过产道，对母儿威胁极大。

（三）胎儿畸形

如脑积水、联体胎儿等，由于胎头或胎体过大，通过产道时造成难产。

四、社会心理因素

分娩虽为生理过程，但对产妇可产生心理上的应激。产妇的社会心理因素可引起机体产生一系列变化从而影响产力，因而也是决定分娩的重要因素之一。对分娩疼痛的恐惧紧

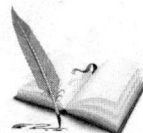

张、担心胎儿畸形、害怕有生命危险等情绪心理的变化，可致宫缩乏力、宫口扩张缓慢、胎头下降受阻、产程延长，甚至可致产后出血、胎儿窘迫等。

第三节 枕先露的分娩机制

分娩机制是指胎儿先露部在通过产道时，随骨盆各平面的不同形态，被动进行一系列适应性转动，以其最小径线通过产道的全过程。临床上枕先露左前位为最多见，故以枕左前位的分娩机制为例说明。

一、衔接

胎头双顶径进入骨盆入口平面，胎头颅骨最低点接近或达到坐骨棘水平，称为衔接（图6-8）。胎头呈半俯屈状态进入骨盆入口，以枕额径衔接。由于枕额径大于骨盆入口前后径，衔接时胎头矢状缝落在骨盆入口的右斜径上，胎头枕骨位于骨盆入口的左前方。部分初产妇在预产期前1～2周内胎头衔接，经产妇多在临产后胎头衔接。

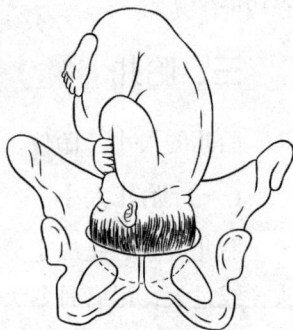

图6-8　胎头衔接

二、下降

胎头沿骨盆轴前进的动作称下降。下降贯穿于分娩全过程，并与其他动作同时进行，呈间歇性。当宫缩时胎头下降，间歇时胎头又稍退缩，这样对母婴均有利。促使胎头下降的因素有：①宫缩时通过羊水传导，压力经胎轴传至胎头；②宫缩时宫底直接压迫胎臀；③胎体伸直伸长；④腹肌收缩使腹压增加。临床上以观察胎头下降的程度作为判断产程进展的重要标志之一。

三、俯屈

当胎头下降至骨盆底时，处于半俯屈状态的胎头枕部遇肛提肌阻力，进一步俯屈，使胎儿下颏接近胸部，使胎头衔接时的枕额径变为最小的枕下前囟径，以适应产道的最小径线，有利于胎头进一步下降（图6-9）。

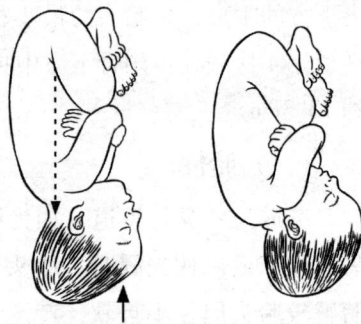

图6-9　胎头俯屈

四、内旋转

胎头围绕骨盆纵轴旋转，使其矢状缝与中骨盆及出口前后径相一致的动作称为内旋转，内旋转使胎头适应中骨盆及出口前后径大于横径的特点，有利于胎头下降。枕先露时，胎头枕部位置最低，枕左前位的胎头向母体前方旋转45°为内旋转，后囟转至耻骨弓下方（图6-10）。胎头在第一产程末完成内旋转动作。

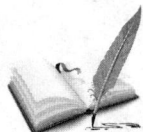

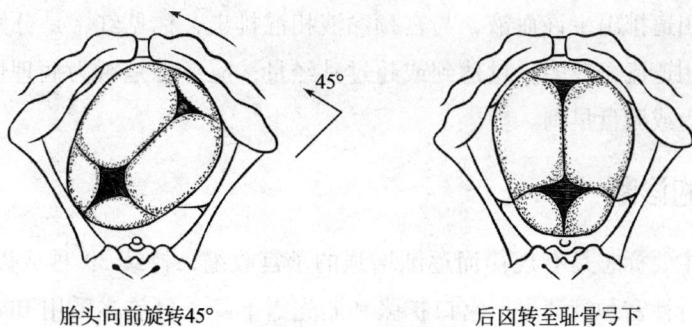

胎头向前旋转45°　　　　　　后囟转至耻骨弓下

图6-10　胎头内旋转

五、仰伸

完成内旋转后，胎头继续下降达阴道口时，宫缩和腹压继续迫使胎头下降，而肛提肌收缩力又将胎头向前推进，两者共同作用使胎头向上向前，枕骨以耻骨弓为支点使胎头逐渐仰伸，胎头的顶、额、鼻、口、颏相继娩出。胎头仰伸时，胎儿双肩径沿左斜径进入骨盆入口（图6-11）。

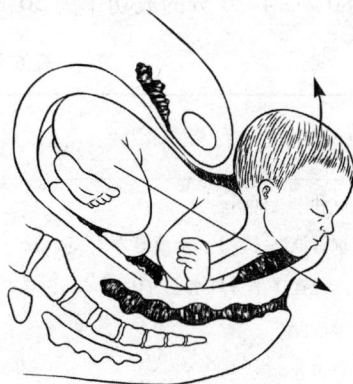

图6-11　胎头仰伸

六、复位及外旋转

胎头娩出时，胎儿双肩径沿骨盆入口左斜径下降。胎头娩出后，为使胎头与胎肩恢复正常解剖关系，胎头枕部向母体左外旋转45°，称复位，胎肩在盆腔内继续下降，前（右）肩向前向母体中线旋转45°时，胎儿双肩径转成与骨盆出口前后径相一致的方向，胎头枕部需在外继续向母体左外侧旋转45°，以保持胎头与胎肩的垂直关系，称为外旋转。

七、胎肩及胎儿娩出

胎头完成外旋转后，前（右）肩在耻骨弓下先娩出，继之后（左）肩在会阴前缘娩出，随后胎体及其下肢娩出，完成分娩全部过程。

第四节　先兆临产、临产的诊断及处理

一、先兆临产

分娩发动前，往往出现一些预示即将临产的症状，称为先兆临产。

1. 不规律宫缩　又称假临产。分娩发动之前，孕妇常出现不规则子宫收缩，称为"假临产"。宫缩持续时间短而不恒定，宫缩强度并不逐渐增强，间歇时间长而不规律，宫颈管不缩短，宫口扩张不明显。常在夜间出现清晨消失，镇静剂能抑制这种假临产。

2. 胎儿下降感　胎先露部下降进入骨盆入口后，子宫底下降，产妇多有轻松感，呼吸较前轻快，进食量增多。下降的先露部可压迫膀胱引起尿频。

3. 见红　在分娩发动前24~48小时内，因宫颈内口附近的胎膜与该处的子宫壁分离，

扫码"学一学"

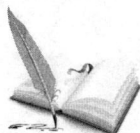

毛细血管破裂经阴道排出少许血液，与宫颈黏液相混排出，称见红，是分娩即将开始的比较可靠征象。若阴道流血较多，量达到或超过月经量，应考虑是否为病理性产前出血，常见原因有前置胎盘或胎盘早剥。

二、临产的诊断

临产开始的主要标志是有规律而逐渐增强的子宫收缩，持续 30 秒或以上，间歇 5~6 分钟，并伴有进行性宫颈管消失、宫口扩张和胎先露下降。目前多采用 Bishop 评分法判断宫颈成熟度（表 6-1），估计试产的成功率，满分为 13 分，>9 分均成功，7~9 分的成功率为 80%，4~6 分的成功率为 50%，≤3 分均失败。

表 6-1 Bishop 宫颈成熟度评分法

指 标	分数			
	0	1	2	3
宫口开大（cm）	0	1~2	3~4	≥5
宫颈管消退（%）（未消退为 2~3cm）	0~30	40~50	60~70	≥80
先露位置（坐骨棘水平为 0）	-3	-2	-1~0	+1~+2
宫颈硬度	硬	中	软	
宫口位置	朝后	居中	朝前	

三、总产程及产程分期

总产程即分娩全过程，是从开始出现规律宫缩至胎儿、胎盘娩出，分为 3 个产程。

1. 第一产程（宫颈扩张期） 从规律宫缩开始到宫颈口开全（10cm）。第一产程又分为潜伏期和活跃期：①潜伏期为宫口扩张的缓慢阶段，初产妇一般不超过 20 小时，经产妇不超过 14 小时。②活跃期为宫口扩张的加速阶段，可在宫口开至 4~5cm 即进入活跃期，最迟至 6cm 才进入活跃期，直至宫口开全（10cm）。此期宫口扩张速度应≥0.5cm/h。

2. 第二产程（胎儿娩出期） 从宫口开全到胎儿娩出。未实施硬膜外麻醉者，初产妇最长不应超过 3 小时，经产妇不应超过 2 小时；实施硬膜外麻醉者，初产妇最长不应超过 4 小时，经产妇不应超过 3 小时。

3. 第三产程（胎盘娩出期） 从胎儿娩出到胎盘娩出。约需 5~15 分钟，不超过 30 分钟。

四、第一产程的临床表现及处理

（一）临床表现

1. 宫缩规律 第一产程开始时，起初伴宫缩持续时间短（约 30 秒）且弱，间歇时间长（约 5~6 分钟），随着产程进展，持续时间渐长（50~60 秒），且强度不断增加，间歇期缩短（2~3 分钟）。当宫口近开全时，宫缩持续时间可达 1 分钟以上，间歇期仅 1~2 分钟或稍长。

2. 宫口扩张 通过肛查或阴道检查可以确定宫口扩张程度，随宫缩渐频且增强时，子宫颈管逐渐缩短，直至展平，宫口逐渐扩张至开全（10cm），子宫下段、宫颈及阴道共同

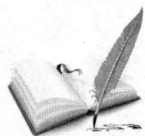

形成桶状软产道。

3. 胎先露下降　是决定是否能经阴道分娩的重要观察指标。随产程进展，先露部逐渐下降，并且在宫口开大 4~6cm 后迅速下降，直到先露部达到阴道口及外阴。

4. 胎膜破裂　简称破膜。宫缩时，子宫羊膜腔内压力增高，胎先露部逐渐下降，先露部前面的羊水形成前羊水囊，称胎胞。宫缩时胎胞楔入宫颈管内，有助于扩张宫口。当羊膜腔压力增加到一定程度时自然破膜，前羊水流出。自然分娩破膜多在宫口近开全时发生。

（二）产程观察及处理

1. 子宫收缩　最简单的方法是由助产士以手掌放于产妇的腹壁上观察，宫缩时，宫体部隆起变硬，间歇期松弛变软。定时连续观察宫缩持续时间、强度、规律性以及间歇期时间，并记录。用胎儿监护仪描记的宫缩曲线，反映宫缩强度、频率和每次宫缩持续时间，是较全面反应宫缩的客观指标。

2. 胎心　用听诊器于宫缩间歇时每隔 1~2 小时听胎心一次，进入活跃期后，应每 15~30 分钟听胎心一次。正常胎心率为 120~160 次/分钟。亦可用胎心监护仪描记的胎心曲线，可观察胎心率的变异及其与宫缩、胎动的关系。此法能判断胎儿在宫内的状态。

3. 宫口扩张及先露部下降　经阴道检查宫口扩张和胎先露下降情况。通过示指和中指直接触摸了解骨盆、产道情况，了解宫颈管消退和宫口扩张情况、胎先露高低、确定胎方位、胎先露下方有无脐带，并进行 Bishop 宫颈成熟度评分。

胎头在活跃期下降加速，平均每小时下降 0.86cm。评估胎头下降情况的方法有两种：①腹部触诊在骨盆入口平面上方可触及的剩余胎头部分，以国际五分法表示。具体如下：双手掌置于胎头两侧，触及骨盆入口平面时，双手指尖可在胎头下方彼此触及为剩余 5/5；双手掌指尖在胎头两侧有汇聚但不能彼此触及为剩余 4/5；双手掌在胎头两侧平行为剩余 3/5；双手掌在胎头两侧呈外展为剩余 2/5；双手掌在胎头两侧呈外展且手腕可彼此触及为剩余 1/5（图 6-12）。②胎儿颅骨最低点与坐骨棘平面的关系：阴道检查可触及坐骨棘，坐骨棘平面是判断胎头高低的标志。胎头颅骨最低点平坐骨棘平面时，以"0"表示；在坐骨棘平面上 1cm 时，以"-1"表示；在坐骨棘平面下 1cm 时以"+1"表示（图 6-13），以此类推。

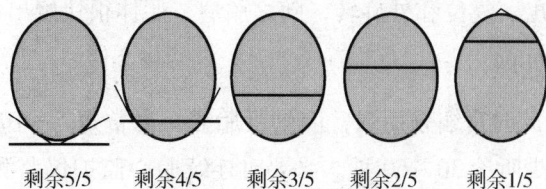

剩余5/5　　剩余4/5　　剩余3/5　　剩余2/5　　剩余1/5

图 6-12　骨盆入口平面触诊胎头入盆情况的国际五分法示意图

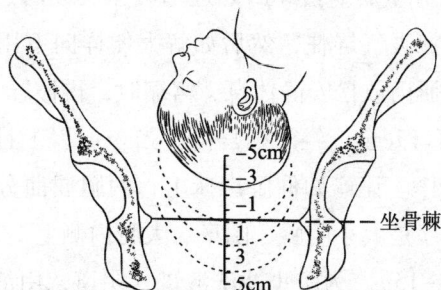

-5cm
-1
坐骨棘
+1
+3
+5cm

图 6-13　胎头下降

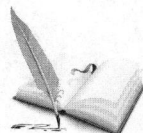

4. 胎膜破裂　胎膜多在宫口近开全时破裂，前羊水流出。一旦胎膜破裂，应立即听胎心，并观察羊水性状、颜色和流出量，记录破膜时间。

5. 精神安慰　产妇的精神状态能够影响宫缩和产程进展，特别是初产妇，由于产程较长，容易产生焦虑、紧张和急躁情绪，助产人员应增强产妇自然分娩的信心，讲解分娩是生理过程，在宫缩时指导深呼吸动作，也可选用针刺双侧太冲及三阴交穴，或多用双手轻揉下腹部；若腰骶部胀痛，用手拳压迫腰骶部常能减轻不适感。

6. 生命体征　测量产妇生命体征并记录。第一产程宫缩时血压升高 5～10mmHg，间歇期恢复原状，应每隔 4～6 小时测量一次。产妇有不适或发现血压升高应增加测量次数，并给予相应处理。产妇有循环、呼吸等其他系统合并症或并发症时，还应监测呼吸、氧饱和度、尿量等。

7. 饮食　鼓励产妇少量多次饮食，吃高热量易消化食物，摄入足够水分，以保证精力和体力充沛。

8. 排尿　鼓励产妇每 2～4 小时排尿一次，以免充盈的膀胱影响宫缩及胎头下降。因胎头压迫引起排尿困难者，必要时导尿，并应注意有无头盆不称。

五、第二产程的临床经过及处理

（一）临床表现

宫口近开全或开全后，胎膜多会自然破裂。若未破膜，可影响胎头下降，应于宫缩间歇期给予人工破膜。宫缩较第一产程增强，持续 1 分钟以上，间歇期仅 1～2 分钟。当胎头降至骨盆出口压迫骨盆底组织时，产妇有反射性排便感，不自主的向下用力屏气。随产程进展，会阴渐膨隆和变薄，肛门括约肌松弛。于宫缩时，胎头露出于阴道口，露出部分不断增大，在宫缩间歇期，胎头又缩回阴道内，称胎头拨露，直至胎头双顶径越过骨盆出口，宫缩间歇时胎头不再回缩，称胎头着冠（图 6-14）。此后会阴极度扩展，胎头娩出、复位和外旋转，随之胎肩、胎体很快娩出。

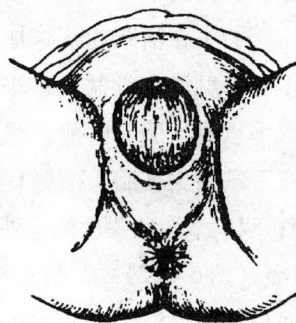

图 6-14　胎头着冠

（二）产程观察及处理

1. 密切监测胎心　此时宫缩频而强，应勤听胎心。通常每 5～10 分钟听一次，听诊胎心应在宫缩间歇期且至少听诊 30～60 秒。必要时连续胎心监护仪监测。发现胎心异常应立即检查处理。

2. 指导产妇屏气　宫口开全后应指导产妇运用腹压。让产妇双足蹬在产床上，两手握住产床上的把手，宫缩时，深吸气屏住，然后如解大便样向下用力屏气增加腹压，于宫缩间歇时，产妇呼气并使全身肌肉放松安静休息，宫缩时，再做屏气动作，以加速产程进展。

3. 接产准备　初产妇宫口开全、经产妇宫口扩张 6cm 以上且宫缩规则有力时，应将产妇送至产房做好接生准备工作。让产妇仰卧产床上，两腿屈曲分开，露出外阴部，用消毒肥皂水纱球擦洗外阴部，顺序是大小阴唇、阴阜、大腿内侧上 1/3、会阴及肛门周围，然后用温开水冲去肥皂水（图 6-15）。为防止冲洗液进入阴道，用消毒干纱球盖住阴道口，最后用 0.1% 新洁尔灭液冲洗，或涂以碘伏进行消毒。接生者按外科无菌操作常规洗手后，戴

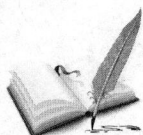

无菌手套，打开产包，铺好消毒巾准备接生。

4. 接产 向产妇做好分娩解释，取得产妇配合。接生者在产妇分娩时协助胎头俯屈，控制胎头娩出速度，适度保护会阴。具体方法：接产者站在产妇的右侧，当胎头拨露使会阴后联合紧张时开始保护会阴。具体方法是：在会阴部盖一块消毒巾，接生者右肘支在产床上，右手拇指和其他四指分开放在会阴两侧，利用手掌大鱼际肌顶住会阴部，每当宫

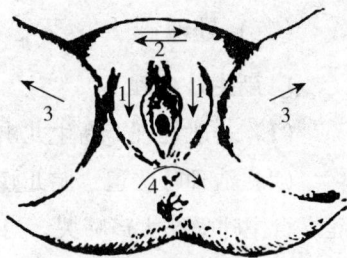

图6-15 外阴消毒顺序

缩时向上内方托压，同时左手应轻轻下压胎头枕部，协助胎头俯屈和胎头缓慢下降（图6-16-①）。当胎头枕部在耻骨弓下露出时，左手应按分娩机制协助胎头仰伸（图6-16-②）。此时如宫缩强，应嘱产妇张口哈气解除腹压的作用，让产妇在宫缩间歇时稍向下屏气，使胎头缓慢娩出。胎头娩出后，右手仍应注意保护会阴，不要急于娩出胎肩，而应以左手自鼻根向下颏挤压，挤出口鼻内的黏液和羊水，然后协助胎头复位和外旋转，使胎头双肩径与骨盆出口前后径相一致。左手将胎儿颈部向下轻压，使前肩自耻骨弓下先娩出（图6-16-③），继之再托胎颈向上，使后肩娩出（图6-16-④）。双肩娩出后，右手方可放松，双手握住胎儿的腋部向外牵引，胎体及下肢即可顺利娩出。在距脐轮10~15cm处，用两把止血钳钳夹，在两钳间剪断脐带。

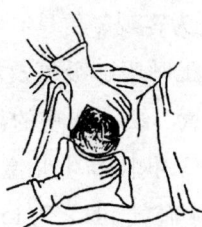
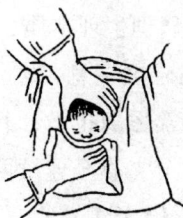

①保护会阴，协助胎头俯屈　　　②协助胎头仰伸

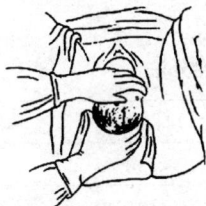
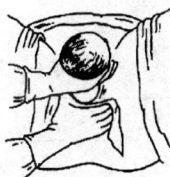

③助前肩娩出　　　④助后肩娩出

图6-16 接生步骤

六、第三产程的临床表现及处理

（一）临床表现

胎儿娩出后子宫迅速收缩，宫底降至脐平，宫缩暂停几分钟后又重出现。由于子宫腔容积突然明显缩小，胎盘不能相应缩小而与子宫壁发生错位而剥离，剥离面出血形成胎盘后血肿。子宫继续收缩，剥离面不断增加，最终胎盘完全从子宫壁剥离而排出。

胎盘剥离的征象有：①子宫体变硬，呈球形，胎盘剥离后降至子宫下段，下段被动扩张，宫体呈狭长型被推向上方，宫底上升达脐上；②阴道口外露的一段脐带自行延长；③阴道少量流血；④经耻骨联合上方轻压子宫下段时，宫底上升而外露的脐带不再回缩。

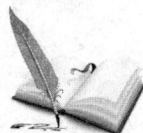

（二）处理

1. 新生儿处理

（1）一般处理　新生儿出生后置于辐射台上擦干、保暖。

（2）清理呼吸道　胎儿娩出断脐后，继续清除呼吸道的黏液和羊水，新生儿多能迅速建立自主呼吸，大声啼哭。当确定呼吸道黏液和羊水已吸净而仍未啼哭时，可用手轻拍新生儿足底促其啼哭。若黏液未清除，不宜过早刺激啼哭，以免发生吸入性肺炎。

（3）脐带处理　用75%乙醇消毒脐带根部周围，在距脐根0.5cm处用粗丝线结扎第一道，再在结扎线外0.5cm处结扎第二道，注意扎紧不要出血但不能用力过猛造成脐带断裂，在第二道线外0.5cm处剪断。用20%高锰酸钾消毒脐带断面，药液不可接触新生儿皮肤，以免发生皮肤烧灼。待脐带断面干后，用纱布覆盖包扎。也有用气门芯、脐带夹、血管钳等方法替代结扎。

（4）新生儿阿普加评分（Apgar score）及脐动脉血气pH的测定　阿普加评分法用于判断有无新生儿窒息及窒息严重程度，以出生后1分钟内的心率、呼吸、肌张力、喉反射及皮肤颜色五项体征为依据，每项为0~2分（表6-2），满分为10分。1分钟Apgar评分评估出生时状况，反映宫内的情况，5分钟Apgar评分则反映复苏效果，与近期和远期预后关系密切。脐动脉血气代表新生儿在产程中血气变化的结局，提示有无缺氧、酸中毒及其严重程度，反映窒息的病理生理本质，较Apgar评分更为客观、更具有特异性。8~10分属正常新生儿；4~7分属轻度窒息，需清理呼吸道、人工呼吸、吸氧及用药等措施方能恢复；0~3分属重度窒息，需紧急抢救，行气管内插管给氧。缺氧严重的新生儿，应在出生后5分钟、10分钟再次评分，直至连续两次评分均≥8分。我国新生儿窒息标准：①1分钟或5分钟Apgar评分≤7，仍未建立有效呼吸；②脐动脉血气pH<7.15；③排除其他引起低Apgar评分的病因；④产前具有可能导致窒息的高危因素。以上①~③为必要条件，④为参考指标。

表6-2　新生儿阿普加评分法

体征	应得分数		
	0分	1分	2分
心率（次/分）	0次	<100次	≥100次
呼吸（次/分）	0次	浅慢，不规则	佳，哭声响亮
肌张力	松弛	四肢稍屈曲	四肢屈曲，活动好
喉反射	无反射	有些动作	咳嗽、恶心
皮肤颜色	全身苍白	躯干红，四肢青紫	全身红润

2. 协助胎盘娩出　当确认胎盘已完全剥离，子宫收缩时以左手握住宫底（拇指置于子宫前壁，其余四指放于宫底后壁）并按压，同时右手轻拉脐带协助胎盘娩出。当胎盘娩出阴道时，接生者用双手捧住胎盘，向一个方向旋转并缓慢向外牵拉，协助胎膜完全排出。如胎膜排出过程中发现胎膜部分断裂，可用血管钳夹住断裂口上段的胎膜，再继续向原方向旋转，直至胎膜完全排出。

3. 检查胎盘胎膜　将胎盘铺平，先检查胎盘母体面的胎盘小叶有无缺损，然后将胎盘提起，检查胎膜是否完整，再检查胎盘胎儿面边缘有无血管断裂，及时发现副胎盘。副胎

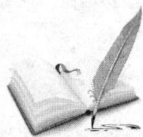

盘为一小胎盘，与正常胎盘分离，但两者间有血管相通。若有副胎盘、部分胎盘残留或大部分胎膜残留时，应在无菌操作下手取残留组织。

4. 检查软产道　胎盘娩出后，应仔细检查会阴、小阴唇内侧、尿道口周围、阴道及宫颈有无裂伤，若有裂伤应立即缝合。

5. 预防产后出血　正常分娩出血量多数不足 300ml。对既往有产后出血史或有子宫收缩乏力可能的产妇，可在胎头或胎肩娩出时，静脉注射麦角新碱 0.2mg 或缩宫素 10U 加入 25％ 葡萄糖液 20ml 内静脉注射，加强宫缩，减少出血，也可在胎儿娩出后立即经静脉快速注入生理盐水 20ml 加缩宫素 10U，促使胎盘迅速剥离，减少出血，或在产后肌肉或静脉注射缩宫素 10U，并按摩子宫，以促进宫缩。

6. 产后观察　产后应在产房观察 2 小时，协助产妇首次哺乳，严密观察血压、脉搏、子宫收缩、宫底高度、膀胱充盈、阴道流血量、会阴阴道有无血肿等情况。产后 2 小时无异常，将产妇和新生儿送回病房。

扫码"练一练"

（贺丰杰）

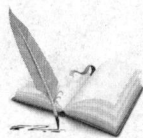

第七章　正常产褥

扫码"学一学"

第一节　中医学对产褥生理的认识

一、产褥期生理特点

分娩结束后，产妇全身各系统除乳腺外恢复到或接近孕前状态的一段时间称为产褥期，一般约需 6~8 周，又称为"产后"。产后 1 周称为"新产后"，产后 1 个月称"小满月"，产后百日称"大满月"。由于产时的产伤与出血以及产程中用力耗气，损伤阴液，使产妇"气血骤虚，阳气易浮"，而出现"虚"象，尤以新产后为多见。又因分娩时胞衣排出，胞宫复旧，可有脉络受损，余血浊液稽留而有"瘀"候，故产褥期的生理特点是"多虚多瘀"。

1. 畏寒恶风　由于产时屏气用力，亡血伤津，气随血脱，阳气骤虚而发生寒战；又新产后阳气虚弱，腠理不密，故较平时畏寒怕风。

2. 微热自汗　产后阴血亏虚，阴阳失调，阳气外浮，气虚不固，故有微热自汗。

3. 轻微阵发腹痛　产后 3~5 日，子宫阵阵收缩而有腹痛，现代医学称为"缩复痛"，多见于经产妇。

4. 恶露　产后自阴道排出的分泌物，内含血液、坏死的蜕膜组织及宫颈黏液等，称为恶露。新产后 3~4 天恶露是暗红色的血性恶露，也称红恶露；后渐变淡红，量由多渐少，称为浆液性恶露，约持续 7~10 天；继后渐为不含血色的淡黄色、白色恶露，称白色恶露，再持续约 2~3 周干净。如果血性恶露持续 10 天以上仍未干净，应考虑子宫复旧不良或感染，当予以治疗。

二、哺乳生理

一般产后 12 小时便有乳汁分泌，母乳营养丰富，易消化，并具有抗病能力。分娩后 30 分钟即可开始哺乳，令新生儿吮吸乳头，以刺激乳汁尽早分泌，促进母体宫缩，减少产后出血，建立母子感情。婴儿吮吸免疫价值极高的初乳，可增强抗病能力，并能促进胎粪排出。乳汁由精血、津液所化，赖气以行。《景岳全书·妇人规》说："妇人乳汁，乃冲任气血所化。"精血津液充足能化生足够的乳汁哺养婴儿，母乳喂养提倡按需哺乳，早期不规定哺乳的时间和次数。哺乳期内，产妇保持精神舒畅，营养丰富，乳房清洁，睡眠充足，对保证乳汁的质量有重要意义。哺乳时限，现提倡产后纯母乳喂养 4~6 个月，之后逐渐添加辅食。产后脾胃生化之精微除供应母体营养需要外，另一部分则随冲脉与足阳明胃经之气上行化为乳汁。薛立斋云："血者，水谷之精气也，和调于五脏，洒陈于六腑，妇人则上为乳汁，下为月水。"故在哺乳期，气血上行化为乳汁，一般大多无月经来潮，少数可有排卵，月经可来潮，故要注意采取避孕措施。

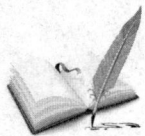

扫码"学一学"

第二节 产褥期母体变化

从胎盘娩出至产妇全身各器官除乳腺外恢复至正常未孕状态所需的时间，称为产褥期，一般为6周。

一、生殖系统的变化

（一）子宫

子宫在产褥期变化最大。胎盘娩出后，子宫逐渐恢复至未孕状态的全过程称为子宫复旧，一般为6周，主要变化是宫体肌纤维缩复和子宫内膜的再生，同时还有子宫血管变化、子宫下段和宫颈的复原等。

1. 子宫体 子宫复旧是由于产后子宫肌肉剧烈收缩，使子宫壁血管狭窄或闭锁，致局部缺血，肌纤维的胞浆蛋白发生自渗作用而使肌细胞明显缩小，肌细胞数目并没减少。随着肌纤维不断缩复，子宫体逐渐缩小。于产后1周子宫缩小至约妊娠12周大小，在耻骨联合上方可触及。于产后10日子宫降至骨盆腔内，腹部检查已触不到子宫底，至产后6周恢复到正常非孕状态大小。

2. 子宫内膜再生 胎盘及胎膜从蜕膜海绵层分离排出后，遗留的蜕膜分为2层，表层发生变性、坏死、脱落，形成恶露的一部分自阴道排出；接近子宫内膜基底层逐渐再生新的功能层，内膜缓慢修复，约于产后第3周，除胎盘附着部位外，宫腔表面均由新生内膜覆盖，胎盘附着部位内膜完成修复需至产后6周。

3. 子宫血管变化 胎盘娩出后，胎盘附着面立即缩小，面积约为原来的一半。子宫复旧导致开放的螺旋小动脉和静脉窦变窄，数小时后血管内形成血栓，出血量逐渐减少直至停止。若在新生内膜修复期间，胎盘附着面因复旧不良出现血栓脱落，可致晚期产后出血。

4. 子宫下段及宫颈变化 产后子宫下段肌纤维缩复，逐渐恢复为非孕时的子宫峡部。产后的子宫颈松软，壁薄皱起如袖口。产后2~3日宫口仍可容纳2指。产后1周宫颈内口关闭，宫颈管复原，产后4周宫颈恢复至非孕时形态。子宫颈外口因分娩裂伤，多发在子宫颈的3点及9点处，故初产妇的宫颈外口由产前的圆形（未产型），变成产后的"一"字型横裂（已产型）。

（二）阴道及外阴

分娩后阴道腔扩大，阴道黏膜及周围组织水肿，阴道松弛，肌张力低，黏膜皱襞过度伸展而消失。在产褥期阴道腔逐渐缩小，阴道壁肌张力逐渐恢复，约在产后3周黏膜皱襞重新出现，但阴道于产褥期结束时尚不能完全恢复至未孕时的紧张度。分娩后外阴轻度水肿，于产后2~3日内逐渐消退。会阴部血液循环丰富，若有轻度撕裂或会阴侧切缝合，多于产后3~4日内愈合。

（三）盆底组织

因分娩过度扩张，盆底肌及其筋膜弹性减弱，并伴有盆底肌纤维部分断裂。产褥期应避免过早进行重体力劳动。若产褥期坚持做产后康复锻炼，盆底肌可能在产褥期内恢复至

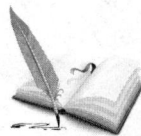

接近未孕状态。若盆底肌及其筋膜发生严重撕裂造成盆底松弛，加之产褥期过早参加重体力劳动；或者分娩次数过多，且间隔时间较短，盆底组织难以完全恢复至正常，成为导致盆腔器官脱垂的重要原因。

二、乳房的变化

妊娠期孕妇体内雌激素、孕激素、胎盘生乳素升高，使乳腺发育、乳腺体积增大、乳晕加深，为泌乳做准备。随着胎盘剥离排出，产妇血中雌激素、孕激素及胎盘生乳素水平突然下降，抑制下丘脑分泌的催乳素抑制因子（prolactin inhibiting factor，PIF）释放，在催乳素的作用下，乳汁开始分泌。新生儿吸吮乳头时，来自乳头的感觉信号传入神经到达下丘脑，通过抑制下丘脑分泌的多巴胺及其他催乳素抑制因子，使腺垂体催乳素呈脉冲式释放，促进乳汁分泌。吸吮乳头还可以反射性地引起垂体释放缩宫素，促使乳腺腺泡周围的肌上皮细胞收缩，使乳汁从腺泡、小导管进入输乳导管和乳窦而喷出乳汁，此过程称为喷乳反射。吸吮及不断排空乳房是保持乳腺不断泌乳的重要条件。若此期乳房不能正常排空，可出现乳汁淤积，导致乳房胀痛及硬结形成；若乳汁不足可出现乳房空软。产妇的营养、睡眠、情绪和健康也影响乳汁分泌。产后 7 日内分泌的乳汁为初乳，色淡黄，质稠，含蛋白质和分泌 IgA 较多，极易消化，是新生儿早期的天然食物。产后 7～14 日所分泌的乳汁为过渡乳，蛋白量逐渐减少，脂肪和乳糖含量逐渐增多。产后 14 日以后所分泌的乳汁为成熟乳，呈白色，含蛋白质、脂肪、糖类及无机盐、维生素等。

三、血液循环系统的变化

妊娠期血容量增加，于产后 2～3 周恢复至未孕状态。在产后最初 3 日内，由于子宫收缩缩复，子宫胎盘血液循环终止，大量血液从子宫涌入体循环，加之妊娠期过多的组织间液回吸收，致血容量增加 15%～25%，尤其是产后 24 小时内，是心脏负担最重的时间，应注意预防心衰的发生。产褥早期血液处于高凝状态，有利于胎盘剥离创面形成血栓，可减少产后出血。白细胞总数于产褥早期高达（15～30）×10^9/L，一般 1～2 周恢复正常。纤维蛋白原、凝血酶、凝血酶原于产后 2～4 内降至正常。血红蛋白水平于产后 1 周左右回升。淋巴细胞稍减少，中性粒细胞增多，血小板数量增多。红细胞沉降率于产后 3～4 周降至正常。

四、消化系统的变化

妊娠期胃肠蠕动及肌张力均减弱，胃液中盐酸分泌减少，产后需 1～2 周逐渐恢复。产妇于产后最初 2 日内常口渴，喜进流食或半流食。产褥期因卧床时间多，活动量减少，腹直肌和骨盆肌松弛，胃肠肌张力及蠕动力减弱，容易发生便秘。

五、泌尿系统的变化

妊娠期体内潴留的水分主要经肾脏排出，故产后最初数日内的尿量明显增多。妊娠期肾盂、输尿管出现扩张，在产后约需 2～8 周恢复。在产褥期，尤其是产后 24 小时内，分娩过程中膀胱受压，使黏膜充血水肿，肌张力降低，加之会阴伤口疼痛、产程中会阴部受压迫过久、器械助产、区域阻滞麻醉等原因，易发生尿潴留。

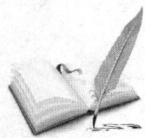

六、内分泌系统的变化

分娩后，雌激素及孕激素水平急剧下降，产后 1 周时恢复正常，胎盘生乳素于产后 6 小时已不能测出。催乳素水平因是否哺乳而异，哺乳产妇的催乳素于产后下降，但仍高于非孕时水平，吸吮乳汁时催乳素明显升高；不哺乳产妇的催乳素于产后 2 周降至非妊娠时水平。卵巢功能恢复时间长短不一，不哺乳产妇通常产后 6 ~ 10 周月经复潮，在产后 10 周左右恢复排卵。哺乳产妇的月经复潮延迟，平均在产后 4 ~ 6 个月恢复排卵。部分哺乳期产妇在未见月经来潮却有受孕的可能。

七、腹壁的变化

在产褥期，下腹正中线色素沉着逐渐消退。初产妇腹壁的紫红色妊娠纹变成永久性银白色陈旧妊娠纹。腹壁皮肤受增大子宫的影响，部分弹力纤维断裂，腹直肌出现不同程度分离，产后腹壁皮肤松弛，腹壁紧张度于产后 6 ~ 8 周恢复。

第三节　产褥期的临床表现、处理及保健

扫码"学一学"

一、产褥期临床表现

1. 体温、脉搏、呼吸、血压　体温多在正常范围内。体温可在产后 24 小时内略升高，不超过 38℃，可能与产程延长致过度疲劳有关。不哺乳者，产后 3 ~ 4 日内乳房充血肿胀，体温可升高达 38℃左右，一般持续 4 ~ 16 小时体温即下降，称为泌乳热，不属病态，但需排除其他原因尤其是感染引起的发热。产后脉搏在正常范围内。产后腹压减低，膈肌下降，妊娠期的胸式呼吸变为深慢的腹式呼吸，则呼吸深慢，一般每分钟 14 ~ 16 次。产褥期血压平稳。

2. 子宫复旧　胎盘娩出后，子宫圆而硬，宫底在脐下一指。产后第 1 日略上升至脐平，以后每日下降 1 ~ 2cm，至产后 1 周在耻骨联合上方可触及，于产后 10 日子宫降至盆腔内，腹部检查触不到宫底。

3. 产后宫缩痛　产褥早期由于宫缩引起下腹部阵发性疼痛，称为产后宫缩痛，于产后第 1 日出现，3 ~ 4 日消失，经产妇多见，多发生于哺乳期，因哺乳时反射性缩宫素分泌增多使疼痛加重，不需特殊用药。

4. 恶露　产后随子宫复旧，含有血液、黏液、细菌和坏死蜕膜组织的有形成分经阴道排出，称恶露。恶露有血腥味，但无臭味，持续 4 ~ 6 周，总量为 250ml ~ 500ml。恶露按性状分为 3 种：①血性恶露：色鲜红，含有大量血液，量多，有时有小血块，可见大量坏死蜕膜组织及少量胎膜，持续 3 ~ 4 日。②浆液恶露：色淡红，似浆液，有较多的坏死蜕膜组织、宫颈黏液、阴道排液，含少量血液，且有细菌，持续 10 日左右。③白色恶露：黏稠，色泽较白，含坏死蜕膜、大量白细胞、表皮细胞和细菌等，约持续 3 周干净。

若子宫复旧不全或宫腔内残留部分胎盘、胎膜或合并感染时，恶露增多，血性恶露持续时间延长并有臭味。

5. 褥汗　产褥早期皮肤汗腺排泄功能旺盛，排出妊娠期体内潴留的水分，夜间睡眠和

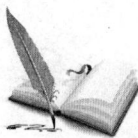

初醒时明显，产后 1 周自行好转，不属病态，但注意补充水分，防止脱水或中暑。

二、产褥期处理

（一）产后 2 小时内的处理

产后 2 小时内极易发生严重并发症，如产后出血、子痫、产后心力衰竭等，故此期的处理非常重要，应在产房内严密观察产妇的生命体征。除协助产妇首次哺乳外，还应经常观察阴道流血量，用弯盘置于产妇臀下收集血液，并注意子宫收缩、宫底高度及膀胱是否充盈等。若发现子宫收缩乏力，应按摩子宫并肌注缩宫素；阴道流血量增多时，应及时测量血压及脉搏；若阴道出血量虽不多，但子宫收缩不良、宫底上升者，提示宫腔内可能有积血，应挤压宫底排出积血，并持续予以子宫收缩剂；若产妇自觉肛门坠胀，提示有阴道后壁血肿的可能，应进行阴道 - 肛门联合检查确诊后给予处理。若产后 2 小时一切正常，将产妇同新生儿送回病房，仍需勤巡视。

（二）饮食

产后 1 小时可让产妇进流食或清淡半流食，以后可进普通饮食。食物应富含营养、易消化，有足够热量和水分。若哺乳，应多食蛋白质和汤汁食物，适当补充维生素和铁剂，推荐补充铁剂 3 个月。

（三）排尿与排便

产后 5 日内尿量明显增多，应鼓励产妇尽早排尿。产后 4 小时内应让产妇排尿。若排尿困难，可用热水袋热敷下腹部刺激膀胱收缩，或用温开水冲洗尿道口周围诱导排尿。或用热水熏洗外阴，也可针刺关元、三阴交等穴位。若上述方法无效时应导尿，必要时留置尿管 1 ~ 2 天，同时给予抗生素预防感染。产妇应多食蔬菜，早日下床适当活动，促进胃肠蠕动，防止便秘。若出现便秘，可口服缓泻剂，也可开塞露纳肛或肥皂水灌肠等。

（四）会阴处理

选用对外阴无刺激的消毒液擦洗外阴，每日 2 ~ 3 次。平时尽量保持会阴部清洁干燥。会阴部有水肿者，可用 50% 的硫酸镁液湿热敷。会阴部有缝线，应每日检查伤口周围有无红肿、硬结及分泌物。产后 3 ~ 5 日拆线。若伤口感染，应提前拆线并行扩创处理。

（五）观察子宫复旧及恶露

每天应在同一时间测量耻骨联合上缘至子宫底的高度，以了解子宫复旧情况。测量前嘱产妇排尿，并按摩子宫使其收缩。产后宫缩痛严重者，可针刺关元、三阴交、足三里等穴位或口服止痛药。每日应观察恶露的数量、颜色及气味。若子宫复旧不全，恶露增多，色红且持续时间延长，应给予子宫收缩剂。若恶露有臭味或子宫有压痛时，表明有感染，应给予抗生素控制感染。

（六）乳房的处理

必须正确指导母乳喂养。产后 1 小时内开始哺乳，此时母乳量虽少，但通过新生儿吸吮动作可刺激泌乳。应按需哺乳，生后 24 小时内，每 1 ~ 3 小时哺乳一次，生后 1 周内哺乳次数应频繁些，母体下奶后一昼夜应哺乳 8 ~ 12 次，让新生儿吸空一侧乳房后再吸吮另一侧乳房。每次哺乳前均用温开水擦洗乳房及乳头，母亲要洗手。哺乳时，母亲及新生儿

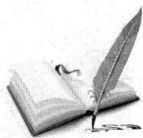

均应选择最舒适位置。哺乳期以 10 个月至 1 年为佳。乳汁不足时，应及时补充牛奶。哺乳开始后，遇到下列情况应给予相应处理。

1. 乳房胀痛　系因乳房过度充盈及乳腺管不通所致，可热敷及按摩乳房，促使乳汁畅流。必要时可服用散结通乳的中药。

2. 乳头皲裂　轻者可继续哺乳，哺乳前湿热敷 3 ~ 5 分钟，挤出少许乳汁，使乳晕变软以利婴儿含吮乳头和大部分乳晕。每次哺乳后应涂蓖麻油剂，于下次哺乳前洗净。皲裂严重者应停止哺乳，涂以上述药物，可用吸乳器将乳汁吸出喂给新生儿。

3. 催乳　当出现乳汁不足时，除正确指导哺乳方法，将乳汁吸尽，适当调节饮食外，可采用下列方法催乳：①针刺膻中、合谷、外关、少泽等穴位；②服用中药：肝郁气滞型选用下乳涌泉散加减，气血虚弱型选用通乳丹加减。

4. 退奶　产妇因某种原因不能哺乳应尽早退奶。最简单的方法是停止哺乳，不排空乳房，少进汤食。其他退奶的方法有：①生麦芽 60 ~ 90g，水煎当茶饮，每日一剂，连用 3 ~ 5 日；②芒硝 250g 分装两纱布袋内，敷于两乳房并包扎，湿硬时更换。③维生素 B_6 200mg 口服，每日 3 次，共 5 ~ 7 日。目前不推荐使用甾体激素或溴隐亭退奶。

5. 判断母乳充足的标准　每日满意母乳喂养 8 次左右；婴儿每日排尿 5 ~ 6 次，排便 2 ~ 4 次；婴儿体重增长及睡眠情况良好。

6. 不宜或暂停母乳喂养的指征　包括母亲患传染病急性期、严重器官功能障碍性疾病、严重的产后心理障碍和精神疾病、婴儿患有乳糖不耐受等不宜进行母乳喂养的疾病，另外母亲酗酒、服用对婴儿有影响的特殊药物等。

（七）观察情绪变化

经历妊娠及分娩的激动与紧张，产妇精神疲惫，对哺育婴儿的担心，产褥期不适等均可造成情绪不稳定，尤其是产后 3 ~ 10 天，可表现为轻度抑郁，应帮助产妇减轻身体不适，并给予精神关怀和鼓励、安慰，使其恢复自信。抑郁严重者，应尽早诊断及干预。

（八）预防产褥中暑

产褥期因高温环境使体内余热不能及时散发，引起中枢性体温调节功能障碍的急性热病，称产褥中暑（puerperal heat stroke），表现为高热、水电解质紊乱，循环衰竭和神经系统功能损害等。本病虽不多见，但起病急骤，发展迅速，若处理不当可发生严重后遗症，甚至死亡。临床诊断根据病情程度分为：中暑先兆、轻度中暑、重度中暑。治疗原则是立即改变高温和不通风环境，迅速降温，及时纠正水、电解质紊乱及酸中毒。其中迅速降低体温是抢救成功的关键。

三、产褥期保健

目的是防止产后出血、感染等并发症发生，促进产后生理功能的恢复。

1. 饮食起居　合理饮食，保持身体清洁，产妇居室应清洁通风，衣着应宽大透气，注意休息。

2. 适当活动及做产后康复锻炼　产后尽早适当活动，经阴道自然分娩的产妇，产后 6 ~ 12 小时内即可起床轻微活动，于产后第 2 日可在室内随意走动。产后康复锻炼有利于体力恢复、排尿及排便，避免或减少栓塞性疾病的发生，且能使盆底及腹肌张力恢复。产后

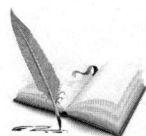

康复锻炼的运动量应循序渐进。

3. 计划生育指导　若已恢复性生活，应采取避孕措施，哺乳者以工具避孕为宜，不哺乳者可选用药物避孕。

4. 产后检查　包括产后访视和产后健康检查两部分。产妇出院后，由社区医疗保健人员在产妇出院后 3 日、产后 14 日和产后 28 日分别做 3 次产后访视，了解产妇及新生儿健康状况，内容包括：①了解产妇饮食、睡眠等一般状况；②检查乳房，了解哺乳情况；③观察子宫复旧及恶露；④观察会阴切口、剖宫产腹部切口；⑤了解产妇心理状况。若发现异常应及时给予指导。

产妇应于产后 6 周至医院常规检查，包括全身检查及妇科检查。前者主要测血压、脉博，查血、尿常规，了解哺乳情况，若有内外科合并症或产科并发症等应作相应检查；后者主要观察盆腔内生殖器是否已恢复至非孕状态；同时应对婴儿进行检查。

（武权生）

扫码"练一练"

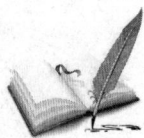

第八章 妇科病史及检查

妇产科病史与体格检查是诊断疾病的主要依据，也是妇科临床实践的基本技能。由于妇产科疾病的特点，故在病史和体格检查中有其特别注意之处，扼要阐述如下：

第一节 妇科病史

扫码"学一学"

一、病史采集方法

疾病的正确诊断往往取决于病史的收集是否完整、准确。因此，医务人员不仅要熟悉有关疾病的基本知识，还应掌握采集病史的基本方法。采集病史时，应作风严谨、态度和蔼。询问病史要完整准确并应有目的性，切勿遗漏关键性的病史内容，以免造成漏诊或误诊。必要时加以启发，但应避免暗示和主观臆测，尽量不用医学专用术语。对病情危急、不能亲自叙述的患者，在初步了解病情后，应一面抢救，一面向家属、陪伴者等询问，以免贻误治疗；外院转诊者，应索阅病情介绍作为重要参考资料；偶有患者因难言之隐或不愿说出真情的，不宜反复追问，可先行体格检查和辅助检查，待明确病情后再单独询问并予以补充。

二、病史内容

1. 一般项目 包括患者的姓名、性别、年龄、籍贯、职业、民族、婚姻状况、家庭住址、入院时间、病史记录时间、病史陈述者（若不是患者陈述，应注明陈述者与患者的关系）及可靠程度。

2. 主诉 是促使患者就诊的主要症状（或体征）及持续时间。要求通过主诉初步估计疾病的大致范围。妇科临床常见症状主要有外阴瘙痒、阴道流血、白带异常、闭经、下腹疼痛、下腹部包块及不孕等。书写主诉时应力求简明扼要，一般不应超过20个字。

3. 现病史 是指患者本次疾病发生、发展、诊断及治疗过程的详细资料，是病史的主要组成部分。应围绕主要症状按时间的先后顺序进行描述。包括起病时间、主要症状特点、有无诱因、伴随症状、发病后诊疗情况及结果，睡眠、饮食、体重及大小便等一般情况的变化，以及与鉴别诊断有关的阳性或重要的阴性资料等。若有与本次疾病无紧密关系，但需治疗的其他疾病及用药情况，可在现病史后另起一段进行记录。

4. 既往史 是指患者过去的健康情况和疾病情况，尤其应注意妇科疾病史、手术外伤史、药物过敏史、输血史。若患过某种疾病，应记录疾病名称、患病时间及诊疗转归。

5. 月经史 包括初潮年龄、月经周期、经期持续时间、经量、经期伴随症状。月经量多少（可以问更换卫生巾张数及经血范围来估计），有无血块，经血颜色，有无痛经、疼痛部位、性质、程度、持续时间及其他经期伴随症状。绝经患者应询问绝经年龄，绝经后有无阴道流血、白带增多及其他不适。如13岁初潮，月经周期28~30天，经期持续4~5天，

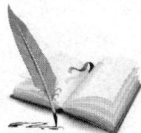

绝经年龄 50 岁，可简写为：$14\frac{5\sim7}{28\sim30}$。常规询问末次月经日期（LMP）及其经量和持续时间，若其流血情况不同于以往正常月经，则应问明再前次月经日期（PMP）、经量及持续时间。

6. 婚育史 婚次及每次结婚年龄，是否近亲结婚。男方健康状况，有无性病史及双方性生活情况等。初孕年龄，足月产、早产、流产次数及现存子女数，如足月产 1 次，无早产、流产 1 次，现存子女 1 人，可简写为 1－0－1－1，也可用孕 2 产 1（G_2P_1）表示。询问人工流产或自然流产、生化妊娠史、妊娠经过及终止妊娠的方式，异位妊娠或葡萄胎及治疗方法、新生儿出生情况，产后有无大出血及感染史等。末次分娩或流产时间、年龄。现采用何种计划生育措施及其效果。有无阴道炎、盆腔炎史及治疗情况等。

7. 个人史 出生地和曾居留地区，个人生活和居住情况，有无烟、酒等特殊嗜好，有无毒品使用史。

8. 家族史 父母、兄弟、姐妹及子女的健康状态。家族中有无遗传性疾病、先天性疾病及传染病病史。

第二节 体格检查

扫码"学一学"

体格检查是诊断疾病的重要依据之一，应在妇科病史询问后进行。包括：全身检查、腹部检查及盆腔检查。盆腔检查是妇科特有的检查方式，又称妇科检查。除病情危急外，应按下列先后顺序进行，不仅要记录与疾病有关的重要体征，还要记录有鉴别意义的阴性体征。体格检查后，应及时告知患者或家属检查结果。

一、全身检查

常规测量体温、脉搏、呼吸、血压，必要时测量身高、体重；观察患者精神状态、神态、面容、体态、发育及营养、毛发分布，皮肤、浅表淋巴结，头颅五官，颈部，乳房、心、肺、脊柱及四肢。

二、腹部检查

是妇科疾病体格检查的重要组成部分，应在妇科检查前进行。

1. 视诊 观察腹部形态，有无隆起或呈蛙腹状，腹壁有无瘢痕、妊娠纹、静脉曲张、腹壁疝、腹直肌分离等。

2. 触诊 了解腹壁厚度，肝、脾、肾有无增大及压痛，腹部有无压痛、肌紧张、反跳痛，有无包块。若扪及包块应描述包块部位、大小、形状、质地、活动度、表面是否光滑、有无压痛等。若合并妊娠者，应检查子宫底高度、胎位、胎心及胎儿大小等。

3. 叩诊 注意有无移动性浊音，浊音区与鼓音区的分布范围。

4. 听诊 了解肠鸣音的情况。

三、盆腔检查

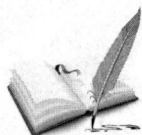

也叫妇科检查。目的是了解外阴、阴道、宫颈、宫体及双侧附件的情况。

（一）检查的基本要求及注意事项

（1）医生应做到语言亲切、态度和蔼、动作轻柔。检查前告诉患者可能引起不适感，让患者情绪放松，配合检查。

（2）检查前嘱患者排空膀胱（必要时行导尿术）。大便充盈者应排便（必要时给予灌肠）。

（3）妇科检查器具必须严格无菌消毒或为一次性器具。每检查一人，应立即更换臀下垫单，一次性使用，避免交叉感染。

（4）患者取膀胱截石位。臀部置于检查床台缘，头略高，两手平放于身旁，放松腹部肌肉。检查者面向患者，站立于患者两腿之间。若遇危重患者可在病床上进行检查。

（5）月经期及阴道出血时应避免行阴道检查。若必须检查时，应严格消毒外阴再进行检查，以防发生感染。

（6）对无性生活者，禁行阴道窥器和双合诊检查。若病情需要必须行阴道检查时，应征得本人及家属同意后方可进行。

（7）男医生作妇科检查时，应有其他人员在场，以减轻患者紧张情绪、避免发生不必要的误会。

（二）检查的方法及内容

1. 外阴部检查 观察外阴发育及阴毛多少和分布情况，注意皮肤、黏膜的色泽或色素减退、有无皮疹、糜烂、溃疡、赘生物、肿块、有无增厚、变薄或萎缩、瘢痕等。分开小阴唇，暴露阴道前庭、尿道口及阴道口，观察周围有无红肿、赘生物、处女膜形态、有无损伤及畸形；嘱患者用力向下屏气，观察有无阴道壁膨出、子宫脱垂及尿失禁等。

2. 阴道窥器检查 应根据患者情况选择适当大小的窥器。放置窥器时，先将阴道窥器两叶合拢，前端涂以润滑剂。若拟作宫颈细胞学检查或取阴道分泌物检查时，改用生理盐水润滑，以免影响结果。检查者左手将两侧小阴唇分开，右手持阴道窥器沿阴道侧后壁缓慢插入阴道内，边推进边旋转，使两叶转平并缓慢张开两叶，充分暴露子宫颈，然后再旋转阴道窥器，观察阴道两侧壁、前后壁及阴道穹窿部（图8-1）。若不易暴露宫颈，应选用大号阴道窥器。

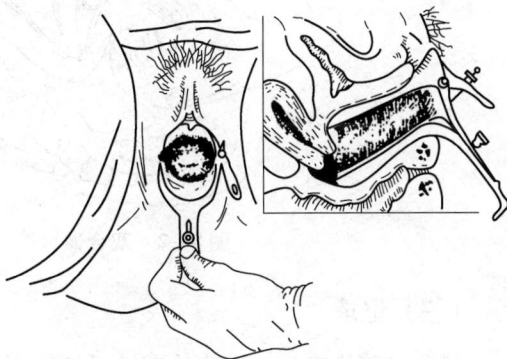

图8-1 阴道窥器检查

观察宫颈大小、颜色，是否光滑，有无糜烂、肥大、息肉、囊肿、赘生物。宫颈外口形状，有无撕裂、外翻，宫颈有无接触性出血。注意分泌物的性状及量，取分泌物标本待查或采集宫颈外口鳞-柱交界部脱落细胞作宫颈细胞学或 HPV 检测。

3. 双合诊 是盆腔检查中最重要的项目。检查者一手中、示指或示指放入阴道，另一手在腹部，两手配合进行检查（图8-2）。其目的是检查阴道、宫颈、宫体、输卵管、卵巢及宫旁结缔组织及盆腔情况。

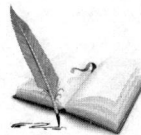

检查方法：检查者戴无菌手套，一手示、中指蘸润滑剂，顺阴道后壁轻轻插入：

（1）检查阴道、宫颈　了解阴道深度、通畅度，有无畸形、瘢痕、肿块。检查阴道后穹窿有无饱满、触痛。触诊宫颈阴道部大小、形态、软硬、位置、宫颈外口形状及宫颈有无接触性出血。

（2）检查宫体　阴道内手指置于子宫颈下方，另一手在下腹部下压腹壁，使子宫置于两手之间，检查子宫位置、形状、大小、软硬度、活动度、有无压痛。子宫位置一般是呈前倾略前屈位。

（3）检查附件及子宫旁结缔组织　将阴道内手指先后置于两侧穹窿，并向后上方深触，另一手在左右下腹部由上往下按压腹壁，与阴道内手指相互对合，以触摸双侧附件区有无增厚、压痛、包块等。正常时输卵管不能扪及，偶可扪及卵巢。若扪及肿块，应仔细了解肿块大小、范围、形状、软硬度、活动度、表面是否光滑、有无压痛，以及肿块与子宫的关系等。

4. 三合诊　是经阴道、直肠、腹部联合检查。将一手示指放入阴道、中指放入直肠，另一手置于腹部配合进行检查，其余检查方法与双合诊相同（图8-3）。有利于了解后倾后屈子宫的大小和形态，查清子宫后方及盆腔后部的病变（包括阴道直肠隔、宫颈旁、宫骶韧带、骶骨前方直肠的病变）。对诊断生殖器官肿瘤、结核、子宫内膜异位症、炎症有帮助。

5. 直肠-腹部诊　一手示指伸入直肠，另一手在腹部配合检查，称直肠-腹部诊。适用于无性生活史、阴道闭锁或其他原因不宜行双合诊检查的患者。

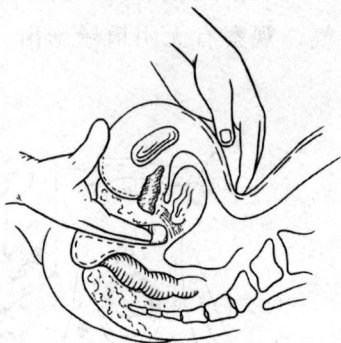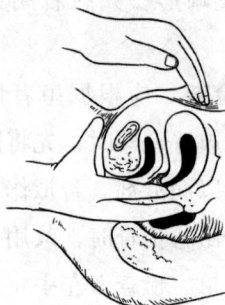

图8-2　双合诊　　　　　　　图8-3　三合诊

（三）记录

进行盆腔检查后，应将检查结果按解剖部位先后顺序记录。

①外阴：发育情况及婚产类型（未婚、已婚未产型或已婚经产型）。有异常情况应详细描述。②阴道：是否通畅，黏膜情况，分泌物量、色、性状及有无异味。③子宫颈：大小、硬度、有无糜烂样改变、裂伤、息肉、腺囊肿，有无接触性出血及宫颈举痛及摇摆痛等。④子宫体：位置、大小、硬度、活动度，表面是否平整、有无凸起及压痛等。⑤附件：有无肿块、增厚、压痛。若扪及肿块，应详细描述其位置、大小、硬度、表面是否光滑，活动度，有无压痛以及与子宫和盆壁的关系。左右两侧附件情况分别记录。

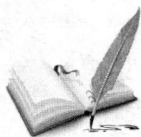

扫码"学一学"

第三节 临床常见症状的鉴别要点

一、阴道出血

临床表现	妇产科相关病症
经量增多	子宫肌瘤、子宫腺肌病、排卵性异常子宫出血、放置宫内节育器等
周期不规则的阴道流血	无排卵性异常子宫出血、子宫内膜癌、避孕药
停经后阴道流血	流产、异位妊娠、葡萄胎、无排卵性异常子宫出血、生殖道恶性肿瘤
长期持续阴道出血	生殖器官恶性肿瘤、无排卵性异常子宫出血、宫内组织残留
经间期出血	排卵期出血、宫颈糜烂、宫颈息肉
行经前后点滴出血	排卵性异常子宫出血、黄体功能不健、黄体萎缩不全、宫内节育器副作用
接触性出血	早期宫颈癌、宫颈息肉、黏膜下子宫肌瘤、子宫颈炎
绝经多年后阴道出血	体内激素残留波动、子宫内膜癌、萎缩性阴道炎
阴道出血伴白带增多	晚期宫颈癌、子宫内膜癌、黏膜下子宫肌瘤伴感染

二、白带异常

临床表现	妇产科相关病症
透明黏性白带	慢性宫颈炎、卵巢功能失调、阴道腺病，宫颈高分化腺癌
灰黄色泡沫状白带	滴虫阴道炎
凝乳块状白带	外阴阴道假丝酵母菌病
灰色均质鱼腥味白带	细菌性阴道病
脓样白带	急性生殖道炎症、宫腔积脓、宫颈癌、阴道癌、阴道内异物残留
血性白带	放置宫内节育器后、宫颈息肉、子宫黏膜下肌瘤、生殖器官恶性肿瘤
水样白带	黏膜下肌瘤伴感染、宫颈癌、阴道癌、输卵管癌

三、下腹疼痛

临床表现	特点	妇产科相关病症
疼痛缓急	急骤	卵巢囊肿蒂扭转或破裂、宫外孕破裂、黄体囊肿破裂
	缓慢并逐渐加重	盆腔炎、恶性肿瘤
	长期慢性隐痛	盆腔炎性疾病后遗症、盆腔瘀血综合症
疼痛部位	下腹正中	子宫性疼痛
	一侧下腹痛	患侧卵巢囊肿蒂扭转、输卵管妊娠流产、附件炎
	双侧下腹痛	盆腔炎性疾病
	全下腹或全腹痛	卵巢囊肿破裂、输卵管妊娠破裂或盆腔炎、腹膜炎

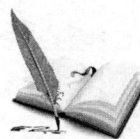

临床表现	特点	妇产科相关病症
腹痛性质	阵发性绞痛	子宫或输卵管痉挛性收缩
	持续性钝痛	炎症、腹腔内积液
	撕裂样锐痛	输卵管妊娠破裂、卵巢肿瘤破裂
	顽固性疼痛难忍	晚期生殖道癌肿
腹痛时间	月经期及前后	痛经、子宫内膜异位症、子宫腺肌症、盆腔瘀血综合症
	经间期一侧隐痛	排卵性疼痛
	周期性疼痛但无月经来潮	先天性生殖道畸形、宫腔或宫颈管粘连
腹痛放射部位	放射至肩部	腹腔内出血
	放射至腰骶	宫颈、子宫病变
	放射至腹股沟及大腿内侧	该侧附件病变
腹痛伴随症状	停经	妊娠合并症
	恶心、呕吐	卵巢囊肿蒂扭转的可能
	畏寒、发热	盆腔炎性疾病、产褥感染
	肛门坠胀	直肠子宫陷凹有积液
	休克	腹腔内大出血
	恶病质	生殖道晚期癌肿

四、下腹部肿块

部位		临床表现	妇产科相关病症
子宫	育龄期	停经、黑格氏征	妊娠生理、葡萄胎
	中年	月经量多	子宫肌瘤
		渐进性痛经	子宫腺肌症
		发热、腹痛	宫腔积脓
	青春期	周期性腹痛	处女膜闭锁、阴道横隔
	绝经后	不规则阴道流血	子宫肉瘤
附件	一侧或双侧	囊性或实性，表面光滑，活动、生长缓慢	多为良性卵巢肿瘤
	双侧	实性或半实性，表面不规则，或触及质硬结节，不活动，生长迅速，伴腹胀、腹水	多为恶性卵巢肿瘤
	宫旁	囊实感，与子宫粘连，边界欠清，压痛，或伴发热及下腹痛	炎性包块
		停经、腹痛、不规则阴道流血，有明显触痛	异位妊娠
	单侧	囊性，表面光滑，肿块直径 <6cm	黄体囊肿、巧克力囊肿、卵巢非赘生性囊肿
盆腔后壁		囊性或实性，伴腹胀、腹痛，活动差	腹膜后肿瘤
阔韧带		囊性或实性，活动差	阔韧带肿瘤

扫码"练一练"

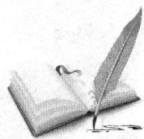

（钟雪梅）

第九章 病因病机

一、病因

妇科疾病的常见病因有淫邪因素、情志因素、生活因素、环境因素和体质因素（表9-1）。前四者都是致病的条件，它们作用于机体后能否发病，以及发病后的表现形式、程度与转归如何，是由体质因素决定的。而妇产科病证则常是由脏腑、气血、冲任督带四脉和胞宫功能盛衰决定的。

表9-1 妇科疾病的常见病因

病因		致病机理	主要病证
淫邪	寒	寒性收引凝滞，易伤阳气。血为寒凝或阳气不足，内生寒邪，血行不畅，胞脉阻滞	月经后期、痛经、癥瘕、带下病、妊娠腹痛、宫寒不孕等
	热	热邪亢奋炎上，耗气伤津，迫血妄行。感受热邪或五志化火或阴分不足致阳热内盛或阴虚内热	月经先期、崩漏、经行吐衄、胎漏、胎动不安、产后恶露不绝、产后发热、阴疮等
	湿	感受水湿或脾阳素虚，或肾阳不足，湿浊内盛。湿性重着粘滞，易困遏气机，滞碍阳气。外湿侵淫或从阴化为寒湿或从阳化为湿热或湿毒入侵	经行泄泻、带下病、阴痒、不孕症、闭经、妇人腹痛、妊娠恶阻、子肿等
情志失常	怒	抑郁忿怒，常使气滞、气逆	月经后期、痛经、闭经、经行吐衄、不孕、缺乳等
	思	忧思不解，每使气结，气血瘀滞	闭经、月经不调、痛经、胎动不安、癥瘕等
	恐	惊恐过度，常使气下、气乱	月经过多、崩漏、胎动不安、胎漏、堕胎、小产等
生活因素		房事不节，孕产频多；饮食失节，劳逸过度，跌仆损伤	月经病、带下病、胎动不安、堕胎、小产、子宫脱垂
体质因素		禀赋不足，阴阳偏盛或偏虚，体质偏热或偏寒，易引发疾病，或病后易热化或寒化	便秘、经行泄泻、带下、子肿等
环境因素		空气、水源、土壤等环境污染，噪音、射线等	月经病、不孕、滑胎等

二、发病机制

妇科疾病的发病机制，可以概括三个大方面：脏腑功能失常，气血失调，胞宫、冲任损伤为病。

妇科疾病发生的主要病机，最终多为直接或间接损伤冲任（督带）、胞宫而致。在生理上，胞宫是通过冲任（督带）和整个经脉联系在一起的，在病理上，脏腑功能失常、气血失调等只有损伤了冲任（督带）的功能时，才能导致经、带、胎、产诸病发生。历代医家亦多以此立论。《校注妇人良方》称："妇人病有三十六种，皆由冲任劳损而致，盖冲任之脉为十二经之会海"。《医学源流论》说："凡治妇人，必先明冲任之脉……冲任脉皆起于胞中，上循背里，为经脉之海，此皆血之所从生，而胎之所由系，明于冲任之故，则本源洞悉，而候所生之病，则千条万绪，以可知其所从起"。由此说明"冲任损伤"是妇产科

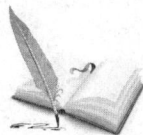

病机中的核心。

（一）脏腑功能失常

1. 肾功能失常

证型	病因病机	妇科病证
肾气不足	肾气不足，封藏失职，冲任不固，胎元不固，胎失所系；或系胞无力；或血海失司，蓄溢失常；或不能摄精成孕	月经先期、月经过多、月经先后无定期、崩漏、闭经；胎漏、胎动不安、滑胎；产后恶露不绝；子宫脱垂、不孕等
肾精不足	肾精不足，或后天亏损，冲任亏虚，胞脉失于濡养，血海不能按时满盈	月经后期、月经过少、闭经、月经先期、痛经；带下过少；不孕等
肾阴虚	肾阴亏虚，虚热内生，热扰冲任，迫血妄行	月经先期、经间期出血、崩漏、经行吐衄；胎漏、胎动不安，子晕、子痫等
肾阳虚	肾阳不足，冲任失于温煦；或命火愈衰，带脉失约；或胎阻气机，湿浊泛溢肌肤	妊娠腹痛、胎动不安、胎萎不长、子肿；闭经、不孕；经行泄泻；带下病等
阴阳亏虚	肾为水火之宅，肾阴阳失衡	崩漏、经断前后诸证

2. 肝功能失常

证型	病因病机	妇科病证
肝气郁结	情志不畅，则血为气滞，冲任失畅，血海蓄溢失常；冲任失畅，胞脉阻滞	月经先后无定期、月经过多或过少、痛经、闭经、经行乳胀；妊娠恶阻；缺乳，妇人腹痛，不孕等
肝郁化火	五志过极，肝郁化火，热伤冲任，迫血妄行	月经先期、月经过多、崩漏、经行头痛、经行吐衄；胎漏，子晕
肝经湿热	肝经湿热蕴结，下注冲任，带脉失约	妇人腹痛、带下病、阴痒、癥瘕、不孕等
肝阳上亢	肾阴亏虚或孕后血聚冲任养胎，肝阳偏亢	经行头痛、经行眩晕；子晕、子痫
肝血不足	肝肾同源，精血互生，阴血不足，冲任亏虚	月经后期、月经过少、闭经、不孕
肝胃不和	肝气犯胃，肝胃不和，孕期冲脉挟肝气上逆犯胃	妊娠恶阻

3. 脾功能失常

证型	病因病机	妇科病证
脾气虚弱	脾气不足，冲任不固，血失统摄；或胎失所载，或系胞无力	月经先期、月经过多、崩漏、带下过多、胎动不安、堕胎、子宫脱垂
脾虚血少	化源不足，冲任血虚，血海不按时满溢或冲任血虚，胎失所养	月经后期、月经过少、闭经；缺乳；胎动不安、堕胎、小产
脾阳不振	湿浊内停，脾阳不振，下注冲任，带脉失约；湿浊内停，孕期冲脉挟痰饮上逆	带下病，子肿，妊娠呕吐，经行泄泻，不孕

4. 心功能失常

证型	病因病机	妇科病证
心血不足	忧思积念，阴血暗耗，心气不得下达，冲任血少，血海不能按时满盈；营阴不足，神失所养	月经过少、闭经；脏躁、经断前后诸证；产后抑郁
心火亢盛	心肝火旺	经行情志异常、经行口糜、经断前后诸证

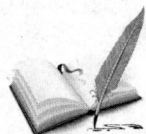

5. 肺的功能失常

证型	病因病机	妇科病证
肺阴不足	阴虚肺燥，经期阴血下注冲任，肺阴愈虚，虚火上炎，损伤肺络	经行吐衄
肺失宣降	肺气失宣，水道不利	子嗽、子肿、妊娠小便不通、产后小便不通

（二）气血失调

气血失调是妇产科疾病中一种常见的发病机制。由于经、孕、产、乳都是以血为用，而且皆易耗血，所以机体常处于血分不足、气偏有余的状态。《灵枢·五音五味》说："妇人之生，有余于气，不足于血，以其数脱血也"。气和血相互资生，气为血之帅，血为气之母。伤于血，必影响到气，伤于气，也会影响到血。

1. 气病 情志变化主要引起气分病变进而累及于血。

证型	病因病机	妇科病证
气虚	气不摄血，冲任不固，血失统摄；冲任不固，不能载胎；系胞无力	月经先期、月经过多、崩漏、产后恶露不绝、乳汁自出、胎漏、子宫脱垂、经行感冒、产后自汗
气滞	肝气郁结，气机阻滞，冲任失畅，血行迟滞	月经后期、痛经、闭经、经行乳胀、癥瘕、不孕
气逆	情志所伤，气机逆乱，孕后冲气偏盛，冲气挟胃气上逆	妊娠恶阻、子嗽、经行吐衄

2. 血病 寒、热、湿邪常引起血分病变。

证型	病因病机	妇科病证
血寒	外感寒邪，或过服寒凉，损伤阳气；或素体阳虚阴盛，寒与血结，血为寒凝，冲任失畅	月经后期、月经过少、痛经、闭经、妊娠腹痛、癥瘕、产后腹痛、产后身痛等
血热	外感热邪，或过服辛燥之品致阳盛血热；或素体阴虚内热，热与血搏，损伤冲任，迫血妄行	月经先期、月经过多、崩漏、胎漏、胎动不安、堕胎、小产、产后恶露不绝
血虚	大病、久病或经、孕、产、乳失血、耗血过多；或劳神思虑太过；或脾虚化源不足，冲任亏虚	月经后期、月经过少、痛经、闭经、妊娠腹痛、胎萎不长、不孕、缺乳、产后身痛等
血瘀	寒凝、气滞、热灼，脉络损伤等致瘀血阻滞胞宫、胞脉、冲任血瘀	月经后期、月经过少、或月经过多、经期延长、痛经、闭经、崩漏、不孕、癥瘕等

（三）冲、任、督、带损伤

冲、任、督、带皆起于胞中，同出会阴，皆受约于带脉。冲为血海，任主胞胎，督总诸阳，任督二脉维持全身阴阳脉气的平衡，带脉约束诸经。冲任二脉受损，督脉阳气失调，带脉约束失职，则血海不能按时满盈，胞胎妊养失去支持，胞宫行月经、主胎孕的功能不能正常行使，可发生经、带、胎、产、杂诸病。因此，冲任督带功能失常概括了胞宫、胞脉、胞络的特殊病理，成为了妇产科疾病的基本病机和最终病位。

证型	病因病机	妇科病证
冲任亏虚	先天肾气不足，或房劳多产，或后天肝血耗伤，或脾虚生化乏源，精血亏虚，血海不满，胞脉失养	月经后期、月经过少、闭经、胎萎不长、缺乳、不孕等
冲任不固	肾气不足，封藏失职，脾气虚弱，统摄无权，冲任不固	月经过多、月经先后无定期、崩漏、堕胎、子宫脱垂等

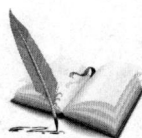

续表

证型	病因病机	妇科病证
冲任阻滞	脾失健运,聚湿成痰,或肝气郁结,气滞血瘀,胞络不畅,冲任阻滞	痛经、月经后期、闭经、经行乳胀、经行泄泻、不孕、癥瘕等
冲任积寒	脾阳不振,或肾阳虚衰,或外感寒邪,寒滞冲任,胞宫失于温煦	月经后期、痛经、闭经、妊娠或产后腹痛、不孕等
冲任蕴热	肝郁化火,或阴虚内热,或外感热邪,热扰冲任,血海不宁	月经先期、月经过多、崩漏、经行吐衄、胎漏、产后恶露不绝等
冲气上逆	肝郁脾虚,肝气横逆,胃失和降,肝胃之气挟冲气上逆	妊娠恶阻、经行吐衄等
任带失约	肾失温化,脾失健运,水湿下注,或肝经湿热流注下焦,浸淫任带,使任脉不固,带脉失约	带下病、胎动不安、滑胎、子宫脱垂等

综上所述,脏腑功能失常、气血失调、冲任督带受损三种病机不是孤立的,而是相互联系、相互影响的。如脏腑功能失常,可导致气血失调;气血失调,也能使脏腑功能失常;直接损伤胞宫,可能导致脏腑功能失常、气血失调。总之,不论何种致病因素损伤了机体,不论病变起于哪个脏腑,是在气还是在血,都是损伤了冲任(督带)生理功能才发生妇产科疾病的。

中医妇产科病因病机的思维路线与逻辑关系,简要整理如图所示(图9-1)。

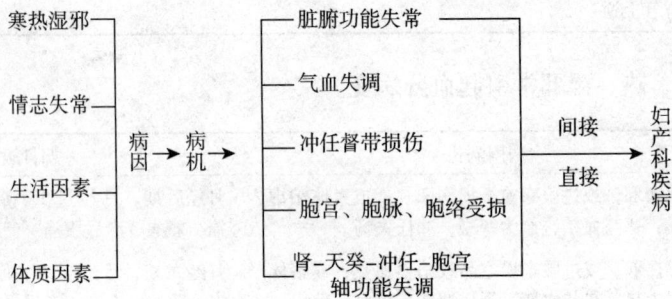

图9-1 中医妇产科病因病机简要图示

扫码"练一练"

(钟雪梅)

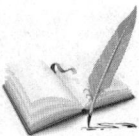

第十章　诊断与治法概要

第一节　诊断概要

中西医结合诊断妇产科疾病，是以望、闻、问、切四诊诊察病证特点和体征表现，再辅以相关检查做出准确的诊断。将辨病与辨证相结合，以提高临床诊断准确率。

表 10 - 1　妇产科疾病辨证要点

分类	证型	全身表现	妇产科相关病症
虚证	气虚	面色㿠白，精神疲倦，四肢无力，心悸气短，语声低微，舌淡红，苔白润，脉缓弱等	月期后期、月经量少，或月经先期、月经量多，甚或崩漏，经色淡红；带下色白量多而质清稀；产后恶露不绝；缺乳；产后自汗；小便不通；阴挺等
	血虚	面色苍白或萎黄，皮肤干燥，形容消瘦，心悸头晕，唇舌淡红，苔薄或花剥，脉细弱	月经后期或闭经，经色淡红，经量少，经后腹痛；白带量少；胎萎不长，胎动不安，堕胎小产；产后血晕，产后发热，产后身痛，痉病，缺乳，产后大便难；不孕等
实证	气滞	精神郁闷，胸胁胀满，嗳气不舒，食欲不振，或头晕目眩，乳房胀痛，少腹胀痛或痛连两胁，痛无定处，苔薄白或黄白相兼，脉弦	月经先后不定期，月经后期、量少，经行不畅，痛经；妊娠恶阻；产后腹痛；癥瘕等
	血瘀	唇舌紫暗，肌肤甲错，胸胁疼痛拒按，下腹刺痛，痛有定处，舌紫暗或有瘀斑瘀点，脉沉涩	痛经，闭经，崩漏；异位妊娠；产后恶露不绝，色暗有块，块下痛减；不孕；癥瘕等
	痰湿	头晕目眩，形体肥胖，胸闷泛恶，口淡而腻，多唾浊沫，食欲不振，舌胖，苔腻，脉弦滑	月经后期，闭经；带下量多；妊娠恶阻，子肿；不孕，癥瘕
寒证	虚寒	腹痛喜温喜按，面色苍白，形寒肢冷，腰酸背痛，精神萎靡，小便清长，大便溏薄，舌淡，苔薄，脉沉迟无力	月经后期、量少，色淡或暗黑，痛经，闭经；带下清冷；不孕；妇人腹痛
	实寒	腹痛得热痛减，面色青白，畏寒肢冷，苔薄白，脉沉紧	月经后期、量少，色暗有块，痛经、闭经；不孕，癥瘕
	寒湿	面色萎黄，面浮肢肿，形寒肢冷，身体困重，关节酸痛，口中黏腻，纳呆便溏，苔薄白润，脉沉迟	月经后期，闭经，痛经；带下量多；子肿；小腹冷痛，不孕
热证	虚热	面色潮红，五心烦热，午后潮热，盗汗眠少，口燥咽干，心悸烦躁，舌红，少苔或无苔，脉细数	月经先期、量少，崩漏，色红质稠，经行口糜，绝经前后诸证；胎动不安；产后恶露不绝
	实热	面红唇赤，口干喜冷饮，急躁易怒，大便干结，小便短赤，舌红或绛，苔黄，脉滑数	月经先期、量多，经期延长，崩漏，色深红质稠，经期发热，经行吐衄；带下黄赤；胎动不安，堕胎小产；产后恶露不绝，产后发热
	湿热	身重乏力，胸闷烦燥，口苦纳呆，腰骶酸痛，小便黄赤，舌红，苔黄腻，脉弦滑	痛经，色暗红，质黏稠；带下量多黄稠，或赤白带下；妇人腹痛，阴痒，阴肿，阴疮；癥瘕；不孕

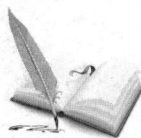

第二节 治法概要

一、内治法

通过药物内服给予治疗，是妇产科常用的治法。

辨证分型、治病求本、审因论治是中医治疗妇产科的原则。针对病证正确选方用药，调理脏腑气血，维护阴阳平衡。

1. 中医妇科常用治法

治则	治法		适应证	代表方
调补脏腑	补肾	滋肾填精	肾精不足所致月经病、妊娠病、不孕等	左归丸
		温肾壮阳	肾阳不足、命门火衰所致子宫发育不良、月经病、带下病、流产、不孕等	右归丸
		补益肾气	肾气亏少所致经、孕、胎、产诸病	寿胎丸
	调肝	理气疏肝	肝气不舒或抑郁烦满所致的月经病、乳汁分泌异常、不孕症等	逍遥散
		养血柔肝	肝血不足，肝木失养所致的月经病、妊娠病	一贯煎
	健脾	健脾益气	脾虚气血生化不足，冲任不固所致的月经病、妊娠病、产后病等	补中益气汤
		和胃健脾	胃气不和、脾失健运所致的妊娠病、月经病	香砂六君子汤
		健脾利湿	脾虚湿滞所致的带下病、妊娠肿胀等	完带汤
		补脾升阳	脾气虚损，气虚下陷所致月经过多、崩漏、堕胎、滑胎、带下等	举元煎
调理气血	补益气血		气血两虚所致多种妇产科虚证	八珍汤
	行气化瘀		气滞血瘀所致的诸多实证、瘀证	膈下逐瘀汤
	温经散寒		寒邪内盛或虚寒内生所致痛证、月经病、不孕症	温经汤
	清热凉血		热邪内盛或虚火内扰所致血证、热毒之证	保阴煎
	利湿除痰		痰湿、湿邪、痰气互结所致的带下病、妊娠病、不孕症	苍附导痰丸
祛邪除因	解毒杀虫		虫淫、毒邪所导致的带下病、前阴病等	止带汤

2. 内分泌治疗 内分泌治疗是妇产科治疗的重要组成部分。目的是矫正、调整、恢复女性的生殖内分泌节律及功能，改善女性的精神、心理、内分泌、代谢和机体功能状态。

属性	分类		适应证	代表药
性激素	雌激素	天然雌激素	子宫发育不良、卵巢功能低下、闭经、功能失调性子宫出血、卵巢早衰、绝经综合征、萎缩性阴道炎、避孕、退乳、引产等	17β-雌二醇
		半合成雌激素		炔雌醇
		合成雌激素		己烯雌酚
	孕激素	天然孕激素	先兆流产、功能失调性子宫出血、闭经等	黄体酮
		孕酮衍生物	功能失调性子宫出血、闭经、痛经、子宫内膜异位症、子宫内膜癌、避孕、抗早孕等	醋酸甲羟孕酮
		19-去甲基睾酮衍生物		炔诺酮
	雄激素	雄性化激素	功能失调性子宫出血、子宫内膜异位症、子宫肌瘤、晚期癌症或慢性消耗性疾病所致的低蛋白血症、贫血等	丙酸睾酮
		蛋白同化激素		苯丙酸诺龙

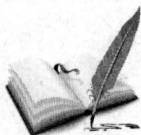

属性	分类	适应证	代表药
促性腺激素	尿促性腺激素	无排卵性不孕、黄体功能不足等	人类绝经期尿促性腺激素
	绒毛膜促性腺激素		人绒毛膜促性腺激素
促性腺激素释放激素	促性腺激素释放激素制剂	垂体兴奋试验、下丘脑性闭经、下丘脑性不孕	戈那瑞林
	促性腺激素释放激素类似物	子宫内膜异位症、子宫肌瘤	戈舍瑞林
其他	抗泌乳素类	闭经泌乳综合征、高泌乳素血症、脑垂体微腺瘤	溴隐亭
	抗雌激素类	功能性闭经、无排卵性功能失调性子宫出血、多囊卵巢综合征所致不孕等	氯米芬
		子宫内膜异位症、子宫肌瘤、子宫内膜增生过长、子宫内膜癌	他莫昔芬
	抗孕激素类	药物流产、子宫内膜异位症、子宫肌瘤	米非司酮
		子宫内膜异位症、子宫肌瘤	孕三烯酮
	抗雄激素类	多毛症、多囊卵巢综合征之高雄激素血症、女性男性化	醋酸塞普隆
	前列腺素	产后流血、诱发流产、中期妊娠引产	米索前列醇

二、外治法

1. 药物疗法

治法	用法及适应证	备注
熏洗法	将药物趁热熏蒸或洗涤患部。用于外阴炎、阴道炎、外阴瘙痒症、湿疹等	经期停用，局部溃疡、孕期禁用
坐浴法	阴部直接坐泡在药液中。用于各种外阴炎、阴道炎等	经期停用，局部溃疡、孕期禁用
冲洗法	用药液直接冲洗外阴、阴道，用于阴道炎、宫颈炎和阴式手术前的准备	—
纳药法	将药物置于阴道穹隆内或子宫颈外口部位。用于各种阴道炎、子宫颈炎等	—
敷贴法	药物制成膏剂、散剂、糊剂等，直接或用无菌纱布敷贴于患处。用于外阴肿痛、盆腔炎性疾病、退乳、癥瘕等	孕期慎用
热熨法	药物加热后，趁热外敷患处。用于盆腔炎性疾病后遗症及寒性的妇科痛证等	孕期禁用
导肠法	将栓剂或油剂注入直肠内。用于腑实证、盆腔炎性疾病及其后遗症等	孕期禁用
保留灌肠	药液经导管注入直肠内。用于盆腔炎性疾病及其后遗症、盆腔瘀血症、陈旧性宫外孕、内生殖器良性肿瘤等	经期停用，孕期慎用
宫腔注药	药液经导管注入宫腔及输卵管腔内。用于子宫内膜炎、输卵管炎、输卵管阻塞等	月经干净后 3~7 日内操作，阴道出血或急性炎症者禁用，经后至治疗期间禁止性生活

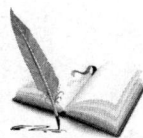

2. 针灸治疗 有针刺、艾灸、穴位注射、埋线等治法，用于盆腔炎、痛证、月经不调、不孕症等。

3. 手术疗法 是治疗妇产科疾病的重要方法，对某些疾病甚至有着不可替代的作用。

手术方式	手术名称	适应证
内窥镜	宫腔镜	宫颈、宫腔部位病证的诊查和治疗；辅助生殖助孕技术；输卵管栓堵绝育及其他节育
	腹腔镜	盆腔、腹腔某些病证的诊查，寻找不孕不育原因，生殖道恶性肿瘤治疗后评估；盆腔肿瘤、子宫肌瘤切除、子宫全切，生殖道恶性肿瘤手术切除；异位妊娠，子宫内膜异位症，盆腔粘连松解、输卵管整形术、盆腔脓肿、输卵管卵巢囊肿；绝育术，输卵管吻合术
腹部手术	卵巢囊肿剔除术	卵巢的非赘生囊肿、卵巢赘生肿瘤
	输卵管妊娠手术	输卵管妊娠的保守性手术治疗、输卵管妊娠切除术、
	附件切除术	卵巢良性肿瘤、输卵管良性肿瘤、粘连较重的输卵管妊娠
	子宫肌瘤剔除术	子宫肌瘤
	腹式全子宫切除术	子宫肿瘤、子宫体非肿瘤性病变、子宫颈肿瘤及非肿瘤性病变、附件病变、盆腔其他病变
	剖宫产手术	有剖宫产手术指征的手术分娩
经阴道手术	阴式全子宫切除术	子宫脱垂、功能失调性子宫出血、子宫良性肿瘤、子宫内膜增生症
	盆底重建手术	盆腔脏器脱垂

三、孕期用药注意

1. 孕期禁用和慎用的中药

分级	类型	药物
禁用	含毒性成分	砒霜、雄黄、轻粉、斑蝥、麝香、马钱子、川乌、草乌、土鳖虫、水蛭、虻虫、蟾酥、广东土牛膝、蜈蚣、朱砂、全蝎、昆明山海棠、马兜铃等
	药性峻猛类	三棱、莪术、商陆、麝香、干漆、甘遂、芫花、牵牛子、巴豆、大戟等
慎用	通经化瘀类	桃仁、红花、牛膝、蒲黄、五灵脂、穿山甲、王不留行、虎杖、三七、益母草、飞扬草、没药、乳香、南星等
	滑利通窍类	冰片、瞿麦、木通、漏芦、通草、薏苡仁等
	辛热燥烈类	干姜、片姜黄、肉桂、桂枝等
	行气破滞类	枳实、枳壳、大黄、芒硝、番泻叶、郁李仁等

2. 孕期药物的致畸危险性

分级	危害性	代表药物
A 级	在有对照组的怀孕妇女中未显示对胎儿有危险，未发现药物对妊娠早期、中期及晚期的胎儿有损害，其危险性极小	适量维生素
B 级	未显示对胎儿的危险，但无临床对照实验证明对胎儿显示有不利影响，可在医师观察下使用	青霉素、头孢菌素类、红霉素、胰岛素、地高辛

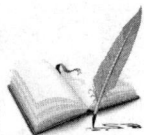

续表

分级	危害性	代表药物
C级	在动物的研究中证实对胎仔有不良影响,但无临床对照实验。一般这类药物仅在权衡对胎儿的利大于弊时方能使用	喹诺酮类、庆大霉素、制霉菌素、咪康唑、酮康唑、异丙嗪、异烟肼
D级	对人类胎儿的危险有肯定的证据。只能在对孕妇有生命威胁或患有严重疾病又无其他有效药物时考虑使用	硫酸链霉素
X级	动物或人的实验研究中已证实可使胎儿异常,风险超过任何益处。妊娠期间禁用	四环素类、甲氨蝶呤等抗癌药、己烯雌酚、利巴韦林

(金凤丽)

扫码"练一练"

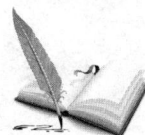

第二篇

妇 科 学

第十一章 月经病与生殖内分泌异常

第一节 月经不调

月经不调是指月经的周期性和规律性发生改变，月经的期、量发生异常的一类疾病，《中医妇科学》根据主症不同分为月经先期/后期/先后无定期、经期延长、月经过多/过少6个病症。月经不调是妇科临床的常见病和多发病，从青春期到围绝经期均可发病，既可单独以一个病症发生，也可几个病症同时出现。如月经先期伴月经过多或经期延长或经间期出血，或月经先后不定期伴月经过多或经期延长，可发展成崩漏重症，故将这类病症归为出血倾向性月经不调；而月经后期伴月经过少，易发展成闭经重症，这类病症又可归为闭止倾向性月经不调。月经不调往往是卵巢功能失调的外在反映，严重者常影响妇女身体健康，故应引起足够重视。

月经不调主要为有排卵型异常子宫出血，相当于西医学无子宫结构性改变的异常子宫出血（abnormal uterine bleeding，AUB），如排卵障碍（ovulatory dysfunction）、全身凝血相关疾病（coagulopathy）、子宫内膜局部异常（endometrial）、医源性（iatrogenic）的AUB、未分类（not yet classified）的AUB，分别称为"AUB－O、AUB－C、AUB－E、AUB－I、AUB－N"。对于存在子宫结构器质性改变的异常子宫出血，如子宫内膜息肉（polyp）所致AUB、子宫腺肌病（adenomyosis）所致AUB、子宫平滑肌瘤（leiomyoma）所致AUB，分别称为"AUB－P、AUB－A、AUB－L"，这类属于良性病变，但无手术指征的AUB也可参照本病治疗。

古代医籍上还有以月经色、质异常为病证名的记载，因其常与期、量异常伴随并见，单纯出现者临床少见，故现代中医妇科不单列经色、经质异常的病证名称。本节将月经不调分为出血倾向性和闭止倾向性两类进行介绍。

出血倾向性月经不调

包括月经先期，又称"经行先期""经早"；月经过多，又称"经水过多"；经期延长，亦称"月水不断""经事延长"；月经先后无定期，也称"月经愆期""经乱"。

【病因病理】

一、中医病因病机

证型	病因病机	妇科病位与病机
脾气虚	素体脾虚，或饮食失节，或劳倦过度，或思虑过极，损伤脾气	脾气虚弱，统摄无权，冲任不固，经血妄行
肾气虚	素体肾气不足，或早婚房劳多产，或用脑过度，或多次妇科宫腔手术伤及肾	肾气虚弱，封藏失职，冲任失调，血海蓄溢失常

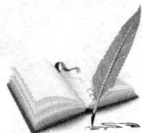

续表

证型	病因病机	妇科病位与病机
阳盛血热	素体阳盛，或过食辛燥助阳之品，或外感热邪，或情志化火	热扰冲任，血海不宁，迫血下行
阴虚血热	素体阴虚，或久病阴亏，或失血伤阴	水亏火旺，热扰冲任，血海不宁，经血妄行
肝郁血热	素性抑郁，郁久化火，或性情急躁，郁怒伤肝	木火妄动，下扰血海，迫血下行
湿热蕴结	素有湿热内蕴，流注冲任；或经期、产后感受湿热之邪，稽留于冲任胞中	湿热壅阻胞中，与血胶结，瘀热扰血，迫血下行
血瘀	瘀阻冲任胞宫，或堕胎、小产、人流后，瘀血停滞	瘀血积于冲任，瘀血不去，新血不得归经

二、西医病因病理

1. 病因 精神过度紧张、情绪不畅、环境改变、气候骤变、过度劳累、营养不良及其他全身性疾病等为主要病因。

2. 病理 卵泡期卵泡发育不良，使排卵后黄体功能不健，孕激素分泌减少，子宫内膜分泌反应不良，黄体期缩短，于是发生月经先期，或经前点滴出血而使经期延长；若黄体期孕酮水平不高但下降缓慢，使子宫内膜呈高度分泌而致月经过多；若黄体晚期雌、孕激素缓慢下降，以致黄体萎缩不全，使子宫内膜剥脱不全，则月经淋漓不净，导致经期延长。如排卵前后卵巢激素分泌波动过大，则可发生经间期出血；若卵巢功能失调，时而卵泡发育延迟，时而黄体功能不健，则可发生月经先后无定期。

【诊断】

一、病史

多有先天禀赋不足、情志内伤，或外感淫邪、房劳多产、饮食不节、劳倦过度，以及妇科手术不当的病史。

二、临床表现

（一）症状

1. 月经周期异常 月经周期提前 1~2 周，但经期基本正常，连续出现 3 个月经周期以上者，称为"月经先期"；月经周期时而提前、时而延后 1~2 周，经期基本正常，连续出现 3 个月经周期以上者，称为"月经先后无定期"。

2. 经期异常 月经周期基本正常，经期超过 7 天以上，甚或淋沥半月方净者，称为"经期延长"。

3. 经量异常 月经周期、经期基本正常，但月经期间的出血量明显多于以往正常经量 1 倍以上，或经量超过 80~100ml，连续出现 2 个月经周期及以上者，称为"月经过多"。

（二）体征

出血倾向性月经不调的临床阳性体征大多不明显，若月经量多，病程时间长可继发贫血貌；若系生殖器炎症所致，可结合妇科检查和临床辅助检查来确定。

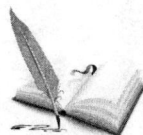

（三）实验室及其他检查

1. 性激素测定 放射免疫测定血中雌二醇、孕酮水平多偏低或两者比例失调。

2. 基础体温测定 大多为双相型，排卵后体温上升缓慢或波动较大，或高温相下降缓慢。

3. 妇科检查 一般无器质性病变，有时也可触及一侧或双侧附件增粗、增厚。

4. B 型超声检查 盆腔子宫、附件无明显异常，或有子宫增大，肌层回声欠均匀，或合并肌壁间肌瘤。

5. 诊断性刮宫 适用于年龄 >35 岁、药物治疗无效或存在子宫内膜癌高危因素的异常子宫出血患者。为确定有无排卵或判定黄体功能，应在月经来潮前 1~2 日或月经来潮 6 小时内刮宫；为尽快减少大量出血、排除器质性疾病，可随时刮宫；为确定是否子宫内膜不规则脱落，需在月经第 5~7 日刮宫。

（四）辨证要点

出血倾向的月经不调，辨证应注重月经的期、量、色、质，并结合患者的体质因素及全身兼证、舌脉等，运用脏腑、气血、八纲辨证综合分析。辨证以脏腑、气血为主，又可分属在虚、实、寒、热之中。出血倾向的月经不调久病不治，或复受内外致病因素所扰，均可发展成出血性的崩漏，应重视月经期、量的变化，以判明病情属性。

【鉴别诊断】

病证	症状特征	病史	基础体温	妇科检查
崩漏	月经期、量均发生严重紊乱，出血无周期性和规律性，持续大量出血或淋漓超过 2 周以上不净	青春期、更年期发病为多，月经不调时间较长，或有其他出血性疾病史	单相	正常或有生殖器肿瘤，或生殖系统炎症（子宫内膜息肉、子宫内膜炎、盆腔炎等）
月经过多	月经周期、经期正常，经量明显增多，或超过 100ml	大病久病、精神刺激、盆腔感染、或宫内放节育器	双相或单相	多无明显器质性病变，或有慢性盆腔炎阳性体征
经期延长	月经周期正常，经期延长超过 7 天以上，或半月方净	有饮食、起居、情志失调、盆腔炎等病史	双相或单相	多无明显器质性病变，或有慢性盆腔炎阳性体征
经间期出血	在两次月经中间，周期 12~16 天出现规律性少量阴道出血，持续 2~3 日干净	青春期月经不调史，或手术流产史	双相	宫颈黏液透明呈拉丝状夹有血丝或赤白带
赤带	月经期、量均正常，经净后白带中有血丝，量少持续时间长，无规律性	多有接触性出血史及宫内安放节育器	双相或单相	宫颈糜烂，或有宫颈赘生物，子宫、附件区压痛

【治疗】

一、治疗原则

重在调经治本。重视平时的调治，或补或清或化；若脉证无热象，则应补虚，以补中气、固命门，或脾肾双补，或心脾同治为主，以达肾中阴阳平和，精气充旺，气血化生有源，冲任调畅，血海蓄溢有常，则月经自调。

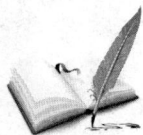

二、中医治疗

证型	证候	治法	选方	药物组成	加减
脾气虚证	月经先期，量多或先后不定期，或经期延长；经色淡红，经质清稀；面色㿠白，气短懒言，体倦神疲，小腹空坠；舌淡，苔薄，脉弱	健脾益气，固冲调经	补中益气汤（《脾胃论》）或安冲汤（《医学衷中参西录》）	人参、黄芪、炙升麻、柴胡、当归、白术、陈皮、甘草；黄芪、白术、生地、白芍、续断、海螵蛸、茜草根、生龙骨、生牡蛎	月经先期或经间期出血者选补中益气汤；经期延长者加炒艾叶、阿胶、乌贼骨养血温经止血；月经过多者选安冲汤加党参、炙升麻补气升提举陷
肾气虚证	月经先期，或先后不定期，或经期延长；经量或多或少，色淡暗，质稀薄；面色晦暗，腰骶酸痛，溲多便溏；舌淡暗，苔薄，脉沉细或沉弱	补肾益气，养血调经	固阴煎（《景岳全书》）或大补元煎（《景岳全书》）	熟地、山茱萸、山药、菟丝子、五味子、人参、续断、远志、炙甘草；人参、熟地、山茱萸、山药、枸杞、当归、杜仲、炙甘草	月经先后无定期首选固阴煎；月经过多或经期延长者选大补元煎去当归加仙鹤草、血余炭、乌贼骨固涩止血
阳盛血热证	月经先期，量多；色深红或紫红，质黏稠或有小血块；伴心胸烦躁，面赤口干，小便短黄，大便燥结；舌质红苔黄，脉滑数	清热泻火，凉血调经	清经散（《傅青主女科》）或保阴煎（《景岳全书》）	丹皮、地骨皮、白芍、熟地、青蒿、黄柏、茯苓；生地、熟地、黄芩、黄柏、白芍、山药、续断、甘草	月经先期者选清经散；月经过多者选保阴煎加地榆炭、炒槐花、侧柏炭凉血止血
阴虚血热证	经来先期，或经期延长，或经间期出血；量少或量多，色鲜红，质稠；伴颧红潮热，咽干口燥，或五心烦热；舌质红，苔少或无苔，脉细数	养阴清热，凉血调经	两地汤（《傅青主女科》）合二至丸（《医方集解》）	生地、地骨皮、玄参、麦冬、白芍、阿胶；女贞子、旱莲草；熟地、生地、地骨皮、知母、麦冬、白芍、甘草	月经先期伴量多，选两地汤合二至丸；月经量少、经期延长伴手足心热者用加减一阴煎加丹皮、白薇、龟板育阴清热
肝郁血热证	月经提前，或经期延长；量或多或少，色紫红夹有瘀块；或少腹胀痛，或胸闷胁胀，乳房胀痛，或心烦易怒，或口苦咽干；舌红苔薄黄，脉弦数	清肝解郁，凉血调经	丹栀逍遥散（《内科摘要》）或加减一阴煎（《景岳全书》）	丹皮、炒栀子、当归、白芍、柴胡、白术、茯苓、甘草	月经过多者酌加炒地榆、夏枯草、茜草凉血止血；经行不畅夹血块者酌加泽兰、益母草、炒蒲黄活血化瘀
湿热蕴结证	月经先期，或月经量多，或经期延长，经间期出血；经色暗红有块，有臭秽气；腰骶胀痛，或小腹坠胀拒按；舌红苔黄而腻，脉弦数或濡数	清热除湿，凉血调经	清肝止淋汤（《傅青主女科》）或红酱四妙丸（验方）	丹皮、黄柏、当归、生地、白芍、阿胶、香附、牛膝、小黑豆、红枣；银花、连翘、红藤、败酱草、苍术、黄柏、苡仁、牛膝	经间期出血者选清肝止淋汤酌加败酱草、椿根皮、茵陈清热除湿止血；经期延长者选银翘红酱四妙丸酌加炒贯众、马齿苋清热凉血止血
血瘀证	月经量多，或量少持续十余日始净，或经间期出血；经行不畅，色紫暗有块；伴小腹疼痛拒按；舌质紫暗或有瘀点，脉细涩或弦涩	活血化瘀，固冲止血	桃红四物汤（《医宗金鉴》）或逐瘀止血汤（《傅青主女科》）	桃仁、红花、当归、生地、白芍、川芎；酒大黄、生地、当归尾、丹皮、赤芍、桃仁、枳壳、龟板	经行量多有块者选桃红四物汤酌加三七、茜草、蒲黄增强祛瘀止血之效；经期延长或经间期出血者选逐瘀止血汤加炒蒲黄、乌贼骨化瘀固冲止血

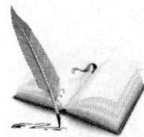

三、西医治疗

（一）月经过多

可用睾丸素对抗雌激素，如丙酸睾丸酮25mg肌内注射，每日1次，连用3天；或甲基睾丸素5mg，舌下含化，每日2次，连用3天；或前列腺素合成酶抑制剂。

（二）排卵期出血

可先进行1~2个周期的观察，测定BBT，在排除器质性病变后，如出血量少时间短、患者可以耐受，可以不用药，继续观察随诊。如患者要求治疗，可于月经周期第10天起口服炔雌醇0.005~0.01mg，每日1次，连服10天。对有避孕需求者可口服短效复方避孕药，连用3~6个周期，能很好地控制周期。如效果不好需排除其他原因导致的排卵期出血。对有生育要求者可口服氯米芬/来曲唑促排卵，改善卵泡发育和黄体功能，防止排卵期出血。

其余治法参见第十一章第二节"排卵障碍性异常子宫出血–有排卵型AUB"。

【预防与调护】

1. 出血倾向性月经不调除药物治疗外，平时应注意饮食，经前不宜过食肥甘滋腻、生冷寒凉、辛辣香燥之品，以免损伤脾胃；保持心情舒畅，避免七情过极引起冲任蕴热。

2. 经期不宜过度劳累和剧烈运动。

3. 重视经期卫生，保持外阴局部清洁，严禁出血期性生活，防止感染。

4. 育龄期女性应做好避孕措施，避免堕胎、小产（含人工流产、药物流产清宫）过多、过频直伤冲任子宫，导致出血倾向性月经不调的发生。

【预后与转归】

出血倾向性月经不调治疗得当，多可痊愈。若不治或失于调护，可发展为崩漏，故应积极治疗。

闭止倾向性月经不调

包括月经后期，也称"经行后期""经迟"；月经过少，也称"经水涩少"。单纯月经过少多属于西医学的有排卵型AUB，但月经后期伴量少则可能是无排卵型AUB，进一步发展可成继发性闭经和不孕症。

【病因病理】

一、中医病因病机

证型	病因病机	妇科病位与病机
肾虚	禀赋素弱，或先天肾气不足，或年少肾气未充，或多产（含人工流产、屡孕屡堕）房劳伤肾	肾气不足，精血不充，冲任血海不能按时满溢
血虚	素体血虚，或大病久病伤血，营血亏虚；或饮食劳倦思虑伤脾，脾虚化源不足	营血不足，冲任不充，血海不能按时满溢

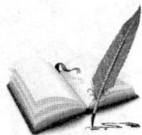

续表

证型	病因病机	妇科病位与病机
虚寒	素体阳虚，或久病伤阳，阳虚内寒，脏腑失于温养，生化失期	气虚血少，冲任不足，血海不能按时满溢
实寒	经期产后，外感寒邪，或过食寒凉，寒搏于血	血为寒凝，冲任不畅，血行迟滞，血海不能按时满溢
气郁	素性忧郁，情志不遂，气机不宣	血为气滞，冲任不畅，气血运行迟滞，血海不能按时满溢
血瘀	经期产后（堕胎、小产、人流），瘀血停滞；或七情内伤，气滞血瘀；或感受邪气，邪与血结	瘀血积于冲任，经血不得畅行，新血不生，血海不能满溢
痰湿	素体肥胖，痰湿内盛；或饮食不节，脾失健运，痰湿内生	痰湿下注冲任，壅滞胞脉，气血运行缓慢，血海不能按时满溢

二、西医病因病理

（一）病因

常见病因有先天发育不良、营养不良、精神刺激、环境改变、饮食结构紊乱、过食或偏食或节食、过度劳累、药物影响（如乱服减肥药、避孕药）、多次宫腔手术及患有其他全身性疾病等。

（二）病理

1. 生殖内分泌功能异常 若卵泡期 FSH 相对不足，卵泡发育不良，则卵巢雌激素分泌减少，子宫内膜增生期延长，以致月经后期或月经过少。

2. 子宫内膜受损 因人工流产等宫腔手术操作时过度吸刮内膜组织，破坏了部分子宫内膜基底层，使子宫内膜对卵巢激素反应不良，内膜功能层缺损或菲薄，以致月经过少。

3. 多种因素干扰 先天遗传因素（糖尿病等）、精神神经因素、饮食不规律、营养不良、体重过轻或超重、药物（奋乃静、氯丙嗪、利血平、避孕药等）均可使中枢神经系统 - 下丘脑功能失调而影响到脑垂体促性腺激素分泌失调，进而影响卵巢功能而致月经后期、月经量少。

【诊断】

一、病史

先天禀赋不足，或有感寒饮冷、情志不遂史；或有失血、经期产后感染史、结核病史；或有反复人流刮宫术、不规则服用避孕药史。

二、临床表现

（一）症状

1. 月经周期异常 月经周期延后 1~2 周，经期基本正常，连续出现 3 个月经周期以上者，称为"月经后期"。

2. 经期异常 经期缩短不足 2 天，经量也少，连续出现 2 个月经周期以上者，称为"月经量少"。

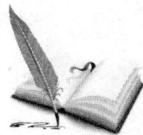

3. 经量异常 月经周期基本正常，经量较以往明显减少一半以上，甚或点滴即净，连续出现 2 个月经周期以上者，称为"月经过少"。

（二）体征

闭止倾向性月经不调或可伴见身体发育异常，如体重和身高不成比例、第二性征发育不良或有缺陷等。

三、实验室及其他检查

1. 性激素测定 可借以了解性腺功能状况及判断卵巢有无排卵。

2. 基础体温测定 可借以了解性腺功能状况及判断卵巢有无排卵。

3. 妇科检查 或有子宫发育不良及先天不足，第二性征发育欠佳的体征。

4. B 型超声波检查 了解子宫形态、子宫内膜，卵巢的发育和病变，便于明确诊断。

5. 宫腔镜检查 可直视下取子宫内膜活组织检查和分解宫腔黏连，对子宫内膜炎、子宫内膜纤维化、子宫内膜结核及宫腔粘连致月经后期伴量少的诊断有参考价值。

四、辨证要点

闭止倾向性月经不调的辨证主要依据月经的期、量、色、质，结合全身证候辨其虚、实、寒、热。一般虚多实少，寒多热少，也可虚实夹杂。因卵巢功能失调而致者日久可发展成闭经和不孕症，故应重视病史进行综合分析。

【鉴别诊断】

月经后期应与早孕鉴别，月经过少应与先兆流产、异位妊娠鉴别。

病证	症状特征	尿 hCG	B 型超声	妇科检查
月经后期	月经周期常延后 7 天以上，甚至 3～5 个月一行，可伴月经量少	阴性	子宫正常大小或较小	子宫大小正常或较小
早孕	以往月经周期、经量正常，有停经史后出现早孕反应	阳性	子宫增大，宫腔可见孕囊或胚芽组织，有胎心搏动	子宫增大与停经月份相符，质软，宫颈着色，宫颈口闭合
月经过少	月经周期正常，月经量较以往明显减少一半以上，甚或点滴即净	阴性	盆腔器官基本正常或子宫体偏小	子宫附件无异常或子宫发育小
先兆流产	以往月经量正常，有停经史，后出现阴道不规则流血，伴腰酸腹痛、胎块下坠	阳性或弱阳性	子宫增大，宫腔可见孕囊或胚芽组织，有胎心搏动或无明显胎心搏动	子宫增大与停经月份相符，质软，宫颈着色，颈口见少许血液，宫颈口闭合
异位妊娠	以往月经期、量正常，有短暂停经史，阴道少量不规则出血的同时，常有小腹一侧胀痛或突然剧痛	阳性或弱阳性	子宫腔未见孕囊，附件一侧可有包块，子宫后方有积液（积血）	若异位妊娠破裂后，子宫稍增大，宫颈抬举痛，附件一侧可触及软性包块，触痛明显，后穹隆饱满，穿刺可抽到不凝血

【治疗】

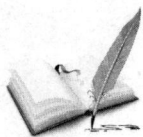

一、治疗原则

以调经为主，应重视平时的调治。因本病虚多实少，寒多热少，故治疗虚证重在补肾滋肾，或濡养精血以调经，不可妄行攻破，以免重伤精血；实证宜活血通利，佐以温经、行气、祛痰，中病即止，不可过量久用；虚实错杂者，应攻补兼施。

二、中医治疗

证型	证候	治法	选方	药物组成	加减
肾虚证	月经后期，量少，经色淡暗，质稀；面色晦暗或有暗斑，头晕耳鸣，腰腿酸软，尿频或失禁，舌淡暗苔薄白，脉沉细或细弱	补肾益精，养血调经	归肾丸（《景岳全书》）合当归地黄饮（《景岳全书》）	熟地、山萸肉、山药、茯苓、菟丝子、枸杞、当归、杜仲；当归、熟地、山萸肉、山药、杜仲、牛膝、甘草	月经后期、量少，点滴即净者选归肾丸加紫河车、鹿角胶、制首乌填精养血；月经错后日久不潮者选当归地黄饮酌加芜蔚子、泽兰、鸡血藤活血通经
血虚证	月经后期，量少，经色淡，质稀；头晕眼花，心悸失眠，面色苍白或萎黄，小腹绵绵而痛，喜揉喜按；舌淡苔薄，脉虚细	补血养营，益气调经	滋血汤（《证治准绳·女科》）或归脾汤（《校注妇人良方》）	人参、黄芪、当归、川芎、熟地、白芍、茯苓、山药；人参、黄芪、白术、茯神、当归、酸枣仁、龙眼肉、木香、远志、甘草、生姜、大枣	月经过少者选滋血汤加黄精、桑葚、龙眼肉养血益精；月经后期见纳差食少者选归脾汤
虚寒证	月经后期，经量素少，经色淡暗质稀；小腹发凉，四肢不温，得热则舒，腰膝酸软，头晕耳鸣，夜尿频多；舌淡，脉沉弱或沉迟	温经扶阳，养血调经	大营煎（《景岳全书》）或艾附暖宫丸（《沈氏尊生书》）	当归、熟地、枸杞、牛膝、杜仲、肉桂、炙甘草；艾叶、香附、黄芪、当归、芍药、地黄、川芎、续断、肉桂、吴茱萸	月经后期者选大营煎加菟丝子、肉苁蓉、炒香附温肾理气；月经过少者选艾附暖宫丸加制首乌、鸡血藤、龙眼肉养血益精
实寒证	月经后期，量少，经色紫暗夹块，经行不畅；小腹冷痛拒按，得热痛减，畏寒肢冷，面色青白；舌质淡暗苔白，脉沉紧	温经散寒，活血调经	温经汤（《妇人大全良方》）	人参、当归、川芎、白芍、肉桂、莪术、丹皮、牛膝、甘草	月经后期且量少，酌加丹参、鸡血藤、益母草活血养血调经；经行小腹冷痛加台乌药、荔枝核、橘核温经行气止痛
气郁证	月经后期，或先后无定期，量少，经色暗红或有小块；小腹胀痛，精神郁闷，或胸胁乳房胀痛；舌质正常，苔薄白，脉弦	疏肝解郁，和血调经	乌药汤（《兰室秘藏》）合逍遥散（《和剂局方》）	乌药、香附、木香、当归、甘草；柴胡、当归、白芍、白术、茯苓、甘草、薄荷、煨姜	月经后期、量少者选乌药汤加泽兰、丹参、益母草行气活血；月经先后不定期者选逍遥散
血瘀证	月经后期，经行涩少，色紫暗有血块；小腹胀痛或刺痛，拒按，血块排出胀痛减轻，舌紫暗或有瘀点，苔薄，脉沉弦或沉涩	活血化瘀，理气调经	通瘀煎（《景岳全书》）或血府逐瘀汤（《医林改错》）	当归尾、红花、生山楂、香附、木香、乌药、青皮、泽泻；柴胡、枳壳、赤芍、桃仁、红花、当归、生地、川芎、牛膝、桔梗、甘草	月经后期、量少者选通瘀煎加丹参、鸡血藤、川芎养血活血；月经过期不来伴小腹刺痛拒按者选血府逐瘀汤加川楝子、延胡索、五灵脂、蒲黄活血化瘀止痛，引血下行
痰湿证	月经后期，量少，色淡质黏；胸脘满闷，头晕体胖，心悸气短；舌淡胖，苔白或白腻，脉滑	燥湿化痰，活血调经	苍附导痰丸（《叶天士女科诊治秘方》）或开郁二陈汤（《万氏妇人科》）	茯苓、法半夏、陈皮、甘草、苍术、香附、胆南星、枳壳、生姜、神曲；苍术、香附、白术、法半夏、茯苓、滑石、当归、川芎	月经后期、量少者选苍附导痰丸；兼胸闷痰多，白带量多者选开郁二陈汤酌加苡仁、白果仁、乌贼骨、车前子除湿止带

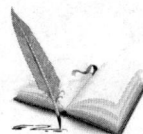

三、西医治疗

1. 全身治疗 积极治疗导致月经稀发、月经量少的全身性疾病；注意精神致病因素及饮食调节，避免过度消瘦或肥胖，以利月经期、量的恢复。

2. 促进卵泡发育 治法参见第十一章第二节"排卵障碍性 AUB－无排卵型 AUB"。

3. 调整月经周期 治法参见第十一章第二节"排卵障碍性 AUB－无排卵型 AUB"。

【预防与调护】

经前及经期注意调摄寒温，平时作息规律，避免情志刺激，育龄妇女应做好避孕工作，减少人工流产或药物流产清宫等手术几率，防止子宫内膜损伤或生殖器感染。

【预后与转归】

月经后期与月经过少轻症经积极治疗与生活调理，预后一般较好；如二者同时并见且较重，若不及时调治可发展为闭经、不孕。

（吴克明）

第二节 排卵障碍性异常子宫出血

扫码"学一学"

异常子宫出血（abnormal uterine bleeding, AUB）是指以月经周期、经期及出血量异常（源自子宫腔的出血）为临床常见症状的一类疾病。根据病因不同可将 AUB 分为两大类 9 个类型，按英语首字母缩写为"PALM－COEIN"。第一类存在子宫结构器质性改变，如子宫内膜息肉（polyp）、子宫腺肌病（adenomyosis）、子宫平滑肌瘤（leiomyoma）、子宫内膜恶变和不典型增生（malignancy and hyperplasia），分别称为"AUB－P、AUB－A、AUB－L、AUB－M"；第二类无子宫结构性改变，如全身凝血相关疾病（coagulopathy）、排卵障碍（ovulatory dysfunction）、子宫内膜局部异常（endometrial）、医源性（iatrogenic）、未分类（not yet classified），分别称为"AUB－C、AUB－O、AUB－E、AUB－I、AUB－N"。其中以排卵障碍性 AUB（AUB－O）最常见，约占 AUB 的 50%，包括无排卵、稀发排卵与黄体功能不足，限定于育龄期非妊娠妇女，需排除妊娠和产褥相关的出血，也不包含青春期前和绝经后出血。本节以介绍 AUB－O 为主，兼及 AUB－C、AUB－E、AUB－I、AUB－N，而 AUB－P、AUB－A、AUB－L、AUB－M 另有专节介绍。

功能失调性子宫出血（dysfunctional uterine bleeding, DUB）是指调节生殖的神经内分泌机制失常而无明显生殖器官器质性病变及全身出血性疾病的异常子宫出血，简称功血。国际妇产科联盟（FIGO）建议废用"功能失调性子宫出血"术语，推荐使用"急性 AUB"替代大出血。

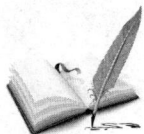

无排卵型 AUB

无排卵型 AUB 主要由下丘脑 - 垂体 - 卵巢轴（HPO 轴）功能异常引起，常见于青春期、绝经过渡期，生育期亦可因多囊卵巢综合征、肥胖、高催乳素血症、甲状腺及肾上腺疾病等引起，无排卵可以是持续的，也可以是间断或暂时的。无排卵时卵巢无黄体形成及孕酮分泌，引起子宫内膜增殖过度及不规则剥脱，导致急性大出血或持续淋漓不断的出血。

无排卵型 AUB 相当于中医的"崩漏"。"崩漏"系指妇女在非行经期间阴道大量出血或持续淋漓不断者，前者称"崩中"或"经崩"，后者称"漏下"或"经漏"，是月经病中的疑难重症之一。

【病因病理】

一、中医病因病机

证型	病因病机	妇科病位与病机
虚热	素体阴虚，或久病失血伤阴，阴不涵阳，虚火内炽	阴虚火旺，扰动血海，经血非时妄行；失血过多则阴液愈亏，冲任更伤，以致崩漏反复难愈
实热	素体阳盛，肝火易动，或素性抑郁，郁久化火，或过服辛辣助阳之品，酿成实热	木火妄动，热扰冲任，血海蕴热，迫血妄行，致成崩漏
肾虚	天癸初至，肾气不足；或绝经前后肾气渐衰；或多产房劳伤肾	肾虚封藏失职，偏肾阴虚者，为元阴不足，虚火妄动；偏肾阳虚者，为命门火衰，均致冲任不固而为崩漏
脾虚	素体脾虚，或饮食失节，或劳倦过度，或思虑过极，损伤脾气	脾气虚弱，气虚下陷，统摄无权，冲任不固，致成崩漏
血瘀	久郁血滞，或经产（堕胎、小产、人流）余血未尽，又感寒、热、湿邪，瘀血内阻	瘀血积于胞宫，旧血不去，新血不得归经，发为崩漏

崩漏病因虽有血热、肾虚、脾虚、血瘀等，但由于损血耗气，日久均可以转化为气血两虚或气阴两虚，或阴阳俱虚。无论病起何脏，但其本在肾，即"四脏相移，必归脾肾""五脏之伤，穷必伤肾"。崩漏发病机制复杂，病程较长，常是因果相干，气血同病，多脏受累。

二、西医病因病理

（一）病因

精神紧张、营养不良、代谢紊乱、慢性疾病、环境及气候骤变、饮食紊乱、过度运动、酗酒以及其他药物等因素影响时，可通过大脑皮层和中枢神经系统引起下丘脑 - 垂体 - 卵巢轴之间的功能失调或靶器官效应异常而导致 AUB - O。

（二）病理生理

1. 不同年龄阶段的无排卵型 AUB 发病机制各异　青春期主要由于下丘脑 - 垂体 - 卵巢轴激素间的反馈调节尚未发育成熟，使月经中期无 LH 高峰出现，因无排卵而引起月经紊乱。围绝经期主要是因卵巢功能衰退，性激素对下丘脑及垂体的正反馈作用消失而无排卵，子宫内膜长期增生，当雌激素撤退水平下降时，内膜失去支持而发生不规则剥脱出血。

生育期无排卵型 AUB，常发生在流产或分娩后，由于下丘脑促性腺激素分泌不足，卵

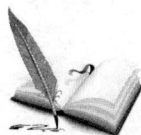

巢中卵泡发育欠佳，但能持续分泌雌激素而使子宫内膜增厚，一旦雌激素水平不能维持子宫内膜生长，即发生不规则剥脱出血。

2. 无排卵型 AUB 与子宫内膜出血自限机制缺陷有关

（1）组织脆性增加　子宫内膜受单一雌激素刺激腺体持续增生，间质缺乏孕激素作用则缺乏分泌反应，致使子宫内膜组织脆弱，容易自发破溃出血。

（2）子宫内膜脱落不完全　持续性增生的子宫内膜由于雌激素波动脱落不规则和不完整，内膜某一区域在雌激素作用下修复，而另一区域发生脱落和出血，增生期子宫内膜的局灶性脱落缺乏足够的组织丢失量，使再生和修复困难。

（3）血管结构与功能异常　在单一雌激素的持续作用下，子宫内膜破裂的毛细血管密度增加，小血管多处断裂，加之缺乏螺旋化，收缩不力造成流血时间延长，流血量增多。

（4）凝血与纤溶异常　多次组织破损活化纤溶酶，引起更多的纤维蛋白裂解，子宫内膜纤溶亢进，凝血功能缺陷。

（5）血管舒张因子异常　增殖期子宫内膜前列腺素 E_2（PGE_2）含量高于 $PGF_{2\alpha}$，过度增生的子宫内膜组织中 PGE_2 含量和敏感性更高，血管易于扩张，使出血量增加。

（三）子宫内膜病理改变

无排卵型 AUB 患者的子宫内膜受雌激素持续作用而无孕激素拮抗，可发生不同程度的增生性改变，少数可呈萎缩性改变。

1. 子宫内膜增生症（endometrial hyperplasia）　国际妇科病理协会（ISGP）的分型为：

（1）单纯性增生（simple hyperplasia）　镜下所见如瑞士干酪，又称瑞士干酪样增生。镜下特点是腺体数量增加，腺腔囊性扩大，大小不一。腺上皮为单层或假复层，细胞呈高柱状，无异型性，间质增生将腺体分开。发展为子宫内膜腺癌的几率仅约1%。

（2）复杂性增生（complex hyperplasia）　腺体增生明显，拥挤，结构复杂，出现腺体与腺体相邻呈背靠背现象。由于腺上皮增生，可向腺腔内呈乳头状或向间质呈出芽样生长。腺上皮细胞呈柱状，可见复层排列，但无不典型细胞。由于腺体增生明显，使间质减少，发展为子宫内膜腺癌的几率约为3%。

（3）不典型增生（atypical hyperplasia）　指腺体增生并有不典型细胞，表现为在单纯性或复杂性增生的基础上，腺上皮细胞增生，层次增多，细胞极性紊乱，体积增大，核浆比例增加，核深染，见核分裂象。不典型增生属于 AUB‐M 范畴，为子宫内膜癌前病变。

2. 增殖期子宫内膜（proliferative phase endometrium）　子宫内膜所见与正常月经周期中的增生期内膜无区别，只是在月经周期后半期甚至月经期仍呈增生期形态。

3. 萎缩性子宫内膜（atrophic endometrium）　子宫内膜菲薄萎缩，腺体少而小，腺管狭而直，腺上皮为单层立方形或低柱状细胞，间质少而致密，胶原纤维相对增多。

【诊断】

一、病史

注意询问患者的月经史、婚育史，有无相关疾病如肝病、血液病、甲状腺功能亢进或

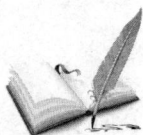

减退，有无精神紧张等影响正常月经的因素。详细了解异常子宫出血的类型、发病时间、病程经过、出血前有无停经史及以往治疗经过等。

二、临床表现

1. 症状 子宫不规则出血，表现为月经周期紊乱，经期长短不一，经量不定或增多，甚至大出血。出血期间一般无腹痛或其他不适。根据出血特点可分为：①周期不规则，经期延长 >7 日，伴经量过多 >80ml；②周期不规则，经期延长 >7 日，而经量不多；③月经频发，周期缩短 <21 天，经量多少不定。

2. 体征 出血量多或时间长者常继发贫血，少数急性大量出血可导致休克。

三、实验室及其他检查

1. 体格检查 包括妇科检查和身体检查，排除生殖器官及全身性器质性病变。

2. 基础体温测定 连续测定基础体温（Basal Body Temperature，BBT）呈单相曲线，提示无排卵（图 11-1）。

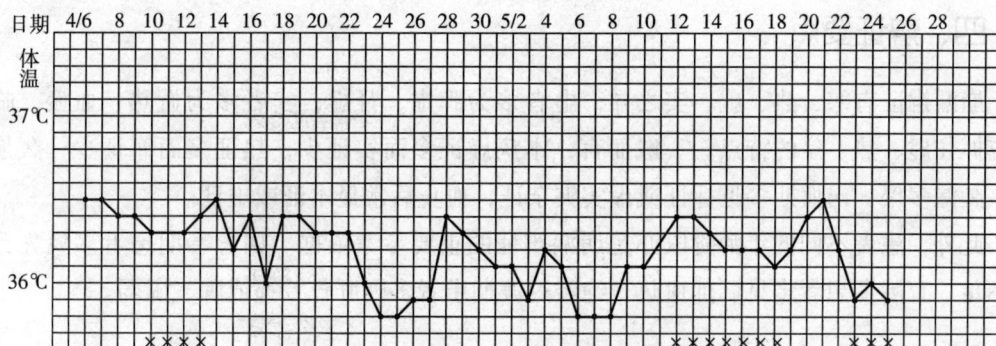

图 11-1 基础体温单相曲线（提示无排卵型 AUB）

3. 激素测定 出血前测定血清孕酮值处于卵泡期水平，空腹测定血泌乳素及甲状腺功能以排除其他内分泌疾病。

4. 超声检查 经阴道 B 型超声检查，了解子宫大小、形状、子宫内膜厚度、宫腔内有无赘生物等，以排除器质性病变。

5. 诊断性刮宫（dilation and curettage，D&C） 简称诊刮。对年龄 >35 岁、长期不规则子宫出血、有子宫内膜癌高危因素（如高血压、肥胖、糖尿病等）、B 超提示子宫内膜过度增厚或回声不均匀、药物治疗效果不显著者应行诊刮并送病理检查；有条件的推荐宫腔镜直视下诊刮并活检。对于年轻或无性生活史的患者，若激素治疗失败或疑有器质性病变，应经患者本人或监护人知情同意后才能诊刮。

6. 宫腔镜检查 在宫腔镜直视下诊刮病变区组织活检可明确诊断各种宫腔内膜病变，如子宫内膜息肉、子宫黏膜下肌瘤、子宫内膜癌等。

7. 血液检查 如血常规、血小板计数、出凝血时间、凝血酶原时间及活化凝血酶原时间等，以了解贫血程度和排除血液系统病变。

无排卵型 AUB 的诊断应采用排除法。需要排除的情况或疾病有：妊娠相关出血、生殖器官肿瘤、感染、血液系统及肝肾重要脏器疾病、甲状腺疾病、生殖系统发育畸形、外源

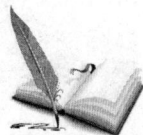

性激素及异物引起的不规则出血等。应特别注意的是，围绝经期 AUB 患者常合并子宫肌瘤或宫颈管息肉，如能排除子宫器质性病变，仍应按照本病治疗（图 11 -2）。

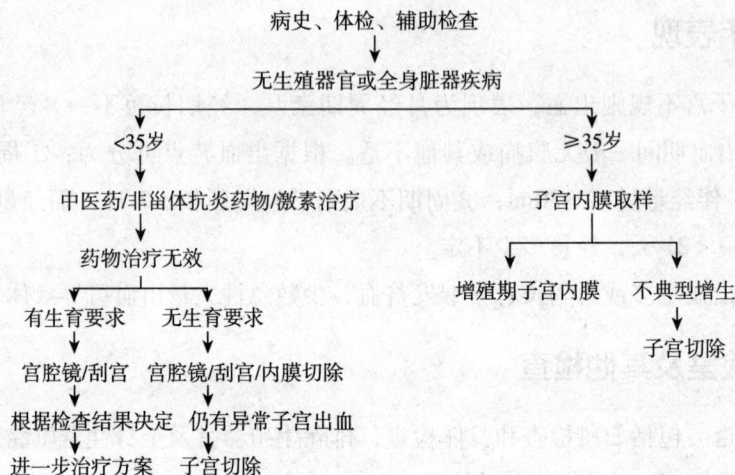

病史、体检、辅助检查

无生殖器官或全身脏器疾病

<35岁 —— ≥35岁

中医药/非甾体抗炎药物/激素治疗 —— 子宫内膜取样

药物治疗无效 —— 增殖期子宫内膜　不典型增生

有生育要求　无生育要求 —— 子宫切除

宫腔镜/刮宫　宫腔镜/刮宫/内膜切除

根据检查结果决定　仍有异常子宫出血

进一步治疗方案　子宫切除

图 11 -2　无排卵型 AUB 的诊断和治疗步骤

四、辨证要点

崩漏辨证有寒、热、虚、实之异，虚者多为脾虚、肾虚；实者多为血热、血瘀，临证时应抓住虚、热、瘀的特点。一般而言，本病虚证多而实证少，热证多而寒证少；久崩多虚，久漏多瘀，出血期多见标证或虚实夹杂证，血止后常显本证或虚证。

此外，患者不同的年龄阶段亦是崩漏辨证的重要参考依据。如青春期患者多属先天肾气不足，育龄期患者多见肝郁血热，绝经过渡期患者多因肝肾亏损或脾气虚弱。

【鉴别诊断】

无排卵型 AUB 应与其他病理原因的妇科出血性疾病进行鉴别。

1. 妊娠相关疾病　怀疑或不能排除妊娠、流产、滋养细胞疾病时，建议查血或尿 hCG。

2. AUB - P、AUB - A、AUB - L、AUB - M 和 AUB - C、AUB - E、AUB - I、AUB -N　酌情选择盆腔 B 超、MRI、凝血功能检查，必要时行宫腔镜、腹腔镜检查，进行子宫内膜活组织病理检查；怀疑子宫动静脉瘘时需行子宫动脉造影，以明确诊断。AUB - E 用抗纤溶药物或孕激素萎缩治疗有效。

3. 甲状腺、肾上腺、全身疾患（肝肾功能异常等）　结合病史、酌情选择相关内分泌功能测定与肝肾功检测。

病证	症状特征	病史、腹部检查	妇科检查	辅助检查
无排卵性 AUB	月经周期紊乱，阴道出血量多或量少淋漓不净。多见于青春期及更年期，可有不同程度贫血征象	月经不调史，分辨盆腔有无肿块	注意排除生殖器肿瘤、炎症、妊娠期等异常出血	B 超检查、性激素检测、子宫内膜病理检查、血常规
月经过多	月经周期基本正常，经量明显增多，甚或下血如注，可伴贫血征象	月经不调史或盆腔感染史	鉴别有无生殖系统器质性病变	B 超检查、性激素检测、子宫内膜病理检查、血常规

续表

病证	症状特征	病史、腹部检查	妇科检查	辅助检查
难免流产	由先兆流产发展而来，阴道流血增多超过月经量，有血块，但未见组织物排出，下腹阵发性剧痛，坠胀感，腰酸痛甚	有停经史，妊娠3个月以上者可扪及宫体及其阵缩	子宫增大与孕月相符，宫口已开，可见胚胎组织堵塞宫口，或羊水流出，或羊膜膨出于宫口	血hCG测定、B超检查、血常规
不全流产	由难免流产发展而来，阴道流血持续少量或量多如注，或排出物夹有胎块组织，小腹疼痛多减轻。如残留时间长者可有感染征象	有停经史，确定宫内妊娠	子宫小于孕月，可见宫颈口内有活动性出血或见部分胚胎组织堵塞子宫颈口	B超检查、血hCG测定、血常规
异位妊娠	以往月经期、量正常，有短暂停经史，小腹一侧胀痛或突然剧痛，阴道少量不规则出血，或伴急性贫血及休克征象，其休克程度与外出血不成正比	有停经史，下腹压痛、反跳痛，内出血多时可有腹部饱满及移动性浊音或胃脘不适	子宫颈举痛，子宫稍大、软，内出血多时可有漂浮感，后穹窿饱胀触痛，宫旁有界限不清质软而触痛的包块	血hCG测定、血常规，后穹窿或腹腔穿刺、B超检查
葡萄胎	大多于停经3个月内出现不规则阴道出血或葡萄状物排出，恶心呕吐严重，当水泡状胎块排出时，可突然或反复大量出血，甚至休克	有停经史，子宫异常增大但未扪及胎体、胎动，B超探不到胎心搏动	大多子宫异常增大超过孕月，子宫旁或可扪及囊性包块	血hCG检测、B型超声检查、血常规
生殖道肿瘤出血	月经周期紊乱，或先后无定期，月经量持续增多甚或突然大量下血，或淋漓不止，可伴腹痛、腹胀、白带异常	可有肿瘤史，分辨包块的大小、性质、活动度以及有无压痛	子宫或附件包块或子宫颈异常改变，或有阴道结节，触之出血	B超检查、诊刮、子宫内膜组织活检
创伤出血	阴道出血，色鲜红，甚或大出血致急性贫血征象	有阴部外伤史或粗暴性交史	外阴出血或见血肿或有阴道穹窿撕裂，甚或穿破腹膜	妇科检查、血常规

【治疗】

青春期及生育期无排卵型 AUB 以止血、调整周期、促排卵为目的；绝经过渡期以止血，调整周期，减少经量，防止子宫内膜病变为原则。

一、中医治疗

中医对崩漏的治疗，本着"急则治其标，缓则治其本"的原则，根据发病的缓急和出血的久暂，灵活掌握和运用"塞流、澄源、复旧"的治崩三法。

1. 塞流 即是止血，用于暴崩之际，塞流止血以防脱。常采用独参汤（《十药神书》）或生脉散（《医学启源》），补气摄血止崩。若暴崩如注，肢冷汗出，昏厥不省人事，脉微欲绝者，为气随血脱之危急证候，治宜回阳救逆，益气固脱，急投参附汤（《严氏济生方》）。

2. 澄源 即正本清源，亦是求因治本，是治疗崩漏的重要阶段。一般用于出血减缓后的辨证论治。

3. 复旧 即固本善后，是巩固崩漏治疗的重要阶段，用于血止后恢复健康，调整月经周期。可采用补虚、清热、化瘀、补肾、健脾、调肝以及中药周期疗法。

治崩三法，临床并不能截然分开，往往是塞流需澄源，复旧当固本。治崩宜升提固涩，

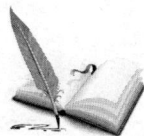

辛温、寒凉凝血之品当慎用；治漏宜养血理气，不可偏于固涩。青春期患者重在补肾气益冲任，育龄期患者重在疏肝养肝调冲任，围绝经期重在补肾扶脾固冲任。

证型	证候	治法	选方	药物组成	加减
虚热证	经血非时而下，量多势急；或量少淋漓，血色鲜红而质稠；心烦潮热，小便黄少，大便干结；舌红苔薄黄，脉细数	滋阴清热，止血调经	保阴煎（《景岳全书》）合生脉散（《内外伤辨惑论》）	生地、熟地、白芍、黄芩、黄柏、川断、山药、甘草；人参、麦冬、五味子	如暴崩下血者，加仙鹤草、乌贼骨涩血止血；淋漓不断者，加茜草、三七化瘀止血
实热证	经血非时暴下，或淋漓日久不断，色深红，质稠；或有血块，口渴烦热，小便黄，大便干结；舌红苔黄，脉洪数	清热凉血，止血调经	清热固经汤（《简明中医妇科学》）	黄芩、栀子、生地、地骨皮、地榆、阿胶、藕节、棕榈炭、龟板、牡蛎、甘草	若心烦易怒，脉弦者，加夏枯草、贯众炭清肝泻热
肾阳虚证	经来无期，量或多或淋漓不净，色淡质清，畏寒肢冷，面色晦暗，腰腿酸软，小便清长；舌质淡，苔薄白，脉沉细	温肾固冲，止血调经	右归丸（《景岳全书》）	熟地、炒山药、山茱萸、枸杞、鹿角胶、菟丝子、杜仲、当归、肉桂、制附子	出血量多，去肉桂加补骨脂、血余炭温经固冲止血
肾阴虚证	经乱无期，出血量多或淋漓不净，色鲜红，质黏稠；伴头晕耳鸣，腰膝酸软或心烦；舌红苔少，脉细数	滋肾养阴，止血调经	左归丸（《景岳全书》）合二至丸（《医方集解》）	熟地、牛膝、山药、枸杞、山茱萸、菟丝子、鹿角胶、龟板胶；女贞子、旱莲草	若阴虚肝火偏旺者，加夏枯草、牡蛎以清肝敛阴固冲
脾虚证	经血非时暴下，继而淋漓不止，血色淡而质稀；气短神疲，面色㿠白，或肢体面目浮肿；舌质淡，苔薄白，脉缓无力或虚弱	补气摄血，固冲调经	固冲汤（《医学衷中参西录》）	白术、黄芪、煅龙骨、煅牡蛎、山萸肉、白芍、乌贼骨、茜草根、棕榈炭、五倍子	崩中量多，加人参、升麻补气摄血；久漏不止，加荆芥炭、茜草炭化瘀止血
血瘀证	经血非时而下或淋漓不断，或经闭数日又忽然暴下，色紫黑质稠，夹有血块；小腹胀痛，块下则减；舌质紫暗，苔薄白，脉涩	活血化瘀，止血调经	逐瘀止崩汤（《安徽中医验方选集》）	当归、川芎、三七、没药、五灵脂、丹皮炭、炒丹参、炒艾叶、阿胶、蒲黄（炒）、龙骨、牡蛎、乌贼骨	若胁腹胀甚者，加香附、川楝子理气行滞；暴崩血多，肢冷汗出，加生脉散敛阴止汗固脱

二、西医治疗

（一）一般治疗

加强营养，改善全身情况。严重贫血、休克者应给予输血。出血时间长者应给予抗生素预防感染。

（二）药物治疗

常采用性激素止血和调整月经周期。出血期可辅以促进凝血和抗纤溶药物加强止血效果。

1. 出血期止血　止血的方法包括孕激素内膜脱落法、大剂量短效复方口服避孕药、高效合成孕激素内膜萎缩法和诊断性刮宫，需根据出血量选择合适的制剂和使用方法。下述各种治疗方法的先后顺序与用药效果的优劣无关，需根据患者的具体临床表现与需求选择

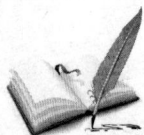

最适合的治疗方法。对少量出血患者，使用最低有效剂量激素，减少药物不良反应。对大量出血患者，要求性激素治疗 8 小时内见效，24~48 小时内出血基本停止。96 小时以上仍不止血者，应考虑更改无排卵型 AUB 的诊断。

（1）雌激素　急性大出血时过去常使用大剂量雌激素促使子宫内膜增生修复，以达到止血目的，也称"内膜修复法"。因目前国内无静脉与肌注的雌激素制剂，口服制剂起效慢，现在已不推荐在急性 AUB 大出血期常规使用大剂量雌激素止血。

（2）孕激素　也称"内膜脱落法""药物性刮宫"，适用于体内已有一定水平雌激素的患者。适用于血红蛋白 >80g/L、生命体征稳定的患者。孕激素作用于子宫内膜，可使其由增生期转变为分泌期。分别可选：甲羟孕酮（安宫黄体酮，MPA）6~10mg/d，或微粒化黄体酮胶囊（安琪坦、益玛欣、琪宁等）200~300mg/d，或地屈孕酮（达芙通）10~20mg/d，均连用 7~10 天。停药后子宫内膜脱落较完全，约一周内血止，起到药物性刮宫作用。

（3）短效复方口服避孕药　如无避孕药禁忌证，此方法止血效果好、止血速度快、价格低，服用方便。分别可选：炔雌醇环丙孕酮片（达英 -35），或屈螺酮炔雌醇片（优思明/优思悦），或去氧孕烯炔雌醇片（妈富隆、欣妈富隆），或复方左炔诺酮（左炔诺酮炔雌醇）等。用药方法：1 片/次，出血量多 2~3 次/日，淋漓出血 1~2 次/日，大多数出血可在 1~3 天完全停止；继续维持原剂量 3 天以上仍无出血可逐渐减量，每 3~7 天减少 1 片；仍无出血，可减量到 1 片/日，维持至血红蛋白正常、希望来月经，停药即可。

（4）高效合成孕激素　也称为"内膜萎缩法"，适用于血红蛋白较低者。使用大剂量高效合成孕激素，如炔诺酮（妇康片）5~10mg/日，或甲羟孕酮 10~30mg/日，连用 10~21 天，待血止和贫血纠正后停药。也可在出血完全停止后维持原剂量再服 3 天，仍无出血则每 3 天减量一次，减量以不超过原剂量的 1/3 为原则，直至每日最低剂量仍不再出血，维持至血红蛋白正常、希望来月经，停药即可。

（5）雄激素　有拮抗雌激素、增强子宫平滑肌及子宫血管张力的作用，通过减轻盆腔充血而减少出血量。适用于绝经过渡期患者。用法见"月经不调 - 出血倾向性月经不调"。

（6）辅助止血药　如氨甲环酸（妥塞敏），每次 1g，2~3 次/日，5~7 日/月；或卡巴克洛和酚磺乙胺，均有减少出血量的作用，但因其不能促使子宫内膜修复，故不能完全赖以止血。

2. 调整月经周期

（1）孕激素定期撤退法　月经周期第 11~15 天起，口服地屈孕酮 10~20mg/日，或微粒化黄体酮胶囊 200~300mg/日，共 10~14 天，酌情应用 3~6 个周期。

（2）短效复方口服避孕药　适用于月经量多、痤疮、多毛、痛经、经前期综合征、有避孕要求的患者，可达到"一举多得"的作用，常用药包括炔雌醇环丙孕酮片（达英 -35）、屈螺酮炔雌醇片（优思明）、屈螺酮炔雌醇片Ⅱ（优思悦）（止血时后四片白色安慰剂可扔掉）、去氧孕烯炔雌醇片（妈富隆、欣妈富隆）、复方左炔诺酮（左炔诺酮炔雌醇）等。用法同避孕方法。

（3）左炔诺孕酮宫内缓释系统（levonorgestrel intrautrine system，LNG - IUS）（曼月乐）安放后在宫腔内局部定期释放低剂量孕激素（LNG 20μg/d），既有很好的避孕作用，又可长期保护子宫内膜、显著减少出血量；由于药物在外周血中的浓度很低，对全身副作用

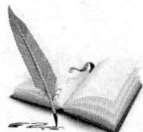

较小。

（4）雌、孕激素序贯疗法　即人工周期疗法。少数青春期与育龄期患者，如孕激素治疗后不出现撤退性出血，考虑是内源性雌激素水平不足；或绝经过渡期雌激素水平低下者，为模仿卵巢内分泌的周期性变化而外源性给予性激素药物，以诱导或人为控制下丘脑 – 垂体 – 卵巢轴的功能恢复正常，可使用该法。但近年来更多使用复合制剂，如戊酸雌二醇片/雌二醇环丙孕酮片（克龄蒙）、雌二醇/雌二醇地屈孕酮片（芬吗通），既方便又安全。

雌、孕激素序贯疗法举例：戊酸雌二醇2mg/天（或妊马雌酮1.25mg/日），于出血第5天起，每晚1次，连服20日，服用10日后加用黄体酮（或地屈孕酮片20mg/日或醋酸甲羟孕酮8mg/日）。连续3个周期为1疗程。（图11 – 3）。

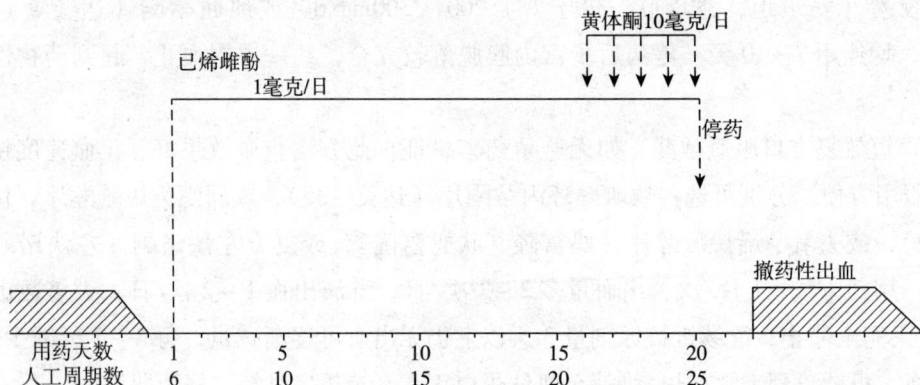

图11 – 3　雌 – 孕激素序贯疗法示意图

3. 促进排卵　适用于生育期有生育需求者，尤其是不孕患者，即使暂时不能妊娠，排卵后产生的孕酮可以调整月经和保护子宫内膜。

（1）来曲唑（letrozole）　可作为诱导排卵的一线用药，或用于枸橼酸氯米芬抵抗及失败患者的治疗。从自然月经或撤退性出血的第5日开始，2.5mg/日，共5日；如无排卵则每周期增加2.5mg，最大剂量5.0～7.5mg/日，共5日。该药为芳香酶抑制剂类抗肿瘤药，可抑制外周组织中的雄激素向雌激素转化，降低雌激素浓度，反馈性引起卵泡刺激素增多而促使卵泡发育并排卵。

（2）枸橼酸氯米芬（CC）　又称克罗米芬，是促排卵的传统一线药物，为非甾体类化合物，具有弱雌激素作用，通过竞争性抑制内源性雌激素对下丘脑的负反馈，促使下丘脑分泌更多的GnRH及垂体促性腺激素。适用于体内有一定雌激素水平的无排卵者。于撤药性出血第5日口服50～100mg/日，连续5日，一般连用3个周期应停药。该药最大剂量可用至150mg/日，连续5日，不可再加大剂量和延长疗程，以免造成卵巢过度刺激综合征（OHSS）。

（3）促性腺激素　包括人绝经期促性腺激素（HMG）、高纯度FSH（HP – FSH）和基因重组FSH（rFSH）。可作为CC或来曲唑的配合用药或二线治疗。适用于CC抵抗的无排卵不孕患者。用药条件：具备盆腔超声及雌激素监测的技术条件，具有治疗卵巢过度刺激综合征（OHSS）和减胎技术的医院。自撤药性出血第3～5日起，每日肌注HMG或FSH 1支，连用5日后开始B超监测卵泡发育。当监测到卵泡最大径线 >18mm时停药，加用hCG 5000～10000IU肌注以诱发排卵。当有3个卵泡直径 >18mm和血 E_2 >1000pg/ml时，应立

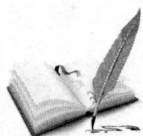

即停药，也不用 hCG，以免发生卵巢过度刺激综合征（OHSS）。

（三）手术治疗

对年龄较大有诊断性刮宫指征、或有药物治疗禁忌证的患者，建议将诊刮或宫腔镜检查、内膜病理检查作为首次止血的治疗选择，可同时发现或排除子宫内膜病变；但对近期已做过内膜诊刮、排除了恶变或癌前病变者不必反复刮宫。对于难治的、无生育要求、年龄超过 40 岁的患者，可考虑全子宫切除术，不推荐子宫内膜切除术。

表 11 - 1　AUB - O 常用激素药物治疗方法推荐表

	青春期		生育期		绝经过渡期	
	出血期 止血	调整 周期	出血期 止血	调整 周期	出血期 止血	调整 周期
天然孕激素或地屈孕酮	✓	✓	✓	✓	✓	✓
短效复方口服避孕药	✓	✓	✓	✓		慎用
高效合成孕激素			✓		✓	
LNG - IUS				✓		✓

注："✓"即可选择

有排卵型 AUB

有排卵型 AUB 又称排卵型月经失调（ovulatory menstrual dysfunction）或黄体功能不足性 AUB - O，大多数无症状或表现为经间期出血（inter - menstrual bleeding，IMB），为有规律的、在可预期的月经之间发生少量子宫出血。

有排卵型 AUB 较无排卵型 AUB 病情轻，相当于中医妇科学出血/闭止倾向性月经不调月经先期/后期、月经过多/过少、经期延长、经间期出血等，多发生于生育年龄妇女，患者有排卵，但因卵泡发育不良以致黄体功能不足。

IMB 可分为 4 种情况：

（1）卵泡期出血　BBT 高温相结束后开始出血如月经量，约 7 天后仍然持续少量出血，表现为"经后淋漓出血"。

（2）黄体期出血　BBT 高温未降即少量出血，持续数日后随 BBT 下降出血增多如月经，然后 7 天内血止，表现为"经前点滴出血"。

（3）围排卵期出血　考虑因排卵前后雌激素波动所致。

（4）无规律的经间期出血　多与卵泡发育不良、排卵后黄体功能不健有关。

【病因病理】

一、中医病因病机

参见"第十一章第一节"月经不调 - 出血倾向性月经不调"。

二、西医病因病理

1. 黄体功能不健（luteal phase defect，LPD）　月经周期中有卵泡发育及排卵，但黄

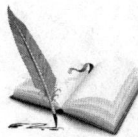

体期孕激素分泌不足或黄体过早衰退，导致子宫内膜分泌反应不良和黄体期缩短，表现为经前点滴出血，即黄体期出血。

2. 黄体萎缩不全 月经周期中患者有排卵，黄体发育尚可但萎缩过程延长，导致子宫内膜不规则脱落，表现为经后淋漓出血，即卵泡期出血。

3. 排卵前后雌激素波动 当卵泡发育成熟时，由于雌激素对下丘脑 FSH – RH 的负反馈作用使排卵前后雌激素水平下降，增生晚期子宫内膜发生短期少量突破性出血，即围排卵期出血。

【诊断】

一、临床表现

1. 症状 黄体功能不足一般表现为月经周期缩短；有时月经周期虽在正常范围内，但卵泡期延长、黄体期缩短，以致经前点滴出血，患者不易受孕或孕早期自然流产。黄体萎缩不全临床常见月经周期基本正常，经后淋漓出血致经期延长达 9 ~ 10 日，出血量一般不多。

2. 体征 若出血不多一般无明显体征，出血多则可伴贫血貌。妇科检查生殖器官无明显器质性病变。

二、实验室及其他检查

1. 基础体温测定 黄体功能不足的基础体温为双相性，但高温相少于 11 日（图11 – 4）。黄体萎缩不全致子宫内膜不规则脱落的基础体温也呈双相型，但下降缓慢（图11 – 5）

2. 性激素测定 排卵后于黄体中期测定孕酮水平较低，或不到黄体晚期即明显降低并有少量阴道流血，或月经周期 2 ~ 3 天孕酮仍在黄体期低水平，或围排卵期雌激素过低。

3. 子宫内膜活检 黄体功能不足时内膜显示分泌反应至少缩短 2 日，即可作出诊断。黄体萎缩不全时在月经第 5 ~ 6 日行诊断性刮宫，病理检查仍能见到呈分泌反应的子宫内膜，故病理检查为确诊依据。但对于病情不严重者不建议诊刮。

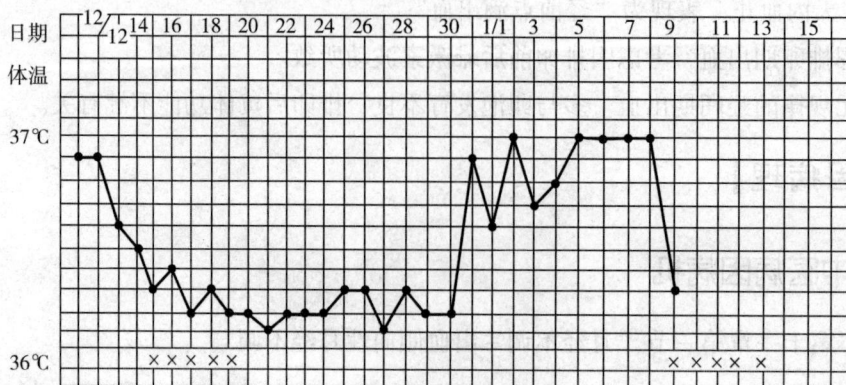

图 11 – 4　基础体温双相型（黄体功能不健）

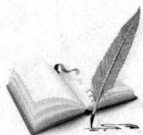

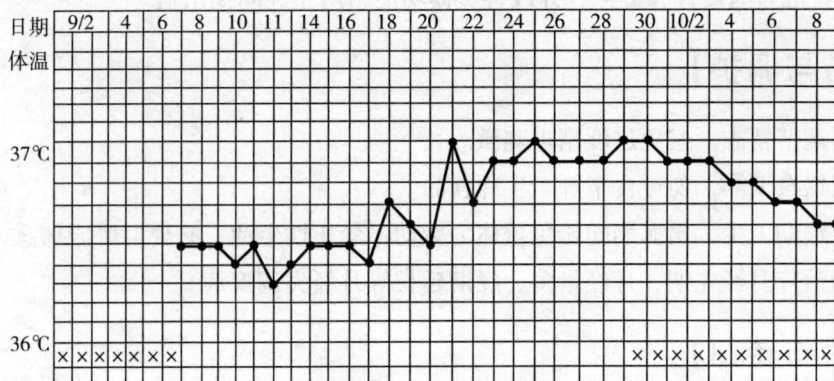

图 11 - 5　基础体温双相型（黄体萎缩不全）

【辨证要点】

参见第十一章第一节"月经不调 - 出血倾向性月经不调"。

【治疗】

一、治疗原则

中医治疗重在调经治本，重视平时的调治与生活调理，可根据中医对月经周期阴阳消长、气血变化的关系，采取分段（行经、经后、经间、经前四期）调治，使肾（心）- 冲任 - 胞宫之间功能平衡协调，以恢复正常月经周期和经期。西医治疗根据发病类型以改善黄体功能或促使黄体及时萎缩，内膜及时完整脱落为原则。

二、中医治疗

参见第十一章第一节"月经不调 - 出血倾向性月经不调"。

三、西医治疗

1. 卵泡期出血　表现为正式来月经后淋漓不净，即经期延长，是卵泡发育不良、雌激素水平低下、内膜修复不佳所致。可在月经周期第 5 ~ 7 天口服戊酸雌二醇 1 ~ 2mg/日，连续 3 ~ 5 天，血止后停药；或口服氯米芬/来曲唑 5 日，促进卵泡发育。

2. 黄体期出血　表现为正式来月经前少量出血，即月经先期或经期延长，是黄体功能不足（luteal phase defect，LPD）不能维持内膜稳定所致。可在排卵后口服地屈孕酮 20mg/日，或微粉化黄体酮 200mg/日，连用 7 ~ 10 天；或卵泡期口服氯米芬或来曲唑 5 日，促进卵泡发育以改善黄体功能。

3. 黄体萎缩不全　于排卵后第 1 ~ 2 日或下次月经前 10 ~ 14 日开始，连续 10 天每日口服微粉化黄体酮 200mg 或地屈孕酮 20mg。停药后黄体及时萎缩，内膜完整脱落。

4. 经间期出血　可先观察 1 ~ 2 个周期，测定 BBT，对照完整 BBT 记录。在排除器质性病变后，如出血量少时间短，患者能够耐受，可以不用药，继续观察随诊。如患者要求治疗，有避孕需求者可口服短效复方避孕药，连用 3 ~ 6 个周期，能很好地控制周期；如效果不好需排除其他原因导致的经间期出血。有生育要求者可选氯米芬或来曲唑，每周期连

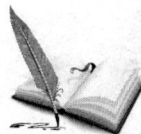

服 5 日，以促进卵泡发育和排卵，并改善黄体功能，防止经间期出血。

【预防与调护】

1. 注意调节情志，避免过度精神刺激。
2. 重视饮食调养，勿过食辛辣、生冷食品。
3. 注意经期卫生，出血期间避免重体力劳动，禁止性生活，必要时卧床休息。
4. 早期治疗月经先期、月经量多、经期延长等月经失调疾病。

【预后与转归】

1. 青春期无排卵型 AUB 患者多数随年龄增长，下丘脑 – 垂体 – 卵巢轴功能逐渐发育成熟，经过适当治疗，最终可建立正常的有排卵月经周期。少数患者病程长，治疗效果差，且易因某种诱因而复发。

2. 绝经过渡期无排卵型 AUB 相对而言病程较短，以止血治标为主，效果较前者好，但需要排除生殖系统恶性病变。

3. 生育期有排卵型 AUB 有部分患者可以自愈，恢复正常排卵周期；少数患者为子宫内膜增生症，可伴发不孕症。

（吴克明）

第三节 闭 经

闭经（amenorrhea）为常见的妇科症状，根据既往有无月经来潮，分为原发性闭经和继发性闭经两类。原发性闭经（primary amenorrhea）指年龄超过 16 岁，第二性征已发育，月经还未来潮；或年龄超过 14 岁，第二性征未发育者。继发性闭经（secondary amenorrhea）指正常月经建立后由于病理性原因月经停止 6 个月，或按自身原有月经周期计算停止 3 个周期以上者。青春期前、妊娠期、哺乳期、绝经后的月经不来潮属于生理现象，不属本节讨论范围。

按生殖轴病变和功能失调的部位分类，闭经可为下丘脑性闭经、垂体性闭经、卵巢性闭经、子宫性闭经以及下生殖道发育异常导致的闭经；世界卫生组织（WHO）将闭经归纳为三型：Ⅰ型是无内源性雌激素生成，卵泡刺激素（FSH）水平正常或下降，催乳素（PRL）正常水平，无下丘脑 – 垂体器质性病变的证据；Ⅱ型是有内源性雌激素产生，FSH 及 PRL 水平正常；Ⅲ型为 FSH 水平升高，提示卵巢功能衰竭。

闭经最早记载于《素问·阴阳别论》，称为"女子不月""月事不来"，并在《素问·腹中论》中记载了治疗血枯经闭的妇科第一首方剂"四乌鲗骨一藘茹丸"。《景岳全书·妇人规》以"血枯""血隔"分虚实立论，言简理明。

扫码"学一学"

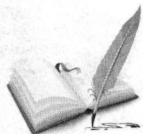

【病因病理】

一、中医病因病机

证型	病因病机	妇科病位与病机
肝肾不足	禀赋不足，肾气未盛，精气未充，肝血不足，天癸不能应时泌至	冲脉不盛，任脉不通，血海不盈，月经不行
气血虚弱	脾胃素虚，或饮食劳倦，或忧思过度，损伤心脾，或大病久病，损伤气血，化源不足	冲任空虚，胞宫无血可下而致闭经
气滞血瘀	肝气郁结，气血瘀滞，或感受风冷寒邪，或内伤生冷，血为寒凝，或热邪煎熬阴血成瘀	冲任瘀阻，胞脉壅塞，经水阻隔不行，故致闭经
肾阳虚	禀赋不足，素体肾虚，命门火衰，脏腑失于温养，经血化生乏源	冲任气血不充，血海不能满溢，故致闭经
痰湿阻滞	素体肥胖，痰湿偏盛，或嗜食肥甘厚味，脾失健运	内生痰湿下注冲任，闭塞胞脉，经血不得下行，故致闭经
寒凝血瘀	经期产后，感受寒邪，或嗜食寒凉，寒邪客于冲任	寒凝胞脉，经血不得下行，故致闭经

二、西医病因病理

正常月经的建立和维持有赖于下丘脑－垂体－卵巢轴的神经内分泌调节，靶器官子宫内膜对性激素的周期性反应和下生殖道的通畅，其中任何一个环节发生障碍均可导致闭经。

（一）原发性闭经

较少见，多为遗传学原因或先天发育缺陷引起，约30%患者伴有生殖道异常。根据第二性征的发育情况，分为第二性征存在的原发性闭经和第二性征缺乏的原发性闭经两类。

1. 第二性征存在的原发性闭经

（1）MRKH综合征（Mayer－Rokitansky－Kuster－Hauser syndrome）　又称米勒管发育不全综合征（Müllerian agenesis syndrome），约占青春期原发性闭经的20%。由副中肾管发育障碍引起的先天畸形，可能由基因突变所致，和半乳糖代谢异常相关，但染色体核型正常，为46，XX。促性腺激素正常，有排卵，外生殖器、输卵管、卵巢及女性第二性征正常。

（2）雄激素不敏感综合征（androgen insensitivity syndrome）　又称睾丸女性化完全型。为男性假两性畸形，染色体核型为46，XY，但X染色体上的雄激素受体基因缺陷。临床表现为青春期乳房隆起丰满，但乳头发育不良，乳晕苍白，阴毛、腋毛稀少，阴道为盲端，较短浅，子宫及输卵管缺如。

（3）对抗性卵巢综合征（savage syndrome）　或称卵巢不敏感综合征。其特征有卵巢内多数为始基卵泡及初级卵泡；内源性促性腺激素，特别是FSH升高；卵巢对外源性促性腺激素不敏感；临床表现为原发性闭经，女性第二性征存在。

（4）生殖道闭锁　如阴道横隔、无孔处女膜等。

（5）真两性畸形　非常少见，同时存在男性和女性性腺，染色体核型可为XX，XY或嵌合体。女性第二性征存在。

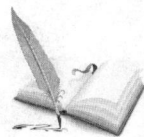

2. 第二性征缺乏的原发性闭经

（1）低促性腺激素性腺功能减退（hypogonadotropic hypogonadism） 多因下丘脑分泌 GnRH 不足或垂体分泌促性腺激素不足而致原发性闭经，临床表现为原发性闭经，女性第二性征缺如，嗅觉减退或丧失，但女性内生殖器分化正常。

（2）高促性腺激素性腺功能减退（hypergonadotropic hypogonadism） 原发于性腺衰竭所致的性激素减少，反馈性 LH 和 FSH 升高，常与生殖道异常同时出现，包括特纳综合征、46，XX 单纯性腺发育不全、46，XY 单纯性腺发育不全。

（二）继发性闭经

发生率明显高于原发性闭经。以下丘脑性闭经最常见，其次为垂体、卵巢及子宫性及下生殖道发育异常闭经。

1. 下丘脑性闭经 指中枢神经系统及下丘脑各种功能和器质性疾病引起的闭经，以功能性原因为主。此类闭经的特点是下丘脑合成和分泌 GnRH 缺陷或下降导致垂体促性腺激素（Gonadotropin，Gn），即 FSH、LH 分泌功能下降，故属低促性腺激素性闭经，治疗及时尚可逆。

（1）精神应激（psychogenic stress） 突然或长期精神创伤、环境改变、过度劳累等应激状态，均可引起神经内分泌障碍而导致闭经，发病机制可能是由于应激状态时，下丘脑分泌的促肾上腺皮质激素释放激素和皮质激素分泌增加，进而刺激内源性阿片肽和多巴胺分泌，抑制下丘脑分泌促性腺激素释放激素和垂体分泌促性腺激素有关。

（2）体重下降（weight loss）和神经性厌食（anorexia nervosa） 中枢神经对体重急剧下降极为敏感，1 年内体重下降 10% 左右，即使仍在正常范围也可引发闭经。若体重减轻 10% ~ 15%，或体脂丢失 30% 时将出现闭经。严重的神经性厌食临床表现为厌食、极度消瘦和低 Gn 性闭经。持续进行性消瘦还可使 GnRH 浓度降至青春期前水平，使促性腺激素和雌激素水平低下而导致闭经。

（3）运动性闭经 长期剧烈运动易致闭经，原因与患者的心理背景、应激反应程度及体脂下降有关。初潮发生和月经的维持有赖于一定比例（17% ~ 22%）的机体脂肪，若肌肉/脂肪比率增加或总体脂肪减少，均可使月经异常。运动剧增后，GnRH 释放受抑制，LH 释放受抑制，也可引起闭经。

（4）药物性闭经 长期应用甾体类避孕药及某些药物，如吩噻嗪衍生物（奋乃静、氯丙嗪）、利血平等，可引起继发性闭经。其机制是药物抑制下丘脑分泌 GnRH 或通过抑制下丘脑分泌多巴胺，使垂体分泌催乳素增多。药物性闭经通常是可逆的，停药 3 ~ 6 个月后月经多能自然恢复。

（5）颅咽管瘤 瘤体增大压迫下丘脑和垂体柄引起闭经、生殖器萎缩、肥胖、颅内压增高、视力障碍等症状，也称肥胖生殖无能营养不良症。

2. 垂体性闭经 主要病变在垂体。腺垂体器质性病变或功能失调，均可影响促性腺激素分泌，继而影响卵巢功能而引起闭经。

（1）垂体梗死 常见为希恩综合征（Sheehan syndrome）。由于产后大出血休克，导致垂体尤其是腺垂体促性腺激素分泌细胞缺血坏死，引起腺垂体功能低下，也可累及促甲状腺激素、促肾上腺皮质激素分泌细胞，于是出现闭经、无泌乳、性欲减退、毛发脱落等症

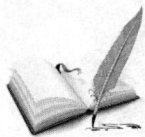

状，第二性征衰退，生殖器萎缩，以及肾上腺皮质、甲状腺功能减退。

（2）垂体肿瘤　蝶鞍内的腺垂体各种腺细胞发生催乳素腺瘤、生长激素腺瘤、促甲状腺激素腺瘤、促肾上腺皮质激素腺瘤以及无功能的垂体腺瘤时，可出现闭经及相应症状。

（3）空蝶鞍综合征（empty sella syndrome）　蝶鞍隔因先天性发育不全、肿瘤或手术破坏，使脑脊液流入蝶鞍的垂体窝，使蝶鞍扩大，垂体受压缩小，称空蝶鞍。可发生高催乳素血症。X线检查仅见蝶鞍稍增大，CT或MRI检查显示在扩大的垂体窝中见萎缩的垂体和低密度的脑脊液。

3. 卵巢性闭经　闭经的原因在卵巢。卵巢分泌的性激素水平低下，子宫内膜不发生周期性变化而导致闭经。这类闭经促性腺激素升高，属高促性腺素性闭经。

（1）卵巢早衰（premature ovarian failure，POF）　女性40岁前，由于卵巢内卵泡耗竭或医源性损伤导致卵巢功能衰竭，称为卵巢早衰。病因可因遗传因素、自身免疫性疾病、医源性损伤（放疗、化疗对性腺的破坏或手术所致的卵巢血供受影响）或特发性原因引起。以低雌激素及高促性腺激素为特征，表现为继发性闭经，常伴围绝经期症状。激素特征为高促性腺激素，特别是FSH升高，FSH>40U/L，伴雌激素水平下降。早发性卵巢功能不全（premature ovarian insufficiency，POI）是指女性在40岁以前出现卵巢功能减退，主要表现为月经异常（闭经、月经稀发或频发）、促性腺激素升高（FSH>25IU/L）、雌激素缺乏。POF是POI的终末阶段。

（2）卵巢功能性肿瘤　分泌雄激素的卵巢支持–间质细胞瘤，产生过量的雄激素抑制下丘脑–垂体–卵巢轴功能而闭经。分泌雌激素的卵巢颗粒–卵泡膜细胞瘤，持续分泌雌激素抑制排卵，使子宫内膜持续增生而闭经。

（3）多囊卵巢综合征　以长期无排卵及高雄激素血症为特征。临床表现为闭经、不孕、多毛和肥胖。

4. 子宫性闭经　闭经的原因在子宫。继发性子宫性闭经的原因包括感染、创伤导致宫腔粘连引起的闭经。月经调节功能正常，第二性征发育也正常。

（1）Asherman综合征　是子宫性闭经中最常见的原因。人工流产刮宫过度或产后、流产后出血刮宫损伤子宫内膜、流产后感染、产褥感染、子宫内膜结核感染及各种宫腔手术所致的感染，均可造成闭经。宫颈锥切手术所致的宫颈管粘连、狭窄也可致闭经。当仅有宫颈管粘连时有月经产生，但不能流出，宫腔完全粘连时则无月经。

（2）手术切除子宫或放疗　破坏子宫内膜也可导致闭经。

5. 其它　内分泌功能异常，甲状腺、肾上腺、胰腺等功能紊乱也可引起闭经，常见的疾病有甲状腺功能减退或亢进、肾上腺皮质功能亢进、肾上腺皮质肿瘤等。

【诊断】

闭经的诊断主要是寻找病因及确定病变部位，然后明确导致闭经的疾病。

一、病史

原发性闭经者应询问第二性征发育情况，应了解生长发育情况，健康状况，既往有无急慢性疾病的病史，有无周期性下腹疼痛，有无先天缺陷或其他疾病及家族史。继发性闭经应了解停经前月经情况，如初潮年龄、月经周期、经期、经量、经色、经质等情况，闭

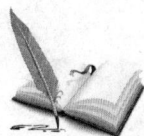

经期限及伴随症状等。发病前有无导致闭经的诱因，如精神因素、环境改变、体重增减、饮食习惯、剧烈运动、宫腔手术史、各种疾病及用药情况（避孕药、镇静药、激素、减肥药）、职业或学习情况等。已婚妇女需询问生育史及产后并发症史。

二、临床表现

1. 症状　除月经不潮外，注意有无周期性下腹胀痛、头痛及视觉障碍，有无溢乳、厌食、恶心等，有无体重变化（增加或减少）、畏寒或潮热、阴道干涩等症状。

2. 体征

（1）全身发育状况　第二性征发育情况，有无体格发育畸形，甲状腺有无肿大，乳房有无溢乳，皮肤色泽及毛发分布。测量体重、身高，四肢与躯干比例，五官特征。原发性闭经伴性征幼稚者还应检查嗅觉有无缺失。观察精神状态、智力发育、营养和健康情况。

（2）妇科检查　妇科检查应注意内、外生殖器的发育，有无先天性缺陷、畸形，已有性生活的妇女可通过检查阴道及宫颈黏液了解体内雌激素的水平。腹股沟区有无肿块，第二性征如毛发分布、乳房发育是否正常，乳房有无乳汁分泌等。其中第二性征检查有助于鉴别原发性闭经的病因，缺乏女性第二性征提示从未受过雌激素刺激。多数解剖异常可以通过体格检查发现，但无阳性体征仍不能排除有解剖异常。

三、实验室检查及其他检查

生育年龄妇女闭经首先需排除妊娠。通过病史及体格检查对闭经病因及病变部位有初步了解，再通过有选择性的辅助检查明确诊断。以下按闭经诊断步骤介绍相关的实验室辅助检查项目。

（一）功能试验

1. 孕激素试验（progestational challenge）　常用黄体酮、地屈孕酮或醋酸甲羟孕酮。停药后出现撤药性出血（阳性反应），提示子宫内膜已受一定水平的雌激素影响，为Ⅰ度闭经。停药后无撤药出血（阴性反应），应进一步行雌孕激素序贯试验。

表 11-2　孕激素试验用药方法

药物	剂量	用药时间
黄体酮针	20mg/次，1次/日，肌内注射	3~5日
醋酸甲羟孕酮	10mg/次，1次/日，口服	8~10日
地屈孕酮	10~20mg/次，1次/日，口服	8~10日
微粒化黄体酮	100mg/次，2次/日，口服	10日
黄体酮凝胶	90mg/次，1次/日，阴道	10日

2. 雌孕激素序贯试验　适用于孕激素试验阴性的闭经患者。每晚睡前服戊酸雌二醇2mg或结合雌激素1.25mg，连续20日，最后10日加用地屈孕酮或醋酸甲羟孕酮，停药后发生撤药性出血为阳性，提示子宫内膜功能正常，可排除子宫性闭经，引起闭经的原因是患者体内雌激素水平低落，应进一步寻找原因。无撤药出血为阴性，应重复一次试验；若仍无出血，提示子宫内膜有缺陷或被破坏，可诊断为子宫性闭经。

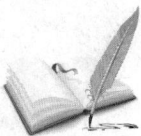

3. 垂体兴奋试验 又称 GnRH 刺激试验，了解垂体对 GnRH 的反应性。典型方法是：将 LHRH 100μg 溶于 0.9% 氯化钠注射液 5ml 中，30s 内静脉注射完毕。于注射前及注射后 15 分钟、30 分钟、60 分钟、120 分钟分别采血测定 LH 含量。注射后 15 ~ 60 分钟 LH 高峰值较注射前升高 2 ~ 4 倍，说明垂体功能正常，病变在下丘脑；经多次重复试验 LH 值无升高或升高不显著，说明垂体功能减退，如希恩综合征。

（二）激素测定

建议停用雌孕激素药物至少两周后行 FSH、LH、PRL、促甲状腺激素（TSH）等激素测定，以协助诊断。

1. 血甾体激素测定 包括雌二醇、孕酮及睾酮测定。血孕酮水平升高，提示排卵；雌激素水平低，提示卵巢功能不正常或衰竭；睾酮水平高，提示可能为多囊卵巢综合征或卵巢支持–间质细胞瘤等。

2. 催乳素及垂体促性腺激素测定 PRL > 25μg/L 时称为高催乳素血症（hyperprolactinemia）。PRL 升高者测定 TSH，TSH 升高为甲状腺功能减退；TSH 正常，而 PRL < 100μg/L，应行头颅 MRI 或 CT 检查，排除垂体肿瘤。PRL 正常应测定垂体促性腺激素。月经周期中 FSH 正常值为 5 ~ 20U/L，LH 为 5 ~ 25U/L。若两次测定 FSH > 25 ~ 40U/L，为高促性腺激素性腺功能减退，提示卵巢功能衰竭；若 LH > 25U/L 或 LH/FSH 比例 > 3 时，应高度怀疑多囊卵巢综合征；若 FSH、LH 均 < 5U/L，为低促性腺激素性腺功能减退，提示垂体功能减退，病变可能在垂体或下丘脑。

3. 胰岛素、雄激素测定 肥胖、多毛、痤疮患者还需测定胰岛素、雄激素（血睾酮、硫酸脱氢表雄酮，尿 17 – 酮等），口服葡萄糖耐量试验（OGTT）、胰岛素释放试验等，以确定是否存在胰岛素抵抗、高雄激素血症或先天性 21 – 羟化酶功能缺陷等。Cushing 综合征可通过测定 24 小时尿皮质醇或 1mg 地塞米松抑制试验排除。

（三）影像学检查

1. 盆腔超声检查 观察盆腔有无子宫、子宫形态、大小及内膜厚度，卵巢大小、形态、卵泡数目等。

2. 子宫输卵管造影 了解有无宫腔病变和宫腔粘连。

3. CT 或磁共振显像 用于盆腔及头部蝶鞍区检查，了解盆腔肿块和中枢神经系统病变性质，诊断卵巢肿瘤、下丘脑病变、垂体微腺瘤、空蝶鞍等。

4. 静脉肾盂造影 怀疑米勒管发育不全综合征时，用以确定有无肾脏畸形。

（四）其它检查

如宫腔镜检查、腹腔镜检查、染色体检查等可酌情选用。

五、闭经的诊断步骤

首先区分是原发性闭经或继发性闭经。若为原发性闭经，首先检查乳房及第二性征、子宫的发育情况。原发性闭经按图 11 – 6 的诊断步骤进行。

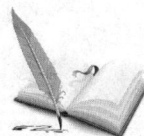

原发性闭经

第二性征检查（乳房及毛发分布）

发育 / 不发育

发育 → 子宫检查：
- 子宫发育 → PRL测定
  - 正常 → 孕激素试验
    - 有撤药性出血 → LH测定
      - 正常 → 下丘脑性
      - 升高 → PCOS
    - 无撤药性出血 → FSH测定
      - 正常或下降 → 下丘脑、垂体衰竭
      - 升高 → 卵巢衰竭
  - 升高 → CT、MRI → 垂体性
- 子宫不发育 → 血睾酮(T)测定
  - 正常女性T值、核型46，XY正常阴毛分布 → MRJ综合征
  - 正常男性T值、核型46，XY无阴毛 → 睾丸女性化或嵌合型综合征（雄激素不敏感综合征）

不发育 → 子宫检查：
- 子宫发育 → FSH测定
  - 升高 → 性腺发育不良（如染色体45，XO）
  - 正常或下降 → 下丘脑、垂体性
- 子宫不发育 → 核型分析
  - XY → 酶缺乏XP单纯性性腺发育不良
  - XX → 先天性子宫缺乏

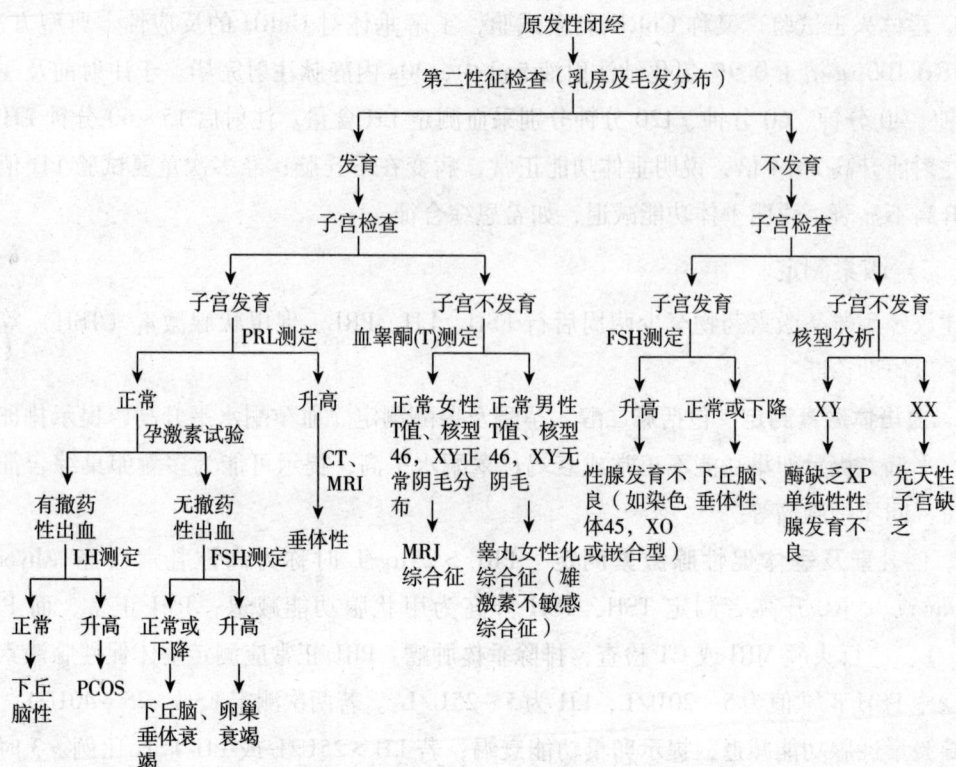

图 11－6 原发性闭经诊断步骤示意图

六、辨证要点

闭经的辨证，首当分清虚实。一般而论，禀赋不足，年逾 16 岁尚未行经，或月经后期量少而逐渐停闭者，多属虚证；以往月经正常而突然停闭，或伴有痰饮、瘀血等征象者，多是实证。然而，亦常有虚实错杂、本虚标实之证，须当细辨。

【鉴别诊断】

	闭经	早孕
临床特征	闭经前多有月经不调，继而出现闭经，或突然闭经，常伴小腹胀痛	月经正常而突然停止，伴厌食择食、恶心呕吐、喜食酸味，体倦嗜卧等症状
脉象	脉多沉涩或虚细	脉滑利，尺脉按之不绝
妇科检查	无妊娠体征	宫颈着色，子宫体增大符合孕月，质软，乳房增大，乳晕暗黑
尿妊娠试验	阴性	阳性
B超显像	宫内、宫外均无妊娠迹象	宫内探及孕囊

【治疗】

一、治疗原则

闭经的治疗原则为早期诊断，早期治疗，尤其是针对病因早期治疗，临床从实际情况出发根据病情的轻重缓急，采用中医或中西医结合的方法。治疗步骤包括：一是引经治疗，以治其标；二是调经治疗，为治其本，以期建立或恢复正常自主的有排卵月经周期。调经

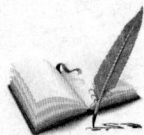

期间对暂时无生育要求的育龄妇女，要注意避孕，防止妊娠。

二、中医治疗

本病根据病证，虚者补而通之，或补益肝肾，或调养气血；实者泻而通之，或活血化瘀，或理气行滞，或化痰调经，切不可不分虚实，滥用攻破方药，亦不可一味峻补，反而留邪，阻滞精血。至于因他病而致经闭者，又当或先治他病，病愈则经可调。

证型	肝肾不足证	气血虚弱证	气滞血瘀证	肾阳虚	寒凝血瘀	痰湿阻滞证
主证	年逾16周岁尚未行经；或由月经后期量少渐至经闭，腰酸腿软，头晕耳鸣；舌淡红，苔少，脉沉弱或细涩	月经逐渐后延量少，色淡质薄，继而停闭不行；头昏眼花，心悸气短，神疲肢倦，羸瘦萎黄；舌淡，苔白薄，脉虚细	月经数月不行，精神抑郁，烦躁易怒，胸胁胀满，少腹胀痛或拒按；舌边紫暗或有瘀点，脉沉弦或沉涩	月经初潮来迟，或月经后期量少，渐至闭经，头晕耳鸣，腰痛如折，畏寒肢冷，小便清长，夜尿多，大便溏薄，面色晦暗，舌淡苔白，脉沉弱	月经停闭数月，小腹冷痛拒按，得热则痛缓，形寒肢冷，面色青白，舌紫暗，苔白，脉沉紧	月经停闭，形体肥胖，胸胁满闷，呕恶痰多，神疲倦怠，或面浮足肿，或带下量多色白；舌苔腻，脉滑
治法	补肾养肝调经	补气养血调经	理气活血，祛瘀通经	温肾助阳，养血调经	温经散寒，活血通经	豁痰除湿，活血通经
主方	归肾丸（《景岳全书》）加鸡血藤、首乌	人参养荣汤（《和剂局方》）	血府逐瘀汤（《医林改错》）	十补丸（《济生方》）加佛手、川芎	温经汤（《妇人大全良方》）	苍附导痰丸（《叶天士女科证治秘方》）加当归、川芎
组成	熟地黄、枸杞子、山茱萸、菟丝子、茯苓、当归、山药、杜仲	人参、黄芪、煨白术、茯苓、远志、陈皮、五味子、当归、白芍、熟地、桂心、炙甘草	当归、生地、桃仁、红花、枳壳、赤芍、柴胡、甘草、桔梗、川芎、牛膝	熟地、山茱萸、山药、鹿茸、茯苓、牡丹皮、泽泻、附子、肉桂、五味子	当归、川芎、白芍、桂心、牡丹皮、莪术、人参、甘草、牛膝	苍术、香附、枳壳、陈皮、茯苓、胆南星、甘草

三、西医治疗

（一）全身治疗

占重要地位，包括积极治疗全身性疾病，提高机体体质，供给足够营养，保持标准体重。运动性闭经者应适当减少运动量。应激或精神因素所致闭经，应进行耐心的心理治疗，消除精神紧张和焦虑。肿瘤、多囊卵巢综合症等引起的闭经，应对因治疗。

（二）激素治疗

明确病变环节及病因后，给予相应激素治疗以补充机体激素不足或拮抗其过多，达到治疗目的。

1. 性激素补充治疗 目的是维持女性全身健康及生殖健康，包括心血管系统、骨骼及骨代谢、神经系统等；促进和维持第二性征和月经。主要治疗方法有：

（1）雌激素补充治疗 适用于无子宫者。戊酸雌二醇 1mg/d，妊马雌酮 0.625mg/d 或微粒化 17-β 雌二醇 1mg/d，连用 21 日，停药 1 周后重复给药。

（2）雌、孕激素人工周期疗法 适用于有子宫者。上述雌激素连用 21 日，最后 10 日同时给予地屈孕酮 10~20mg/d 或醋酸甲羟孕酮 6~10mg/d。

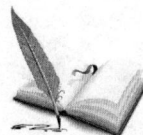

（3）孕激素疗法　适用于体内有一定内源性雌激素水平的Ⅰ度闭经患者，可于月经周期后半期（或撤药性出血第16～25日）口服地屈孕酮10～20mg/d或口服醋酸甲羟孕酮6～10mg/d，共10日。

2. 促排卵　适用于有生育要求的患者。对于低Gn闭经患者，在采用雌激素治疗促进生殖器发育，子宫内膜已获得对雌孕激素的反应后，可采用尿促性素（hMG）联合绒促性素（hCG）促进卵泡发育及诱发排卵，由于可能导致卵巢过度刺激综合征（OHSS），严重者可危及生命，故使用促性腺激素诱发排卵必须由有经验的医师在有超声和激素水平监测的条件下用药；对于FSH和PRL正常的闭经患者，由于患者体内有一定内源性雌激素，可首选氯米芬作为促排卵药物；对于FSH升高的闭经患者，由于其卵巢功能衰竭，不建议采用促排卵药物治疗。

（1）氯米芬　是最常用的促排卵药物。适用于有一定内源性雌激素水平的无排卵者。作用机制是通过竞争性结合下丘脑细胞内的雌激素受体，以阻断内源性雌激素对下丘脑的负反馈作用，促使下丘脑分泌更多的GnRH及垂体促性腺激素。给药方法为月经第5日开始，每日50～100mg，连续5日。治疗剂量选择主要根据体重或BMI、女性年龄和不孕原因，卵泡或孕酮监测不增加治疗妊娠率。不良反应主要包括黄体功能不足、对宫颈黏液的抗雌激素影响、黄素化未破裂卵泡综合征（LUFS）及卵子质量欠佳。

（2）促性腺激素　适用于低促性腺激素闭经及氯米芬促排卵失败者，促卵泡发育的制剂有尿促性素（hMG），内含FSH和LH各75U；卵泡刺激素，包括尿提取FSH、纯化FSH、基因重组FSH。促成熟卵泡排卵的制剂为绒促性素（hCG）。常用hMG或FSH和hCG联合用药促排卵。hMG或FSH一般每日剂量75～150U，于撤药性出血第3～5日开始，卵巢无反应，每隔7～14日增加半支（37.5IU），直至超声下见优势卵泡，最大225IU/d，待优势卵泡成熟标准时，再使用hCG 5000～10000U促排卵。并发症为多胎妊娠和OHSS。

（3）促性腺激素释放激素　利用天然制品促排卵，用脉冲皮下注射或静脉给药，适用于下丘脑性闭经。

3. 溴隐亭　为多巴胺受体激动剂。通过与垂体多巴胺受体结合，直接抑制垂体PRL分泌，恢复排卵；溴隐亭还可直接抑制分泌PRL的垂体肿瘤细胞生长。单纯高PRL血症患者，每日2.5～5mg，一般在服药的第5～6周能使月经恢复。垂体催乳激素瘤患者，每日5～7.5mg，敏感者在服药3个月后肿瘤明显缩小，一般不需要采用手术。

4. 其他激素治疗

（1）肾上腺皮质激素　适用于先天性肾上腺皮质增生所致的闭经，一般用泼尼松或地塞米松。

（2）甲状腺素　如甲状腺片，适用于甲状腺功能减退引起的闭经。

（三）辅助生殖技术

（略）

（四）手术治疗

针对各种器质性病因，采用相应的手术治疗。

【预后与转归】

继发性闭经病因繁杂，如不早期治疗，可导致不孕及人体早衰、早老，造成终身痛苦。

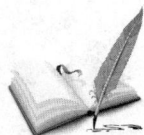

若闭经时间不长，由情志、营养、生活等因素引起的功能性失调闭经，经上述治疗，预后多属良好。若病情重，时间长，则难以恢复正常月经周期。

（李　燕）

第四节　早发性卵巢功能不全

扫码"学一学"

早发性卵巢功能不全（premature ovarian insufficiency，POI）是指女性在 40 岁以前出现卵巢功能减退，表现为月经期量异常（月经稀发或频发、量少甚至闭经）、促卵泡成熟素升高（FSH > 25IU/L）、雌激素（E_2）下降的病症。根据患者是否有过正常月经，可将 POI 分为原发性 POI 和继发性 POI 两种类型。相关概念的定义：

（1）卵巢储备功能减退（diminished ovarian reserve，DOR）　指卵巢内卵母细胞的数量减少和/或质量下降，血清抗苗勒管激素（anti-Müllerian hormone，AMH）水平降低、窦卵泡数（antral follicle count，AFC）减少、基础 FSH 水平升高（25IU/L > FSH > 10IU/L）。虽然 DOR 不强调患者年龄、病因和月经状态，但主要指女性 40 岁以前生育力减退。

（2）卵巢早衰（premature ovarian failure，POF）　指女性 40 岁以前月经停闭 > 4 个月、FSH > 40IU/L 和 E_2 水平明显降低，可伴有不同程度的围绝经期症状，如潮热、出汗、情绪不宁等，是 POI 病情的进一步发展加重。

（3）早发绝经　指女性 40 岁以前月经停闭 > 12 个月、FSH > 40IU/L 和 E_2 水平明显降低，伴有不同程度的围绝经期症状，如潮热、出汗、情绪不宁等，是 POI 和 POF 的终末阶段。

（4）卵巢低反应（poor ovarian response，POR）是卵巢对促性腺激素（Gn）刺激反应不良的病理状态，主要表现为卵巢刺激周期发育的卵泡少、血雌激素峰值低、Gn 用量多、周期取消率高、获卵数少和临床妊娠率低。随着辅助生殖技术的快速发展，与之相关的 POR 概念越来越受到关注，且中医药干预效果好。

本病相当于中医学"月经不调""闭经""绝经前后诸证"的范畴。

【病因病理】

一、中医病因病机

证型	病因病机	妇科病位与病机
肾精亏虚	多产（含人工流产、屡孕屡堕）房劳伤肾，肾精亏虚，肾气虚衰，天癸渐竭	肾气不足，精血亏虚，冲任血海不能按时满溢
肝肾不足	禀赋素弱，阴血不足，或大病久病伤血，或饮食劳倦，思虑伤脾，营阴暗耗	肝肾不足，精血不充，冲任不盛，血海不能按时满溢
阴阳两虚	肾阴亏虚，不能濡养脏腑，阴损及阳，以致阴阳两虚平衡失调	阴不涵阳，阴虚生内热，阴损及阳，则诸症错杂并见

二、西医病因病理

POI 半数以上患者病因不明，称为特发性 POI，其余常见病因包括遗传因素、医源性因

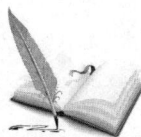

素、免疫因素、环境因素及其他等。

1. 遗传因素 占 POI 病因的 20%～25%，包括染色体异常和基因变异。10%～13% 的患者存在染色体数量或结构异常，原发性 POI 患者染色体异常率显著高于继发性 POI 患者。

2. 医源性因素 包括手术、化疗和放疗。手术引起卵巢组织缺损或局部炎症、影响卵巢血液供应导致 POI。化疗药物可诱导卵母细胞凋亡或破坏颗粒细胞功能，并与药物种类、剂量及年龄有关。放疗也与剂量、照射部位及年龄有关，年龄越大越易发生 POI。

3. 免疫因素 部分 POI 患者伴有自身免疫性疾病，如自身免疫性甲状腺疾病、Addison 病等，但免疫因素究竟是原因或是结果目前尚无定论。

4. 环境因素及其他 不良的环境因素或生活方式（包括不良嗜好、不规律的作息、工作生活压力大、接触有害有毒物质等）也可能影响卵巢功能。

以上因素都可以导致卵巢内卵母细胞的数量明显减少和质量下降，窦卵泡数（AFC）明显减少，血清抗苗勒管激素（AMH）水平降低，促卵泡成熟素升高（FSH > 25IU/L），雌激素水平下降。

【诊断】

一、病史

可有先天禀赋不足，或患全身免疫性疾病，或因病服用免疫抑制剂或抗精神病药物，或长期接触有害、有毒物质，或无明显诱因。

二、临床表现

1. 症状

（1）月经改变 可为原发性闭经。更多是先出现月经周期不规律、月经稀发量少，甚至闭经。少数无明显诱因月经突然闭止。

（2）生育力减退或不孕 在 DOR 或 POI 早期，可有偶发排卵，仍有 5%～10% 的妊娠机会，但自然流产和胎儿染色体异常的风险增加。

（3）低雌激素水平的表现 原发性闭经患者表现为女性第二性征不发育或发育差。继发性闭经患者可有生殖道干涩灼热感、性欲减退、潮热盗汗、骨质疏松、骨痛、情绪和认知功能改变、心血管症状如心律紊乱等。

2. 体征 原发性 POI 可有性器官和第二性征发育不良、体态发育和身高异常。继发性 POI 可有乳房萎缩、阴毛和（或）腋毛脱落、外阴阴道萎缩。

三、辅助检查

1. 血清性激素 至少 2 次血清基础 FSH > 25IU/L（在月经周期的第 2～4 天或闭经时随机血检测，两次检测时间间隔 4 周以上），基础雌二醇水平因 POI 早期卵泡的无序生长而升高［> 183pmol/L（> 50pg/ml）］，继而降低。

2. 经阴道超声检查 卵巢体积较正常小，双侧卵巢中直径介于 2～10mm 的窦卵泡（AFC）之和 < 5 个。

3. 血清 AMH 血清 AMH ≤ 7.85pmol/L（即 ≤ 1.1ng/ml）。青春期前或青春期女性

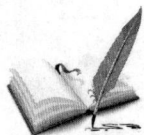

AMH 水平低于同龄女性 2 倍标准差，提示 POI 的风险增加。

4. 免疫和遗传相关检查 包括甲状腺功能、肾上腺抗体、染色体核型分析、基因检测等。

四、辨证要点

原发性 POI 尽量查明原因，可借助染色体核型分析、基因检测等，但治愈前景并不乐观。继发性 POI 应重视病史，进行综合分析，依据月经的期、量、色、质，结合全身证候辨其虚、实、寒、热，一般虚多实少，寒多热少或虚实夹杂，日久可发展成 POF 而闭经或早发绝经。

【鉴别诊断】

需与妊娠、生殖道发育异常、完全性雄激素不敏感综合征、Asherman 综合征、多囊卵巢综合征（polycystic ovary syndrome，PCOS）、甲状腺疾病、空蝶鞍综合征、中枢神经系统肿瘤、功能性下丘脑性闭经相鉴别。

卵巢抵抗综合征（resistant ovary syndrome，ROS），又称卵巢不敏感综合征（insensitive ovary syndrome），是指原发性或继发性闭经女性（年龄 <40 岁），内源性促性腺激素水平升高（主要是 FSH），卵巢内有足够卵泡，AMH 在同龄女性的平均水平，但对外源性促性腺激素呈低反应或无反应。

【治疗】

一、治疗原则

POI 的发病机制不明确，目前尚无确切有效的方法恢复卵巢功能，但对于 DOR 和 POI 早期雌二醇水平不低者不必急于使用激素替代疗法（hormone replacement therapy，HRT），可遵循中医学"治未病"思想积极采用中医药补肝肾、养精血，佐以调理肝脾、活血化瘀治法，用中医中药疗法以挽救卵巢功能，早期患者有望促使残留卵泡复苏并恢复一段时间月经，择机同房甚至可能怀孕，但早孕期间容易发生自然流产，如有生育要求需动态监测妊娠激素并及时支持黄体功能。在 POI 晚期促性腺激素明显增高，雌二醇水平极度低下，已发展为 POF 终末阶段，经检查无禁忌证或经评估可慎用的情况下，应及时开始 HRT，但最好同时酌情少量配服中药或中成药。

二、中医治疗

针对本病基本病机以补肝肾、养精血、调气血为治疗大法进行辨证论治，包括中成药（如杞菊地黄丸/知柏地黄丸＋定坤丹＋益血生胶囊/坤泰胶囊等）、针灸、理疗等。

证型	肾精亏虚证	肝肾不足证	阴阳两虚证
主证	年逾十六周岁尚未行经；或由月经后期量少渐至经闭，腰酸腿软，头晕耳鸣；舌淡红，苔少，脉沉细	月经逐渐后延量少，色淡质薄，继而停闭不行；头昏眼花，腰膝酸软，性欲冷淡；舌淡，苔白薄，脉沉细涩	经血由少而渐至停闭，面红潮热，阵发自汗或盗汗，或失眠健忘，情绪不宁；舌红苔少，脉细数
治法	补肾益精，调养冲任	补肾调肝，养血活血	养阴清热，平衡阴阳

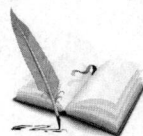

续表

证型	肾精亏虚证	肝肾不足证	阴阳两虚证
代表方	左归丸（《景岳全书》）去龟板胶，加巴戟天、紫河车	新加苁蓉菟丝子汤（经验方）	清骨散（《证治准绳》）合二仙汤去青蒿、胡黄连，加生地黄、五味子
药物组成	熟地黄、山药、山茱萸、菟丝子、当归、枸杞子、怀牛膝、鹿角胶、龟板胶	肉苁蓉、菟丝子、覆盆子、熟地、山药、山茱萸、当归、枸杞、茺蔚子、泽兰、黄精、乌药、淫羊藿	知母、青蒿、地骨皮、银柴胡、秦艽、鳖甲、焦黄柏、仙灵脾、巴戟天、当归

三、西医治疗

（一）激素替代疗法（hormone replacement therapy，HRT）

由于 POI 患者仍有 5% ~ 10% 的妊娠机会，对有生育需求者应用天然雌激素 + 孕激素补充治疗。不需生育而有避孕需求者应用短效复方口服避孕药（combined oral contraceptives，COC），如妈富隆等。与 COC 相比，HRT 对骨骼及代谢有利的证据更充分。

1. 原发性 POI 如 POI 发生在青春期前，可从 12 ~ 13 岁开始补充小剂量雌激素（为成人剂量的 1/8 ~ 1/4），必要时可联合使用生长激素促进身高生长。根据骨龄和身高情况，在 2 ~ 4 年内逐渐增加雌激素剂量，有子宫并有出血者加用孕激素，无子宫无出血者单用雌激素即可。

2. 继发性 POI 需长期用药。适应证、禁忌证等参考《绝经期管理与激素补充治疗临床应用指南（2012 版）》。治疗方法应遵循以下原则：

（1）用药剂量 国外推荐口服 17β - 雌二醇 2mg/日，或经皮雌二醇 75 ~ 100μg/日，或口服炔雌醇 10μg/日。国内建议口服雌二醇 2mg/日，结合雌激素 0.625mg/日或经皮雌二醇 50μg/日。

（2）治疗方案 ①有子宫者，推荐雌 - 孕激素序贯疗法，通常可用芬吗通（17β - 雌二醇 + 雌二醇地屈孕酮 2/10 复合片）按箭头顺序每日 1 粒，连服 28 天，每月重复；或选天然或接近天然的雌激素（$17-\beta$ 雌二醇、戊酸雌二醇等）及孕激素（地屈孕酮 20mg/日、微粒化黄体酮胶丸或胶囊 200mg/日，月经后半期配合雌激素连服 10 ~ 12 天）序贯治疗，既可维持人工月经，又可减少对子宫、乳腺、代谢及心血管等方面的不利影响。地屈孕酮相对于其他合成孕激素，不增加乳腺癌的发生风险。②无子宫或已切除子宫者，可单用雌激素。如仅为改善泌尿生殖道萎缩症状时，可经阴道局部补充雌激素。

（3）监测随访 治疗期间需每半年 ~ 1 年定期随访，以了解患者用药的依从性、满意度、不良反应，必要时调整用药方案、药物种类、剂量、剂型。

（二）非激素治疗

目前非激素治疗 POI 仅作为辅助治疗或暂时性替代治疗，主要适用于存在 HRT 禁忌证，不愿意或暂时不宜接受 HRT 的 POI 患者，目的是缓解低雌激素症状。

1. 植物类药物 如利芙敏（黑升麻异丙醇萃取物、升麻乙醇萃取物）。

2. 植物雌激素 主要为杂环多酚类，长期服用可降低心血管疾病风险、改善血脂水平和认知能力，但其雌激素作用较弱。

（三）新技术疗法

卵泡体外激活效率低，临床难以普及；免疫、干细胞、基因编辑等前沿技术尚处于研

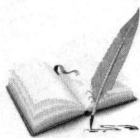

究阶段。

【预后与转归】

POI 早期和前期为 DOR 者，坚持中医综合方法治疗有望恢复卵巢功能和延缓卵巢衰老。对 POI 发展为 POF 甚至早发绝经者，虽然短期内不会影响生命，但因月经终止来潮、生育力丧失、生殖器官和乳房萎缩而影响生活质量，远期还会相继出现骨质疏松、骨折、心脑血管病变等，并提前进入老年期。因此，遵照国际绝经协会（IMS）2011 年《对绝经后激素治疗和中年女性健康预防策略的最新建议》，在排除禁忌证后对 POF 患者给予激素替代或补充治疗（MHT）适当配合中医药或中成药治疗是维持围绝经期和绝经后妇女健康的必要措施，在定期监测子宫、乳房、肝肾功能和凝血功能正常的情况下可一直用药到女性平均绝经年龄。

（吴克明）

第五节　多囊卵巢综合征

扫码"学一学"

多囊卵巢综合征（polycystic ovary syndrome，PCOS）是一种临床表现呈多态性的内分泌和代谢紊乱综合征，其主要内分泌改变是体内雄激素过多或胰岛素抵抗导致双侧卵巢呈多囊样增大、持续无排卵，临床特征为月经稀发量少或闭经、不孕，或伴肥胖、痤疮和多毛等。育龄期妇女 PCOS 患病率为 5% ~ 10%，多发于 20 ~ 35 岁的年轻女性。PCOS 严重影响患者的生活质量、生育能力及远期健康，临床呈现高度异质性，诊断和治疗仍存在争议。2018 年 1 月中华医学会妇产科学分会内分泌学组制定了最新的中国 PCOS 诊疗指南，适用于各年龄段 PCOS 患者的诊疗及管理。

中医学古医籍中无此病名，其临床表现与"月经不调""闭经""癥瘕""不孕症"等有相似之处。当代中医根据本病的临床特征主张将其命名为"胞中脂膜壅塞诸证"。

【病因病理】

一、中医病因病机

表 11-3　多囊卵巢综合征的病因病机

证型	病因病机	妇科病位与病机
肾虚血瘀	禀赋素弱，肾气不足，气血不和，瘀血内阻，精血无从而生，血海难以充盈	冲任瘀阻，胞脉不畅，故月经稀少、闭经、不孕、卵巢增大
肾虚肝郁	肾气不足，情志不畅，肝气郁结，郁久化火，相火偏旺，克伐脾土，酿生湿热	冲任失调，气血不和，故月经失调或闭经、不孕、面部痤疮、多毛
肾虚痰湿	素体肾虚，饮食失节，过食膏粱厚味，损伤脾胃，运化失职，痰湿内生，脂膜壅塞	冲任壅塞，血海阻遏，故月经稀少、闭经、形体肥胖、卵巢增大

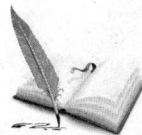

二、西医病因病理

本病确切病因尚不明确，目前认为与遗传及环境因素密切相关，涉及神经生殖和糖代谢内分泌及免疫系统的复杂调控网络功能紊乱，如下丘脑－垂体－卵巢轴反馈功能失调、免疫和代谢异常及卵巢局部调控因素异常等。

1. 高雄激素血症的机制 PCOS 患者雄激素过多，其中雄烯二酮在外周脂肪组织转化为雌酮（E_1）；持续少量的 FSH 刺激以及 LH/FSH 比值上升，多个小卵泡不能发育成熟，E_2 低，$E_1 > E_2$。雌激素正反馈刺激下丘脑 GnRH 中的 LHRH 脉冲分泌亢进，使脑垂体分泌过量 LH，而雌激素的负反馈作用则使 FSH 相对不足，影响卵泡发育。大量 LH 又刺激卵泡膜细胞和间质细胞产生过量雄激素，造成患者雌二醇减少，雌激素前体（雌酮）、雄烯二酮和睾酮增多。高 LH 还刺激肾上腺分泌雄激素增加。

2. 高胰岛素血症的机制 胰岛素及胰岛素样生长因子通过细胞信号传导途径实现促葡萄糖代谢和促卵巢细胞分裂两种作用。近年研究发现 40%～60% 的 PCOS 患者（尤其是肥胖者）存在胰岛素抵抗，其原因包括胰岛素受体丝氨酸残基过度磷酸化或胰岛素受体基因突变造成其促代谢作用减弱，机体代偿性形成高胰岛素血症，使其促细胞分裂作用放大，通过激活细胞内酶，启动大量卵泡发育成初级卵泡。高胰岛素血症还抑制肝脏性激素结合球蛋白合成，使游离性激素增加。过多的胰岛素和 LH 共同刺激卵泡膜细胞和间质细胞过度增殖，生成更多雄激素。雄激素在外周转化为雌酮，反馈性作用于下丘脑和垂体，进一步增加 LH 的分泌，由此造成恶性循环。FSH 相对不足，卵泡发育停滞而无优势卵泡，导致排卵障碍和形成多囊卵巢。

3. 肾上腺皮质功能亢进 50% 的 PCOS 患者合并脱氢表雄酮（DHEA）及脱氢表雄酮硫酸盐（DHEAS）升高，其原因可能是肾上腺中合成甾体激素的酶功能异常，活性增加；肾上腺细胞对促肾上腺皮质激素（ACTH）敏感性异常增高，功能相对亢进。

4. 卵巢的变化 双侧卵巢较正常增大 2～5 倍，包膜增厚坚韧，包膜下皮质中隐约可见许多大小不等的囊性卵泡呈串珠样排列，间质增生明显。镜下见卵巢白膜较正常增厚 2～4 倍并硬化，白膜下见多个不成熟或闭锁卵泡，由几层颗粒细胞或卵泡膜细胞覆盖，卵泡膜细胞增生并黄素化，无排卵迹象，也无黄体形成。

5. 子宫内膜变化 卵泡发育不良时，子宫内膜呈增生改变。当卵泡持续分泌少量或较大量雌激素时，可刺激子宫内膜增生过长或复杂性增生。由于持续无排卵，子宫内膜长期仅受单一雌激素作用，可并发子宫内膜癌。

【诊断】

参照 2003 年 PCOS 诊断的鹿特丹标准和 2011 年中国标准，根据 2018 年 PCOS 中国诊疗指南，结合临床实际拟定本病的诊断标准为：①因排卵障碍或无排卵引起月经稀发或闭经或不规则子宫出血；②高雄激素血症和（或）高胰岛素血症；③卵巢多囊改变：超声提示一侧或两侧卵巢直径为 2～9mm 的卵泡≥12 个，和（或）卵巢体积≥10ml。

1. 疑似 PCOS 上述 3 项中第①项是诊断的必须条件。另外 2 项中符合 1 项为疑似或不典型 PCOS。

2. 确诊 PCOS 具备上述疑似 PCOS 诊断条件后还必须逐一排除其他可能引起高雄激素

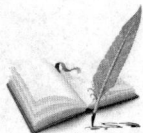

的疾病和引起排卵异常的疾病（如先天性肾上腺皮质增生、库欣综合征、分泌雄激素的肿瘤、高泌乳素血症等）即可初步诊断。但典型 PCOS 和青春期 PCOS 必须以上 3 项全都具备才能确诊。

一、临床表现

1. 病史　有月经稀发或不规则子宫出血、闭经、不孕史，多见于青春期及育龄期妇女。

2. 症状和体征

（1）月经不调　绝大多数由月经稀发逐渐演变为继发性闭经，也有表现为月经先期或淋漓不尽，甚至顽固性崩漏者。

（2）肥胖　常见腹部肥胖（腰围/臀围≥0.80），体重指数≥25kg/m^2。

（3）痤疮　多见油性皮肤和痤疮，以颜面额部较著，常伴脂溢性脱发。

（4）多毛　可出现不同程度的多毛，尤以性毛为主，如阴毛浓密，延及肛周腹股沟及腹中线，乳晕周围的毛发浓密，唇口可见细须。

（5）黑棘皮症　常在阴唇、颈背部、腋下、乳房下和腹股沟等皮肤皱褶部位出现灰褐色色素沉着，呈对称性，皮肤增厚，质地粗糙。

（6）不孕　因月经失调和无排卵所致。少数患者有偶发性排卵而可怀孕，但常因黄体功能不健而易早期流产。

二、实验室及其他检查

1. 激素测定

（1）血清生殖激素测定　血清总睾酮、游离睾酮增高，通常不超过正常值上限的 2 倍；或伴有雄烯二酮增高，提示过多的雄激素主要来源于卵巢。血清 FSH 基值偏低、LH 升高，LH/FSH≥2.5~3。血清雌酮（E_1）升高，E_2正常或稍增高，恒定于早卵泡期水平，无周期性变化，$E_1/E_2>1$。部分患者催乳素（PRL）轻度增高，但不作为 PCOS 的诊断标准，若重度增高则需排除脑垂体腺瘤或按高泌乳素血症处理。

（2）胰岛素释放及糖耐量试验　腹部肥胖型或有糖尿病家族史者测定空腹血糖及口服葡萄糖耐量试验（OGTT）、空腹胰岛素及葡萄糖负荷后水平，典型者空腹及餐后 1、2、3 小时血清胰岛素水平增高、胰岛素 C 肽增高，尤其是空腹和餐后 2、3 小时增高更具有临床意义；葡萄糖耐量正常或异常。

（3）抗苗勒管激素　PCOS 患者血清抗苗勒管激素（anti-Müllerian hormone，AMH）水平明显增高。

（4）肾上腺皮质激素测定　脱氢表雄酮（DHEA）及脱氢表雄酮硫酸盐（DHEAS）、皮质醇、17α-羟孕酮均由肾上腺产生，多囊卵巢综合征时其浓度正常或增高，正常时提示雄激素来自于卵巢，增高时提示肾上腺功能亢进。

（5）其他内分泌激素　酌情选择甲状腺功能、肾上腺皮质激素释放激素（ACTH）测定。

2. B 超检查　双侧卵巢均匀性增大，包膜回声增强，间质增生，内部回声增强，一侧或两侧卵巢各有 12 个及以上直径为 2~9mm 的无回声区，围绕卵巢边缘呈车轮状排列，称为"项链征"。连续检测未见优势卵泡发育和排卵迹象。多囊卵巢（PCOM）仅是超声检查

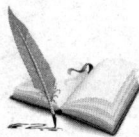

对卵巢皮质形态的描述，并非 PCOS 患者所特有，20% ~30% 的正常育龄期妇女可有 PCOM，也可见于口服避孕药后。

3. 基础体温测定 单相型基础体温曲线。

三、辨证要点

根据本病月经稀发量少、闭经，或不规则出血，伴有卵巢增大等主症，临床可按月经不调和癥瘕辨证。本病常见证型以肾虚为主，可兼血瘀、肝郁、痰湿。一般而言，毛发浓密，面部痤疮，大便秘结，舌质瘀暗，多为肾虚血瘀；精神抑郁，烦躁易怒，胸胁乳房胀痛者，多为肾虚肝郁；形体肥胖，腰膝酸软，口腻多痰者，多属肾虚痰湿。

【鉴别诊断】

表 11 -4　多囊卵巢综合征的鉴别诊断

项目	PCOS	卵泡膜细胞增殖症	卵巢雄激素肿瘤	肾上腺皮质增生	肾上腺皮质肿瘤
肥胖	常有	更严重	无	无	无
男性化	可有	更明显	更明显	可有	可有
雄激素水平	高	更高	更高	高	高
LH/FSH 比值	≥2 ~3	可正常	可正常	可正常	可正常
B 型超声	卵巢有 ≥12 个直径为 2 ~9mm 的小卵泡	卵巢无卵泡	卵巢无卵泡，有实性肿瘤	卵巢无卵泡	卵巢无卵泡
血 17α - 羟孕酮	正常	正常	正常	明显增高	无增高
ACTH 兴奋试验	反应正常	反应正常	反应正常	反应亢进	无反应
地塞米松抑制试验	不必检查	不必检查	不必检查	抑制率≤0.70	无反应
腹腔镜检查	卵巢增大，包膜增厚	卵巢皮质黄素化	单侧实性肿瘤	卵巢正常或偏小	卵巢正常或偏小

【治疗】

一、治疗原则

首先改变不良生活方式，适当节制饮食和运动锻炼，控制体重在正常范围，保证睡眠，减轻压力。根据患者是否有生育要求和最关心的问题，如月经稀发、肥胖、痤疮、多毛等制定治疗方案。青春期及无生育要求者重在调经，以维持月经周期、改善症状为目的；育龄期要求生育者，调经重在恢复排卵，同时帮助孕育。本病宜采用中西医结合综合措施治疗以提高临床疗效。

二、中医治疗

本病中医基本病机为肾虚偏于肾精和肾气不足，由于个体差异，可兼血瘀、肝郁、痰湿或湿热，故无论月经稀少甚至闭经，或月经频发淋漓不净者，均应辨证求因治本，以补肾益精、养血活血为主；兼肝郁者疏肝解郁，兼血瘀者活血化瘀，兼湿热者清热化湿，兼痰湿者蠲化痰浊；虚者补之，实者泻之，虚实兼夹者补虚泻实。

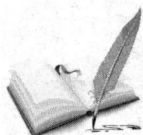

证型	肾虚血瘀证	肾虚肝郁证	肾虚痰湿证
主证	月经后期量少，色淡质稀，渐至闭经，不孕，伴头晕耳鸣，腰膝酸软，性欲淡漠，小便清长，大便不实；舌质紫暗或有瘀点，脉沉弦或沉涩	月经稀发量少，闭经，或月经先后无定期，崩漏，婚久不孕，或毛发浓密，面部痤疮，经前乳房胸胁胀痛，口干口苦，大便秘结；舌质红，苔薄黄或黄腻，脉沉弦或弦数	月经量少，经行延后甚或闭经，婚久不孕，或带下量多，头晕头重，胸闷泛恶，四肢倦怠，形体肥胖，大便不实；舌质淡暗，苔白腻，脉沉滑或濡
治法	补肾益精，活血调经	补肾疏肝，清热泻火	补肾活血，理气化痰
选方	加减苁蓉菟丝丸（《卓雨农中医妇科治疗秘诀》）去艾叶，加茺蔚子、泽兰、乌药、淫羊藿	滋水清肝饮（《医宗己任篇》）去山药、泽泻、大枣，加菟丝子、炒香附、丹参	丹溪治痰湿方（《丹溪心法》）去滑石，加陈皮、浙贝母、薏苡仁、山楂、巴戟天、菟丝子
药物组成	肉苁蓉、菟丝子、桑寄生、覆盆子、熟地、当归、枸杞、艾叶	牡丹皮、山栀子、生地黄、当归、白芍、柴胡、茯苓、山药、山茱萸、泽泻、大枣	苍术、香附、茯苓、法半夏、白术、滑石、当归、川芎
加减	若形寒畏冷加巴戟天温肾助阳；腰酸腿软加炒杜仲、怀牛膝补肾强腰；头晕耳鸣加五味子、沙苑子涩精补髓	若溢乳者，加川牛膝、生麦芽活血敛乳；胸胁乳房胀甚者，加郁金、橘核、路路通理气止痛；面部痤疮多发者，加苦参泻火燥湿	若B超探及卵巢明显增大者，加山慈菇、制鳖甲、皂角刺软坚通络

三、西医治疗

1. 抑制卵巢雄激素生成　首选醋酸环丙孕酮（CPA），目前常用复方制剂达英－35（每片含 CPA 2mg、炔雌醇 35μg）做周期疗法，于出血第 3~5 日起，每日口服 1 片，连续 21 日，停药 5~7 日后重复，至少服用 3~6 个周期。本品可合成 17－羟孕酮衍生物，抑制睾酮和双氢睾酮与受体结合及 5α 还原酶活性，并诱导肝酶加速血浆雄激素的代谢或清除，从而降低雄激素的生物效应。周期性服用达英－35 可反馈性降低 LH 水平，使卵巢源性雄激素减少。

2. 增加胰岛素敏感性　首选二甲双胍，每日 0.5~1.5g，进餐时服用。该药为胰岛素增敏剂，能抑制肠道葡萄糖的吸收、肝糖原异生和输出，增加组织对葡萄糖的摄取利用；能提高胰岛素敏感性，降低高血糖，但不降低正常血糖。通过降低血胰岛素水平可纠正 PCOS 患者的高雄激素血症，改善卵巢功能，提高促排卵治疗的效果。但部分患者胃肠道反应较大，禁用于肾功能损害（血清肌酐 >133μmol/L 或 1.5mg/dl）、肝功能衰竭、糖尿病酮症酸中毒、嗜酒者。轻－中度胰岛素抵抗而无葡萄糖耐量异常者妊娠期停用。

当双胍类药物疗效不佳时可选择罗格列酮或吡格列酮与二甲双胍联合用药，前者为噻唑烷二酮类药，不仅能增加胰岛素敏感性，还具有改善血脂代谢、抗炎、保护血管内皮细胞功能等作用，联合用药具有协同治疗效果，常用于无生育要求的患者。

3. 调整月经周期　可参考第十一章第二节"排卵障碍性异常子宫出血－无排卵型 AUB"。

4. 诱发排卵促进生育

（1）来曲唑（letrozole）　可作为 PCOS 诱导排卵的一线用药，或用于 CC 抵抗及失败患者的治疗。从自然月经或撤退性出血的第 5 天开始，或停经后 B 超监测无排卵迹象而探及双侧或一侧卵巢有多个小卵泡的当天开始，2.5mg/天，共 5 天；如无排卵则每周期增加 2.5mg，最大剂量 5.0~7.5mg/天，共 5 天。该药为芳香酶抑制剂类抗肿瘤药，原本用于绝经后晚期乳腺癌抗雌激素治疗失败的二线治疗，可抑制外周组织中的雄激素向雌激素转化，

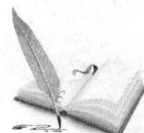

降低雌激素浓度，反馈性引起卵泡刺激素增多而促使卵泡发育，但不会引起雄激素前体的累积，不影响黄体生成素和孕酮的血浓度。

（2）枸橼酸氯米芬（CC） 又称克罗米芬，是促排卵的传统一线药，为非甾体类化合物，具有弱雌激素作用，通过竞争性抑制内源性雌激素对下丘脑的负反馈，促使下丘脑分泌更多的 GnRH 及垂体分泌 FSH，适用于体内有一定雌激素水平的无排卵者。先用小剂量 50mg/日，于月经第 5 日起连用 5 日停药，B 超和监测卵泡发育和有无排卵。如无排卵，可加大剂量为 100～150mg 分别再用两个周期。治疗后可获得近 80% 的排卵率，但妊娠率不到 40%。该药对胰岛素抵抗者效果不明显，若连用 3 个周期仍未出现 BBT 双相者为 CC 耐药。该药不可随意加大剂量和延长疗程，以免造成卵巢过度刺激综合征（OHSS）。

（3）促性腺激素 包括人绝经期促性腺激素（HMG）、高纯度 FSH（HP－FSH）和基因重组 FSH（rFSH）。可作为 CC 或来曲唑的配合用药或二线治疗。适用于 CC 抵抗的无排卵不孕患者。用药条件：具备盆腔超声及雌激素监测的技术条件，具有治疗卵巢过度刺激综合征（OHSS）和减胎技术的医院。用药方法：①联合来曲唑或 CC 使用，增加卵巢对促性腺激素的敏感性，降低用药剂量；②低剂量逐渐递增或常规剂量逐渐递减的方案；③自月经来潮或撤药性出血第 3～5 日起，每日肌注 HMG 或 FSH 1 支，连用 5 日后开始 B 超监测卵泡发育。当监测到卵泡最大径线 >18mm 时停药，加用 hCG 5000～10000IU 肌注以诱发排卵。当有 3 个卵泡直径 >18mm 和血 E_2 >1000pg/ml 时，应立即停药，也不用 hCG，以免发生卵巢过度刺激综合征（OHSS）。

5. 治疗多毛和痤疮 除了用达英－35 外，还可选用以下药物：

（1）短效复方口服避孕药（COC） 周期性服用 6～12 个月，可抑制毛发生长和治疗痤疮。避孕药可使卵巢和肾上腺产生的雄激素降低，其中孕激素成分通过反馈作用抑制 LH 的异常高分泌，减少卵巢产生雄激素，而雌激素成分使性激素结合球蛋白浓度增加，游离睾酮减少。常用药如妈富隆（每片含炔雌醇 30μg、去氧孕烯 150μg）。建议 COC 作为青春期和育龄期 PCOS 患者高雄激素血症及多毛、痤疮的首选治疗。

（2）螺内酯（spironolactone，又称安体舒通） 适用于 COC 治疗效果不佳，有 COC 禁忌或不能耐受 COC 的高雄激素患者。抗雄激素时推荐剂量为 100mg/d，至少使用 6 个月才见效。治疗多毛时需用药 6～9 个月，但停药后仍容易复发。螺内酯是人工合成的 17－螺内酯甾类化合物，具有抑制卵巢和肾上腺合成雄激素，并在毛囊竞争雄激素受体的作用。长期大剂量使用时需注意高钾血症，应定期监测血钾，用药期间应注意避孕，以免引起胎儿畸形和低钠高钾血症。肾功能不全者禁用。该药可引起不规则阴道流血，可与短效避孕药同用。

（3）醋酸甲羟孕酮 使用方法为每日 20～40mg 口服，或长效制剂 150mg 肌注，每 6 周至 3 个月 1 次，用于治疗多毛症和防止子宫内膜癌。孕激素可直接影响下丘脑－垂体轴，减少 GnRH 产生及促性腺激素的释放，使雄激素及雌激素降低。

6. 腹腔镜卵巢打孔术（laparoscopic ovarian drilling，LOD） 不常规推荐使用，仅适用于 CC 抵抗，来曲唑治疗无效，顽固性 LH 水平过高，因其他疾病需腹腔镜检查盆腔者。包括腹腔镜下电灼术、多点穿刺术、激光打孔术，术后可获得 90% 排卵率和 70% 妊娠率，可选择体质指数（BMI）≤34kg/m² 、基础 LH >10IU/L、游离睾酮水平高的 PCOS 患者作为 LOD 的治疗对象。对于肥胖型、胰岛素抵抗的患者不推荐使用。LOD 可能出现的问题包括：

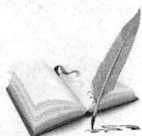

治疗无效、盆腔粘连、卵巢功能低下等。

7. 体外受精 – 胚胎移植（IVF – ET）　是 PCOS 不孕患者的三线治疗方案。PCOS 经上述治疗均无效，或者合并其他不孕因素（如高龄、输卵管因素或男性因素等）时需采用辅助生殖技术治疗。

【预后与转归】

典型 PCOS 病情重者由于病因不明而治疗难度大，疗程长，疗效短暂，相当部分患者复发率高，需长期监测治疗，为妇科生殖内分泌之疑难病症。不典型 PCOS 病情轻者通过生活调理与中西医结合药物治疗可纠正其生殖内分泌及代谢紊乱，恢复排卵性月经而受孕，或减轻痤疮、肥胖、多毛等症状和体征。长期患病如病情未得到控制可因胰岛素抵抗、血脂异常等代谢紊乱综合征而引起糖尿病和心脑血管疾病等。排卵障碍的年轻患者因子宫内膜增生过长易发生异常子宫出血；进入围绝经期后，因长期无排卵缺乏孕激素的保护会增加子宫内膜癌的发生风险。

（吴克明）

第六节　高催乳素血症

扫码"学一学"

各种原因导致血清催乳素（PRL）异常升高，>1.14nmol/L（25μg/L），称为高催乳素血症（hyperprolactinemia，HPRL）。本病是以月经紊乱、不孕、溢乳为主要临床表现的一种内分泌紊乱性疾病。本病在普通人群中的患病率为 0.4%，而生殖功能障碍患者可高达 9%～17%，男女均可发生，女性发病率约是男性的 3.5 倍，女性的高发年龄是 25～44 岁，平均年龄约 35.2 岁。按其临床表现，中医归属于"乳泣"及"闭经"等范畴。

【病因病理】

一、中医病因病机

参见第十一章第三节"闭经"。

二、西医病因病理

1. 下丘脑疾病　颅咽管瘤、炎症等病变影响催乳素抑制因子（PIF）的分泌，导致 PRL 升高。

2. 垂体疾患　是引起 HPRL 最常见的原因，以垂体催乳素瘤多见。1/3 以上患者为垂体微腺瘤（直径 <1cm）。空蝶鞍综合征也可使血清 PRL 增高。

3. 原发性甲状腺功能减退症　下丘脑促甲状腺激素释放激素增多，可刺激垂体 PRL 分泌。

4. 特发性高催乳素血症　此类患者与妊娠、特殊药物影响、垂体肿瘤或其它器质性病变无关，多因患者的下丘脑 – 垂体功能紊乱，从而导致血清 PRL 增高，多为 2.73～4.55nmol/L，但未发现垂体或中枢神经系统疾病。部分患者数年后发现垂体微腺瘤。

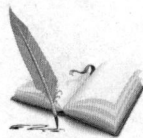

5. 其它 多囊卵巢综合症、自身免疫性疾病、创伤（垂体柄断裂或外伤）、长期服用抗精神病药、抗抑郁药、抗癫痫药、抗高血压药、抗胃溃疡药和阿片类药物均可引起血清催乳素升高。

【诊断】

一、病史

有垂体泌乳素瘤、原发性甲状腺功能低下、多囊卵巢综合征等疾病，或长期服用氯丙嗪、利血平、避孕药，分娩和手术史。

二、临床表现

1. 月经紊乱及不育 85%以上患者有月经紊乱。生育年龄患者可不排卵或黄体期缩短，表现为月经少、稀发甚至闭经。青春期前或青春期早期妇女可出现原发性闭经，生育期后多为继发性闭经。无排卵可导致不育。

2. 溢乳 是本病的特征之一。闭经－溢乳综合征患者中约2/3存在HPRL，其中有1/3为垂体微腺瘤。溢乳通常表现为双乳流出或可挤出非血性乳白色或透明液体。这些患者血清PRL水平一般都显著升高。

3. 头痛、眼花及视觉障碍 垂体腺瘤增大明显时，由于脑脊液回流障碍及周围脑组织和视神经受压，可出现头痛、眼花、呕吐、视野缺损及动眼神经麻痹等症状。

4. 性功能改变 由于垂体LH、FSH分泌受抑制，出现低雌激素状态，表现为阴道壁变薄或萎缩，分泌物减少，性欲减退。

三、实验室检查

1. 血液学检查 血清PRL>1.14nmol/L（25μg/L）可确诊为HPRL。检测最好在上午9~12时。

2. 影像学检查 当血清PRL>4.55nmol/L（100μg/L），应行垂体磁共振检查，明确是否存在垂体微腺瘤或腺瘤。（检查流程如图11-7）

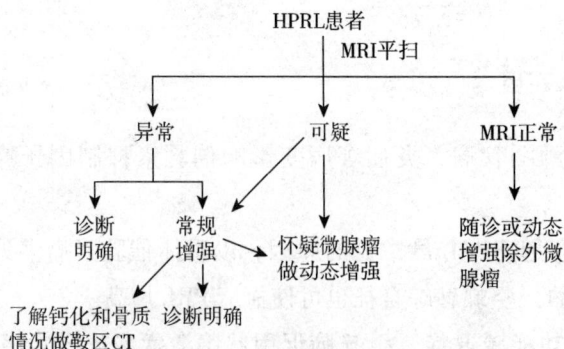

```
                    HPRL患者
                    MRI平扫
        ┌──────────────┼──────────────┐
       异常           可疑          MRI正常
      ┌──┴──┐          │              │
    诊断   常规    怀疑微腺瘤      随诊或动态
    明确   增强    做动态增强      增强除外微
                                    腺瘤
       ┌───┴────┐
  了解钙化和骨质  诊断明确
  情况做鞍区CT
```

图 11 – 7　高催乳素血症检查流程

3. 眼底检查 由于垂体微腺瘤可侵犯和（或）压迫视交叉，引起视乳头水肿；也可因肿瘤压迫视交叉致使视野缺损，因而眼底、视野检查有助于确定垂体腺瘤的大小及部位，

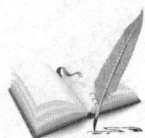

尤其适用于孕妇。

四、HPRL 诊断流程

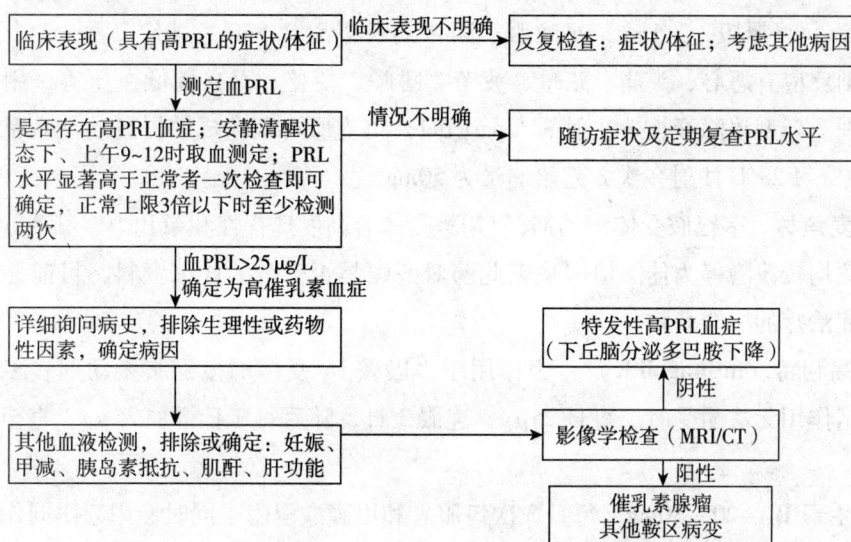

```
临床表现（具有高PRL的症状/体征）──临床表现不明确──→反复检查：症状/体征；考虑其他病因
          │
          │测定血PRL
          ↓
是否存在高PRL血症；安静清醒状   ──情况不明确──→随访症状及定期复查PRL水平
态下、上午9~12时取血测定；PRL
水平显著高于正常者一次检查即可
确定，正常上限3倍以下时至少检测
两次
          │
          │血PRL>25 μg/L
          │确定为高催乳素血症
          ↓
详细询问病史，排除生理性或药物                  特发性高PRL血症
性因素，确定病因                               （下丘脑分泌多巴胺下降）
          │                                         ↑
          │                                         │阴性
          ↓                                    影像学检查（MRI/CT）
其他血液检测，排除或确定：妊娠、──→             │阳性
甲减、胰岛素抵抗、肌酐、肝功能                  ↓
                                           催乳素腺瘤
                                           其他鞍区病变
```

五、辨证要点

应着重辨清肾虚、肝郁、脾虚及其相互的合并症，并注意兼夹湿、痰、郁、瘀等虚实错杂的复杂证候。

【鉴别诊断】

	高催乳激素血症	甲状腺功能低下	肾功能衰竭
临床表现	月经紊乱及不育，溢乳、头痛、眼花及视觉障碍，性功能减退等	乏力、面浮肢肿，食欲不振、腹胀，便秘，心慌气短等	高血压常见，程度可轻重不等，精神、神经系统症状等
实验室检查	血清催乳素 > 1.14nmol/L（25μg/L）	通过检测 TSH、T_3、T_4 可以鉴别	肾功能测定

【治疗】

一、治疗原则

确诊后应明确病因，及时治疗，治疗手段有药物治疗、手术治疗及放射治疗。

二、中医治疗

参照第十一章第三节"闭经"辨证论治。

三、西医治疗

（一）药物治疗

1. 甲磺酸溴隐亭（bromocryptine mesylate） 系多肽类麦角生物碱，选择性激动多巴

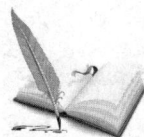

胺受体，能有效降低 PRL。溴隐亭对功能性或肿瘤引起催乳激素水平升高均能产生抑制作用。溴隐亭治疗后能缩小肿瘤体积，是闭经－溢乳妇女月经和生育能力得以恢复。在治疗垂体微腺瘤时，常用方法为：第 1 周 1.25mg，每晚 1 次；第 2 周 1.25mg，每日 2 次；第 3 周 1.25mg，每日晨服，2.5mg，每晚服；第 4 周及以后 2.5mg，每日 2 次，3 个月为一疗程。主要副反应有恶心、头痛、眩晕、疲劳、嗜睡、便秘、直立性低血压等，用药数日后可自行消失。新型溴隐亭长效注射剂（parlodel）可克服口服造成的胃肠功能紊乱。用法为 50～100mg，每 28 日注射一次，起始剂量为 50mg。

2. 卡麦角林　多巴胺受体激动剂，与 D_2 受体有高度选择性和亲和力，其治疗效果、药物可接受性均较溴隐停为佳。但因缺乏此药对妊娠是否安全的详细资料，目前并不作为高催乳素血症治疗的一线药物。

3. 喹高利特（quinagolide）　为作用于多巴胺 D_2 受体的多巴胺激动剂。多用于甲磺酸溴隐亭副作用无法耐受时。每日 25μg，连服 3 日，随后每 3 日增加 25μg，直至获得最佳效果。

4. 维生素 B_6　20～30mg，每日 3 次口服。和甲磺酸溴隐亭同时使用起协同作用。

（二）手术治疗

当垂体肿瘤产生明显压迫及神经系统症状或药物治疗无效时，应考虑手术切除肿瘤。手术前短期服用溴隐亭能使垂体肿瘤缩小，术中出血减少，有助于提高疗效。

（三）放射治疗

用于不能坚持或耐受药物治疗者；不愿手术者；不能耐受手术者。放射治疗显效慢，可能引起垂体功能低下、视神经损伤、诱发肿瘤等并发症，不主张单纯放疗。

（四）心理疏导

由于该病患者往往伴闭经及低雌激素血症，容易造成心理上的压力，因此，对患者的精神安慰与心理疏导是非常重要的，有利于增强信心、配合治疗。

（五）饮食调理

饮食注意不宜过食肥甘厚味之品，宜清淡富有营养之品。

【预后与转归】

帮助患者正确认识本病。患者应保持心情舒畅以利于受影响的神经－内分泌系统恢复。大部分高泌乳素血症呈良性经过，其血清 PRL 水平会逐渐下降，甚至恢复正常。垂体催乳素瘤若能及时合理治疗，预后良好。

（李　燕）

扫码"学一学"

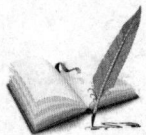

第七节　痛　经

女性正值经期或经行前后，出现周期性小腹疼痛，坠胀，伴有腰酸或其它不适，严重影响生活质量者，称为痛经，又称"经行腹痛"。分为原发性痛经和继发性痛经。原发性痛经是指生殖器官无器质性病变的痛经，占 90% 以上，以青少年女性多见；继发性痛经是指盆腔器质性疾病引起的痛经，本节主要介绍原发性痛经。

【病因病理】

一、中医病因病机

证型	病因病机	妇科病位与病机
气滞血瘀	素性抑郁，或恚怒伤肝，气郁不舒，血行受阻，瘀阻冲任、胞宫，复为情志所伤，壅滞更甚	肝郁气滞，血行不畅，壅滞冲任、胞宫，不通则痛
寒凝血瘀	经行前后感受寒邪，或过食寒凉生冷，寒客冲任，与血相结，凝滞冲任、胞宫	寒凝冲任，气血不通，胞宫失于温煦，不通则痛
气血虚弱	脾胃素弱，化源匮乏，或大病久病失血过多，气血亏虚，气虚无力行血	冲任、胞宫失于充养，不荣则痛
肝肾亏损	禀赋不足或房劳多产，精血暗耗，经后血海空虚，冲任、子宫失于濡养	精血不足，冲任、胞宫失养，不荣则痛

二、西医病因病理

原发性痛经主要与子宫收缩异常、子宫缺血缺氧和子宫峡部神经丛的刺激等因素有关，而子宫合成和释放前列腺素（prostaglandin，PG）增加是原发性痛经的重要原因。研究表明，痛经患者子宫内膜和月经血中 $PGF_{2\alpha}$ 和 PGE_2 含量均较正常妇女明显升高，$PGF_{2\alpha}$ 升高是造成痛经的主要原因，$PGF_{2\alpha}$ 含量高可引起子宫平滑肌过强收缩，血管挛缩，造成子宫缺血、乏氧状态而出现痛经。雌激素、血管加压素和催产素升高也是引起痛经的原因之一。雌激素能刺激垂体后叶释放血管加压素，此作用可被孕激素抵消。患者在月经前雌激素水平异常升高，月经期血管加压素水平明显高于正常人，可引起子宫过度收缩及缺血而致痛经。精神因素、环境因素、社会因素、遗传因素等也可导致或加重痛经的发生。

【诊断】

根据伴随月经周期而出现下腹坠痛，妇科检查无阳性体征，临床即可诊断。其痛经的主要特点为：

（1）原发性痛经在青春期多见，常在初潮后 1～2 年内发病。

（2）疼痛多自月经来潮后开始，最早出现在经前 12 小时，以行经第 1 天疼痛最剧烈，持续 2～3 天后缓解，常呈痉挛性，位于下腹部耻骨上，可放射至腰骶部及大腿内侧。

（3）可伴有头晕、乏力、恶心、呕吐、腹泻等症状，严重时面色苍白、出冷汗。

【辨证要点】

根据疼痛发生的时间、部位、性质、程度以及伴随症状辨虚实寒热和在气在血。一般而言，疼痛发生于经前或经行之初，多属实；月经将净或经后始作痛者，多属虚；痛在少腹一侧或双侧多属气滞，病在肝；痛在小腹正中常与子宫瘀滞有关；若痛在腰脊多肾虚。隐痛喜揉喜按属虚；掣痛、绞痛、灼痛、刺痛、拒按属实；灼痛得热反剧属热；绞痛、冷痛，得热减轻属寒。痛甚于胀，血块排出则痛减，或持续作痛属血瘀；胀甚于痛，时痛时

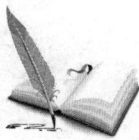

止属气滞。临证还须结合月经期量色质、伴随症状和舌脉，以及素体体质综合分析。

【鉴别诊断】

需与子宫内膜异位症、子宫腺肌症、盆腔炎性疾病引起的继发性痛经相鉴别。继发性痛经常在初潮后数年方出现症状，多有妇科器质性疾病史或宫内节育器放置史，妇科检查及妇科 B 超有异常发现，可以鉴别。

【治疗】

一、治疗原则

根据"不通则痛，不荣则痛"的病机，治疗痛经以调理冲任气血止痛为原则，但应分经期和平时阶段性治疗，经期调血止痛治标为主，平时辨证求因治本为要，宜在经前一周开始服药，并应注意经前经期保暖和重视心理治疗。

二、中医治疗

（一）辨证论治

证型	气滞血瘀证	寒凝血瘀证	气血虚弱证	肝肾亏损证
主证	经前经期小腹胀痛拒按，经行不畅，血紫暗有块，块下痛减，伴乳房胀痛胸闷不舒；舌质紫暗或有瘀点，脉弦或弦涩	经前经期小腹冷痛拒按，得热痛减；月经推后量少，经色暗有瘀块；面色青白、肢冷畏寒，小便清长；舌暗苔白，脉沉紧	经行经后小腹隐痛喜按，或小腹阴部空坠不适；月经量少，色淡质薄，神疲乏力，头晕心悸，纳少便溏，舌质淡，苔白，脉细弱	经期或后小腹绵绵作痛，伴腰骶酸胀；经色暗淡，量少质稀薄；或伴两膝酸软，头晕耳鸣，面色晦暗，健忘失眠，或夜尿频多；舌质淡暗，苔白，脉沉细弦
治法	理气行滞，化瘀止痛	温经活血，化瘀止痛	益气养血，调经止痛	补肾益精，养血止痛
主方	膈下逐瘀汤（《医林改错》）	少腹逐瘀汤（《医林改错》）	艾附暖宫丸（《沈氏尊生书》）	调肝汤（《傅青主女科》）
组成	当归、川芎、赤芍、桃仁、红花、枳壳、延胡索、五灵脂、乌药、香附、丹皮、甘草	小茴香、干姜、延胡索、没药、当归、川芎、官桂、赤芍、蒲黄、五灵脂	艾叶、香附、黄芪、熟地黄、当归、川芎、白芍、官桂、续断、吴茱萸	当归、白芍、山茱萸、巴戟、阿胶、山药、甘草

（二）其他疗法

1. 药熨法　小茴香、吴茱萸各 60g，加食盐 250g，炒热熨小腹，适合于寒证痛经。

2. 耳穴　取子宫、腹、肝、肾、内分泌，以王不留行籽 1 粒，贴于穴位上，每日按压 4~6 次，每次 3~6 分钟。

3. 针灸　实证可用毫针泻法，寒甚者可加艾灸（主穴：三阴交、中极）；虚证可用毫针补法，加用灸法（主穴：三阴交、足三里、气海、关元、中极、地机）。

4. 辅助治疗　适当调节和补充营养，对缓解痛经有较大帮助。有氧运动和按摩疗法亦能配合药物缓解痛经症状。

三、西医治疗

1. 非甾体类抗炎药　通过抑制前列腺素合成酶的活性，减少前列腺素产生，防止过强

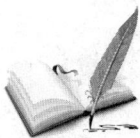

子宫收缩和痉挛，从而减轻或消除痛经。常用药物有甲氯灭酸、布洛芬、酮洛芬、吲哚美辛、保泰松等。月经来潮即开始服药效佳，连服 2 ~ 3 日。布洛芬（ibuprofen）200 ~ 400mg，每日 3 ~ 4 次，或酮洛芬（ketoprofen）50mg，每日 3 次。此类药物的副作用主要为胃肠道不良反应，如恶心、厌食、烧心等，一般多能忍受。

2. 避孕药　可口服复方炔诺酮、复方甲地孕酮、安宫黄体酮等，适用于需要避孕的痛经患者。

【预防与调护】

注意经期、产后卫生和保暖，避免感受外邪；保持精神愉快，避免剧烈运动，多做有氧运动，保证经血通畅；忌食生冷辛辣之品；注意避孕，避免不洁性生活，尽量避免宫腔操作；一旦出现痛经，尽早检查，尽早治疗。

【预后与转归】

中医治疗功能性痛经疗效确切，若属器质性病变引起者，病程缠绵，难获速效，但临证详查病因，中西医结合辨病辨证施治，在消减疼痛、缓解并发症方面亦有明显优势。

（张丽梅）

第八节　经前期综合征

扫码"学一学"

经前期综合征（premenstrual syndrome，PMS）是指妇女反复在黄体期出现周期性以情感、行为和躯体障碍为特征的综合征。月经来潮后，症状自然消失。其发生率为 30% ~ 40%。本病属于中医学"月经前后诸证"范畴，根据不同的症状，分别归属于"经行头痛""经行眩晕""经行浮肿""经行乳房胀痛""经行身痛""经行泄泻""经行发热""经行口糜""经行风疹""经行情志异常""经行吐衄""经行感冒"等。

【病因病理】

一、中医病因病机

本病的发生与妇女行经前后血的盈亏变化和体质禀赋等有密切关系。妇女一生中，由于经、孕、产、乳等生理数伤于血，使妇女处于血不足、气偏盛的状态，形成了本病发生的内在条件。当临近经期及行经之时，血海气血变化急骤，胞宫由藏而泻，由满而溢，由盛而虚，使全身已偏虚的阴血更显不足，如禀赋不足或阴阳气血偏盛偏衰，或疾病、情志刺激，就会使临经前后脏腑、气血的生理动态平衡失调，受其调控的情志也不稳定，故易发生经行诸证。经净以后，冲任二脉相互资助，阴血逐渐恢复，气血渐趋于调顺，脏腑功能也暂时恢复平衡，诸证随之减轻消失。临床常见以肝的功能失调为主，累及肾、脾、心等脏而表现出肝肾、肝脾、脾肾、心脾、心肝、心肾、气血、痰火、瘀滞等多脏功能失调的多样症候群。

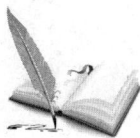

表 6 - 1　经前期综合征的病因病机

证型	病因病机	妇科病位与发病机理
肝郁气滞证	素性抑郁愤怒，情志不舒，致肝气郁结；经前、经行之时，阴血下注冲任血海，肝失所养，气郁更甚	肝经循行之处，气机郁滞，故见经行乳房胀痛；肝气郁结，疏泄失畅，情志不和，可见经行情志异常；肝旺犯胃，肝胃不和则恶心、呕吐；肝木横克脾土，脾失健运则见泄泻
肝肾阴虚证	素体禀赋不足；或阴血亏虚；或大病久病失血伤阴，致血虚精亏，肝肾不足；经期阴血下注冲任血海，阴血更加不足	阴虚水不涵木，不能濡养经脉，见经前乳胀、经行眩晕、头痛；虚热燔灼可见经行发热、口糜；热伤阴络可见便血、吐衄；肾水不能上承，舌本不荣则出现经行音哑；阴虚肝火旺，肝阳上亢则见烦躁、失眠、情志异常
脾肾阳虚证	素体脾肾虚弱，阳气不足；行经之时，阳气随之下泻，脾肾阳气愈虚	肾阳不足，脾失温煦，运化失职，则见经行泄泻；脾肾阳虚，气化失司，水湿停滞不运，溢于肌肤，则见经行浮肿
心脾两虚证	脾胃素虚；或饮食劳倦、忧愁思虑损伤心脾，气血生化乏源，心脾血虚气弱。经期气血下注冲任，气血更虚	阴血不足，心神失养，则经行失眠、心悸、情志异常；气血不足，清窍、四肢百骸失于濡养，则经行头痛、身痛；血虚肌肤失荣，则皮肤起风疹块；气随血泄，营卫失调，则低热起伏
心肝火旺证	平素心阴不足，心火炽盛；或恚怒伤肝，心肝火旺；经期冲气旺盛，挟热上扰	心阴不足，心火上炎可口舌糜烂；心肝火旺，热扰心胸或灼伤血络，则经前发热、吐衄、心悸；神明被扰则情志异常、经行狂躁
气滞血瘀证	素有瘀积，或情志不畅，气郁血滞；或经行产后遇寒饮冷，寒凝血瘀；或跌仆外伤，瘀血内阻。经前气血下注冲任，脉络阻滞	足厥阴肝经循巅顶络脑，若瘀血内阻，脉络不通，则头痛、身痛；瘀阻气血不行，水湿停聚，则身肿；瘀血留滞胞中，瘀热内郁，气血营卫失调，则经行发热
痰火上扰证	素体痰盛，或肝郁犯脾，脾失健运，痰湿内生；或肝郁化火，炼液成痰；经期冲气旺盛，冲气挟痰火上扰	痰火上扰清窍，神明逆乱，故发经行烦躁、情志异常，甚则经行狂躁；痰湿阻于中脘、脑窍，故呕恶、头痛、失眠

二、西医病因病理

病因尚无定论，可能与精神社会因素、卵巢激素失调和神经递质异常等多因素有关。

1. 精神社会因素　经前期综合征患者对安慰剂治疗的反应率高达30%～50%，部分患者精神症状突出，且情绪紧张时常使原有症状加重，提示社会环境与患者精神心理因素间的相互作用，参与经前期综合征的发生。

2. 卵巢激素失调　最初认为雌、孕激素比例失调是经前期综合征的发病原因，患者孕激素不足或组织对孕激素敏感性失常，雌激素水平相对过高，引起水钠潴留，致使体重增加。近年研究发现，经前期综合征患者体内并不存在孕激素绝对或相对不足，补充孕激素不能有效缓解症状。认为可能与黄体后期雌、孕激素撤退有关，临床补充雌、孕激素合剂减少性激素周期性生理性变动，能有效缓解症状。

3. 神经递质异常　经前期综合征患者在黄体后期循环中类阿片肽浓度异常降低，表现为内源性类阿片肽撤退症状，可影响精神、神经及行为方面的变化。其他还包括5 - 羟色胺等活性改变。

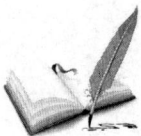

【诊断】

一、病史

多见于 25～45 岁之间妇女，常在过度劳累或工作紧张或家庭不和睦的情况下激发。

二、临床表现

主要临床表现归纳为：①精神症状：易怒、烦躁、焦虑、抑郁、情绪不稳定，或精神紧张，或淡漠忧伤。②躯体症状：腹胀腹泻、恶心呕吐、肢体浮肿、体重增加、皮肤红疹、口舌糜烂、运动协调功能减退。③主观症状：头痛头晕、乳房胀痛、体痛肢麻、视物不清、失眠健忘、疲乏身困、饮食改变等自觉症状。④行为改变：注意力不集中、工作效率低、神经质、意外事故倾向，易有犯罪行为或自杀意图等。

三、鉴别诊断

经前期综合征表现的症状与月经密切相关，呈周期性发作，诊断并无困难。但神经精神症状应注意与精神疾病鉴别；水液潴留症状应与心、肾疾病所致的水肿相鉴别。此外尚需排除颅内肿瘤、乳房肿瘤、皮肤病及内分泌系统器质性病变所致的相关症状。

四、辨证要点

本病相当于中医学的月经前后诸证，但后者包括范围更广。本病证情复杂，应根据主证的性质、部位、特点，参考月经的期、量、色、质，结合全身症状及舌、脉综合分析。

【治疗】

一、治疗原则

本病可采用中西医结合治疗的方法，西医主要对症治疗；中医在辨证的基础上以调肝为大法，兼顾肾、脾、心等脏；此外治疗兼顾调经，调经注重疏肝理气、滋阴养血、清热凉血、健脾温肾、活血化瘀等。服药宜在经前一周至半个月开始，以达到症消经调，恢复女性正常生理状态之效果。

二、中医治疗

证型	证候	治法	主方	组成	加减
肝郁气滞证	经前乳房、乳头胀痛，小腹胀满连及胸胁，烦躁易怒；精神抑郁，善叹息；或头晕失眠；或头目胀痛；或肢体肿胀；或发热吐衄。月经先后无定期或先期而行，经来不畅，血色暗红，或月经量多。舌质正常或暗红，苔薄白或薄黄，脉弦或弦滑	疏肝理气，养血调经	柴胡疏肝散（《景岳全书》） 清肝引经汤（《中医妇科学》）	柴胡、白芍、川芎、香附、陈皮、枳壳、甘草； 当归、白芍、生地、丹皮、栀子、黄芩、川楝子、茜草、牛膝、白茅根	经行乳痛选柴胡疏肝散加橘核、王不留行、路路通理气通络散结；恶心呕吐加半夏、竹茹、苏叶和胃降逆止呕；肢体肿胀者加泽兰、泽泻、槟榔活血行气消胀；失眠抑郁加郁金、合欢皮、夜交藤解郁安神。经行吐衄用清肝引经汤

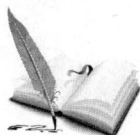

证型	证候	治法	主方	组成	加减
肝肾阴虚证	经行或经后潮热，盗汗，头晕目眩，耳鸣失眠，腰膝酸软；或乳房作胀；或口舌糜烂；或音哑目暗，五心烦热；或便血便秘，口燥咽干。月经常先期而行，量少色红，或经期延长，舌质红少苔，脉细数	滋肾养肝，育阴调经	左归丸（《景岳全书》） 一贯煎（《柳州医话》）	熟地、山药、山茱萸、枸杞、菟丝子、鹿角胶、龟板胶、川牛膝；生地、当归、沙参、麦冬、川楝子、枸杞子	心烦失眠选左归丸加枣仁、柏子仁、珍珠母以宁心安神；经行头痛选一贯煎加钩藤、菊花、蔓荆子平肝止痛；经行目暗耳鸣者加石决明、蒺藜以平肝明目
脾肾阳虚证	经前、经行之时出现面浮肢肿，脘腹胀满，腰酸腿软，纳少便溏；或经前泄泻；或经行前后头晕沉重，体倦嗜睡，胸闷泛恶。月经量多，色淡质稀，舌淡红，苔白滑，脉濡细或沉缓	温肾健脾，化湿调经	健固汤（《傅青主女科》） 苓桂术甘汤（《金匮要略》）	党参、白术、茯苓、薏苡仁、巴戟天；茯苓、白术、桂枝、甘草	经行泄泻用健固汤加补骨脂、吴茱萸、肉豆蔻、五味子温肾运脾；浮肿为主者用苓桂术甘汤加泽泻、猪苓、防己以温阳利水
心脾两虚证	经前、经期心悸失眠，神疲乏力，多思善虑，面色萎黄，纳差；或头晕头痛；或身痛肢麻；或发热，形寒自汗，少气懒言；或风疹频发，皮肤瘙痒，面色不华，肌肤枯燥。月经量少或多，色淡质稀，舌质淡红，苔白，脉细弱.	养心益脾，补血调经	归脾汤（《济生方》） 当归饮子（《证治准绳》）	人参、白术、黄芪、桂圆肉、茯神、当归、远志、酸枣仁、木香、炙甘草、生姜、大枣；当归、川芎、白芍、生地、防风、荆芥、黄芪、生甘草、白蒺藜、何首乌	经前经期心悸、失眠选归脾汤；经行头晕、头痛或身痛肢麻加鸡血藤、枸杞、何首乌养血通络。经行风疹频发，皮肤瘙痒选当归饮子
心肝火旺证	经前、经期狂躁易怒，怒骂难控，头痛眩晕，口苦咽干，面红目赤，小便黄赤，大便干结，经行不畅，经净则诸证缓解。舌红苔黄，脉弦滑数	疏肝解郁，清热调经	丹栀逍遥散（《内科摘要》）加黄芩 清热镇惊汤（《医宗金鉴·妇科心法要诀》）	丹皮、栀子、当归、白芍、白术、茯苓、柴胡、薄荷、炙甘草、煨姜；柴胡、薄荷、麦冬、栀子、黄连、龙胆草、茯神、钩藤、木通、生甘草、灯心草、竹叶	若肝火旺、头痛剧烈者加石决明、蔓荆子以清肝泻火；经行狂躁不安，痰多用清热镇惊汤去柴胡、薄荷、灯心草辛散之品，加礞石、天竺黄、生铁落清心涤痰。
气滞血瘀证	经前经期头痛剧烈，或腰膝关节疼痛；或经行发热；或肢体肿胀，按之随手而起。伴月经量少或行而不畅，经色紫暗有块，舌紫暗或尖边有瘀点，脉弦涩	理气活血，化瘀通络	血府逐瘀汤（《医林改错》） 身痛逐瘀汤（《医林改错》）	桃仁、红花、当归、川芎、生地、赤芍、牛膝、柴胡、桔梗、枳壳、甘草；秦艽、川芎、桃仁、红花、甘草、羌活、没药、当归、五灵脂、地龙、牛膝、香附	经前经期头痛选血府逐瘀汤；身痛明显选身痛逐瘀汤加桂枝、虎杖、鸡血藤活血通络；肢体肿胀加泽兰、泽泻、大腹皮以活血行滞利水
痰火上扰证	经行烦躁，心胸泛呕；或痰多不寐，情志不宁，甚则狂躁不安；头痛失眠，面红目赤，大便干结。经行量少，色深红质黏稠，平时带下量多，色黄质稠；舌红，苔黄厚或腻，脉弦滑而数	清热化痰，宁心安神	生铁落饮（《医学心悟》） 温胆汤（《千金要方》）	天冬、麦冬、贝母、胆星、橘红、远志、连翘、茯苓、茯神、玄参、钩藤、丹参、辰砂、石菖蒲、生铁落；陈皮、半夏、茯苓、甘草、枳实、竹茹	经行烦躁伴大便秘结者用生铁落饮加生大黄、礞石以通便祛痰；经行痰多泛呕者选温胆汤加天竺黄清热化痰

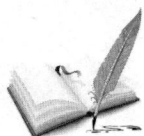

三、西医治疗

1. 一般治疗 包括心理治疗和调整生活方式。心理治疗给予患者心理安慰和疏导，使精神放松，有助于减轻症状。调整生活方式包括适当的身体锻炼、合理的饮食及营养、戒烟、限制钠盐及咖啡的摄入等。

2. 药物治疗

（1）抗焦虑药 阿普唑仑 0.25mg，经前用药，每日 2 ~ 3 次，逐渐增量，最大剂量为 4mg，用至月经来潮 2 ~ 3 日。

（2）抗忧郁药 氟西汀 20mg，每日 1 次口服，于黄体期用药。

（3）醛固酮受体的竞争性抑制剂 螺内酯 20 ~ 40mg，口服，每日 2 ~ 3 次，减轻水潴留，对精神改善也有效。

（4）维生素 B_6 可调节自主神经系统与下丘脑 - 垂体 - 卵巢轴的关系，还可以抑制催乳素的合成。月经周期第 10 天开始服用维生素 B_6，每次 10 ~ 20mg，每日 3 次，可改善症状。

（5）口服避孕药 通过抑制排卵缓解症状，并可减轻水钠潴留症状，还能抑制循环和内源性激素的波动，可连用 4 ~ 6 个周期。

【预防与调护】

1. 调情志，适寒温 本病发生与精神因素有关，除药物治疗外，应重视心理治疗，经期避免各种刺激，保持心情舒畅，能减少症状的发生率。经前、经期注意避免感受风、寒、热、湿之外邪，勿久居潮湿之地，勿冒雨涉水。

2. 饮食调节，劳逸结合 经前、经期勿食寒凉，少盐饮食，多食新鲜蔬菜、水果。经期不宜过度消耗脑力和体力，平时加强运动锻炼，提高抗病能力，则会改善不适症状。

【预后与转归】

经前期综合征因个体差异，持续时间可长短不一，进一步发展常常影响女性的身心健康，诱发诸多疾病，如月经不调、精神失常、心脑血管病等，以致不能正常工作与生活，故需重视预防，防治结合，配合心理疏导，可减少本病的发生。

（朱虹丽）

第九节 绝经综合征

绝经综合征（menopause syndrome）是指妇女绝经前后出现性激素波动或减少而出现一系列躯体及精神心理症状。绝经（menopause）分为自然绝经和人工绝经。自然绝经是指卵巢内卵泡生理性耗竭所致的绝经；人工绝经指两侧卵巢经手术切除或放射线照射等所致的绝经。人工绝经者更易发生绝经综合征。

本病中医称之为"绝经前后诸证"或"经断前后诸证"，古医籍无此病名记载，有关本病的临床表现散见于"年老血崩""脏躁""百合病"等病症中。

扫码"学一学"

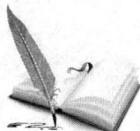

【病因病理】

一、中医病因病机

证型	病因病机	妇科病位与病机
肾阴虚	素体阴虚或因故伤阴，精血耗伤，或绝经前后，天癸衰竭，或忧思不解，肝失涵养，阴虚阳亢	真阴亏损，冲任衰少，脏腑失养，遂致绝经前后诸证
肾阳虚	素体阳虚或房劳多产伤肾，肾气渐衰，命门火衰，阴寒内盛，脏腑失于温煦，冲任失养	命门火衰，冲任失养，遂致绝经前后诸证
肾阴阳两虚	肾阴不足，肾阳渐虚，肾气日亏，或阴损及阳，或阳损及阴	阴阳两虚，不能濡养、温煦脏腑，则诸症错杂并见
心肾不交	绝经前后肾水不足，不能上济于心，心阴失养，心火独亢，热扰心神	心肾不交，遂致绝经前后诸证

二、西医病因病理

绝经前后最明显的变化是卵巢功能衰退，随后表现为下丘脑-垂体功能退化。

1. 雌激素 卵巢功能衰退的最早征象是卵泡对 FSH 敏感性降低，FSH 水平升高。绝经过渡早期雌激素水平波动很大，由于 FSH 升高对卵泡过度刺激引起 E_2 分泌过多，甚至可高于正常卵泡期水平，因此整个绝经过渡期雌激素水平并非逐渐下降，只是在卵泡完全停止生长发育后，雌激素水平才迅速下降。

2. 孕酮 绝经过渡期卵巢尚有排卵功能，仍有孕酮分泌。但因卵泡发育质量下降，黄体功能不良，导致孕酮分泌减少。绝经后无孕酮分泌。

3. 雄激素 绝经后雄激素来源于卵巢间质细胞及肾上腺，总体雄激素水平下降。

4. 促性腺激素 绝经过渡期 FSH 水平升高，呈波动型，LH 仍在正常范围，FSH/LH 仍 <1。绝经后雌激素水平降低，诱导下丘脑释放促性腺激素释放激素增加，刺激垂体释放 FSH 和 LH 增加，其中 FSH 升高较 LH 显著，FSH/LH >1。卵泡闭锁导致雌激素和抑制素水平降低以及 FSH 水平升高，是绝经的主要信号。

5. 促性腺激素释放激素（GnRH） 绝经后 GnRH 的分泌增加，与 LH 相平衡。

6. 抑制素（inhibin） 绝经后妇女血抑制素水平下降，较雌二醇下降早且明显，可能成为反映卵巢功能衰退更敏感的指标。

7. 抗米勒管激素（AMH） 绝经后抗米勒管激素水平下降，较 FSH 升高、雌二醇下降早，能较早反映卵巢功能衰退。

【诊断】

一、临床表现

（一）近期症状

1. 月经紊乱 是绝经过渡期的常见症状，由于稀发排卵或无排卵，表现为月经周期不规则、经期持续时间长及经量增多或减少。此期症状的出现取决于卵巢功能状态的波动变化。

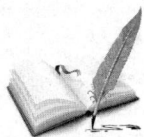

2. 血管舒缩症状　主要表现为潮热，是围绝经期女性的标志性症状，是血管舒缩功能不稳定的表现。其典型特点是突发性体表温度上升，常起自前胸，扩散至颈部及面部，同时伴有发热部位皮肤潮红、出汗、恶心、气促、心悸、焦虑等。潮热严重时可影响妇女工作、生活和睡眠，是绝经后期妇女需要性激素治疗的主要原因。

3. 自主神经失调症状　常出现如心悸、头晕、头痛、失眠、耳鸣等自主神经失调症状。

4. 精神神经症状　主要表现为注意力易分散，记忆力减退，情绪上激动易怒、焦虑不安或情绪低落、抑郁、不能自控等症状。绝经前后状态是抑郁症高发的独立危险因素。

（二）远期症状

1. 泌尿生殖器绝经后综合征　超过50%的绝经期女性会出现该综合征，以泌尿生殖道萎缩为主要临床症状，表现为阴道干燥、性交困难、反复阴道感染、排尿困难、尿痛、尿急等尿路感染。

2. 骨质疏松　绝经后妇女雌激素缺乏使骨质吸收增加，导致骨量快速丢失而出现骨质疏松。50 岁以上妇女半数以上会发生绝经后骨质疏松，一般发生在绝经后 5～10 年内，最常发生在椎体。

3. 阿尔茨海默病　绝经后期妇女比老年男性患病风险高，可能与雌激素水平低下有关。

4. 心血管病变　绝经后妇女动脉硬化、冠心病的发病风险较绝经前明显增加，可能与雌激素水平低下有关。

二、实验室检查

1. 血清 FSH 值及 E_2 值测定　绝经过渡期血清 FSH ＞10U/L，提示卵巢储备功能下降。闭经、FSH ＞40U/L 且 E_2 ＜10～20pg/ml，提示卵巢功能衰竭。

2. 抗米勒管激素（AMH）测定　AMH 低至 1.1ng/ml 提示卵巢储备下降；若低于 0.2ng/ml 提示即将绝经；绝经后 AMH 一般测不出。

三、辨证要点

本病以肾虚为本，病理变化以肾阴阳平衡失调为纲。临床辨证关键在于辨清阴阳属性。肾阴虚者必见腰膝酸软，头晕耳鸣，烘热汗出，潮热颧红等阴虚内热证；肾阳虚者，必见腰膝酸痛，畏寒肢冷，小便清长，大便稀溏等阳虚内寒证；阴阳俱虚者，则寒热错杂，阴阳两证同时并见，但可偏于阴虚或偏于阳虚，临证须仔细辨析。

【鉴别诊断】

绝经综合征应注意与原发性高血压、子宫肌瘤、子宫内膜癌、增生性关节炎、尿道感染等内外科疾病及妇科器质性病变鉴别。

【治疗】

一、治疗原则

明确诊断后辨证求因论治，缓解近期症状，早期发现、有效预防远期并发症。

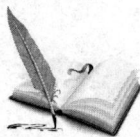

二、中医治疗

证型	肾阴虚证	肾阳虚证	肾阴阳两虚证	心肾不交证
主证	月经紊乱，量或多或少；头晕耳鸣，潮热汗出，五心烦热，皮肤干燥瘙痒，阴道干涩；舌红少苔，脉细数	月经紊乱，或崩中漏下，或闭经，白带清冷，精神萎靡，形寒肢冷，面色晦黯；舌淡，苔薄，脉沉细无力	月经紊乱或已绝经，头晕耳鸣，乍寒乍热，汗出恶风，腰背冷痛；舌质淡，苔薄白，脉沉细	绝经前后，心烦失眠，心悸易惊，甚至情志失常，月经周期紊乱，量少或多，经色鲜红，头晕健忘，腰酸乏力，舌红，苔少，脉细数
治法	滋肾养阴，佐以潜阳	温肾扶阳	益阴扶阳	滋阴补血，养心安神
主方	知柏地黄丸（《医方考》）加龟板。	右归丸（《景岳全书》）	二仙汤（《中医方剂临床手册》）加女贞子、旱莲草	天王补心丹（《校注妇人良方》）
药物组成	熟地、山药、山黄肉、茯苓、牡丹皮、泽泻、知母、黄柏	熟地、山药、山黄肉、枸杞、鹿角胶、菟丝子、杜仲、当归、肉桂、制附子	仙茅、仙灵脾、巴戟天、黄柏、知母、当归	人参、玄参、当归、天冬、麦冬、丹参、茯苓、五味子、远志、桔梗、酸枣仁、生地黄、朱砂、柏子仁

三、西医治疗

（一）一般治疗

通过心理疏导，必要时选用适量镇静药以助睡眠，如睡前服用艾司唑仑 2.5mg。谷维素有助于调节自主神经功能，20mg 口服，每日 3 次。鼓励建立健康生活方式，包括坚持身体锻炼，健康饮食，增加日晒时间，摄入足量蛋白质及含钙丰富的食物，预防骨质疏松。

（二）激素补充治疗（hormone replacement therapy，HRT）

建议在卵巢功能衰退后尽早启动。可有效缓解绝经期症状，改善生活质量。

1. 适应证

（1）绝经相关症状　月经紊乱、潮热、盗汗、疲倦、睡眠障碍、情绪障碍（如易激动、烦躁、焦虑、紧张或情绪低落）等。

（2）生殖泌尿道萎缩等相关问题　阴道干涩、疼痛、性交痛、反复发作的阴道炎和尿频、尿急、排尿困难、反复发作的泌尿系统感染等。

（3）低骨量及骨质疏松症　有骨质疏松症的危险因素（如低骨量）及绝经后骨质疏松症。

2. 禁忌证　已知或可疑的疾病，如妊娠、乳腺癌、性激素依赖性恶性肿瘤，原因不明的阴道出血、最近 6 个月内患有活动性静脉或动脉血栓栓塞性疾病、严重肝及肾功能障碍、血卟啉症、耳硬化症，脑膜瘤（禁用孕激素）等。

3. 慎用情况　慎用情况并非禁忌证，在应用前应咨询相关专业的医师，确定应用的时机和方式及诊疗措施。慎用情况包括：子宫肌瘤、子宫内膜异位症、子宫内膜增生史、尚未控制的糖尿病及严重高血压、有血栓形成倾向、胆囊疾病、癫痫、偏头痛、哮喘、高催乳素血症、系统性红斑狼疮、乳腺良性疾病、乳腺癌家族史，以及已完全缓解的部分激素依赖性妇科恶性肿瘤，如子宫内膜癌、卵巢上皮性癌等。

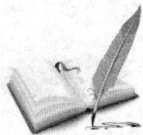

4. 制剂以及剂量选择 主要药物为雌激素，辅以孕激素。单用雌激素治疗仅适用于子宫已切除者，单用孕激素适用于绝经过渡期功能失调性子宫出血。剂量和用药方案应个体化，以最小剂量且有效为佳。

（1）雌激素制剂 应用雌激素原则上应选择天然制剂。常用雌激素有：①戊酸雌二醇（estradiol valerate），每日口服 0.5～2mg；②结合雌激素（conjugated estrogen）：每日口服 0.3～0.625mg；③17β-雌二醇经皮贴膜：有每周更换两次和每周更换一次剂型；④尼尔雌醇（nylestriol）：为合成长效雌三醇衍生物。每 2 周口服 1～2mg 等。

（2）组织选择性雌激素活性调节剂 替勃龙（tibolone），根据靶组织不同，其在体内的 3 种代谢物分别表现出雌激素、孕激素及弱雄激素活性。每日口服 1.25～2.5mg。

（3）孕激素制剂 常用醋酸甲羟孕酮（medroxyprogesterone acetate，MPA），每日口服 2～6mg。近年来倾向于选用天然孕激素制剂，如微粒化孕酮（micronized progesterone），每日口服 100～300mg。

5. 用药途径及方案

（1）口服 主要优点是血药浓度稳定，但对肝脏有一定的损害，还可刺激产生肾素底物及凝血因子。用药方案有：①单用雌激素：适用于已切除子宫的妇女；②雌、孕激素联合：适用于有完整子宫的妇女，包括序贯用药和联合用药：前者模拟生理周期，在用雌激素的基础上，每后半月加用孕激素 10～14 日。两种用药又分周期性和连续性，前者每周期停用激素 5～7 日，有周期性出血，也称为预期计划性出血，适用于年龄较轻、绝经早期或愿意有月经样定期出血的妇女；后者连续性用药，避免周期性出血，适用于年龄较长或不愿意有月经样出血的绝经后期妇女。

（2）胃肠道外途径 能避免肝脏首过效应，对血脂影响较小。①经阴道给药：常用药物有 E₃ 栓和 E₂ 阴道环及结合雌激素霜。主要用于治疗下泌尿生殖道局部低雌激素症状。②经皮肤给药：包括皮肤贴膜及涂胶，主要药物为 17β-雌二醇，每周使用 1～2 次。可使雌激素水平恒定，方法简便。

6. 用药剂量与时间

选择最小剂量和与治疗目的相一致的最短时期，在卵巢功能开始衰退并出现相关症状时即可开始应用，需定期评估，明确收益大于风险方可继续应用。停止雌激素治疗时，一般主张应缓慢减量或间歇用药，逐步停药，防止症状复发。

7. 副作用及危险性

（1）子宫出血 性激素补充治疗时出现的异常子宫出血，多为突破性出血，须高度重视，查明原因，必要时作诊断性刮宫，排除子宫内膜病变。

（2）性激素副作用 ①雌激素：剂量过大可引起乳房胀、白带多、头痛、水肿、色素沉着等，应酌情减量，或改用雌三醇；②孕激素：副作用包括抑郁、易怒、乳房痛和水肿，患者常不易耐受；③雄激素：有发生高血脂、动脉粥样硬化、血栓栓塞性疾病危险，大量应用出现体重增加、多毛及痤疮，口服时影响肝功能。

（3）子宫内膜癌 长期单用雌激素，可使子宫内膜异常增生和子宫内膜癌危险性增加，所以对有子宫者，已不再单用雌激素。联合应用雌孕激素，不增加子宫内膜癌发病风险。

（4）卵巢癌 长期应用 HRT，卵巢癌的发病风险可能轻度增加。

（5）乳腺癌 应用天然或接近天然的雌孕激素可使增加乳腺癌的发病风险减少，但乳

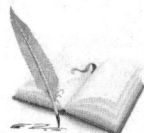

腺癌患者仍是 HRT 的禁忌证。

（6）心血管疾病及血栓性疾病　HRT 有益于降低心血管疾病的发生，但一般不主张 HRT 作为心血管疾病的二级预防。没有证据证明天然雌孕激素会增加血栓风险，对于有血栓疾病者尽量选择经皮给药。

（7）糖尿病　HRT 能通过改善胰岛素抵抗而明显降低糖尿病风险。

（三）非激素类药物

1. 选择性 5 – 羟色胺再摄取抑制剂　盐酸帕罗西汀 20mg，每日 1 次早晨口服，可有效改善血管舒缩症状及精神神经症状。

2. 钙剂　氨基酸螯合钙胶囊，每日口服 1 粒（含 1g），可减缓骨质丢失。

3. 维生素 D　每日口服 400～500U，与钙剂合用有利于钙的吸收完全。

【预后与转归】

扫码"练一练"

绝经期是妇女一生必然渡过的，不以人的意志为转移的生理过程。因此绝经期妇女应以良好的心态对待这一生理过程，掌握必要的围绝经期保健知识，保持心情舒畅，注意劳逸结合，使阴阳气血平和，适当配合药物治疗，一般预后好。患者需注意饮食有节，加强营养，增加蛋白质、维生素、钙等的摄入，维持适度的性生活。定期咨询"妇女绝经门诊"和必要的妇科检查，以便及时发现和治疗器质性病变。

（李　燕）

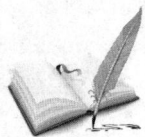

第十二章　子宫内膜异位症和子宫腺肌病

子宫内膜异位性疾病包括子宫内膜异位症和子宫腺肌病，两者均由具有生长功能的异位子宫内膜所致，临床上常可并存。但两者的发病机制及组织发生学不尽相同，临床表现及其对卵巢激素的敏感性亦有差异，前者对孕激素敏感，而后者则不敏感。

第一节　子宫内膜异位症

具有活性的子宫内膜组织（腺体和间质）出现在子宫内膜以外部位时称为子宫内膜异位症（endometriosis，EMT），简称内异症。以25～45岁妇女多见，发病率约为3%～10%。异位的子宫内膜可侵犯全身任何部位，但绝大部分位于盆腔内生殖器和邻近器官的腹膜面，其中以卵巢、宫骶韧带、子宫直肠陷凹、子宫后壁下段最常见，称为盆腔子宫内膜异位症（pelvic endometriosis）。绝经或切除双侧卵巢后异位内膜组织可逐渐萎缩吸收，妊娠或使用性激素抑制卵巢功能可暂时阻止疾病发展，故内异症又属激素依赖性疾病。本病为良性病变，但具有类似恶性肿瘤的种植、侵袭及远处转移能力特点。

中医学古籍无此病名记载，根据其临床表现，可在"痛经""癥瘕""月经不调""不孕"等病症中找到类似本病临床症状的描述。

【病因病理】

一、中医病因病机

证型	病因病机	妇科病位与病机
气滞血瘀	素性抑郁，或恚怒伤肝，气郁不舒，血行受阻，瘀阻冲任、胞宫，复为情志所伤，壅滞更甚	瘀阻冲任、胞宫，血流失畅，滞涩成瘀
寒凝血瘀	经期、产后血室正开，或摄生不慎，致寒湿之邪内侵，与冲任之血相结	寒客冲任、胞脉、胞宫，凝血成瘀
痰瘀互结	素体脾虚痰盛，或饮食不节，劳倦过度，思虑过极，损伤脾气，脾虚生痰，湿聚成痰	痰湿下注冲任、胞脉，阻碍血行，致痰瘀互结
肾虚血瘀	禀赋不足，或久病伤肾，或房事不节，或多产、金刃损伤冲任，致肾气不足、冲任瘀阻	肾虚胞脉胞宫失养，加重冲任、胞脉、胞宫瘀阻

二、西医病因病理

（一）病因

本病的发病机制至今不清，目前主要有以下学说：

1. 种植学说（implantation）　　认为内异症是由异位的子宫内膜组织转移到宫腔被覆黏膜上皮以外的部位种植和生长所致，常见的传播途径有：

（1）经血逆流（retrograde menstruation）　　1921年Sampson首先提出妇女在经期时子宫

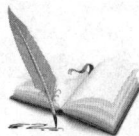

内膜腺上皮和间质细胞可随经血逆流，经输卵管进入盆腔，种植于卵巢和邻近的盆腔腹膜，并在该处继续生长、蔓延，形成盆腔子宫内膜异位症。

（2）医源性种植　剖宫产术后所形成的腹壁疤痕或阴道分娩后会阴切口处出现内异症，可能是手术时将子宫内膜带至切口种植所致。

（3）淋巴及静脉播散　远离盆腔部位的器官如肺、手、大腿的皮肤和肌肉发生的子宫内膜异位可能是淋巴或静脉播散的结果。

2. 体腔上皮化生学说（metaplasia theory of coelomic epithelium）　认为由胚胎期具有高度化生潜能的体腔上皮分化而来的卵巢表面上皮、盆腔腹膜、胸膜组织，在受到卵巢激素、经血及慢性炎症的反复刺激后，可被激活而转化为子宫内膜样组织，形成子宫内膜异位症。

3. 遗传学说　本病具有一定的遗传倾向和家族聚集性，患者一级亲属的发病风险是无家族史者的 7 倍。研究发现，该病可能受多基因和多因素遗传的影响。

（二）病理

本病的主要病理变化为异位的子宫内膜随卵巢激素变化而周期性的出血。根据发生的部位不同，可分为卵巢子宫内膜异位症、腹膜子宫内膜异位症、输卵管及宫颈子宫内膜异位症。

1. 大体病理

（1）卵巢子宫内膜异位症（ovarian endometriosis）　卵巢异位病灶有两种类型：①微小病变型：属早期，位于卵巢浅表层的红色、蓝色、棕色等斑点或数毫米的小囊，常导致卵巢与周围组织粘连；②典型病变型：又称囊肿型。异位内膜侵犯卵巢皮质并在其内生长、反复周期性出血，形成单个或多个囊肿，称为卵巢子宫内膜异位囊肿。陈旧性血液聚集在囊内形成咖啡色黏稠液体，呈暗褐色，似巧克力样，俗称为"卵巢巧克力囊肿"。

（2）腹膜子宫内膜异位症（peritoneal endometriosis）　位于盆腔腹膜和各脏器的表面，以子宫骶韧带、子宫直肠陷凹和子宫后壁下段最常见。早期病灶局部有散在紫褐色出血点或颗粒状结节，宫骶韧带增粗或结节样改变。随病变发展，子宫后壁与直肠前壁粘连，直肠子宫陷凹变浅，甚至消失。腹膜子宫内膜异位症有两型：①色素沉着型：典型的紫蓝色或黑色结节；②无色素沉着型：为早期病变，较前者更具生长活性，有红色火焰样、白色透明样、黄棕色腹膜斑等多种类型。无色素沉着的内膜异位病灶发展为典型病灶需 6~24 个月。

（3）输卵管及宫颈子宫内膜异位症　异位内膜累及输卵管及宫颈少见。偶在输卵管浆膜层见紫蓝色斑点或结节，常与周围病变组织粘连，可因粘连和扭曲而影响其正常蠕动，严重者可致管腔不通，是内异症导致不孕的原因之一。宫颈异位病灶多系直接种植，呈暗红色或紫蓝色颗粒，经期略增大，易误诊为宫颈腺囊肿。

2. 镜检　典型的异位内膜组织在显微镜下可见到 4 种成分：子宫内膜腺体、子宫内膜间质、纤维素和红细胞、含铁血黄素。腺体和间质并存，并伴有周期性出血的证据（存在组织出血或含铁血黄素的巨噬细胞）才能确定诊断。肉眼正常的腹膜组织，镜检时发现子宫内膜腺体及间质，称为镜下内异症。

国内外文献报道子宫内膜异位症恶变的发生率在 1% 左右，主要与卵巢型内异症相关。

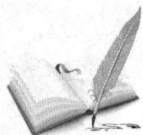

内异症恶变的主要组织类型为透明细胞癌和子宫内膜样癌，其发生机制尚未明确。

【诊断】

一、临床表现

内异症的临床表现因人和病变部位的不同而多种多样，症状及体征与月经周期密切相关，约25%的患者可无任何症状。

（一）症状

1. 痛经和下腹痛　内异症最典型的症状是继发性、渐进性加重的痛经。疼痛的部位多位于下腹正中和腰骶部，有时可放射至会阴部、肛门及大腿。典型的痛经多于月经第一天疼痛最剧烈，以后逐渐减轻并持续整个月经周期。疼痛的程度与病灶的大小不一定成正比，如粘连严重的仅卵巢异位囊肿者可能并无疼痛，而盆腔内小的散在病灶却可引起难以忍受的疼痛。

2. 月经异常　15%～30%患者有经量增多、经期延长或月经淋漓不净。可能与卵巢实质病变、无排卵、黄体功能不足合并有子宫腺肌病和子宫肌瘤有关。

3. 不孕　内异症患者不孕率高达40%。引起不孕的原因复杂，可能与盆腔局部解剖结构异常及微环境改变、免疫功能异常、卵巢功能异常等因素有关。

4. 性交痛　多见于直肠子宫陷凹有异位病灶或因局部粘连使子宫后倾固定的患者。性交时碰撞或子宫收缩上提而引起疼痛，一般表现为深部性交痛，月经来潮前性交痛最明显。

5. 其他特殊症状　如肠道内异症可出现腹痛、腹泻、便秘或周期性少量便血，严重者可因肿块压迫肠腔而出现肠道梗阻；膀胱内异症可出现尿痛、尿频和血尿；胸膜及肺部内异症可出现经期气胸及咯血；卵巢子宫内膜异位囊肿破裂时可发生急性腹痛。

（二）体征

典型的盆腔内异症双合诊时可发现子宫后倾固定，子宫直肠陷凹、宫骶韧带或子宫后壁下方可扪及触痛结节，一侧或双侧附件处触及囊实性包块，活动度差。若病变累及直肠阴道隔时，可在阴道后穹窿触及或直接看到局部隆起的小结节或紫蓝色斑点。

二、实验室及其他检查

1. 影像学检查　B型超声检查是诊断卵巢异位囊肿和膀胱、直肠内异症的重要方法，可确定囊肿的位置、大小和形态。囊肿一般呈圆形或椭圆形，囊壁厚而粗糙，囊内有细小的絮状光点。因囊肿的回声图像无特异性，故不能单纯依靠B型超声确诊。盆腔CT、盆腔MRI对盆腔深部内异症的诊断和评估有意义。

2. 腹腔镜检查　是目前诊断内异症的最佳方法，特别是对疑为内异症的不孕症患者和妇科检查及B型超声检查均无阳性发现的慢性腹痛及进行性加重的痛经患者。还可对可疑病灶进行活组织检查。

3. 血清CA125值测定　中重度内异症患者CA125可能会轻度升高，治疗有效时降低，复发时增高，可用于监测内异症的治疗效果和复发情况，用于诊断的敏感性和特异性均不高。

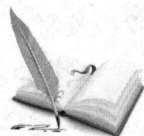

三、辨证要点

本病基本病机为瘀血内阻，临证当辨病与辨证相结合、症候与病程、体质相结合，以辨其寒热虚实、在气在血以及属肝属肾。本病以气滞、寒凝、气虚、肾虚为本，瘀血内阻，血不循经为标。

【临床分期】

内异症的分期方法很多，目前我国仍采用 1997 年美国生育学会（AFS）第三次修订的"修正子宫内膜异位症分期法"（表 20 - 1）。需经腹腔镜或剖腹探查进行，此分期法对评估疾病严重程度、正确选择治疗方案、准确比较和评价各种治疗方法的疗效，判断患者预后具有重要的临床指导价值。

表 20 - 1　AFS 修正子宫内膜异位症分期法（1997 年）

异位病灶		病灶大小				粘连范围		
		<1cm	1~3cm	>3cm		<1/3 包裹	1/3~2/3 包裹	>2/3 包裹
腹膜	浅	1	2	4				
	深	2	4	6				
卵巢	右浅	1	2	4	薄膜	1	2	4
	右深	4	16	20	致密	4	8	16
	左浅	1	2	4	薄膜	1	2	4
	左深	4	16	20	致密	4	8	16
输卵管	右				薄膜	1	2	4
					致密	4	8	16
	左				薄膜	1	2	4
					致密	4	8	16
子宫直肠陷凹		部分消失　4				全部消失　40		

注：1. 若输卵管全部被包裹，应为 16 分。
2. Ⅰ期（微型）：1~5 分；Ⅱ期（轻型）：6~15 分；Ⅲ期（中型）：16~40 分；Ⅳ期（重型）：>40 分

【鉴别诊断】

子宫内膜异位症易与下述疾病相混淆，应予以鉴别。

一、卵巢恶性肿瘤

早期无症状，有症状时多呈持续性腹痛、腹胀，以腹胀为主，无痛经，病情发展快，一般情况差。妇科检查除扪及包块和子宫直肠窝触及质硬无痛结节外，多伴有腹水。B 超提示：盆腔实质性或混合性包块，边界不清。彩色多普勒超声：肿瘤内部血流丰富，多为低阻血流（阻力指数 <0.45）。血清 CA125 和人附睾蛋白（HE$_4$）值多显著升高。腹腔镜检查或剖腹探查可鉴别。

二、盆腔炎性包块

多有急性或反复发作的盆腔感染史，疼痛无周期性，平时亦有下腹部隐痛，经期加重，

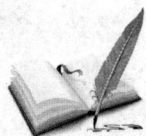

可伴发热和白细胞增高等，抗生素治疗有效。

三、子宫腺肌病

痛经症状与内异症相似，但多位于下腹正中且更剧烈。妇科检查：子宫均匀性增大，呈球形，质硬，经期检查时子宫触痛明显。本病常与子宫内膜异位症并存。

【治疗】

一、治疗原则

治疗内异症目的在于缩减和去除病灶，减轻和控制疼痛，治疗和促进生育，预防和减少复发。根据患者的年龄、症状、体征和病变范围及对生育的要求决定采用非手术治疗还是手术治疗，强调个体化治疗。一般年轻有生育要求者，采取激素或中西医结合药物治疗及保守性手术；无生育要求的重症患者，可行保留卵巢的手术辅以激素治疗；年龄大无生育要求的重症患者，可行根治性手术。

二、中医治疗

（一）治疗原则

针对本病基本病机，中医治疗以活血化瘀为主。

（二）辨证论治

证型	气滞血瘀证	寒凝血瘀证	痰瘀互结证	肾虚血瘀证
主证	经前、经期小腹胀痛拒按，经行不畅，血紫暗有块，块下痛减；经量或多或少，腹中积块，固定不移，乳房胀痛，或不孕；舌质紫暗或有瘀点，脉弦或涩	经前、经期小腹冷痛拒按，得热痛减；月经推后量少，经色暗有瘀块；不孕；腹中积块，固定不移；面色青白、肢冷畏寒，小便清长；舌暗苔白，脉沉紧	下腹结块，经前、经期小腹疼痛，拒按，婚久不孕，平时形体肥胖，头晕沉重，胸闷纳呆，呕恶痰多，带下量多、色白。舌淡胖而紫暗，或舌尖有瘀斑、瘀点，苔白腻，脉滑或脉涩	经行腹痛，伴腰骶酸胀；月经先后不定期，经量或多或少，经色暗淡；不孕或易流产，伴两膝酸软，头晕耳鸣，夜尿频多；舌质淡暗、有瘀点，苔白，脉沉细而涩
治法	理气活血，祛瘀散结	温经散寒，活血化瘀	理气化痰，活血化瘀	补肾益气，活血化瘀
主方	膈下逐瘀汤（《医林改错》）	少腹逐瘀汤（《医林改错》）	苍附导痰汤（《叶天士女科诊治秘方》）合桃红四物汤（《医宗金鉴》）	补肾祛瘀方《李祥云经验方》
药物组成	当归、川芎、赤芍、桃仁、红花、枳壳、延胡索、五灵脂、乌药、香附、丹皮、甘草	小茴香、干姜、延胡索、没药、当归、川芎、官桂、赤芍、蒲黄、五灵脂	茯苓、法半夏、陈皮、甘草、苍术、香附、胆南星、枳壳、生姜、神曲、桂枝、茯苓、芍药、牡丹皮、桃仁	淫羊藿、仙茅、熟地黄、山药、香附、三棱、莪术、鸡血藤、丹参

三、西医治疗

（一）非手术治疗

1. 期待治疗 适用于症状轻或无明显症状、体征的患者。对患者定期随访，每3~6月随访一次。若痛经较严重可采用非甾体类抗炎药（吲哚美辛、萘普生或布洛芬等）缓解

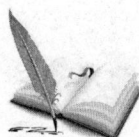

疼痛。

2. 激素治疗

（1）假孕疗法　长期服用甾体激素药降低垂体促性腺激素和雌激素水平，造成类似妊娠的人工闭经，称假孕疗法。①口服避孕药：常用低剂量高效孕激素和炔雌醇复合片，1片/d，连续用6~9月。②孕激素类：常用醋酸甲羟孕酮30mg/d或炔诺酮5mg/d，一般连续服用6个月，停药后月经可恢复正常，适用于轻度内异症患者。

（2）假绝经疗法　通过抑制FSH、LH峰而抑制卵巢甾体激素生成并增加雌孕激素代谢，抑制内膜细胞增生，最终导致子宫内膜萎缩。因FSH、LH水平低，又称"假绝经疗法"、药物性卵巢切除或药物性垂体切除。治疗后90%的患者症状消失，停药4~6周后月经及排卵恢复，适用于轻度及中度内异症痛经明显者。①促性腺激素释放激素激动剂（gonadotropin releasing hormone analogue，GnRH - a）：为人工合成的十肽类化合物，常用药物有：亮丙瑞林（抑那通，leuprorelin）3.75mg，月经第1日皮下注射1针后，每隔28日注射1次，共3~6次；戈舍瑞林（诺雷德，goserelin）3.6mg，用法同前。一般用药后第2个月开始闭经，痛经缓解。②达那唑（danazol）：为合成的17α - 乙炔睾酮衍生物。用法：月经第1日开始服药，200mg/次，2~3次/日，持续用药6个月。若痛经不缓解，可加至4次/日。③孕三烯酮（gestrinone）：为19 - 去甲睾酮甾体类药物，可拮抗雌孕激素增加游离睾酮含量，减少性激素结合球蛋白，抑制FSH、LH峰值，使体内雌激素水平下降，异位内膜萎缩、吸收，也是一种假绝经疗法。月经周期第1天开始服药，2.5mg/次，每周服2次，连续用药6个月。

（二）手术治疗

适用于药物治疗后症状无缓解、局部病变加剧或生育功能未恢复者。较大的卵巢异位囊肿（囊肿直径 > 5~6cm）且生育要求迫切者，腹腔镜手术是首选的手术方法，手术方式有：

1. 保留生育功能的手术　尽量切除或破坏肉眼可见的异位内膜组织，但保留子宫、一侧或双侧卵巢，至少保留部分卵巢组织。术后复发率约为40%。因此术后宜尽早妊娠或使用药物以减少复发。

2. 保留卵巢功能的手术　切除盆腔内异位病灶及子宫，保留至少一侧或部分卵巢的手术。适用于内异症Ⅲ、Ⅳ期患者、症状明显且无生育要求的45岁以下患者，术后复发率约为5%。

3. 根治性手术　将子宫、双附件及盆腔内所有的异位内膜病灶予以切除和清除，适用于45岁以上的重症患者。术后不用雌激素补充治疗者，几乎不复发。

【预防与调护】

1. 及时发现并治疗引起经血潴留的疾病，如先天性生殖道畸形、闭锁、狭窄或继发性宫颈粘连，防止经血逆流；经期一般不作盆腔检查。

2. 有高发家族史、容易带器妊娠者可选择长期服用避孕药以抑制排卵，促进子宫内膜萎缩和经量减少，预防内异症的发生。

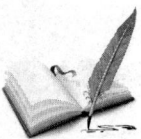

3. 尽量避免多次宫腔手术操作；人工流产术、剖宫产手术应严格按照操作规程实行，以减少内异症的发生。

4. 重视经期、产褥期保健，避免伤食感寒、避免不洁性生活。

【预后与转归】

本病经早期诊断、积极治疗，多数轻、中度内异症患者临床症状和体征可明显缓解，受孕率提高。若内异症囊肿发生扭转、破裂，应当积极手术治疗。接受保守手术治疗的内异症患者当警惕复发。内异症恶变率约为1%。

（张丽梅）

第二节　子宫腺肌病

扫码"学一学"

当子宫内膜腺体及间质侵入子宫肌层时，称为子宫腺肌病（adenomyosis）。多发生于30～50岁的经产妇，约15%同时合并子宫内膜异位症，约半数合并子宫肌瘤。虽对尸检和因病切除的子宫作连续切片检查发现10%～47%子宫肌层中有子宫内膜组织，但其中35%无临床症状。根据其临床表现，属中医"痛经""癥瘕""月经过多"等疾病的范畴。

【病因病理】

一、中医病因病机

参见第十二章第一节"子宫内膜异位症"。

二、西医病因病理

（一）病因

子宫腺肌病患者部分子宫肌层中的内膜病灶与宫腔内膜直接相连，故认为本病可能由基底层子宫内膜侵入肌层生长所致。多次妊娠及分娩、人工流产、慢性子宫内膜炎等造成子宫内膜基底层损伤，可能与本病的发病密切相关。由于内膜基底层下缺乏黏膜下层，且本病常合并有子宫肌瘤和子宫内膜增生，提示高水平雌孕激素刺激，也可能是促进内膜向肌层生长的原因之一。

（二）病理

异位内膜在子宫肌层多呈弥漫性生长，累及后壁居多，故子宫呈均匀性增大，前后径增大明显，呈球形，一般不超过12周妊娠子宫大小。剖面见子宫肌壁显著增厚且硬，无漩涡状结构，于肌壁中见粗厚肌纤维带和微囊腔，腔内偶见陈旧血液。少数子宫内膜在子宫肌层呈局限性生长形成结节或团块，似肌壁间肌瘤，称为子宫腺肌瘤（adenomyoma），因局部反复出血导致病灶周围纤维组织增生所致，故与周围肌层无明显界限，手术时难以剥出。

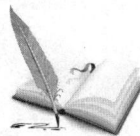

· 163 ·

镜检特征为肌层内有呈岛状分布的异位内膜腺体及间质。异位内膜细胞属基底层内膜，对雌激素有反应性改变，对孕激素无反应或不敏感，故异位腺体常呈增殖期改变，偶见局部区域有分泌期改变。

【诊断】

一、临床表现

主要表现为经量过多、经期延长和继发性、进行性加重的痛经，疼痛位于下腹正中，常于经前 1 周开始，直至月经结束。妇科检查子宫呈均匀性增大（但未超过 3 个月妊娠大小）或局限性结节隆起，质硬且有压痛，经期压痛更甚。

二、实验室及其他检查

1. B 型超声检查 显示子宫增大，肌层回声不均匀，可见条索状低回声或散在点状强回声图象，但特异性不强，有时与子宫肌瘤不易鉴别。

2. 病理检查 子宫肌壁增厚且硬，切面肌壁间夹杂粗糙的肌纤维带和小囊腔，其中偶见陈旧性血液。子宫腺肌瘤病变局部呈结节状，与周围组织边界不清。镜检病变区可见子宫内膜腺体和间质，有助于确诊。

三、辨证要点

参见第十二章第一节"子宫内膜异位症"。

【鉴别诊断】

参见第十二章第一节"子宫内膜异位症"。

【治疗】

1. 治疗原则 视患者年龄、生育要求和症状而定。

2. 中医治疗 参见第十二章第一节"子宫内膜异位症"。

3. 西医治疗

（1）药物治疗 主要以止痛和调经为主，对症状较轻的患者可用非甾体类抗炎药等对症治疗；对年轻、希望保留子宫的患者，可口服避孕药或左炔诺孕酮宫内缓释系统治疗（曼月乐环，LNG－IUS）；症状严重者，可用 GnRH－a 治疗 3～6 个月，再使用曼月乐环。

（2）手术治疗 年轻或希望生育的子宫腺肌瘤患者，可试行病灶切除术，但术后有复发风险。症状严重、年龄偏大、无生育要求或药物治疗无效者，可采用全子宫切除术。卵巢是否保留取决于卵巢有无病变和患者的年龄。

【预防与调护】

1. 节制生育，避免多次妊娠、分娩，以及人工流产等宫腔手术。
2. 积极预防和治疗生殖系统炎症。

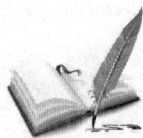

3. 及时治疗无排卵性功能失调性子宫出血，以避免雌激素对子宫内膜的单一或长期刺激。

【预后与转归】

症状较轻的患者，保守治疗可缓解症状。症状较重、年龄偏大、无生育要求或药物治疗无效者，手术治疗。

（张丽梅）

扫码"练一练"

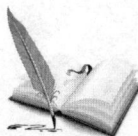

第十三章　带下病与女性生殖系统炎症

第一节　带下病

带下病（gynecological disease）是指带下量明显增多或减少，色、质、气味发生异常，或伴有全身或局部症状者。

带下一词，始见于《素问·骨空论》："任脉为病……女子带下瘕聚。"带下有广义、狭义之分。广义带下泛指女性经、带、胎、产、杂诸病，因其多发生在带脉之下，故称为"带下"。狭义带下专指女性阴中的分泌物而言。狭义带下分为生理性带下及病理性带下。正常女子自青春期开始，肾气充盛，任脉通调，带脉健固，阴道内即有少量白色或无色透明无臭的黏性液体，以润泽阴户，防御外邪，此为生理性带下。《沈氏女科辑要笺正·卷上》说："带下，女子生而即有，津津常润，本非病也。"经间期、妊娠期带下量增多而无其他不适者，亦为生理性带下。病理性带下又有带下过多和带下过少之分。本节主要讨论狭义带下病。

带下过多

带下过多是指带下量明显增多，色、质、气味异常，或伴全身或局部症状者。古医籍称"下白物""流秽物""赤白沃"等。如《诸病源候论·妇人杂病诸候·带下候》明确提出了"带下病"之名，并分"带五色俱下候"。《素问玄机原病式·附带下》云："故下部任脉湿热甚者，津液涌溢而为带下。"《傅青主女科·带下》认为"带下俱是湿证"，创制完带汤、易黄汤沿用至今。现代医学之阴道炎、宫颈炎、盆腔炎性疾病及生殖器良性肿瘤等引起的带下过多可参照本病治疗。

【病因病机】

证型	病因病机	妇科病位与病机
脾虚湿盛	素体脾虚，或饮食不节，或劳倦过度，或忧思不解，损伤脾气，运化失常，湿浊内生	湿浊流注下焦，伤及任带，导致任脉不固、带脉失约
肾阳虚	素体肾气不足，下元亏损，或房劳多产，或久病伤肾，肾阳不足，封藏失职	任带失约，阴液滑脱而下
肾阴虚夹湿热	素体阴虚，或年老体虚，或久病失养，肾阴亏虚，相火偏旺，阴虚失守，复感湿邪	任带受损，约固无力
湿热下注	久居阴湿之地，或经行产后涉水淋雨，湿邪乘虚而入，蕴而化热，或因肝气乘脾，脾虚失运，肝郁脾湿化热	湿热下注，伤及任带两脉，导致任脉不固、带脉失约
湿毒蕴结	经期、产后，胞脉空虚，摄生不慎，或房事不洁，或手术损伤，湿毒之邪直犯阴器、胞宫	湿毒损伤任带二脉，导致任脉不固、带脉失约

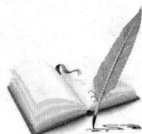

【诊断】

一、病史

已婚育龄妇女，常有妇科术后感染史、盆腔炎性疾病史、急慢性宫颈炎病史，或有不洁性接触史或配偶感染史。

二、临床表现

带下增多，可伴有色、质、气味异常，阴部瘙痒、灼热、疼痛，性交痛，尿频、尿急、尿痛等症。妇科检查可见各类阴道炎、急慢性宫颈炎、盆腔炎性疾病的相关局部体征。

三、实验室检查

1. 宫颈液基细胞学检查　了解宫颈脱落细胞有无异常，排除宫颈病变引起的带下异常。

2. 电子阴道镜检查　有以下情况者需要进行阴道镜检查：子宫颈细胞学检查 LSIL 及以上、或 ASCUS 伴有高危型 HPV 阳性或 AGC 者，HPV16 型、18 型阳性，或其他高危型 HPV 阳性持续 1 年以上；妇科检查可以阴道鳞状上皮病变、阴道恶性肿瘤者。

3. 宫颈管分泌物病原体检测　通过检测宫颈管分泌物中的淋病奈瑟菌和衣原体，有助于了解宫颈管炎的病原菌。

四、辨证要点

首先在于辨别带下的量、色、质、气味异常。一般而言，带下色深（黄、赤、青绿），质黏稠，臭秽者，多属实、属热；带下色淡（白、淡黄），质稀，或有腥气者，多属虚、属寒。久病阴液耗损，湿邪黏着缠绵，可致虚实错杂，或虚者更虚。临证时，应结合全身症状、舌脉等进行全面分析。

【鉴别诊断】

病证	病因与病位	临床特征	实验室检查
白浊病	泌尿生殖系统的化脓性感染	尿窍流出混浊如脓之物，多随小便排出，可伴有小便淋漓涩痛	取分泌物做淋球菌培养，呈阳性
白淫病	情欲不遂，思念太过，相火亢盛，或房劳太过，心肾两虚，精关失固，津液下注	夜间梦交或白天耳闻目睹淫秽之事，而不自止地自阴道内流出白液	取分泌物做涂片检查，排除阴道炎症
漏下	冲任不固，不能制约经血，胞宫藏泻失常	经血非时而下，量少淋漓不尽，无正常月经周期可言	通过 B 超、宫腔镜检查，或诊断性刮宫、基础体温测定等协助鉴别
经间期出血	阳气内动之时，阴阳转化不协调，损伤冲任，以致出血	月经周期正常，两次月经之间有周期性的阴道少量出血，一般持续 1~3 天，能自行停止	通过 B 超、阴道镜检查、基础体温测定、血清生殖内分泌激素检测等协助鉴别

【治疗】

一、治疗原则

带下过多的治疗以除湿为主，一般治脾宜运、宜升、宜燥；治肾宜补、宜固、宜涩；

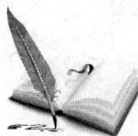

湿热和湿毒宜清、宜利。实证治疗还需配合外治法。

二、中医治疗

（一）辨证论治

证型	证候	治法	主方	组成
脾虚湿盛证	带下量多，色白，质稀薄或如凝乳块，无臭味；神疲乏力，纳少便溏，面色萎黄，倦怠嗜睡，少气懒言；舌质淡体胖，舌边有齿痕，苔薄白腻，脉虚缓	健脾益气，升阳除湿	完带汤（《傅青主女科》）加黄芪、薏苡仁、茯苓、芡实	人参、白术、白芍、淮山药、苍术、陈皮、柴胡、荆芥、车前子、甘草
肾阳虚证	带下量多，色淡，质稀如水，绵绵不断；腰背冷痛，腰膝酸软，夜尿频，小便清长，大便溏薄，面色晦暗，精神不振；舌淡，苔白润，脉沉迟	温肾培元，固涩止带	内补丸（《女科切要》）加益智仁、金樱子	鹿茸、肉苁蓉、菟丝子、沙苑蒺藜、肉桂、制附子、黄芪、桑螵蛸、白蒺藜、紫菀茸
肾阴虚夹湿热证	带下量多，色黄或赤白相兼，质稠，有臭味；阴部灼热或瘙痒；腰酸腿软，五心烦热，咽干口燥，失眠多梦，头晕耳鸣，大便燥结；舌红少津，苔薄黄或黄腻，脉细数	滋肾益阴，清热利湿	知柏地黄丸（《医宗金鉴》）加地骨皮、冬瓜子、薏苡仁、车前子	知母、黄柏、熟地黄、山药、山茱萸、泽泻、茯苓、牡丹皮
湿热下注证	带下量多，色黄，呈豆腐渣样，或脓性，或泡沫状，气味臭秽；外阴瘙痒或灼热疼痛；口苦口腻，小腹作痛，腰骶胀痛，胸闷纳呆；舌质红，苔黄腻，脉滑数	清热利湿止带	止带方（《世补斋·不谢方》）加地肤子、白鲜皮、苦参	猪苓、茯苓、泽泻、车前子、茵陈、赤芍、牡丹皮、栀子、黄柏、牛膝
湿毒蕴结证	带下量多，色黄质稠如脓，或五色杂下，臭秽难闻；小腹、腰骶胀痛，烦热头昏，口苦咽干，小便短赤、色黄，大便干结；舌质红，苔黄腻，脉滑数	清热解毒，除湿止带	五味消毒饮（《医宗金鉴》）合银甲丸（《王渭川妇科经验选》）	金银花、蒲公英、紫花地丁、连翘、升麻、红藤、生鳖甲、生蒲黄、椿根皮、大青叶、茵陈、琥珀末、桔梗、椿根皮

（二）外治法

1. 中药阴道纳药　根据病情可选用苦参栓、保妇康栓等行阴道上药，每日1次。

2. 中药外洗或坐浴　洁尔阴洗液、甘霖洗剂、苦参洗剂等任选一种，稀释后外洗；或根据中医辨证选用中药，煎取汤液约 1000 ～ 2000ml，坐浸于药液中。

【预后与转归】

带下过多经积极治疗多可痊愈，预后良好。若治疗不及时或不彻底，反复发作，缠绵不愈，或病情加重，可引起癥瘕、不孕等。若由于癥瘕恶疾复感邪毒所致之带下病，五色杂下，臭秽难闻，形体消瘦者，预后不良。

带下过少

带下量过少，甚或全无，阴道干涩，或伴全身或局部症状者，称为带下过少。早发性卵巢功能不全、卵巢早衰、绝经综合征、席汉氏综合征等疾病引起的阴道分泌物过少可参照本病辨证治疗。

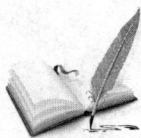

【病因病机】

证型	病因病机	妇科病位与病机
肾阴亏损	素禀肾阴不足，或房劳多产，或年老体弱，肾精亏损，或大病久病，精血耗伤	冲任精血不足，任脉之阴精津液亏少，不能润泽阴窍
血瘀津亏	素性抑郁，以致气滞血瘀；或经期产后，摄生不慎感受寒热之邪，与余血相搏结，瘀阻血脉	瘀阻冲任，阴精津液不能运达阴窍，无以润泽阴窍

【诊断】

一、病史

有卵巢功能减退的相关病史，或有双侧卵巢切除术、盆腔放射、多次人工流产史或产后大出血史。

二、临床表现

阴道干涩，分泌物量少，甚至阴部萎缩；或伴性欲低下，性交疼痛；烘热汗出，心烦失眠；月经错后、经量过少，甚至闭经、不孕等。妇科检查阴道黏膜皱褶减少，阴道壁菲薄充血，分泌物极少，宫颈、宫体或有萎缩。

三、实验室检查

1. 内分泌激素测定 可见雌二醇（E_2）水平降低，多见促卵泡生成素（FSH）、促黄体生成素（LH）升高，抗苗勒管激素（AMH）水平降低。

2. B 型超声检查 可见双侧卵巢缺如或卵巢变小，或卵巢基础窦卵泡数减少，或子宫内膜菲薄。

四、辨证要点

本病辨证不外虚、实两端，虚者肾阴不足，常兼有头晕耳鸣，腰酸腿软，手足心热，烘热汗出，心烦少寐；实者血瘀津亏，常有小腹或少腹疼痛拒按，心烦易怒，胸胁乳房胀痛，或兼有寒热之象。

【治疗】

带下过少虽有肾阴亏损、血瘀津亏之分，但阴精不足为其根本，治疗重在滋补肝肾阴精，佐以养血、化瘀，用药不可太过攻伐，以免耗伤阴津，加重病情。

证型	证候	治法	主方	组成
肾阴亏损证	带下量少，甚至全无，阴道干涩，性交涩痛，头晕耳鸣，腰酸腿软，手足心热，烘热汗出，心烦少寐，口燥咽干，月经错后、量少，小便黄，大便干结，舌红少苔，脉数	补肾益阴，养血润燥	固阴煎（《景岳全书》）加龟板、鳖甲、麦冬、沙参	菟丝子、熟地黄、山茱萸、人参、山药、五味子、远志、甘草
血瘀津亏证	带下量少，甚至全无，阴道干涩，性交疼痛；精神抑郁，烦躁易怒，小腹或少腹疼痛拒按，胸胁乳房胀痛，经量过少，经色紫暗，夹血块甚或闭经，舌质紫暗，或舌边瘀斑，脉细涩	滋阴养血，活血化瘀	膈下逐瘀汤（《医林改错》）酌加麦冬、覆盆子、枸杞子、生牡蛎	当归、川芎、赤芍、桃仁、枳壳、延胡索、五灵脂、牡丹皮、乌药、香附、甘草

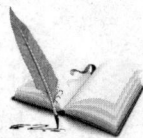

【预后与转归】

带下过少排除器质性病变者，经过及时正确治疗，一般可好转，预后良好。未及时或彻底治疗，可出现月经过少、月经稀发，甚至闭经和不孕等病证。若因手术切除卵巢，或盆腔放射治疗后引起的带下过少，则疗效不佳。

（魏绍斌）

第二节 外阴炎与前庭大腺炎

扫码"学一学"

外阴炎（vulvitis）主要指外阴皮肤或黏膜发生炎症，局部出现瘙痒、疼痛、烧灼感、充血、肿胀、糜烂等表现者。病原体侵入前庭大腺引起炎症，称为前庭大腺炎（bartholinitis）。性交、分娩等污染外阴部时易发生炎症。中医将以上两种病称为"阴疮"，又称"阴蚀""阴蚀疮"，首见于《金匮要略》"少阴脉滑而数者，阴中即生疮，阴中蚀疮烂者，狼牙汤洗之。"

【病因病理】

一、中医病因病机

证型	病因病机	妇科病位与病机
湿热蕴结	经行产后，卫生护理不当，湿热之邪侵袭，蕴结外阴，阻滞气机，气血瘀滞，破溃成疮	湿热蕴结外阴，阻滞气机，气血郁滞，则局部肿胀疼痛
热毒壅盛	经行产后，卫生护理不当，邪毒侵袭，伏于肝脉，滞于冲任，侵蚀外阴肌肤，破溃成疮	热毒搏结，气血郁遏不行，则局部燋红灼热，血气蒸腐化脓
寒湿痰凝	久居阴湿之地，或经期、产后冒雨涉水，感寒饮冷，以致寒湿凝滞，瘀血内停；或脾肾阳虚，痰浊内停，痰瘀交阻，冲任阻滞，前阴失养，日久溃腐，而成阴疮	寒湿凝滞，瘀血内停；脾肾阳虚，痰浊内停，冲任阻滞，前阴失养，日久溃腐，故见阴部肌肤肿溃，日久不愈

二、西医病因病理

（一）外阴炎

外阴与尿道、肛门、阴道邻近，经常受到经血、阴道分泌物、尿液、粪便刺激，若不注意皮肤清洁，或粪瘘患者受到粪便污染刺激、尿瘘患者受到尿液长期浸渍易引起外阴炎。此外，长期穿紧身化纤内裤、经期长时间使用卫生用品导致的物理、化学刺激，如皮肤黏膜摩擦、局部潮湿、透气性差等均可引起外阴炎。

（二）前庭大腺炎

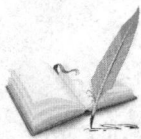

前庭大腺炎多为混合性细菌感染，主要病原体为葡萄球菌、大肠埃希菌、链球菌、肠球菌。随着性传播疾病发病率的升高，淋病奈瑟菌及沙眼衣原体已成为常见病原体。急性炎症发作时，病原体首先侵犯腺管，导致前庭大腺导管炎，腺管开口因肿胀或渗出物凝聚而阻塞，脓液不能外流，积存而形成前庭大腺脓肿。脓肿消退后，腺管阻塞，脓液吸收后被黏液分泌物所替代，形成前庭大腺囊肿。前庭大腺囊肿可继发感染，形成脓肿，并反复发作。

【诊断】

一、病史

有经期或产后外阴部感染、外阴溃疡、前庭大腺囊肿等病史，或有糖尿病、粪瘘及尿瘘等病史。

二、临床表现

（一）外阴炎

外阴皮肤黏膜瘙痒、疼痛、烧灼感，活动、性交、排尿或排便后加重。妇科检查：急性期可见外阴充血、肿胀、糜烂，有抓痕，甚至形成溃疡或湿疹；慢性期可见外阴皮肤粗糙、增厚、皲裂。

（二）前庭大腺炎

前庭大腺炎起病急，常为单侧。局部疼痛、肿胀、灼热感，脓肿形成后疼痛加剧，行走困难，少数患者出现发热等全身症状。妇科检查可见局部红肿、压痛，脓肿形成后可触及波动感，脓肿破溃后可见脓液流出。

急性炎症控制后可形成前庭大腺囊肿，多为单侧，大小不等，可持续多年不变。前庭大腺囊肿小且无急性感染，可无自觉症状；囊肿较大，可有外阴坠胀或性交不适等症状。妇科检查可于外阴后下方触及圆形囊性肿物，边界清楚，无压痛。

三、实验室检查

1. 血常规检查　急性期白细胞总数及中性粒细胞增高。

2. 阴道分泌物涂片　清洁度Ⅲ～Ⅳ。前庭大腺炎脓液涂片或超高倍镜检查，或可查见淋病奈瑟菌。

四、辨证要点

本病应以局部症状为辨证的主要依据，其次当辨病情善恶。一般外阴红肿热痛，破溃流脓或包块状如蚕茧，形体壮实者，为善证；若外阴溃烂，臭水淋漓或肿块坚硬，边缘不整，久治不消，形体瘦削，多属恶证。

【鉴别诊断】

鉴别项目	阴疮	外阴瘙痒	外阴湿疹	外阴瘤样病变及肿瘤
外阴瘙痒	无	外阴及阴道口瘙痒不堪	外阴灼热和剧烈痒感	无
白带	可正常或清洁度异常	白带增多、色黄臭。可见霉菌、滴虫，或在阴毛中发现阴虱	多数正常	可伴有白带增多，或恶臭；未查见霉菌、滴虫

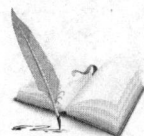

鉴别项目	阴疮	外阴瘙痒	外阴湿疹	外阴瘤样病变及肿瘤
局部体征	外阴肿胀充血，压痛明显。脓肿形成时，可触及波动感，可自行破溃	外阴潮红、充血，或外阴皮肤粗糙，有抓痕，色素减退，甚至破溃、黄水淋漓	外阴皮肤红斑、丘疹、水疱、糜烂、渗出，病程长者外阴粗糙增厚，可伴有抓痕，病变皮肤呈对称性，界限明显	外阴部扪及肿块，质地偏硬，局部无明显红肿表现
病程	短	短	长	长
血常规	急性期白细胞总数及中性粒细胞增高	正常	正常	正常或伴有贫血

【治疗】

一、治疗原则

外阴炎病因多为湿热或热毒之邪内侵，浸渍外阴所致，治疗以清热除湿解毒为主，同时配合外治法以增效。

前庭大腺炎本着实者泻之、虚者补之、肿者消之、下陷者托之的原则。急性期病因多为热毒侵袭，滞于冲任，侵蚀外阴所致，治疗以清热解毒，消肿散结。同时应注意中西医结合内外合治，脓成以刀针引流。前庭大腺囊肿多因痰瘀交阻，冲任阻滞，前阴失养所致，治疗以化痰散结为主，肿块久治不消当予以手术治疗。

二、中医治疗

（一）辨证论治

证型	证候	治法	主方	组成
湿热蕴结证	外阴肿胀疼痛，行走不便，或阴中溃烂流水，伴带下量多，色黄臭；口苦纳呆，心烦易怒，小便涩痛或不畅，大便溏而不爽，舌质红，苔黄腻，脉弦滑	清热除湿，凉血消肿	龙胆泻肝汤（《医宗金鉴》）加茵陈、瞿麦	龙胆草、黄芩、栀子、泽泻、木通、车前子、当归、生地、柴胡、甘草
热毒壅盛证	外阴忽然肿胀疼痛难忍，焮红灼热，甚者破溃流脓，黏稠臭秽，脓出痛减；伴恶寒发热，口干苦，便结尿黄，舌质红，苔黄，脉弦滑数	清热解毒，凉血活血，消肿散结	五味消毒饮（《医宗金鉴》）加丹皮、赤芍	金银花、野菊花、蒲公英、紫花地丁、紫背天葵
寒湿痰凝证	外阴一侧肿胀结块，疼痛不甚，皮色紫暗，或状如蚕茧，皮色不变；伴形寒肢冷，倦怠乏力，或形体肥胖，舌质淡嫩，苔白多津，脉沉细	散寒祛瘀，除湿化痰，消肿散结	阳和汤（《外科全生集》）	熟地、麻黄、肉桂、鹿角胶、白芥子、炮姜炭、生甘草

（二）外治法

1. 中药外洗或坐浴　根据中医辨证选用中药，煎取汤液约 1000～2000ml，坐浸于药液中。适用于外阴炎、前庭大腺炎急性期未溃者，但外阴溃疡者不宜使用。

2. 金黄散　香油调敷，适用于前庭大腺炎初起未溃者。

3. 阴蚀生疮方（《千金要方》）　雄黄、矾石、麝香共研细末，搽于患处。

三、西医治疗

（一）外阴炎

及时消除病因，保持外阴局部清洁干燥。可用 0.1% 聚维酮碘液或 1∶5000 高锰酸钾液

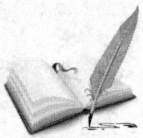

坐浴，每日 2 次，每次 15～30 分钟。坐浴后局部涂搽抗生素软膏。

（二）前庭大腺炎

1. 前庭大腺炎急性期及脓肿形成 保持局部清洁，可取前庭大腺开口处分泌物做细菌培养，确定病原体。常选用喹诺酮或头孢菌素与甲硝唑联合抗感染。脓肿形成后需手术治疗，尽早切开引流并放置引流条。

2. 前庭大腺囊肿 无症状的前庭大腺囊肿可随访观察，囊肿较大或反复发作者可行囊肿造口术。

【预防与调护】

保持外阴清洁，每日须用温开水清洗外阴，不穿紧身裤；经期、产后（包括流产、引产、正产）保持内裤、经血垫纸清洁，禁房事、盆浴和游泳；外出旅游和出差，注意清洁，避免交叉感染；避免长途跋涉、骑车或久坐不起；劳逸结合，以防正虚邪入。

【预后与转归】

病程短者，热毒为患，及时治疗，多可在短期内治愈。寒湿郁结证不易在短期内痊愈，常迁延日久，反复缠绵。

（魏绍斌）

第三节 阴道炎症

病原体侵入阴道使阴道粘膜发生炎症，白带出现量、色、质的异常，称为"阴道炎症"。临床常见的有滴虫阴道炎（trichomonal vaginitis）、外阴阴道假丝酵母菌病（vulvovaginal candidiasis）、细菌性阴道病（bacterial vaginosis）、萎缩性阴道炎（atrophic vaginitis）及婴幼儿外阴阴道炎（infantile vaginitis）。本病各年龄阶段的妇女都可发生，为妇科生殖器炎症中最常见的疾病。中医学古籍文献中无阴道炎的病名，因临床以带下增多、阴部瘙痒为主症，故属"带下病""阴痒"的范畴。

扫码"学一学"

【病因病理】

一、中医病因病机

证型	病因病机	妇科病位与病机
湿热下注	久居阴湿之地，或经行产后涉水淋雨，湿邪乘虚而入，蕴而化热，或湿虫、湿热直接内侵	湿虫、湿热之邪，流注下焦，损伤任带
湿毒蕴结	经期、产后，胞脉空虚，摄生不慎，或房事不洁，或手术损伤，湿毒之邪直犯阴器、胞宫	湿毒损伤任带二脉，任脉不固，带脉失约
脾虚湿盛	素体脾虚，或饮食不节，或劳倦过度，或忧思不解，损伤脾气，运化失常，湿浊内生	湿邪流注下焦，伤及任带
肾阳虚	素体虚弱，或久病体虚，肾亏体虚，肾气不足，肾阳虚弱，封藏失职	湿浊流注下焦，带脉失约，任脉不固
肾阴虚夹湿热	素体阴虚，或年老体虚，或久病失养，肾阴亏虚，相火偏旺，阴虚失守，复感湿热之邪	湿热之邪流注下焦，带脉失约，任脉不固

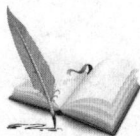

二、西医病因病理

（一）滴虫阴道炎

由阴道毛滴虫所引起，滴虫只有滋养体而无包囊期，滋养体生命力较强，适宜在温度25℃~40℃、pH 5.2~6.6 的潮湿环境中生长，在 PH 5.0 以下环境中其生长受到抑制。月经前后，隐藏在腺体及阴道皱褶中的滴虫繁殖引起炎症。它能消耗或吞噬阴道细胞内的糖原，阻碍乳酸的生成，使阴道 pH 升高。滴虫常寄生在阴道、尿道及尿道旁腺、男性的包皮褶、前列腺中。其传播方式有：①经性交直接传播是主要的传播方式；②经公共浴池、浴盆、浴巾、游泳池、坐式便器、衣物、污染的器械及辅料等间接传播。

（二）外阴阴道假丝酵母菌病

约80%~90%的病原体为白色假丝酵母菌，适宜在酸性环境中生长，其阴道 pH 通常＜4.5。假丝酵母菌对热的抵抗力不强，加热至60℃，1 小时即死亡；但对干燥、日光、紫外线及化学制剂的抵抗力较强。约10%~20%非孕妇女及30%的孕妇阴道中可能黏附有假丝酵母菌寄生，但并不引起症状。当机体全身及阴道局部抵抗力降低，阴道内糖原增多，酸性增强时，即可迅速繁殖而引起炎症。传播途径有：①内源性传染为主要传播途径。假丝酵母菌为机会致病菌，寄生于阴道、口腔、肠道等部位的假丝酵母菌可相互传染。②直接传染：少部分患者通过性交直接传染。③间接传染：少数患者因接触感染的衣物而传染。

（三）细菌性阴道病

为阴道内正常菌群失调所致的一种混合感染，但临床及病理特征无炎症改变。因阴道内乳酸杆菌减少，阴道 pH 升高，阴道微生态失衡，而使其他细菌大量繁殖，主要有加德纳菌及其他厌氧菌，如动弯杆菌、普雷沃菌、紫单胞菌、类杆菌、消化链球菌等，部分患者合并支原体感染。

（四）萎缩性阴道炎

常见于自然绝经及卵巢去势后妇女，或产后闭经及用药物假绝经治疗的妇女。因卵巢功能衰退或缺失，雌激素水平降低，阴道壁萎缩，黏膜变薄，上皮细胞内糖原含量减少，阴道内 pH 增高，嗜酸性的乳酸杆菌减少，局部抵抗力降低，以需氧菌为主的其他致病菌容易入侵繁殖而引起炎症。

（五）婴幼儿外阴阴道炎

由于婴幼儿外阴皮肤黏膜、雌激素水平低及阴道内异物所致的继发感染。常见的病原体有大肠埃希菌、葡萄球菌、链球菌等。

【诊断】

一、病史

有不洁性接触史或配偶感染史，或有多个性伴侣，环境和自身卫生不良。

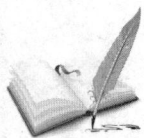

二、临床表现

（一）滴虫阴道炎

白带增多，外阴瘙痒为主要临床表现。白带多呈稀薄脓性、灰黄色泡沫状，有异味。瘙痒部位主要为阴道口及外阴，伴灼热、疼痛、性交痛等。若合并尿道感染可有尿频、尿痛等症状。妇科检查见阴道黏膜充血，或有散在出血点，甚至宫颈有出血斑点，形成"草莓样"宫颈，后穹隆有多量白带，呈灰黄色、黄白色稀薄泡沫状液体或黄绿色脓性。

（二）外阴阴道假丝酵母菌病

外阴瘙痒、灼痛，严重时坐卧不宁，可有尿频、尿急及性交痛。白带增多，典型白带呈白色凝乳样或豆腐渣样。妇科检查见小阴唇内侧及阴道黏膜附有白色膜状物，擦去后见黏膜充血红肿，急性期可有糜烂面及浅表溃疡。

（三）细菌性阴道病

阴道分泌物增多，灰白色，质稀薄均匀，有腥臭味，可伴有轻度外阴瘙痒或烧灼感。10%～40%的患者可无临床症状。妇科检查见阴道黏膜无充血的炎症表现，分泌物灰白色，稀薄，常黏附于阴道壁，容易将分泌物从阴道壁拭去。

（四）萎缩性阴道炎

白带增多，呈黄水状，重者呈脓性或血性，有臭味，伴外阴瘙痒，灼热，干涩感，可伴有尿频，尿痛等症状。妇科检查见外阴、阴道潮红，萎缩变薄，阴道皱襞消失，常有散在出血点或小片出血斑，宫颈充血可见散在小出血点。

（五）婴幼儿外阴阴道炎

因外阴痛痒，患儿哭闹、烦躁不安或手搔抓外阴，部分患儿排尿时分叉。检查见外阴、阴蒂、尿道口、阴道口黏膜充血、水肿，有脓性分泌物自阴道口流出。严重者，外阴表面可见溃疡，若小阴唇粘连，可遮盖阴道口及尿道口，只在其上、下方留有一小孔，尿自小孔排出。检查时还应做肛诊排除阴道异物及肿瘤。

三、实验室检查

（一）阴道分泌物涂片

滴虫阴道炎可查见滴虫，外阴阴道假丝酵母菌病可查见芽生孢子或假菌丝，细菌性阴道病可查见线索细胞数量占鳞状上皮细胞比例大于20%及胺臭味试验阳性。

（二）其他检查

1. 尿糖、血糖检查　顽固性外阴阴道假丝酵母菌病可呈阳性增高。

2. 胺臭味试验　取少量阴道分泌物放玻片上，加入1～2滴10%氢氧化钾液，产生烂鱼肉样腥臭气味，即为阳性。

3. 生殖激素测定　萎缩性阴道炎血清 E_2 值低下，FSH、LH 值升高。

4. 宫颈刮片检查　萎缩性阴道炎巴氏Ⅰ～Ⅱ级。

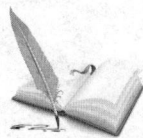

5. 分段诊刮、阴道局部活检　老年妇女必要时做，以排除子宫恶性肿瘤及阴道癌。

总之，根据患者的症状、结合阴道分泌物涂片检查即可确诊各种阴道炎。

四、辨证要点

本病有虚实之分，实者为外感湿热虫邪为患，虚者因脾肾两虚所致。临证时，应根据带下的量、色、质、气味的变化，结合局部和全身症状、舌脉进行辨证用药。

【鉴别诊断】

鉴别项目	滴虫阴道炎	外阴阴道假丝酵母菌病	细菌性阴道病	萎缩性阴道炎
症状	分泌物增多，轻度瘙痒	重度瘙痒，烧灼感	分泌物增多，无或轻度瘙痒	分泌物增多，外阴灼热不适，瘙痒
分泌物特点	稀薄脓性，灰黄色，泡沫状	白色，豆腐渣样	白色，匀质，腥臭味	稀薄，淡黄色或脓血性
阴道黏膜	散在出血点	水肿、红斑	正常	萎缩、菲薄、散在出血点或溃疡
阴道 pH	>4.5	<4.5	>4.5	>5
胺臭味试验	可为阳性	阴性	阳性	阴性
显微镜检查	阴道毛滴虫，多量白细胞	芽生孢子及假菌丝，少量白细胞	线索细胞，极少白细胞	大量基底层细胞及白细胞

【治疗】

一、治疗原则

滴虫阴道炎以彻底杀灭滴虫为原则，需全身用药，夫妻同治。外阴阴道假丝酵母菌病应消除诱因，选用敏感抗真菌药物，足量、足疗程给药。细菌性阴道病应选用抗厌氧菌药物。萎缩性阴道炎的治疗补充雌激素增加阴道防御能力和使用抗生素抑制细菌生长为原则。本病宜中西医结合内外合治以提高疗效。

二、中医治疗

参照第十三章第一节"带下病－带下过多"的辨证论治和外治法。

三、西医治疗

（一）滴虫阴道炎

初次治疗可选用甲硝唑 2g，或替硝唑 2g，单次口服；或甲硝唑 400mg，口服，每日 2次，连服 7 日。性伴侣应同时治疗，治愈前避免无保护性行为。

（二）外阴阴道假丝酵母菌病

1. 一般治疗　及时停用广谱抗生素、雌激素及皮质类固醇激素；糖尿病者应给予积极治疗。勤换内裤，保持外阴干燥。用过的内裤、浴盆及毛巾应用开水烫洗。

2. 局部治疗　可选用下列药物放于阴道内：①咪康唑栓剂，每晚 1 粒（200mg），连用

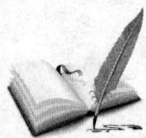

7 日；或每晚 1 粒（400mg），连用 3；或 1 粒（1200mg），单次用药。②克霉唑栓剂，1 粒（500mg），单次用药；或每晚 1 粒（150mg），共 7 日。③制霉菌素栓剂，每晚 1 粒（10 万 U），10～14 日为 1 疗程。

3. 全身用药　若局部用药效果差，病情较顽固者或未婚妇女可选用口服药物，如：氟康唑 150mg 顿服；或伊曲康唑 200mg，口服，每日 1 次，连用 3～5 日。

（三）细菌性阴道病

1. 局部治疗　甲硝唑栓 200mg，每晚 1 次，连用 7 日；或 2% 克林霉素软膏阴道涂抹，每次 5g，每晚 1 次，连用 7 日。

2. 全身用药　首选甲硝唑 400mg，口服，每日 2 次，连用 7 日；其次替硝唑 2g，口服，每日 1 次，连服 3 日；或替硝唑 1g，口服，每日 1 次，连服 5 日；或克林霉素 300mg，口服，每日 2 次，连用 7 日。

（四）萎缩性阴道炎

1. 局部治疗　用甲硝唑 200mg 或诺氟沙星 100mg，置于阴道深部，每日 1 次，连用 7～10 日，或用雌三醇软膏局部涂抹，每日 1～2 次，连用 14 日。

2. 全身用药　替勃龙 2.5mg，口服，每日 1 次。若无禁忌证，也可选用其他雌孕激素制剂连续联合用药。

（五）婴幼儿外阴阴道炎

1. 一般治疗　保持外阴清洁、干燥，减少摩擦。

2. 局部治疗　用吸管将抗生素溶液滴入阴道内，每日 2 次。若小阴唇粘连者，可外涂雌激素软膏，严重者应分离粘连，并涂以抗生素软膏。

3. 对症处理　有蛲虫者，给予驱虫治疗；若有阴道异物，应及时取出。

【预后与转归】

阴道炎症经过积极治疗多可痊愈，预后良好。若治疗不及时或不彻底，可反复发作，甚至导致不孕。若炎症沿宫颈管上行，可造成盆腔炎及盆腔结缔组织炎，甚至扩散为慢性腹膜炎，造成严重后果。

（魏绍斌）

第四节　子宫颈炎症

　　子宫颈炎是子宫颈的急慢性炎症病变。宫颈易受分娩、宫腔操作等的损伤，且宫颈管单层柱状上皮抗感染能力较差，易导致急慢性宫颈炎症的发生。本病属中医妇科学"带下病"的范畴。《校注妇人良方》认为"病生于带脉，故名带下。"《沈氏女科辑要笺正·卷上》具体描述为"如其太多，或五色稠杂及腥秽者，斯为病候。"《傅青主女科·带下》认为"带下俱是湿证"。

扫码"学一学"

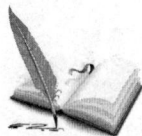

【病因病理】

一、中医病因病机

证型	病因病机	妇科病机与病位
脾虚湿盛	素体脾虚，或饮食所伤；或劳倦过度，损伤脾气	脾虚运化失司，聚而成湿，流注下焦，伤及任脉
肾阳虚	禀赋不足，或房劳多产；或年老体虚，或久病伤肾，肾阳虚，肾气不固	肾阳虚，命门火衰，封藏失职，任带失约，精液滑脱
阴虚夹湿	素体阴虚，或年老真阴渐亏，或久病失养暗耗阴津，相火偏旺，而致阴虚，复感湿邪	阴虚失守，伤及任带而致带下过多
湿热下注	经行产后胞脉空虚，摄生不洁，湿热内犯；或脾虚生湿，湿蕴化热；或肝郁化热，肝气乘脾	湿热流注下焦，损伤任带二脉而致带下过多
热毒蕴结	摄生不慎，或阴部手术消毒不严，或经期产后胞脉空虚，忽视卫生；或湿热遏久成毒	热毒直犯阴器，损伤任带二脉

二、西医病因病理

（一）病因

1. 急性子宫颈炎　最常见的病原体为淋病奈瑟菌、沙眼衣原体，二者均感染宫颈管柱状上皮，沿黏膜面扩散引起浅层感染。此外，淋病奈瑟菌还常侵袭尿道移行上皮、尿道旁腺及前庭大腺。

2. 慢性子宫颈炎　慢性子宫颈炎的病原体与急性子宫颈炎相似，于分娩、流产或手术损伤宫颈后，病原体侵入宫颈黏膜内引起炎症，如急性期未彻底治愈则形成慢性炎症，也可直接引起慢性子宫颈炎。目前沙眼衣原体及淋病奈瑟菌感染引起的慢性子宫颈炎日益增多。此外，单纯疱疹病毒也可能与慢性子宫颈炎有关。

（二）病理

急性子宫颈炎肉眼可见宫颈红肿，宫颈管黏膜充血、水肿。光镜下见血管充血，宫颈黏膜及黏膜下组织、腺体周围大量嗜中性粒细胞浸润，腺腔内可见脓性分泌物。慢性子宫颈炎病理变化分为慢性子宫颈管黏膜炎、子宫颈息肉、子宫颈肥大。慢性子宫颈管黏膜炎表现为子宫颈管黏液增多及脓性分泌物，反复发作；子宫颈息肉是子宫颈管腺体和间质的局限性增生，多为单个，红色，质软，光镜下见息肉表面被覆高柱状上皮，间质水肿、血管丰富以及慢性炎性细胞浸润；炎症的长期刺激导致腺体及间质增生，深部腺囊肿亦可使子宫颈肥大、硬度增加。

【诊断】

一、病史

可有低年龄过早性生活史，或有阴道炎病史，或有生殖道沙眼衣原体感染、淋病奈瑟菌感染史。

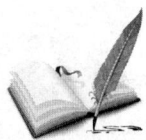

二、临床表现

大部分患者无症状，有症状患者表现为阴道分泌物增多，呈黏液脓性，外阴瘙痒，伴有腰酸及下腹部坠痛。或有下泌尿道感染症状，如尿急、尿频、尿痛。沙眼衣原体感染还可有经量增多、经间期出血、性交后出血等症状。于宫颈管或棉拭子标本上，肉眼可见脓性或黏液脓性分泌物。用棉拭子擦拭宫颈管时，容易诱发宫颈管内出血。慢性子宫颈炎患者多无症状，少数可有反复发作或持续的阴道淡黄色或脓性分泌物，或伴分泌物刺激引起外阴瘙痒不适，性交后出血，经间期出血。妇科检查可见子宫颈呈糜烂样改变，或子宫颈息肉，或子宫颈肥大。

三、实验室及其它检查

1. 白细胞检测　可检测宫颈管分泌物或阴道分泌物中的白细胞。

2. 病原体检测　常用培养、酶联免疫吸附试验及核酸检测的方法提高淋病奈瑟菌及沙眼衣原体的检出率。

四、辨证要点

常见症状为白带增多、腰骶部疼痛、性交疼痛及宫颈出血，本病辨证主要根据带下量、色、质、味的异常，结合兼症、舌脉辨其虚实寒热。

【鉴别诊断】

病证	病因与病位	临床特征	实验室检查
宫颈上皮内瘤样病变	素体脾肾阳虚或肝肾阴虚，肝郁气滞或湿热瘀毒直犯阴器，损伤任带二脉	无特殊症状。偶有阴道排液增多，或在性生活及妇科检查后接触性出血。宫颈可光滑，或仅见局部红斑、白色上皮，或宫颈柱状上皮异位	TBS 低度鳞状上皮内病变以上。高危 HPV – DNA 阳性或阴性。阴道镜下宫颈活检可确诊 CIN
宫颈湿疣	湿热蕴结，流注下焦，或正虚邪恋。人乳头瘤病毒（HPV）感染	宫颈局部可形成大小不等的乳头状、菜花状、鸡冠样或蕈样损害，性质柔软，触之易出血，表面呈白色或红色，疣根部常有蒂，易继发细菌感染散发恶臭	液基细胞学检查会发现典型的挖空细胞。阴道镜检查病灶涂醋酸后会变为白色。HPV – DNA 呈阳性

【治疗】

一、治疗原则

急性子宫颈炎以抗生素治疗为主，有性传播疾病高危因素者，未获得病原体检测结果即可给予治疗；已经获得病原体者，针对病原体选择抗生素。同时治疗性伴侣。慢性子宫颈炎对不同的病变采用不同的治疗方法。

二、中医治疗

（一）辨证论治

对阴道分泌物增多，即带下异常的患者，参照"带下过多"治疗。急性子宫颈炎病因

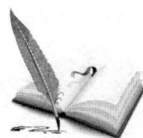

多为湿热或热毒之邪内侵，流注下焦所致，治疗以清热除湿解毒为主。慢性子宫颈炎症多因脾虚湿盛、阴虚夹湿或肾阳虚所致，治疗应以益气健脾除湿，或滋阴除湿，或温肾除湿为主。

（二）宫颈上药

1. 保妇康栓 成分为莪术油、冰片，功效行气破瘀，生肌，止痛。用于慢性子宫颈炎（宫颈糜烂面较广）湿热瘀滞所致带下过多、阴部瘙痒。阴道给药，每晚1粒，7~8天为1个疗程。

2. 消糜栓 成分为人参皂苷、紫草、黄柏、苦参、枯矾、冰片、儿茶，功效清热解毒，燥湿杀虫。用于慢性子宫颈炎（宫颈糜烂面较广）湿热下注所致带下量多、阴部瘙痒。阴道给药，1日1枚，7天为1个疗程。

三、西医治疗

（一）急性子宫颈炎

暂未获得病原体检测结果而有性传播疾病高危因素者，尤其是年轻女性，阿奇霉素1g单次顿服；或多西环素100mg，每日2次，连服7日。

获得病原体者，对于急性淋病奈瑟菌性宫颈炎主张大剂量、单次给药，常用第三代头孢药物，如头孢曲松钠250mg，单次肌注或静脉注射；或头孢他啶一日2~4g，分2次静脉滴注或静脉注射，疗程7~14日。氨基糖苷类的大观霉素2g，单次肌内注射。治疗衣原体感染，常用四环素类，如多西环素100mg，口服，每日2次，连用7日；大环内酯类，如阿奇霉素1g，单次口服，或红霉素500mg，每日4次，连服7日；喹诺酮类，如左氧氟沙星500mg，每日1次，连服7日。由于淋病奈瑟菌感染常伴有沙眼衣原体感染，除选用抗淋病奈瑟菌的药物外，应同时加用抗沙眼衣原体的药物。

（二）慢性子宫颈炎

无症状的糜烂样改变者，即生理性柱状上皮异位无需处理；对有炎症表现的糜烂样改变者可以予局部物理治疗。持续性慢性子宫颈管黏膜炎患者在针对病因治疗的同时可结合物理治疗。子宫颈息肉者应行息肉摘除术，并送病理组织学检查。对宫颈糜烂面较深广且累及宫颈管者，可行激光、冷冻等物理治疗。

【预后与转归】

子宫颈炎的治愈率很高，物理疗法恢复好，不易复发。但有一些宫颈柱状上皮异位患者经多次治疗后仍未痊愈或治愈后复发，可能与下列因素有关：①年龄30岁以上；②中度和重度宫颈柱状上皮异位；③激光、电熨或微波等物理方法治疗时，治疗太表浅或范围局限，以致病变组织残留；④反复人工流产，宫颈多次受损造成宫颈柱状上皮异位；⑤有婚外性行为或过多性伴侣；⑥合并淋病、生殖道衣原体感染、尖锐湿疣。

因此，为了减少宫颈柱状上皮异位的发生，患者除做好定期复查，彻底治疗外，还需节制性生活，避免人工流产，禁止婚外性行为以及预防性传播疾病。

（魏绍斌）

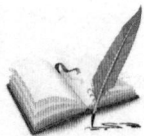

扫码"学一学"

第五节　盆腔炎性疾病

盆腔炎性疾病（pelvic inflammatory disease，PID）指女性上生殖道的一组感染性疾病，主要包括子宫内膜炎（endometritis）、输卵管炎（salpingitis）、输卵管-卵巢脓肿（tubo-ovarian abscess，TOA）、盆腔腹膜炎（peritonitis）。炎症可局限于一个部位，也可同时累及几个部位，以输卵管炎、输卵管卵巢炎最常见。盆腔炎性疾病多发生在性活跃的生育期妇女，初潮前、无性生活和绝经后妇女很少发生盆腔炎性疾病，即使发生也常常是邻近器官炎症的扩散。盆腔炎性疾病若未能得到及时、彻底治疗，可导致不孕、输卵管妊娠、慢性盆腔痛，盆腔炎反复发作，从而严重影响妇女的生殖健康，且增加家庭与社会经济负担。近年来随着社会生活环境的变化，盆腔炎性疾病的发病率明显上升。中医古籍中无盆腔炎性疾病病名记载，根据其症状特点，散见于"热入血室""带下病""妇人腹痛""痛经""癥瘕""产后发热"等病症之中。

盆腔炎急性发作

【病因病理】

一、中医病因病机

证型	病因病机	妇科病位与病机
热毒炽盛	经期、产后、流产后，手术损伤，体弱胞虚，气血不足，房事不节，邪毒内侵，直中胞宫，客于胞宫，滞于冲任，化热酿毒，或蕴积成脓	冲任胞宫阻滞，化热酿毒，不通则痛
湿热瘀蕴结	经行产后，血室正开，余血未净，摄生不慎，湿热内侵，蕴结于冲任、胞宫、脉络，或留滞于少腹	冲任胞宫脉络或少腹阻滞，湿热蕴结，不通则痛

二、西医病因病理

由于流产或产后，宫腔或盆腔手术操作后感染，或经期卫生不良、经期性交，或不洁性交、多个性伴侣等原因，病原体从外阴、阴道、宫颈、宫体等处侵入感染。常见的内源性病原体包括大肠杆菌、棒杆菌、链球菌、葡萄球菌、消化球菌、消化链球菌、脆弱类杆菌等，外源性病原体包括淋病奈瑟菌、沙眼衣原体、支原体等。感染途径有：①沿生殖器黏膜上行蔓延；②经血循环传播；③经淋巴系统蔓延；④腹腔其他脏器感染后直接蔓延，侵入内生殖器官及其周围结缔组织、盆腔而致病。盆腔生殖器官中，子宫输卵管内腔相通，一旦发生炎症渗出，极易累及卵巢、盆腔腹膜及周围结缔组织，影响到邻近器官，形成急性子宫内膜炎及子宫肌炎、急性输卵管炎、输卵管积脓、输卵管卵巢脓肿、急性盆腔腹膜炎、急性盆腔结缔组织炎、败血症及脓毒败血症、肝周围炎等。

【诊断】

一、病史

近期有经期、产后、妇产科手术史，或有不洁性接触史，或急性阑尾炎、急性宫颈炎、

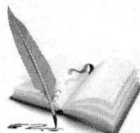

慢性盆腔炎症等病史。

二、临床表现

（一）症状

可因炎症轻重及范围大小而有不同的临床表现。轻者无症状或症状轻微，常见症状为下腹痛、阴道分泌物增多。腹痛为持续性，活动或性交后加重，若病情严重可出现发热甚至高热、寒战、头痛、食欲缺乏。月经期发病可出现经量增多、经期延长。若伴腹膜炎，可出现消化系统症状，如恶心、呕吐、腹胀、腹泻等。伴有泌尿系统感染可有尿急、尿频、尿痛症状。若有脓肿形成，可有下腹包块及局部压迫刺激症状。

（二）体征

1. 一般情况 伴发热者体温多在38℃以上，高热者可达40℃左右，呈急性病容，面部潮红，心率增快。

2. 腹部检查 严重病例下腹部有压痛、反跳痛及肌紧张，甚至出现腹胀，肠鸣音减弱或消失。

3. 妇科检查 阴道可见脓性臭味分泌物；子宫颈充血、水肿，可见脓性分泌物从子宫颈口流出；子宫颈举痛；宫体稍大，有压痛，活动受限；子宫两侧压痛明显，若为单纯输卵管炎，可触及增粗的输卵管，压痛明显；若为输卵管积脓或输卵管卵巢脓肿，可触及包块且压痛明显，不活动；宫旁结缔组织炎时，可扪及宫旁一侧或两侧片状增厚，压痛明显；若有盆腔脓肿形成且位置较低时，则后穹隆触痛明显，可在子宫直肠陷窝处触及包块，并可有波动感。

三、实验室及其他检查

1. 血液检查 血常规检查白细胞、中性粒细胞、红细胞沉降率升高；血清 C - 反应蛋白升高。

1. B 型超声检查 可见盆腔内有大量炎性渗出或有炎症包块形成。

3. 阴道、宫腔分泌物或血培养 淋病奈瑟菌或衣原体阳性，后穹窿穿刺可抽出脓液。

四、辨证要点

本病发病急，病情重，病势凶险。病因以热毒为主，兼有湿、瘀，湿热、湿毒蓄积下焦，损伤冲任和胞宫、胞脉、胞络，并与气血搏结，正邪交争，营卫不和，邪毒壅盛，瘀毒内结成癥瘕。临证时需结合全身症状及病史等进行全面综合分析。

【鉴别诊断】

鉴别项目	急性盆腔炎	急性阑尾炎穿孔或肠穿孔	卵巢囊肿蒂扭转或破裂	异位妊娠
腹痛	下腹持续性疼痛	转移性右下腹痛	突感下腹一侧持续性剧痛，阵发性加重	突发撕裂样疼痛，一侧开始至全腹
体温	正常或升高	升高	正常或稍高	正常

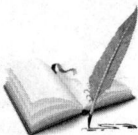

续表

鉴别项目	急性盆腔炎	急性阑尾炎穿孔或肠穿孔	卵巢囊肿蒂扭转或破裂	异位妊娠
盆腔检查	宫颈举痛和（或）子宫有压痛和（或）双侧附件增厚压痛	宫颈无举痛，附件阴性	盆腔可扪及肿块，肿块压痛明显	宫颈举痛，一侧附件区或直肠子宫陷凹有肿块
白细胞计数	正常或升高	升高	稍高	正常或稍高
妊娠试验	阴性	阴性	阴性	多为阳性
后穹窿穿刺	可抽出脓液	阴性	阴性	可抽出不凝血
B超显像	子宫附件无异常图象或附件区有低回声团	子宫附件无异常图象	一侧附件低回声区，边缘清晰	一侧附件低回声区，其内或有妊囊

【治疗】

一、治疗原则

首先抗生素药物治疗，必要时手术治疗。抗生素的治疗原则是经验性、广谱、及时与个体化。初始治疗往往根据病史、临床表现以及当地的流行病学推断病原体，首先给予经验性抗生素治疗，再根据药敏试验合理选用抗生素。在盆腔炎性疾病诊断48小时内及时用药将明显降低后遗症的发生。具体选用的方案根据医院的条件、患者的病情及接受程度、药物有效性及性价比等综合考虑选择个体化治疗方案。

二、中医治疗

盆腔炎性疾病主要为邪毒感染所致的里实热证，常见的病因有热、毒、湿、瘀，而以热毒为主，治疗宜清热解毒，配合除湿化瘀，消肿排脓。本病发病急、病势较重，如治疗不及时易致邪毒内陷，逆传心包，或遗留后遗症，反复发作，导致不孕或异位妊娠，因此应中西医结合治疗。

（一）辨证论治

证型	证候	治法	主方	组成
热毒炽盛证	下腹部胀痛拒按，发热，带下量多，色黄或如脓血，质稠味臭；月经量多，经期延长或不规则出血；口干喜饮，头痛，恶心纳差，尿短赤，大便干结；舌红，苔黄厚，脉滑数	清热解毒，利湿活血，行气止痛	银翘红酱解毒汤（《中医妇科临床手册》）	金银花、连翘、红藤、败酱草、丹皮、生山楂、赤芍、桃仁、薏苡仁、延胡索、炒川楝子、乳香、没药
湿热蕴结证	下腹、腰骶胀痛，带下量多，色黄味臭，低热起伏；月经量多、经期延长，经期腹痛加重；神疲乏力，小便黄，大便干燥或溏而不爽；舌质红，苔黄腻，脉弦滑或滑数	清热除湿，理气止痛	银甲丸（《中医妇科学》）	金银花、连翘、桔梗、生黄芪、红藤、生鳖甲、蒲公英、紫花地丁、生蒲黄、琥珀粉（冲服）、砂仁、蛇床子

（二）中药灌肠

红藤、紫花地丁、蒲公英、败酱草、白花蛇舌草、鸭跖草。水煎浓缩200ml，每次50～100ml保留灌肠，每日1次，14天为1疗程，经期停药。随症加减可用于盆腔炎急性

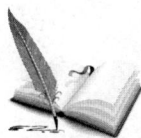

发作各证型。

三、西医治疗

（一）门诊治疗

若患者一般状况好，症状轻，能耐受口服抗生素，并有随访条件，可在门诊给予非静脉应用（口服或肌内注射）抗生素治疗。

（二）住院治疗

若患者一般情况差，病情严重，伴有发热、恶心、呕吐；或有盆腔腹膜炎；或输卵管卵巢脓肿；或门诊治疗无效；或不能耐受口服抗生素；或诊断不清，均应住院给予抗生素药物治疗为主的综合治疗。

1. 支持疗法 卧床休息，半卧位以利脓液积聚于直肠子宫陷凹而使炎症局限；给予高热量、高蛋白、高维生素流食或半流食，补充液体，注意纠正电解质紊乱及酸碱失衡；高热时采用物理降温。尽量避免不必要的妇科检查以免引起炎症扩散，腹胀明显者应行胃肠减压。

2. 抗生素药物治疗 给药途径以静脉滴注收效快，①头霉素或头孢菌素类药物。对输卵管卵巢脓肿的患者，需加用克林霉素或甲硝唑对抗厌氧菌。②克林霉素与氨基糖苷类药物联合方案。③青霉素类与四环素类联合方案。④喹诺酮类药物与甲硝唑联合方案。

3. 手术治疗 主要用于经抗生素控制不满意的输卵管卵巢脓肿（TOA）或盆腔脓肿。手术指征有：①脓肿经药物治疗无效：TOA 或盆腔脓肿经药物治疗 48～72 小时，体温持续不降，中毒症状加重或包块增大者。②脓肿持续存在：经药物治疗病情有好转，继续控制炎症 2～3 周，包块仍然较大但已局限化者。③脓肿破裂：突然腹痛加剧，寒战、高热、恶心、呕吐、腹胀，检查腹部拒按或有中毒性休克表现，怀疑脓肿破裂，应立即在抗生素治疗的同时行手术治疗。

手术原则以切除病灶为主，根据病变范围、程度、患者年龄、一般情况、有无生育要求等全面考虑决定手术范围，根据情况选择经腹手术或腹腔镜手术，也可行超声引导下的穿刺引流。

【预防与调护】

坚持经期、产后及流产后的卫生保健；严格掌握妇产科手术指征，术前认真消毒，严格无菌操作，术后做好护理，预防感染；对盆腔炎急性发作要彻底治愈，防止反复发作；急性期应半卧位休息，加强营养，增强体质。

【预后与转归】

盆腔炎急性发作经及时有效的治疗，多可在短期内治愈。若失治误治病情加重，可发展为全腹膜炎、败血症、休克，甚至死亡；迁延治疗，多转为盆腔炎性疾病后遗症，甚至影响生育。

盆腔炎性疾病后遗症

盆腔炎性疾病后遗症（sequelae of PID）是盆腔炎性疾病的遗留病变，以往称为慢性盆

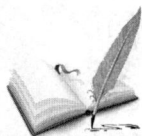

腔炎。常为盆腔炎性疾病急性期未能规范治疗所致。盆腔炎性疾病后遗症在机体抵抗力低下时，可急性发作。根据发病部位及病理不同，可分为慢性输卵管炎与输卵管积水、输卵管卵巢炎及输卵管卵巢囊肿、慢性盆腔结缔组织炎。

中医古籍无盆腔炎性疾病后遗症病名记载。其发作以下腹痛、盆腔包块、带下过多等为临床表现，故属于"妇人腹痛""癥瘕""带下病"等病证范畴。

【病因病理】

一、中医病因病机

证型	病因病机	妇科病位与病机
湿热瘀结	湿热之邪内侵，余邪未尽，正气未复，气血阻滞，湿热瘀血内结，缠绵日久不愈	冲任胞宫阻滞，湿热与瘀血内结，不通则痛，故下腹痛缠绵日久不愈
气滞血瘀	七情内伤，脏气不宣，肝气郁结，或外感湿热之邪，余毒未清，滞留于冲任胞宫，气机不畅，瘀血内停，脉络不通	冲任胞宫阻滞，气机不畅，瘀血内停，不通则痛，故下腹胀痛或刺痛
寒湿瘀滞	素体阳虚，下焦失于温煦，水湿不化，寒湿内结，或寒湿之邪乘虚侵袭，与胞宫内瘀血浊液相结	冲任胞宫阻滞，寒湿与瘀血内结，不通则痛，故下腹冷痛
气虚血瘀	素体虚弱，或正气内伤，外邪侵袭，滞于冲任，血行不畅，瘀血停聚；或久病不愈，瘀血内结，日久耗伤，正气匮乏，致气虚血瘀	冲任胞宫阻滞，瘀血停聚，耗伤正气，故下腹疼痛缠绵日久
肾虚血瘀	禀赋肾气不足，或久病伤阳，或房事过度，命门火衰；或经期摄生不慎，感受风寒，寒邪入里，损伤肾阳，冲任失于温煦，胞脉虚寒，失于温养，血行不畅，瘀血内停，脉络不通	冲任胞宫阻滞，胞脉虚寒，瘀血内停，脉络不通，故下腹绵绵作痛

二、西医病因病理

参见第十三章第五节"盆腔炎急性发作"。

【诊断】

一、病史

常因急性盆腔炎未能彻底治愈；或因患者体质较差，病情迁延难愈；也可无急性炎症病史，发病即迁延隐匿者。

二、临床表现

（一）症状

下腹疼痛、坠胀，腰骶酸痛，劳累、性交后及月经前后加重，带下增多，月经不调，可伴有低热起伏、疲乏无力等，可导致不孕或异位妊娠。

（二）体征

1. 一般情况及腹部检查　体温正常或低热，可无下腹部体征，或下腹轻压痛。

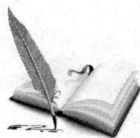

2. 妇科检查　子宫体常呈后位，活动受限或固定。若为输卵管病变，则在子宫一侧或两侧触到呈索条状增粗的输卵管，并有轻度压痛；若为输卵管积水或输卵管卵巢囊肿，则在盆腔一侧或两侧触及囊性肿物，活动多受限；若为盆腔结缔组织病变，子宫常呈后倾后屈，活动受限或粘连固定，子宫一侧或两侧有片状增厚、压痛，宫骶韧带常增粗、变硬，有触痛。

三、实验室及其他检查

1. 血常规　末梢血白细胞增高或不高。

2. B 型超声　可显示盆腔内边界不清、实质不均的暗区，内有光点；输卵管积水时为液性暗区。

3. 子宫输卵管碘油造影　可见输卵管部分或完全阻塞，或输卵管伞端粘连上举。

4. 腹腔镜检查　可见盆腔有明显炎性粘连病灶，或输卵管积水。

四、辨证要点

本病为湿热余邪残留，与冲任胞宫气血搏结，凝滞不去，日久成瘀，形成虚实错杂之证，但以血瘀为关键，临证时尚需结合全身症状及病史等进行全面综合分析，方能作出正确的辨证。

【鉴别诊断】

鉴别项目	盆腔炎性疾病后遗症	子宫内膜异位症	盆腔淤血综合征
腹痛	长期慢性下腹疼痛	进行性加重的痛经	长期慢性下腹痛
妇科检查	子宫体常呈后位，活动受限或固定，可有或无压痛	后穹隆有触痛结节或子宫骶骨韧带触痛	无明显异常
B超显像	可见盆腔内呈边界不清/实质不均的暗区，内有光点	子宫附件无异常图象，或附件有细小光点回声团	可有盆腔静脉曲张

【治疗】

一、治疗原则

盆腔炎后遗症多由盆腔炎性疾病久治不愈转变而来，病程较长，治疗宜分清寒热，辨明虚实调治，并注意清热不宜过于寒凉，消癥谨防伤正，补益不可滋腻以免滞邪。

二、中医治疗

盆腔炎后遗症以中医治疗为主，以活血化瘀、止痛消癥为基本治法。根据导致瘀血内阻的原因佐以行气、除湿、散寒、益气、补肾。治疗方法以中药内服配合中药直肠导入、封包热敷、中药熏蒸、艾灸、耳穴等，按照二联、三联、四联疗法等综合治疗以提高疗效。

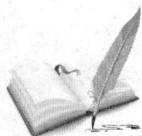

（一）辨证论治

证型	证候	治法	主方	组成
湿热瘀结证	下腹胀痛或刺痛，痛处固定，腰骶胀痛，带下量多，色黄质稠或气臭。经期腹痛加重，经期延长或月经量多；口腻或纳呆，小便黄，大便溏而不爽或大便干结。舌质红或暗红，或见边尖瘀点或瘀斑，苔黄腻或白腻，脉弦滑或弦数	清热除湿，化瘀止痛	四逆散（《伤寒论》）合四妙散（《成方便读》）合失笑散（《和剂局方》）加延胡索、炒川楝子、大血藤、败酱草	柴胡、枳壳、赤芍、苍术、黄柏、薏苡仁、川牛膝、生蒲黄、炒五灵脂、延胡索、炒川楝子、大血藤、败酱草
气滞血瘀证	下腹坠胀疼痛，腰骶酸痛，肛门坠胀感，经期或劳累后加重，带下连绵，色淡黄；性情不舒，胁肋作痛，舌质紫暗，苔薄腻，脉细弦	调气活血，消瘀止痛	血府逐瘀汤（《医林改错》）加三棱、莪术、连翘	桃仁、红花、当归、生地、川芎、赤芍、牛膝、桔梗、柴胡、枳壳、甘草、三棱、莪术、连翘
寒湿瘀滞证	下腹冷痛或刺痛，腰骶冷痛，带下量多，色白质稀。经期腹痛加重，得温则减，月经量少或月经错后，经色暗或夹血块；大便溏泄，形寒肢冷。舌质淡暗或有瘀点，苔白腻，脉沉迟或沉涩	祛寒除湿，化瘀止痛	少腹逐瘀汤（《医林改错》合桂枝茯苓丸（《金匮要略》）	小茴香、干姜、延胡索、当归、川芎、赤芍、生蒲黄、五灵脂、制没药、桂枝、茯苓、丹皮、苍术
气虚血瘀证	下腹疼痛或坠痛，缠绵日久，痛连腰骶，经行加重，带下量多，色白质稀。经期延长或月经量多，经血淡暗或有块；精神萎靡，体倦乏力，食少纳呆。舌淡暗，或有瘀点瘀斑，苔白，脉弦细或沉涩无力	益气健脾，化瘀止痛	举元煎（《景岳全书》）合失笑散（《和剂局方》）加味	党参、黄芪、白术、升麻、炙甘草、生蒲黄、五灵脂、川芎、三棱、莪术、香附
肾虚血瘀证	下腹绵绵作痛或刺痛，腰骶酸痛，带下量多，色白质清稀。遇劳累下腹或腰骶酸痛加重，头晕耳鸣，经量多或少，经血色暗夹块，夜尿频多。舌质淡暗或有瘀点瘀斑，苔白或腻，脉沉涩	补肾活血，化瘀止痛	杜断桑寄失笑散加味（盆腔炎中医临床路径诊疗方案协定方）	川续断、川牛膝、杜仲、桑寄生、川芎、生蒲黄、五灵脂、大血藤、没药、延胡索、丹参、三棱

（二）其他疗法

1. 中药保留灌肠 参见第十三章第五节"盆腔炎急性发作"。

2. 中药栓剂直肠导入 康复消炎栓（苦参、败酱草、紫花地丁、穿心莲、蒲公英、猪胆粉、紫草、芦荟），功效清热解毒、利湿散结。早晚将栓剂1粒塞入肛门，每日2次，15日为1个疗程，可坚持使用2~3个疗程。适用于盆腔炎后遗症湿热瘀结证。

3. 中药封包热敷 败酱草、大血藤、丹参、赤芍、乳香、没药、透骨草、苍术、白芷、三棱、莪术、细辛（盆腔炎中医临床路径诊疗方案协定方）。以白色棉布缝制成大小适中的布袋，装入药物。以温水浸湿后，隔水蒸后趁热敷下腹部或腰骶部，每次30分钟，每日1次。适用于盆腔炎后遗症各证型。亦可用口服中药煎后药渣装包外敷。

4. 中药离子透入 大血藤、丹参、赤芍、乳香、没药、红花、三棱、莪术、延胡索、透骨草、苍术、白芷、川芎。水煎取汁，采用中药离子导入机导入，使药物通过下腹部或腰骶部皮肤直接渗透和吸收。每日1次，每次40分钟。用于盆腔炎后遗症湿热瘀结证。

5. 灸法 根据病情和证型，选用艾灸、温盒灸、雷火灸等疗法。亦可采用多功能艾灸仪治疗。适用于盆腔炎后遗症寒湿瘀滞证、气虚血瘀证及肾虚血瘀证。

6. 耳穴 取子宫、内分泌、盆腔、交感等穴。将王不留行籽放在黄豆瓣大小的橡皮胶布上，贴于穴位。经常按压敷贴部位，以能忍受为度。3天换1次，1个月为1个疗程。适

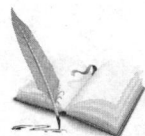

用于盆腔炎后遗症，特别是盆腔炎反复发作气虚血瘀证及肾虚血瘀证。

7. 物理疗法 根据病情和证型，选择应用盆腔炎治疗仪、微波治疗仪、光子治疗仪等治疗，可促进盆腔局部血液循环，以利炎症消退和炎性产物吸收。

三、西医治疗

治疗盆腔炎性疾病后遗症需根据不同情况选择治疗方案。慢性盆腔痛，对症处理或物理治疗；盆腔炎症导致输卵管粘连不孕的患者，可行腹腔镜下粘连分解术，或辅助生殖技术协助受孕；盆腔炎性疾病反复发作，形成盆腔包块或输卵管积水者，可酌情选择手术治疗。

【预防与调护】

生育期妇女要注意个人卫生保健；盆腔炎急性期、阴道炎、各种性传播疾病应及时彻底治愈，防止转为慢性后遗症；应积极锻炼身体，增强体质；解除思想顾虑，正确认识疾病，增强治疗的信心。

【预后与转归】

盆腔炎后遗症经积极有效地治疗，大多可好转或治愈。因本病常反复缠绵，故治疗周期较长。未愈者常伴有失眠、疲乏、周身不适等症状，对患者生活质量有较大影响。

（魏绍斌）

扫码"学一学"

第六节 生殖器结核

由结核分枝杆菌引起的女性生殖器炎症称生殖器结核，多见于 20~40 岁妇女，也可见于绝经后的老年妇女。近年生殖器结核的发病率有升高趋势。本病属中医"痨瘵"范畴，在其不同病理阶段可分别表现为"月经过少""闭经""不孕""癥瘕"等。

【病因病理】

一、中医病因病机

本病主要由素体阴虚或肝肾不足，痨虫乘虚而入，暗伤阴津，若未及时治疗，痨虫流注下焦，损伤冲任、胞宫，日久则血海匮乏，致经水量少或停闭不来，胞宫不能摄精成孕；或久病后，肝肾亏损，阴损及阳，致阴阳俱虚之证。本病以虚证多见，其中以阴虚、气血两虚、肾虚为主，也可虚中夹实，表现为血瘀痰湿阻滞。

二、西医病因病理

生殖器结核常继发于身体其他部位结核。常见的传染途径有血行传播、直接蔓延、淋巴传播、性交传播，其中血行传播为最主要的传播途径。病理改变可见输卵管僵直变粗，其伞端外翻如烟斗嘴状，或伞端封闭，管腔内充满干酪样物质，常与其邻近器官广泛粘连。

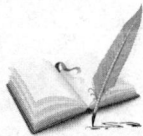

子宫内膜受到结核破坏后代以瘢痕组织，使宫腔粘连变形、缩小。卵巢结核通常仅有卵巢周围炎。宫颈结核可表现为乳头状增生或为溃疡。盆腔腹膜结核渗出物积聚于盆腔，可因粘连形成多个包裹性囊肿；腹膜与邻近脏器之间发生紧密粘连常发生干酪样坏死，易形成瘘管。

【诊断】

一、病史

多发生于青春期或生育年龄妇女，有结核病接触史，或早期曾患有盆腔外结核病，如肺结核、胸膜结核、腹膜结核病史。

二、临床表现

主要症状有不孕、月经失调、下腹坠痛，可伴结核病的一般症状，如发热、盗汗、乏力、食欲不振、体重减轻等。查体时腹部有柔韧感或腹水征，可触及包裹性囊性肿块。子宫粘连、活动受限，附件区触及形状不规则的肿块，质硬、表面不平、呈结节或乳头状突起。

三、实验室及其他检查

常用检查方法包括子宫内膜病理检查、X线检查（包括子宫输卵管碘油造影，盆腔、胸部、消化道、泌尿系统摄片）、腹腔镜检查、结核菌检查、结核菌素试验、血常规检查、γ-干扰素释放实验等。

四、辨证要点

生殖器结核的主要表现为月经改变、不孕及盆腔包块。临床可根据月经的量、色、质、周期变化，结合兼症、舌脉辨其虚实寒热。

【鉴别诊断】

应与子宫内膜异位症、盆腔炎性疾病后遗症、卵巢恶性肿瘤、子宫颈癌等进行鉴别诊断，可根据临床症状、体征鉴别，必要时宫颈刮片行细胞学检查及宫颈活组织检查、诊断性刮宫、子宫输卵管碘油造影检查，诊断困难时，可行腹腔镜检查或剖腹探查以确诊。

【治疗】

一、治疗原则

采用抗结核药物治疗为主，休息营养为辅的治疗原则。抗结核药物治疗原则为早期、联合、规律、适量、全程。配合中医治疗扶助正气，减轻临床症状，促进康复。

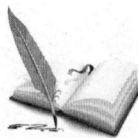

二、中医治疗

证型	证候	治法	主方	组成
阴虚内热证	月经量少渐至经闭、不孕；伴潮热盗汗，或咳嗽唾血；舌红，少苔，脉细数	养阴清热，调经助孕	加减一阴煎（《景岳全书》）加黄精、鳖甲、秦艽	生地黄、芍药、麦门冬、熟地、知母、炙甘草、地骨皮
气虚血瘀证	月经量多或日久不净，色淡暗，或伴不孕；小腹刺痛，或有包块，按之坚硬；倦怠乏力，面色不华；舌淡暗，苔薄白，脉沉涩	益气活血，调经止痛	理冲汤（《医学衷中参西录》）	生黄芪、党参、白术、生山药、天花粉、知母、三棱、莪术、生鸡内金
痰瘀内结证	月经量少或延期，甚或闭经、不孕；小腹胀痛，或有包块，按之不坚；体胖痰多，或带下量多，质黏色白；舌暗体胖，苔白腻，脉滑	化痰除湿，活血调经	丹溪治湿痰方（《丹溪心法》）加炙鳖甲、皂角刺、三棱、莪术	苍术、白术、半夏、茯苓、滑石、香附、川芎、当归
湿毒壅滞证	月经量多或日久不净；小腹灼热胀满或有包块，疼痛拒按；唇干口燥，大便秘结或溏泄，小便短赤；舌质红，苔黄腻，脉滑数	解毒除湿，止血调经	清热解毒汤（《古今医鉴》）	升麻、葛根、赤芍、生地、牡丹皮、黄连、黄柏、黄芩、桔梗、栀子、甘草、连翘

三、西医治疗

（一）支持疗法

急性期患者应至少休息3个月，慢性期患者可以从事部分轻体力劳动，但应注意劳逸结合，加强营养，结合适量运动，增强体质。

（二）药物治疗

采用利福平、异烟肼、乙胺丁醇及吡嗪酰胺等抗结核药物联合应用，目前推行两阶段短疗程方案，前2~3个月为强化期，后4~6个月为巩固期。常用的治疗方案：①强化期每日异烟肼、利福平、吡嗪酰胺及乙胺丁醇四种药联合应用2个月，巩固期每日连续应用异烟肼、利福平，或巩固期每周3次间歇应用异烟肼、利福平；②强化期每日异烟肼、利福平、吡嗪酰胺及乙胺丁醇四种药联合应用2个月，巩固期每日连续应用异烟肼、利福平、乙胺丁醇，或巩固期每周3次应用异烟肼、利福平、乙胺丁醇。第一个方案可用于初次治疗的患者，第二个方案多用于治疗失败或复发的患者。

（三）手术治疗

不能排除恶性肿瘤者，治疗无效或治疗后又反复发作者，盆腔包块治疗后不能完全消退者，形成较大包块或包裹性积液者，子宫内膜结核严重、内膜广泛破坏而药物治疗无效者，均应考虑手术治疗。

【预后与转归】

抗结核药物治疗后，需密切随访一段时间。一般经过联合、适量、规律及全程治疗后，复发或播散至其他器官者极为罕见，但常发生盆腔粘连和不孕。

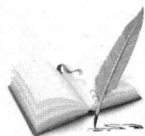

（魏绍斌）

扫码"学一学"

第七节　淋病

淋病（gonorrhea）是由淋病奈瑟菌（简称淋菌）感染引起的一种泌尿生殖系统的传染病。具有传染性强、潜伏期短、发病率高的特点，其主要症状是急性或慢性的阴部黏膜炎症，可上行扩散，引起合并症。女性较男性更易感染。中医学古籍中称此病为"花柳毒淋"，此外根据本病尿道刺痛或小便混浊、白带增多的主要临床表现，亦可包括在中医的"淋证""赤白浊""带下病"之内。

【病因病理】

一、中医病因病机

证型	病因病机	妇科病位与病机
湿毒下注	房事不洁或起居不慎，感受娼家秽毒，入于尿窍，流注膀胱，气血郁滞，膀胱气化不利	湿毒之邪侵入窍口及下焦，与肝、肾、膀胱及子宫等脏腑相关
肾虚毒恋	素体肾气不足，或房劳淫欲过度，损伤肾气，兼感毒邪，或秽毒久羁，湿热不解，反复发作。伤精耗液，肾气受损，不能分清泌浊	日久及肾，肾虚阴亏，瘀结于内，正虚邪恋，秽毒湿热蕴结下焦

二、西医病因病理

淋病的病原体是淋病奈瑟菌，其革兰染色为阴性，为椭圆形或肾形，成对存在，排列成堆，聚集于白细胞内外或细胞附近，可侵入白细胞原浆中，生长适宜温度为37℃～38℃，离开人体后不易生长，在干燥环境下数小时内即死亡。人对淋菌有易感性，也是唯一宿主，主要通过性接触传播，亦可通过接触被污染的衣物、用具等间接传播，此外新生儿可在分娩时因通过感染的产道而被传染。

淋菌对柱状上皮及移行上皮黏膜有特殊的亲和力，因而易侵犯女性尿道、宫颈管。淋菌进入泌尿生殖黏膜表面，引起局部急性炎症，出现充血、水肿、化脓、粘连，使黏膜上皮，甚至黏膜下及浆肌层等都遭到破坏，导致尿道炎、前庭大腺炎、宫颈炎、输卵管炎、子宫内膜炎等。

妊娠早期的淋菌性子宫颈管炎可导致感染性流产和人工流产后感染。妊娠晚期子宫颈管炎易导致绒毛膜羊膜炎、宫内感染、胎儿窘迫、胎儿生长受限、死胎、胎膜早破和早产等。并且产后易发生子宫内膜炎、输卵管炎等产褥感染，严重者可致播散性淋病。在分娩过程中，可通过产道感染新生儿，引起新生儿淋菌性结膜炎、肺炎，甚至出现败血症。

【诊断】

一、病史

有不洁性接触史或配偶感染史，或与淋病患者（尤其家中淋病患者）有共用物品史，新生儿母亲有淋病史。

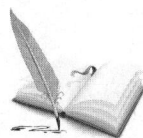

二、临床表现

（一）症状

阴道脓性分泌物增多，外阴瘙痒或灼热，或伴尿道刺痛、脓性分泌物，可伴下腹痛。早期局限于下生殖道、泌尿道，随后因病情的发展而累及内生殖器。临床有急性淋病及慢性淋病之分。

1. 急性淋病　一般在感染 3~7 天后发病，最先是尿痛、尿频、排尿困难，伴有黄色脓性白带增多，外阴灼热。可伴有前庭大腺炎、急性宫颈炎、输卵管卵巢脓肿及盆腔腹膜炎等疾病，而有不同程度的局部炎症表现及发热、下腹痛。

2. 慢性淋病　急性感染后未经治疗或治疗不彻底，可转为慢性淋病。一般症状较轻，部分患者有下腹坠胀，腰酸背痛，白带较多，下腹疼痛，月经过多等。

（二）体征

少数急性淋病患者可伴有发热，体温在 38℃ 左右，检查外阴、阴道口及尿道口充血红肿，以手指从阴道前壁向上压迫尿道时，可见尿道旁腺开口处有脓性分泌物外溢。慢性淋病时尿道外口仅见少量稀薄浆液性分泌物。妇科检查可发现慢性盆腔炎的体征，如附件增粗增厚，或宫体及附件区有压痛。

三、实验室检查

1. 分泌物涂片检查　取尿道口、宫颈管等处分泌物涂片行革兰染色，查见中性粒细胞内有革兰阴性双球菌。

2. 分泌物淋菌培养　是诊断淋病的"金标准"。取宫颈管分泌物送培养，可见圆形、凸起的潮湿、光滑、半透明菌落，边缘呈花瓣状；取菌落作涂片，见典型双球菌。

四、辨证要点

淋病的病因主要是湿热、湿毒流注下焦，蕴结窍端，膀胱气化不利或房劳淫欲过度，肾阴耗损，不能分清泌浊所致。本病病位在窍口及下焦，与肝、肾、膀胱及子宫等脏腑相关。急性期秽毒湿热为患，属实；慢性期秽毒湿热迁延，正气受损，为虚实夹杂。

【鉴别诊断】

病证	病因与病位	临床特征	实验室检查
非淋菌性尿道炎	由衣原体及支原体感染所引起的泌尿生殖系统炎症	尿道分泌物比淋病少，仅为少量稀薄黏液	尿道分泌物涂片查见大量白细胞，而细胞内无革兰阴性双球菌
念珠菌性尿道炎	由念珠菌引起的泌尿生殖系统感染	尿道口、阴道潮红，可有白色垢物，瘙痒明显	尿道分泌物涂片可查见白色念珠菌丝

【治疗】

一、治疗原则

西医以抗生素治疗为主，遵循及时、足量、规范用药原则，尽早彻底治疗。中医根据

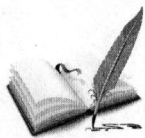

病邪轻重分本证与标证，急性期邪盛而正气未衰，以下焦湿热的标证为主，治以清热解毒、利湿通淋；慢性期正虚邪恋，以肾虚不固的本证为主，治以益肾固摄、分清去浊。中西医结合治疗淋病，特别是慢性淋病有合并症者，有一定的优势。

二、中医治疗

（一）辨证论治

证型	证候	治法	主方	组成
湿毒下注证	外阴、尿道口灼热疼痛或瘙痒，小便淋涩作痛、混浊，带下量多，脓稠而臭；伴心烦口干，或寒热往来；舌质红，苔黄腻，脉滑数	清热利湿，解毒通淋	五味消毒饮（《医宗金鉴》）加红藤、败酱草、车前子、小蓟、白茅根	金银花、野菊花、蒲公英、紫花地丁、紫背天葵
肾虚毒恋证	尿有余丝，排出无力，不甚赤涩，滴沥不尽，遇劳加重；腰膝酸软，头晕无力，下腹坠胀，或潮热盗汗；舌淡红，少苔，脉沉细数	益肾固摄，清解余毒	草薢分清饮（《丹溪心法》）加桑螵蛸、党参、续断、桑寄生、杜仲、小蓟	草薢、石菖蒲、益智仁、乌药

（二）外治法

除口服中药外，应配合中药外洗局部以提高疗效，常用药物有黄柏、百部、苦参、地肤子、蛇床子、千里光、土茯苓、野菊花、白花蛇舌草等，具有清热除湿，解毒杀菌的功效。

三、西医治疗

（一）一般治疗

急性期患者应卧床休息，禁止性生活，避免刺激性食物，多饮水，保持外阴清洁干燥，沾污的衣物用具要消毒，避免再次感染。

（二）药物治疗

为提高疗效和减少耐药，推荐联合使用头孢菌素和阿奇霉素。首选头孢曲松钠250mg，单次肌注，加阿奇霉素1g顿服。淋菌产妇分娩的新生儿，应尽快使用0.5%红霉素眼膏预防淋菌性眼炎，并预防性使用头孢曲松钠。性伴侣应同时进行治疗。

【预后与转归】

淋病只要经过规范的治疗，预后一般比较好，淋病在急性期经过及时的药物治疗后，症状可以很快缓解，若治疗不彻底或是延误了治疗时间，淋病转为慢性期，可以产生并发症或转变为播散性淋病。

（魏绍斌）

第八节　生殖道沙眼衣原体感染

扫码"学一学"

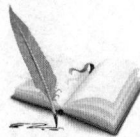

生殖道沙眼衣原体感染（chlamydia trachomatis，CT）是常见的性传播疾病，在发达国家沙眼衣原体感染占性传播疾病第一位，我国沙眼衣原体感染率呈上升趋势。中医古籍中

无此病名，可在"带下病"等病证中找到类似症状的描述。

【病因病理】

一、中医病因病机

证型	病因病机	妇科病位与病机
湿热下注	脾虚湿浊内生，郁久化热；或肝气犯脾，脾虚湿盛，湿郁化热；或感受湿热之邪，流注下焦	湿热流注下焦，损及任带，约固无力，而致带下量多异常
湿毒蕴结	经期产后，胞脉空虚，忽视卫生，或房事不禁，或手术损伤，以致感染邪毒	湿毒蕴结，损伤任带，约固无力，故带下异常量多
阴虚夹湿	素禀阴虚，或房事不节，阴虚失守，下焦感受湿热之邪，损及任带	湿热损及任带，约固无力，故带下异常量多

二、西医病因病理

生殖道沙眼衣原体感染呈隐匿性和持续性。有18个血清型，其中8个血清型（D～K）与泌尿生殖道感染有关，尤其是D、E、F型最常见，主要感染柱状上皮及移行上皮而不向深层侵犯。

【诊断】

一、病史

有不洁性接触史或配偶感染史，或有多个性伴侣，未采取阻隔式避孕。

二、临床表现

主要表现为子宫颈管炎、尿路炎。子宫内膜炎、输卵管炎等较少见。

三、实验室检查

沙眼衣原体感染的诊断主要依赖实验室诊断。

（一）沙眼衣原体培养

是确诊沙眼衣原体感染的"金标准"。暴露宫颈，用棉签擦净宫颈的分泌物，用另一棉签伸到宫颈口内取标本送培养。

（二）抗原检测

1. 直接免疫荧光法　用荧光标记抗体与标本中的沙眼衣原体结合，在荧光显微镜下见到发荧光的沙眼衣原体，即可确诊。

2. 酶联免疫吸附试验　用酶标记沙眼衣原体的单克隆抗体或多克隆抗体，再与标本中的沙眼衣原体反应，用酶标仪测定。

（三）核酸扩增试验

应用PCR检测技术检测沙眼衣原体DNA。利用DNA的变形复性原理，将沙眼衣原体的DNA分子片段在体外扩增放大后再检测。敏感性和特异性高，但应防止污染导致的假

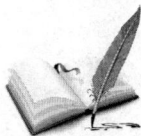

阳性。

（四）血清学检查

补体结合试验、ELISA 或免疫荧光法检测血清特异抗体。

四、辨证要点

主要根据带下量、色、质、气味，其次根据伴随症状及舌脉辨其寒热虚实。如带下量多色黄，质黏稠，有臭气，或如泡沫状，或色白如豆渣状，为湿热下注；带下量多，色黄绿如脓，或浑浊如米泔，质稠，恶臭难闻属湿毒重证；色黄或赤白相兼，质稠或有臭气为阴虚血热。临证时尚需结合全身症状及舌脉进行全面分析，方能作出正确辨证。

【鉴别诊断】

鉴别项目	支原体感染	淋病
发病	缓慢	突然
尿路刺激征	轻或无	多见
病原菌培养	支原体	淋球菌
全身症状	无	偶见
尿道分泌物	少或无，黏液性或浆液性稀薄	常见，量多呈脓性
无症状带菌者	相当多	有，但不多
白细胞内 G^- 双球菌	（－）	（＋）

【治疗】

一、治疗原则

治疗原则是早期发现，早期治疗，用药足量、足疗程，性伴侣需同时治疗。治疗目的是治愈感染，防止并发症，阻断传播。中医治疗以清热解毒、除湿为主。

二、中医治疗

证型	证候	治法	主方	组成
湿热下注证	带下量多，色黄，黏稠，有臭气，或伴阴部瘙痒；胸闷纳呆，口苦口腻，小腹或少腹作痛，小便短赤，舌红，苔黄腻，脉濡数	清热利湿止带	止带方（《世补斋·不谢方》）加土茯苓、苦参	猪苓、茯苓、车前子、泽泻、茵陈、赤芍、丹皮、黄柏、栀子、牛膝
湿毒蕴结证	带下量多，黄绿如脓，或赤白相兼，或五色杂下，状如米泔，臭秽难闻；小腹疼痛，腰骶酸痛，口苦咽干，小便短赤，舌红，苔黄腻，脉滑数	清热解毒除湿	五味消毒饮（《医宗金鉴》）加土茯苓、薏苡仁	金银花、野菊花、蒲公英、紫花地丁、紫背天葵
阴虚夹湿证	带下量不甚多，色黄或赤白相兼，质稠或有臭气，阴部干涩不适，或有灼热感；腰膝酸软，头晕耳鸣，五心烦热，咽干口燥，或烘热汗出，失眠多梦，舌红，苔少或黄腻，脉细数	滋阴益肾，清热祛湿	知柏地黄丸（《医宗金鉴》）加芡实、金樱子	黄柏、知母、熟地、山药、山萸肉、丹皮、泽泻、茯苓

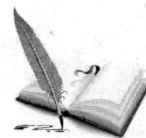

三、西医治疗

非妊娠期沙眼衣原体感染的治疗，大环内酯类抗生素为首选，其次为四环素类和喹诺酮类。阿奇霉素 1g，单次口服；多西环素 100mg，口服，每日 2 次，连用 7 日；红霉素 500mg，口服，每日 4 次，连用 7 日；氧氟沙星 300mg，口服，每天 2 次，连用 7 日。性伴侣应同时治疗。治疗 3~4 周后复查沙眼衣原体。

妊娠期沙眼衣原体感染首选阿奇霉素 1g，单次口服，或阿莫西林 500mg 口服，每日 3 次，连用 7 日，不推荐使用红霉素。孕妇禁用多西环素、喹诺酮类和四环素。

对可能感染的新生儿应及时治疗。红霉素 50mg/（kg·d），分 4 次口服，连用 10~14 日，或阿奇霉素混悬剂 20mg/（kg·d），口服，每日 1 次，共 3 日，可预防沙眼衣原体肺炎。出生后立即使用 0.5% 红霉素眼膏或 1% 四环素眼膏滴眼对沙眼衣原体感染有一定预防作用。

【预防与调护】

预防沙眼衣原体感染的根本措施是提倡安全性行为（包括安全套的使用），杜绝非婚性接触，洁身自好，保持外阴清洁干燥，勤换内裤。注意经期、产后卫生，禁止盆浴。治疗期间需禁止性生活，性伴侣应同时接受治疗。并禁止游泳和使用公共洁具，做好计划生育，避免早婚多产或多次人工流产。进行妇科检查或手术操作时应严格执行无菌操作，防止交叉感染。

【预后与转归】

本病经过及时治疗多可痊愈，预后良好。若治疗不及时或不彻底，或病程迁延日久，可致月经异常、癥瘕和不孕症等。沙眼衣原体感染可能引起流产、早产、胎膜早破、围产儿死亡等不良妊娠结局。胎儿经污染产道而感染，可引起新生儿肺炎、眼炎。故应早发现、早诊断，及时治疗以改善预后。

（魏绍斌）

第九节　生殖道病毒感染

女性生殖道病毒感染的病毒以单纯疱疹病毒、巨细胞病毒及人乳头状瘤病毒多见，若孕妇感染上述病毒，可致胎儿畸形，也可导致新生儿感染。

生殖器疱疹

扫码"学一学"

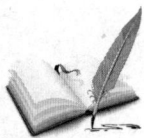

生殖器疱疹（genital herpes）是由单纯性疱疹病毒感染引起的一种生殖器急性炎症性皮肤病，属性传播疾病，主要表现为生殖器及肛门皮肤溃疡，其特点为有局限的原发性损害和在固定部位复发的趋势。本病属中医"带下病""热疮""火燎疮""黄水疮"的范畴。

【病因病理】

一、中医病因病机

本病多与湿热内蕴有关；夏秋季节暑湿邪毒入侵，气机不畅，疏泄障碍，熏蒸皮肤而致，如皮肤有损或身体抵抗力降低时，接触后更易发病。

二、西医病因病理

生殖器疱疹的病原体为单纯疱疹病毒（HSV），与人类密切相关的主要为 HSV－1 和 HSV－2 两个血清型。生殖器疱疹 70%～90% 由 HSV－2 感染所致。近年口－生殖器性行为方式导致 HSV－1 型增加至 10%～30%。本病主要是性交直接传播，此外病毒也可通过胎盘、产道及产后感染胎儿及新生儿。近几年研究表明，HSV－2 感染是宫颈癌前期、宫颈癌及外阴癌的发病原因之一。因此，病毒持续性感染应高度重视。

【诊断】

一、临床表现

（一）症状

1. 原发性感染　潜伏期约 3～7 天。病变初起时局部轻微瘙痒，病变主要累及大小阴唇、阴道口、尿道口、阴道黏膜、宫颈，也可至会阴、大腿及肛周，皮损结痂期疼痛明显。此外，发病前后可伴发热、头痛、全身不适等。

2. 复发性感染　大约 50%～60% 的患者在 6 个月内可复发，复发病例较原发性感染轻，皮疹量少，病程短，消退快，较少累及宫颈。复发次数越多，间隔时间越长。

3. 妊娠期感染　妊娠早期原发生殖器疱疹多数不会导致流产或死胎，而妊娠晚期原发感染可能与早产和胎儿生长受限有关。严重宫内感染病例罕见。新生儿感染表现形式多样，40% 感染局限在皮肤、眼或口，30% 发生脑炎等中枢神经系统疾病，32% 出现播散性疾病，幸存者 20%～50% 可出现中枢神经系统后遗症。

（二）体征

1. 原发性感染　初起生殖器及肛门皮肤散在或簇集小水泡，3～5 天后疱疹破溃后形成糜烂或浅表溃疡、结痂，7～10 天结痂脱落。累及宫颈时可致宫颈潮红、破溃、糜烂及水样分泌物。

2. 复发性感染　疱疹和溃疡数量少，一般无腹股沟淋巴结肿大、压痛。在阴道、宫颈及大小阴唇等处黏膜上出现孤立性小水泡，破溃后形成糜烂或浅溃疡，然后结痂愈合。

二、实验室及其它检查

可采用涂片、单克隆抗体荧光法、聚合酶链反应（PCR）检测，病毒分离检查帮助诊断。在急性期和康复期血清抗体滴度较高，HSV－1、HSV－2 抗体 IgM 和 IgG 检测阳性。

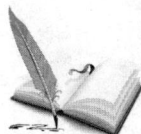

三、辨证要点

以局部疱疹形态结合带下量、色、质、味及全身症状、舌脉为辨证要点。丘疹色红，疱壁紧张，有灼热痛，伴发热，头痛，咽干口苦，大便秘结属肝经湿热；若丘疹色淡红，无痛，伴有心悸、气短、寐差、四肢倦怠属脾胃湿热。若见丘疹色鲜红，伴面色潮红，五心烦热，口干，大便秘结属阴虚火旺。

【鉴别诊断】

症状	生殖器疱疹	硬下疳	软下疳	白塞氏综合征
病因	感染单纯疱疹病毒	感染梅毒螺旋体	感染杜克雷嗜血杆菌	病因不清，但其发病与 HLA – B51 强关联
生殖器溃疡	有	无	有	有
口腔溃疡及眼部炎症	无	无	无	有
腹股沟淋巴结	无肿大	肿大	肿大	无肿大

【治疗】

一、治疗原则

本病可采用中西结合治疗方法，还应配合外治法，内外合治以提高疗效。

二、西医治疗

（一）局部治疗

3% 或 5% 无环鸟苷溶液或软膏外搽，另可采用冷敷、局麻止痛、止痒。

（二）全身治疗

1. 抗病毒药物 无环鸟苷（阿昔洛韦）400mg，口服，每日 3 次，连用 7~10 天。三氮唑核苷每日肌内注射 200~400mg，连用 10 天。病情重者静脉滴注无环鸟苷。

2. 免疫增强剂 左旋咪唑或转移因子。

3. 抗生素防治感染

三、中医治疗

以内服药为主，原发性生殖器疱疹多为肝经湿热，治疗应泻肝清热利湿；复发性生殖器疱疹反复发作，日久耗损正气，治疗应以补虚为主，祛邪为辅。

证型	肝经湿热	脾胃湿热	阴虚火旺
主症	外阴、宫颈、阴道疱疹，色红，疱壁紧张，局部痒痛或灼热；带下增多，色黄、味臭；或伴口苦心烦，小便黄；舌质红，苔薄黄或黄腻，脉弦数	外阴、阴道、宫颈疱疹，色淡红，糜烂溃疡，腹痛腹泻，纳呆，肢体倦怠，大便溏薄；舌质红，苔黄腻，脉濡	外阴、大小阴唇、阴道、宫颈疱疹，色鲜红；面色潮红，五心烦热，口干，大便干结；舌质红，少苔或无苔，脉细数

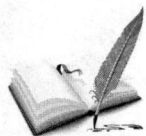

续表

证型	肝经湿热	脾胃湿热	阴虚火旺
治法	清肝泻火利湿	健脾利湿，清热解毒	滋阴清热降火
主方	龙胆泻肝汤（《医宗金鉴》）加大青叶	参苓白术散（《和剂局方》）加板蓝根、灯心草、苍术	知柏地黄汤（《症因脉治》）加黄连
药物组成	龙胆草、车前子、木通、黄芩、山栀子、当归、生地、泽泻、柴胡、生甘草	人参、茯苓、炒白术、桔梗、炒薏苡仁、砂仁、莲子肉、甘草、白扁豆	知母、黄柏、熟地、山茱萸、山药、泽泻、茯苓、丹皮

【预防与调护】

忌饮酒，少吃煎炸辛辣食物；加强身体锻炼，增强体质，提高免疫力；杜绝滥性交，疱疹发病期禁同房；树立正确的性行为观念，坚持使用乳胶安全套作为防护措施；鼓励患者及无症状的性伴侣一同治疗。

【预后与转归】

本病具有复发和性传播风险。首次发作经过有效抗病毒治疗有利于减少复发和缩短病程；未予重视者病程延长，日久不愈，反复发作。

尖锐湿疣

尖锐湿疣（condyloma acuminate）是感染人乳头状瘤病毒（HPV）引起的鳞状上皮疣状增生的病变，属性传播疾病。可发生于男女生殖器部位，故又称为生殖器疣。发病以 20 ~ 30 岁年轻妇女居多。本病中医多属"带下病""阴痒""阴疮"范畴。

【病因病理】

一、中医病因病机

本病病机多由于脏腑气血失和、腠理不密，加之房事不洁，感受秽浊之邪，正邪相搏，凝聚肌肤而发病。

二、西医病因病理

引起尖锐湿疣的病原体为人乳头瘤病毒（HPV），主要是由 HPV6 型和 HPV11 型导致，以性接触为主要传播途径，也可通过接触污染物品间接传播或分娩时母婴传播，婴幼儿感染可引起呼吸道乳头状瘤。机体免疫抑制和免疫损伤者特别容易被 HPV 感染。过早性生活、多个性伴侣、吸烟及高性激素水平等也为发病的高危因素。妊娠期由于孕妇免疫功能低下，加之孕期激素增多影响，可促使病灶生长迅速；分娩后缩小或自然消退。

【诊断】

一、临床表现

（一）症状

潜伏期 3 周 ~ 8 个月，发病时患者可有外阴、阴道瘙痒、灼痛或触痛，阴道分泌物增多

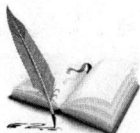

伴臭味。有的患者无自觉症状。

（二）体征

病变好发大小阴唇、阴蒂、肛周、阴道及宫颈等处。初起时局部可见散在的肉色或淡红色丘疹或赘生物，以后逐渐增多增大、并相互融合，形成表面凹凸不平，乳头状、菜花状或鸡冠状，柔软，有蒂，表面湿润，可继发感染。

二、实验室及其他检查

可根据细胞学检查、阴道镜检查、病理组织学检查、聚合酶链反应（PCR）确诊。

三、辨证要点

局部症状，带下量、色、质、气味改变，结合伴随症状、舌脉为辨证依据。

【鉴别诊断】

症状	尖锐湿疣	假性湿疣	梅毒性扁平湿疣	外阴鳞状上皮细胞癌
溃疡	无	无	无	有
外阴体征	赘生物菜花状生长	赘生物对称性生长	赘生物呈顶端片平的块状隆起	早期局部丘疹、结节或小溃疡，晚期呈不规则肿块，伴溃破或乳头状赘生物
醋酸下变化	变白	无变化	无变化	无变化
病原体检查	组织活检提示尖锐湿疣或HPV感染	无特殊	梅毒血清学检查阳性	病变组织活检提示外阴鳞状上皮细胞癌

【治疗】

一、治疗原则

本病多采用中西医结合、内服与外治、整体与局部相结合治疗，清除疣体，再辅之以药物治疗以根治并预防复发。

二、西医治疗

1. 局部用药 用5% 5-氟尿嘧啶软膏或80%~90%三氯醋酸涂擦局部，每周1次。

2. 物理疗法 采用激光、电灼或冷冻治疗。

3. 手术治疗 较大疣体可在局麻下行切除术，术后给予抗生素治疗。

4. 免疫调节剂 可用左旋咪唑或干扰素治疗。

三、中医治疗

本病内治以清热解毒、活血消疣为主，外治以清热解毒、杀虫止痒、祛腐生肌为主。

证型	肝经湿热证	热毒蕴结证
主证	皮损见于大小阴唇处，呈红色乳头状隆起，瘙痒，表面粗糙、湿润；带下量多，色黄如脓样，口干苦，小便黄赤，舌苔黄腻，脉弦滑	外阴见鲜红色乳头状赘生物隆起，奇痒，有痛感，皮损溃烂，面积大，脓性分泌物多有恶臭；口干欲饮，尿黄，大便干结，舌质红，苔黄，脉弦数

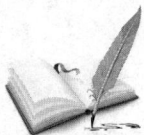

续表

证型	肝经湿热证	热毒蕴结证
治法	清肝泻火利湿	清热解毒，活血消疣
主方	龙胆泻肝汤（《医宗金鉴》）加白花蛇舌草、黄柏、蒲公英	银翘红酱解毒汤（《妇产科学》）
组成	龙胆草、栀子、黄芩、柴胡、泽泻、车前子、生地、当归、甘草、木通	金银花、连翘、红藤、败酱草、薏苡仁、丹皮、栀子、赤芍、桃仁、元胡、川楝子、乳香、没药

【预防与调护】

清淡饮食，忌食肥甘辛辣；杜绝滥性交；选择乳胶安全套作为性行为防护措施；夫妇中一方患病，夫妇双方共同治疗。

【预后与转归】

本病容易复发且有具传染性。尽早治疗可缩短治疗时间，配合正确的饮食及生活习惯调护可降低复发率。若未予重视或失治误治，严重者可影响患者的正常生活，加剧心理负担。

（朱鸿秋）

扫码"练一练"

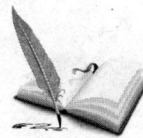

第十四章　女性生殖系统肿瘤

女性生殖系统肿瘤是妇科常见的肿瘤，可发生于女性生殖器官的各个部位，但以子宫及卵巢为多见，并有良性与恶性之分。良性肿瘤以子宫肌瘤及卵巢囊肿为多，恶性肿瘤以子宫颈癌、子宫内膜癌、卵巢癌为多，其次为外阴癌和阴道癌，输卵管癌最少见。

女性生殖器肿瘤概属于中医"癥瘕"范畴。"癥瘕"是指妇女小腹内胞中及其相关部位的肿块，一般认为"癥"者坚硬不移，痛有定处，属血病；"瘕"者推之可移，痛无定处，属气病。但两者关系密切，难以分割，均因气滞湿阻、痰瘀互结而成。有关癥瘕的记载，最早见于《黄帝内经》，其后《诸病源候论》《千金要方》等古医籍对"癥瘕"均有论述，并有"七癥""八瘕"之说，但因古代未形成病理解剖学，故认识深度有限。

扫码"学一学"

第一节　外阴肿瘤

外阴肿瘤包括大小阴唇、阴蒂、阴阜、前庭、会阴、尿道口等处的肿瘤，分良性和恶性。外阴恶性肿瘤较少见，占女性全身恶性肿瘤的1%～2%，占女性生殖系统恶性肿瘤的3%～5%，多见于60岁以上妇女，以外阴鳞状细胞癌为主。本病属于中医学"阴痛""阴疮"范畴。

【病因病理】

一、中医病因病机

证型	病因病机	妇科病位与病机
湿热蕴结	外感湿热之邪，流注下焦，或情志抑郁化火，夹湿循肝经下注，甚则蕴积成毒	湿热蕴结，凝结阴户，阻滞经脉，以致阴户溃烂，瘙痒，灼痛为患
寒凝血瘀	外感寒邪，客于肝经，或中焦虚寒，命门火衰，阴寒内生，致寒凝血瘀，凝滞为患	寒凝血瘀，阻滞经脉，凝结阴部，以致阴户溃烂，或有疹点
脾虚痰阻	过食膏粱厚味，损伤脾胃，脾虚生湿生痰，痰浊流注下焦为病，甚则诸邪相聚成毒	痰浊流注下焦，阻滞经脉，相聚成毒，阴户破损，或有瘙痒
肝肾不足	素体肾虚或房劳不节，致肝肾不足，肝脉绕阴器，肾开窍于二阴，精虚不荣而为病	肝肾不足，不能濡养阴部，而见阴户破损，或有疹点、烧灼感

二、西医病因病理

（一）病因

尚不完全清楚。发现80%外阴上皮内瘤变（VIN）伴有HPV（16型）感染。外阴恶性肿瘤常并VIN，其他危险因素有外阴慢性皮肤疾病、性传播疾病、巨细胞病毒感染、肛门–生殖道瘤样病变、免疫抑制以及吸烟等。

（二）病理

1. 外阴良性肿瘤　较少见。上皮来源的肿瘤有乳头状瘤、色素瘤及汗腺瘤。中胚叶来

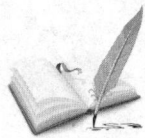

源的肿瘤有平滑肌瘤、纤维瘤、脂肪瘤。而神经纤维瘤、淋巴管瘤、血管瘤等更少见。

（1）外阴乳头瘤（vulvar papillomatosis） 多见于围绝经期以及绝经后妇女，是以上皮增生为主的病变。症状有外阴肿物和瘙痒，检查可见表面见多个乳头状突起并覆油脂性物质，反复摩擦出现破溃、出血、感染。诊断需借助病理组织活检。镜下见复层鳞状上皮，上皮钉脚变粗并向真皮纤维组织内伸展。2～3%有恶变倾向。

（2）平滑肌瘤（leiomyoma） 来源于外阴平滑肌、毛囊立毛肌或血管平滑肌。多发生在生育年龄，肌瘤常位于大阴唇、阴蒂及小阴唇。有蒂或突出于皮肤表面，质硬，表面光滑。镜下见平滑肌细胞排列成束状，与胶原纤维束纵横交错或形成漩涡状结构，常伴退行性变。

（3）纤维瘤（fibroma） 来源于外阴结缔组织，由成纤维细胞增生而成。多位于大阴唇，是最常见的外阴良性肿瘤。初起为硬的皮下结节，增大后形成带蒂的肿块，大小不一，表面可有溃疡和坏死，切面为致密、灰白色纤维结构。镜下见波浪状或相互盘绕的胶质束和成纤维细胞。纤维瘤恶变较少。

（4）汗腺瘤（hidradenoma） 常见于青春期以后，比较少见。由汗腺上皮增生而成。生长缓慢，直径为1～2cm。包膜完整，与表皮不粘连。切面见囊状结构，有乳头状生长。镜下见高柱状或立方形的腺上皮交织形成绒毛状突起。病理特征为分泌性柱状细胞下衬有一层肌上皮细胞。极少恶变。

2. 外阴上皮内病变 外阴上皮内瘤样病变（vulvar intraepithelial neoplasia，VIN）是一组外阴病变的病理学诊断名称，包括外阴鳞状细胞上皮内瘤样病变和外阴非鳞状细胞上皮内瘤样病变，多见于45岁左右妇女。近年VIN发生率有所增加。

外阴鳞状上皮内瘤样病变分为：低级别鳞状上皮内病变（low-grade squamous intraepithelial lesion，LSIL）、高级别鳞状上皮内病变（high-grade squamous intraepithelial lesion，HSIL）、分化型外阴上皮内瘤变（differentiated–type vular intraepithelial neoplasia）。

3. 外阴恶性肿瘤

（1）外阴鳞状细胞癌 是最常见的外阴恶性肿瘤，多见于绝经后妇女，近年发病率有增高趋势。

（2）外阴恶性黑色素瘤（vulvar malignant melanoma） 占外阴恶性肿瘤的2%～4%，常来自结合痣或复合痣。多见于成年妇女，好发于小阴唇、阴蒂，特征是病灶稍隆起，有色素沉着，结节状或表面有溃疡；表现为外阴瘙痒、出血、色素沉着范围增大。典型者诊断并不困难，但要区别良恶性。

（3）外阴基底细胞癌（vulvar basal cell carcinoma） 占外阴恶性肿瘤2%～13%，多见于55岁以上绝经后期妇女，来源于表皮的原始基底细胞或毛囊。临床表现为局部瘙痒和烧灼感，也可无症状。大阴唇有小肿块，发展缓慢，很少侵犯淋巴结。镜下见肿瘤组织自表皮基底层长出，细胞成堆伸向间质，癌细胞团中央可见大量黑素和鳞状上皮角化珠。多为单发，很少转移。20%伴发其他恶性肿瘤，如外阴鳞癌、恶性黑色素瘤、乳房癌、宫颈癌或皮肤癌。

【诊断】

根据活组织病理检查，诊断不难。早期浸润癌诊断有一定困难，与VIN和外阴慢性良

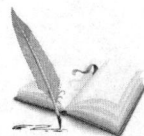

性疾病并存，易被患者本人及医务人员忽略而漏诊。可借用阴道镜观察外阴皮肤，对可疑部位进行多点活体组织检查以提高准确性。为排除浸润癌，取材时需注意深度，一般不需达皮下脂肪层。

一、临床表现

（一）外阴良性肿瘤

1. 乳头瘤 为单个肿块，多发生于阴唇，表面见多个乳头状突起，质地略硬。覆有油脂性物质，呈指状，突出于皮肤表面，其大小由数毫米至数厘米。大乳头瘤表面因反复摩擦可破溃、出血、感染。

2. 平滑肌瘤 多发生在生育年龄，肌瘤常位于大阴唇、阴蒂及小阴唇。有蒂或突出于皮肤表面，质硬，表面光滑。

3. 纤维瘤 多位于大阴唇，是最常见的外阴良性肿瘤。初起为硬的皮下结节，增大后形成带蒂的肿块，大小不一，表面可有溃疡和坏死。

4. 汗腺瘤 生长缓慢，直径为 1~2cm。包膜完整，与表皮不粘连。

（二）外阴鳞状上皮内瘤样病变

VIN 的症状无特异性，主要为瘙痒、皮肤破损、烧灼感、溃疡等。可表现为丘疹或斑点，单个或多个，融合或分散，灰白或粉红色；少数为略高出皮面的色素沉着。

（三）外阴鳞状细胞癌

主要为不易治愈的外阴瘙痒和各种不同形态的肿物，如结节状、菜花状、溃疡状。肿物合并感染或较晚期癌可出现疼痛、渗液和出血。癌灶可生长在外阴任何部位，大阴唇最多见，其次为小阴唇、阴蒂、会阴、尿道口、肛门周围等。早期局部丘疹、结节或小溃疡；晚期见不规则肿块，伴或不伴破溃或呈乳头样肿瘤。若癌灶已转移腹股沟淋巴结，可扪及一侧或双侧腹股沟淋巴结增大、质硬且固定。

二、临床分期

目前有两种分期方法，即国际妇产科联盟（FIGO）分期和国际抗癌协会（UICC）的分期（表14-1）。

表14-1 外阴癌的分期（FIGO，2009年）

期别	肿瘤累及范围
Ⅰ期	肿瘤局限于外阴和（或）会阴，淋巴结无转移
ⅠA期	肿瘤最大直径≤2cm且间质浸润≤1mm*，无淋巴转移
ⅠB期	肿瘤最大直径>2cm或间质浸润>1mm*，无淋巴转移
Ⅱ期	任何大小肿瘤侵犯至会阴临近结构（下1/3尿道、下1/3阴道、肛门），无淋巴结转移
Ⅲ期	任何大小肿瘤，有或无侵犯至会阴临近结构（下1/3尿道、下1/3阴道、肛门），有腹股沟-股淋巴转移
ⅢA期	（ⅰ）1个淋巴结转移（≥5mm），或（ⅱ）1~2个淋巴结转移（<5mm）
ⅢB期	（ⅰ）≥2个淋巴结转移（≥5mm），或（ⅱ）≥3个淋巴结转移（<5mm）
ⅢC期	淋巴结阳性伴淋巴结囊外扩散

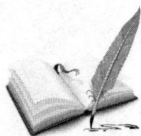

续表

期别	肿瘤累及范围
Ⅳ期	肿瘤侵犯其他区域（上2/3尿道、上2/3阴道）或远处转移
ⅣA期	肿瘤侵犯下列任何部位：（ⅰ）上尿道和（或）阴道黏膜、膀胱黏膜、直肠黏膜，或固定于骨盆壁，或（ⅱ）腹股沟－股淋巴结出现固定或溃疡形成
ⅣB期	包括盆腔淋巴结任何部位远处转移

＊浸润深度指肿瘤临近最表浅的真皮乳头的表皮－间质连接处至浸润最深点之间的距离

三、辨证要点

主要根据局部病灶及伴见全身症状、舌脉辨别寒热。若病灶色红灼痛，甚或脓水淋漓多属实热；色淡坚硬，痒痛不甚，日久不消，形体虚羸者多属虚寒；疮疡溃腐久不收敛，脓水淋漓，恶臭难闻者，多属热毒蕴郁而气血衰败之恶候。

【外阴癌转移途径】

以直接浸润、淋巴转移较常见，血行播散多发生在晚期。

1. 直接浸润 癌灶逐渐增大，沿皮肤、黏膜向内侵及阴道和尿道，晚期可累及肛门、直肠和膀胱等。

2. 淋巴转移 外阴淋巴管丰富，两侧互相交通组成淋巴网。癌灶多向同侧淋巴结转移。最初转移至腹股沟浅淋巴结，再至腹股沟深淋巴结，并经此进入盆腔淋巴结，如髂总、髂内、髂外、闭孔淋巴结等，最后转移至腹主动脉旁淋巴结。浅淋巴结被癌灶侵犯后，才转移至深淋巴结。若腹股沟浅、深淋巴结无癌转移，一般不会侵犯盆腔淋巴结。阴蒂癌灶常向两侧侵犯并可绕过腹股沟浅淋巴结直接至股深淋巴结。外阴后部及阴道下段癌可直接转移至盆腔内淋巴结。

3. 血行播散 晚期经血行播散至肺、骨等。

【鉴别诊断】

1. 外阴营养不良 皮肤病灶广泛、变化多样，既可有角化增厚、变硬，也可呈萎缩样改变，既可有色素沉着，也可呈灰白色，外阴瘙痒可反复发作。病检可确诊。外阴营养不良可与外阴癌同时并存，若有可疑必须活检。

2. 外阴湿疣 本病常见于年轻人，是一种质地较柔软而无溃疡、呈乳头状向外生长的肿块，有时带蒂，病理检查可发现"空泡细胞"。

【治疗】

一、治疗原则

本病以手术治疗为主，根据组织类型和病灶范围，术式趋向于个体化，在考虑治愈的前提下，尽量减少手术损伤，尽可能多些保留正常组织和维持器官的生理功能。术后辅以放疗、化疗或中医辨证论治。

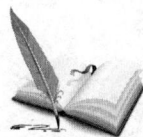

二、西医治疗

（一）外阴良性肿瘤

1. 平滑肌瘤 治疗原则为有蒂肌瘤局部切除或深部肌瘤摘除。

2. 纤维瘤 治疗沿肿瘤根部切除。

3. 小脂肪瘤 无需处理，肿瘤较大，引起行走不适或性生活困难，需手术切除。

4. 乳头瘤 2%～3%有恶变倾向，应手术切除。术时做冰冻切片，若证实有恶变，应做较广泛的外阴切除。

5. 汗腺瘤 治疗原则为先做活组织检查，确诊后再做局部切除。

（二）外阴鳞状上皮内瘤样病变

1. VIN I 药物治疗，5%氟尿嘧啶（5-Fu）软膏，外阴病灶涂抹，每日一次。也可激光治疗，能保留外阴外观，疗效较好。

2. VIN II～III 手术治疗，行较广泛的外阴病灶切除（距病灶边缘0.5～1.0cm）或单纯外阴切除。

（三）外阴非鳞状上皮内瘤样病变

Paget's病肿瘤细胞多超出肉眼所见病灶边缘，偶有浸润。治疗应行较广泛局部病灶切除或单纯外阴切除。若出现浸润或合并汗腺癌时，需做外阴根治术和双侧腹股沟淋巴切除术。

（四）外阴恶性肿瘤

1. 外阴恶性黑色素瘤 治疗原则是行外阴根治术及腹股沟淋巴结及盆腔淋巴结清扫术。预后与病灶部位、大小、有无淋巴结转移、浸润深度、尿道及阴道是否波及、远处有无转移、手术范围等有关。由于外阴部黑痣有潜在恶变可能，应及早切除，切除范围应在病灶外1～2cm，深部应达正常组织。

2. 外阴基底细胞癌 治疗原则是较广泛局部病灶切除，不需行外阴根治术及腹股沟淋巴结清扫术。单纯局部切除后约20%局部会复发，需再次手术。基底细胞癌对放射治疗敏感，但由于外阴正常皮肤对放射线耐受差，治疗时并发症多，故只适用早期单纯的基底细胞癌。外阴基底细胞癌治愈率很高，5年生存率为80%～95%。

3. 外阴鳞状细胞癌 手术治疗为主，辅助放射治疗及化学药物综合治疗。

（1）手术治疗 ①ⅠA期：外阴广泛局部切除术或单侧外阴切除，通常不需切除腹股沟淋巴结。②ⅠB期：外阴广泛切除及病灶同侧或双侧腹股沟淋巴结切除。③Ⅱ～Ⅲ期：外阴广泛切除及受累的部分尿道、阴道与肛门皮肤切除、双侧腹股沟淋巴结切除。④Ⅳ期：除外阴广泛切除术、双侧腹股沟淋巴结及盆腔淋巴结切除外，分别根据膀胱、上尿道或直肠受累情况选做相应的切除术。

（2）放射治疗 外阴鳞癌虽对放射线敏感，但外阴正常组织对放射线耐受性差，使外阴癌灶接受剂量难以达到最佳放射剂量。外阴癌放疗指征为：①不能手术或手术危险性大，癌灶范围大不可能切净或切除困难者。②晚期病例先行放疗，待癌灶缩小后，行较保守的手术。③复发可能性大，如淋巴结有转移、手术切缘有癌细胞残留，病灶靠近尿道及直肠

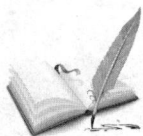

近端，既要保留这些部位，又要彻底切除病灶者，可加用放疗。放疗采用体外放疗与组织间质内插植放疗。

（3）化学药物治疗　抗癌药可作为较晚期癌或复发癌的综合治疗手段。常用药物有阿霉素类、铂类、博莱霉素、氟尿嘧啶和氮芥类等。常采用静脉注射或局部动脉灌注给药。

三、中医治疗

（一）辨证论治

证型	证候	治法	主方	组成
湿热蕴结证	阴户溃烂，瘙痒，灼痛，口干心烦，小便淋涩，便秘；舌质红，苔黄腻，脉滑数	清热利湿，解毒化瘀	萆薢渗湿汤（《疡科心得集》）或龙胆泻肝汤（《兰室秘藏》）加蒲公英、紫花地丁、乳香、没药	萆薢、薏苡仁、赤茯苓、黄柏、丹皮、泽泻、滑石、通草；龙胆草、栀子、柴胡、泽泻、木通、黄芩、车前子、当归、生地、甘草
寒邪凝阻证	阴户溃烂，或有疹点，色灰白或淡红，神疲畏寒，纳谷不香；舌质淡，脉细	温阳补血，散寒通滞	阳和汤（《外科全生集》）	熟地、鹿角胶、炮姜炭、肉桂、麻黄、白芥子、甘草
脾虚痰阻证	外阴破损，或有瘙痒，伴形体肥胖，胸脘痞闷，面色萎黄；舌淡，苔白腻，脉虚缓	健脾益气，化痰利湿	参苓白术散（《和剂局方》）合二陈汤（《和剂局方》）加银花、菖蒲、夏枯草	人参、茯苓、白术（炒）、山药、白扁豆（炒）、莲子、薏苡仁（炒）、砂仁、桔梗、甘草；陈皮、茯苓、半夏、甘草
肝肾不足证	外阴破损或有疹点，烧灼感，腰膝酸软，头晕目眩，五心烦热；舌红少苔，脉细数	滋补肝肾，凉血化瘀	六味地黄汤（《小儿药证直诀》）加蒲公英、连翘	熟地、山药、山茱萸、茯苓、丹皮、泽泻

（二）外治法

（1）黄芩洗方　当归、黄芩、川芎、大黄、枯矾、黄连、雄黄。煎水洗疮，每日3次。

（2）板蓝根，木贼草，香附，煎水外洗患部。

（3）鸦胆子仁捣烂敷贴，用胶布固定，3日换药1次。

【预后与转归】

1. 预后与病灶大小、部位、细胞分化程度、有无淋巴结转移、治疗措施等有关。无淋巴结转移者5年生存率为90%；有淋巴结转移者，5年生存率为50%。

2. 注意外阴部清洁卫生，每日清洗外阴部；积极治疗外阴瘙痒；外阴出现结节、溃疡或色素减退疾病，应及时就医，对症治疗。

3. 治疗后应随访，第1年内每1~2月随访1次；第2年每3个月随访1次；第3~4年每半年随访1次；第5年及以后每年随访1次。

（赵粉琴）

扫码"学一学"

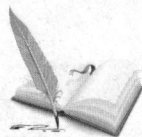

第二节　子宫颈肿瘤

子宫颈肿瘤包括子宫颈良性肿瘤、子宫颈癌前病变及子宫颈癌。子宫颈良性肿瘤少见，以平滑肌瘤常见。本节重点讲述子宫颈上皮内瘤样变和子宫颈癌，宫颈良性病变在其他章节再论。

  祖国医学虽无"子宫颈癌"之病名，但类似的论述可散见于"崩漏""带下""五色带""癥瘕"等疾病之中。如唐代《千金要方·妇人方》记载："崩中漏下，赤白带下，腐臭不可近，令人面黑无颜色，皮骨相连，月经失度。"其描述类似晚期宫颈癌的临床表现。

子宫颈上皮内瘤样变

  子宫颈上皮内瘤样变（cervical intraepithelial neoplasia，CIN）是与子宫颈浸润癌密切相关的一组癌前病变，是子宫颈癌发生发展中的连续过程，常发生于 25～35 岁妇女。CIN 具有两种不同结局：大部分低级别 CIN 可自然消退，但高级别 CIN 具有癌变潜能，可能发展为浸润癌。

【病因病理】

一、中医病因病机

证型	病因病机	妇科病位与病机
肝郁湿阻	七情所伤，肝失疏泄，气滞血瘀，或肝旺乘土，脾失运化，水湿内停，蕴而化热	肝郁湿阻，壅滞子门、胞脉，积而成患
肝肾阴虚	素体阴虚，或久病失养致肝肾不足，阴虚失守，虚火妄动，复感湿热之邪	湿热损伤肝肾，伤及子门、任带，发为本病
湿热瘀毒	脾虚生湿，遏而化热，或经期、产后胞脉空虚，湿热瘀毒乘虚直犯阴器胞宫	湿热瘀毒，伤及胞宫、子门
脾肾阳虚	素体肾阳不足，或久病及肾，命门火衰，不能温煦脾土，脾肾阳虚，寒湿毒邪积聚	寒湿积聚，直犯阴器胞宫、子门，发为本病

二、西医病因病理

  流行病学调查发现，CIN 与性活跃、HPV 感染、吸烟、性生活过早（年龄 < 16 岁）、性传播疾病、经济状况低下、长期口服避孕药（≥8 年）和免疫抑制相关。

（一）人乳头瘤病毒感染

  接近 90% CIN 有人乳头瘤病毒（HPV）感染，其中 70% 与 HPV16 和 HPV18 型有关。高危型 HPV 产生病毒癌蛋白，其中 E6 和 E7 分别作用于宿主细胞的抑癌基因 $p53$ 和 Rb 使之失活或降解，继而导致癌变。此外，单纯疱疹病毒Ⅱ型及人巨细胞病毒等也可能与宫颈癌发生有一定关系。

（二）宫颈组织学特性

  转化区（transformation zone）及其形成：转化区也称为移行带，为宫颈鳞状上皮与柱状上皮交接部，称为鳞柱状交接部或鳞－柱交接。依据形态学变化又分为原始鳞－柱状交接部和生理鳞－柱状交接部。

  原始鳞－柱状交接部和生理鳞－柱状交接部之间的区域，称为转化区。在转化区形成过程中，新生的鳞状上皮覆盖宫颈腺管口或伸入腺管将腺管口堵塞，腺管周围的结缔组织增生或形成瘢痕压迫腺管，使腺管变窄或堵塞，腺体分泌物潴留于腺管内形成囊肿，称为

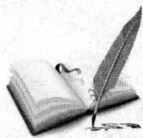

宫颈腺囊肿。宫颈腺囊肿可作为辨认转化区的一个标志。绝经后雌激素水平下降，宫颈萎缩，原始鳞－柱状交接部退回至宫颈管内。

转化区成熟的化生鳞状上皮对致癌物的刺激相对不敏感，但未成熟的化生鳞状上皮却代谢活跃，在一些物质，如精子、精液组蛋白及人乳头瘤病毒等的刺激下，发生细胞分化不良、排列紊乱、细胞核异常、有丝分裂增加，最后形成宫颈上皮内瘤变。

（三）病理学分级

宫颈上皮内瘤变分为 3 级（图 14－1）：

Ⅰ级：即轻度不典型增生。上皮下 1/3 层细胞核增大，核质比例略增大，核染色稍加深，核分裂象少，细胞极性正常。

Ⅱ级：即中度不典型增生。上皮下 1/3～2/3 层细胞核明显增大，核质比例增大，核深染，核分裂象较多，细胞数量明显增多，细胞极性尚存。

图 14－1　CIN 分级

Ⅲ级：即重度不典型增生和原位癌。病变细胞几乎或全部占据上皮全层，细胞核异常增大，核质比例显著增大，核形不规则，染色较深，核分裂象多，细胞拥挤，排列紊乱，无极性。

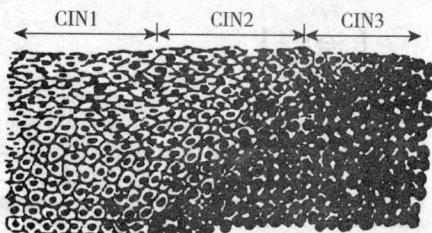

【诊断】

一、临床表现

无特殊症状。偶有阴道排液增多，伴或不伴臭味。也可在性生活或妇科检查后发生接触性出血。检查宫颈可光滑，或仅见局部红斑、白色上皮，或宫颈柱状上皮异位表现，未见明显病灶。

二、实验室及其他检查

（一）子宫颈细胞学检查

是 CIN 及早期子宫颈癌筛查的基本方法，也是诊断的必需步骤。筛查应在性生活开始 3 年后，或 21 岁以后开始，并定期复查。宫颈细胞学检查的报告形式过去国内采用巴氏 5 级分类法。此分类法简单，但其各级之间的区别无严格客观标准，也不能很好地反映癌前病变。目前国外普遍采用 TBS（the Bethesda System）分类系统，该系统较好地结合细胞学、组织病理与临床处理方案。国内推荐使用。

（二）高危型 HPV－DNA 检测

TBS 细胞学分类为意义不明的不典型鳞状细胞者，可进行高危型 HPV－DNA 检测。若高危型 HPV－DNA 阳性，进行阴道镜检查。若高危型 HPV－DNA 阴性，12 个月后行宫颈刮片细胞学检查。

（三）阴道镜检查

若细胞学检查为 ASCUS 并高危型 HPV DNA 检测阳性，或低度鳞状上皮内瘤样变

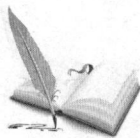

（LSIL）及以上者，或 HPV 检测 16/18 型阳性者应行阴道镜检查。

（四）宫颈活组织检查

为确诊宫颈鳞状上皮内瘤变的最可靠方法。任何肉眼可见病灶均应做单点或多点活检。若无明显病变，可选择在宫颈转化区 3、6、9、12 点处活检，或在碘试验（又称为 Schiller 试验）不染色区取材，或在阴道镜下取材以提高确诊率。若想了解宫颈管的病变情况，应刮取宫颈管内组织（endocervical curettage，ECC）或用宫颈管刷（endocervical brush）取材做病理学检查。

【治疗】

一、中医治疗

证型	证候	治法	主方	主要药物组成
肝郁湿阻证	带下量多，色黄或赤白相间，或阴道不规则出血，烦躁易怒，胸胁胀闷，少腹隐痛，口干欲饮，舌质暗，苔薄，脉弦细或濡细	疏肝解郁，利湿解毒	丹栀逍遥散（《女科撮要》）加川楝子、郁金、八月札、白花蛇舌草、半枝莲、黄柏	柴胡、当归、白芍、茯苓、白术、丹皮、栀子、薄荷、甘草、煨姜
肝肾阴虚证	阴道不规则出血，或带下增多，赤白相间，质稠，头晕耳鸣，腰骶酸痛，手足心热，舌红，苔少，脉弦细或细数	滋肾养肝，清热解毒	知柏地黄汤（《症因脉治》）加白花蛇舌草、蚤休、仙鹤草、夏枯草	熟地、山药、丹皮、泽泻、山茱萸、茯苓、知母、黄柏
湿热瘀毒证	带下量多，色黄如脓，秽臭，或阴道不规则出血，下腹痛，宫颈局部见癌组织坏死脱落，舌紫暗，苔黄腻，脉弦或滑数	清热解毒，活血化瘀	黄连解毒汤（《外台秘要》引崔氏方）加土茯苓、薏苡仁、丹皮、赤芍、蚤休、半枝莲、白花蛇舌草	黄连、黄芩、黄柏、栀子
脾肾阳虚证	带下量多清稀，或阴道不规则出血，腰膝冷痛，形寒畏冷，小腹下坠，纳少便溏，小便清长，舌淡，苔薄白，脉沉细	温肾健脾，化浊解毒	肾气丸（《金匮要略》）加白术、党参、薏苡仁、半枝莲、白花蛇舌草	附子、桂枝、山药、山茱萸、干地黄、泽泻、丹皮、茯苓

二、西医治疗

（一）CIN I

60% CIN I 会自然消退，若细胞学检查为 LSIL 及以下，仅随访。若随访过程病变发展或持续 2 年，宜进行治疗。若病变为高度病变（HSIL）应予治疗，阴道镜满意采取冷冻和激光治疗，阴道镜不满意或 ECC 阳性，推荐宫颈锥切。

（二）CIN II 和 CIN III

约 20% CIN II 会发展为原位癌，5% 发展为浸润癌，故所有的 CIN II 和 CIN III 均需要治疗。阴道镜满意的 CIN II 可用物理治疗或子宫颈锥切术，阴道镜不满意的 CIN II 和所有的 CIN III 通常采用子宫颈锥切术，包括宫颈环形电切除术（Loop electrosurgical excision procedure，LEEP））和冷刀锥切术。经宫颈锥切确诊、年龄较大、无生育要求的 CIN III 也可行全子宫切除术。

【妊娠合并宫颈鳞状上皮内瘤变】

妊娠期间，增多的雌激素使柱状上皮外移至宫颈阴道部，转化区的基底细胞出现不典

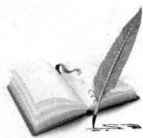

型增生类似原位癌改变；妊娠期免疫功能可能低下，易患 HPV 感染。但大部分患者为 CIN I，仅约 14% 为 CIN II 和 CIN III。一般认为妊娠期 CIN 可观察，产后复查后处理。

子宫颈癌

子宫颈癌（cervical cancer）是最常见的妇科恶性肿瘤。高发年龄为 50～55 岁。近 40 年来，由于宫颈细胞学筛查的普遍应用，使子宫颈癌和癌前病变得以早期发现和治疗，宫颈癌的发病率和死亡率已有明显下降。本病属中医学"五色带""癥瘕""崩漏"等范畴。

【病因病理】

一、西医病因病理

（一）发病相关因素

同"子宫颈上皮内瘤样变"。

（二）病理

1. 组织发生和发展　当宫颈上皮化生过度活跃，伴某些外来致癌物质刺激，或 CIN 继续发展，异型细胞突破上皮下基底膜，累及间质，则形成宫颈浸润癌（图 14-2）。

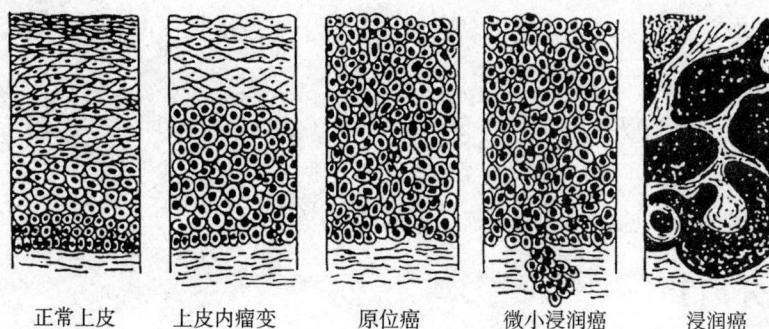

正常上皮　　　上皮内瘤变　　　原位癌　　　微小浸润癌　　　浸润癌

图 14-2　正常宫颈上皮 - 上皮内瘤变 - 浸润癌

2. 子宫颈浸润癌

（1）鳞状细胞癌　占子宫颈癌的 75%～80%。巨检有以下 4 种类型（图 14-3）。

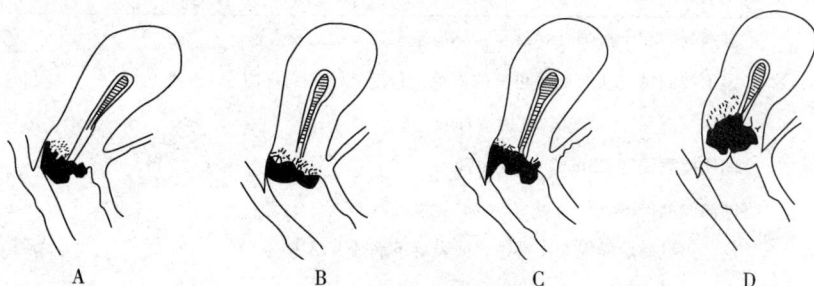

A　　　　　　　B　　　　　　　C　　　　　　　D

图 14-3　宫颈癌类型（巨检）

①外生型：最常见，癌灶向外生长呈乳头状或菜花状，组织脆，触之易出血。常累及阴道。

②内生型：癌灶向子宫颈深部组织浸润，子宫颈表面光滑或仅有子宫颈柱状上皮异位，

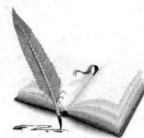

子宫颈肥大变硬，呈桶状。常累及宫旁组织。

③溃疡型：上述两型癌组织继续发展合并感染坏死，脱落后形成溃疡或空洞，似火山口状。

④颈管型：癌灶发生在子宫颈管内，常侵入子宫颈管及子宫峡部供血层以及转移至盆腔淋巴结。

显微镜检：①镜下早期浸润癌：原位癌基础上，在镜下发现癌细胞穿破基底膜，但浸润的深度不超过5mm。②宫颈浸润癌：指癌灶浸润间质的范围已超出早期浸润癌，呈网状或团块状融合。根据细胞分化程度分3级：Ⅰ级，即角化性大细胞型，分化较好；Ⅱ级，即非角化性大细胞型，中度分化；Ⅲ级，即小细胞型，多为未分化的小细胞。

（2）腺癌　占子宫颈癌的20%~25%。①巨检：病灶在宫颈管内，浸润管壁；或自宫颈管内向宫颈外口突出生长；常侵犯宫旁组织；病灶向宫颈管内生长，宫颈外观完全正常，但宫颈管膨大如桶状。②显微镜检：可有黏液腺癌、宫颈恶性腺瘤两种。

（3）鳞腺癌　来源于宫颈黏膜柱状细胞，占子宫颈癌的3%~5%。同时含腺癌和鳞癌两种成分。

【转移途径】

主要为直接蔓延及淋巴转移，血行转移极少见。

1. 直接蔓延　癌组织向下沿阴道黏膜浸润，向上累及子宫，向两侧至宫旁组织、盆壁，晚期可累及直肠、膀胱和输尿管。

2. 淋巴转移　宫颈癌淋巴结转移分为一级组（包括宫旁、闭孔、髂内、髂外、髂总、骶前淋巴结）及二级组（包括腹股沟深浅淋巴结、腹主动脉旁淋巴结）。

3. 血行转移　很少见，可转移至肺、肝或骨骼等。

【临床分期】

采用国际妇产科联盟（FIGO）的临床分期。（表14-2）。临床分期在治疗前进行，治疗后不再更改。

表14-2　子宫颈癌的临床分期（FIGO，2009年）

期别	具体内容
Ⅰ期	肿瘤局限在子宫颈（扩展至宫体应被忽略）
ⅠA	镜下浸润癌（所有肉眼可见的病灶，包括表浅浸润，均为ⅠB期）
	间质浸润深度<5mm，宽度≤7mm
ⅠA1	间质浸润深度≤3mm，宽度≤7mm
ⅠA2	间质浸润深度>3mm且<5mm，宽度≤7mm
ⅠB	肉眼可见病灶局限于子宫颈，或者镜下病灶>IA期
ⅠB1	肉眼所见病灶最大直径≤4cm
ⅠB2	肉眼所见病灶最大直径>4cm
Ⅱ期	肿瘤超出子宫，但未达骨盆壁或未达阴道下1/3
ⅡA	肿瘤侵犯阴道上2/3，无宫旁组织浸润
ⅡA1	肉眼所见病灶最大直径≤4cm

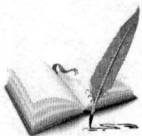

续表

期别	具体内容
ⅡA2	肉眼所见病灶最大直径 >4cm
ⅡB	有明显宫旁组织浸润，但未达盆壁
Ⅲ期	肿瘤已扩展至骨盆壁，在进行直肠指诊时，在肿瘤和盆壁之间无间隙。肿瘤累及阴道下 1/3。由肿瘤引起的肾盂积水或无功能肾
ⅢA	肿瘤累及阴道下 1/3，但未达到盆壁。
ⅢB	肿瘤扩展至骨盆壁，或引起肾盂积水或无功能肾
Ⅳ期	肿瘤超出了真骨盆范围，或侵犯膀胱和/或直肠黏膜
ⅣA	肿瘤侵及邻近的盆腔器官
ⅣB	远处转移

【诊断】

一、临床表现

早期宫颈癌常无症状和明显体征，与慢性宫颈炎无明显区别。有时甚至见宫颈光滑，尤其是老年妇女宫颈已萎缩者。有些宫颈管癌患者，病灶位于宫颈管内，宫颈阴道部外观正常，易被忽略而漏诊或误诊。

（一）症状

1. 阴道流血　常表现为接触性出血。也可表现为经期延长、周期缩短、经量增多等。老年患者常为绝经后不规则阴道流血。出血量根据病灶大小、侵及间质内血管的情况而定。侵蚀较大血管可能引起大出血。一般外生型癌出血较早，血量多；内生型癌出血较晚。

2. 阴道排液　多数患者阴道有白色或血性分泌物、稀薄如水样或米泔状，有腥臭排液。晚期因癌组织破溃、坏死，继发感染有大量脓性或米汤样恶臭白带。

3. 晚期癌的症状　根据病灶侵犯范围出现继发性症状。如尿频、尿急、便秘、下肢肿痛等；癌灶压迫或累及输尿管时导致输尿管梗阻、肾盂积水及尿毒症。晚期可有恶病质。

（二）体征

原位癌及微小浸润癌无明显病灶，宫颈光滑或仅为宫颈柱状上皮异位，随着病情发展，可呈息肉状、菜花状赘生物。内生型见宫颈肥大、质硬、宫颈管膨大；晚期癌组织坏死脱落形成溃疡或空洞。阴道壁受累可见阴道壁有赘生物或阴道壁变硬；浸润宫旁组织呈结节状增厚、变硬，甚至形成"冰冻"骨盆。

二、辅助检查方法

早期病例的诊断采取子宫颈细胞学检查和（或）高危 HPV DNA 检测、阴道镜检查、子宫颈活体组织检查的"三阶梯"程序，宫颈和宫颈管活组织检查是确诊的主要手段。检查方法同"子宫颈上皮内瘤样变"。

子宫颈明显病变直接取材。子宫颈锥切术适用于子宫颈细胞学多次检查为阳性而宫颈活检为阴性；或组织活检为 CINⅡ和 CINⅢ需确诊者，或可疑微小浸润癌需了解病灶的浸润深度和宽度情况。可采用冷刀切除、环形电切（LEEP），切除组织应做连续病理切片检查。

确诊后根据具体情况选择胸部 X 线摄片、静脉肾盂造影、膀胱镜检查、直肠镜检查、B

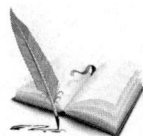

型超声检查及 CT、PET – CT 等影像学检查。

【鉴别诊断】

主要依据宫颈或组织检查，与有临床类似症状或体征的各种宫颈病变鉴别。

1. 宫颈良性病变 宫颈柱状上皮异位、宫颈息肉、宫颈子宫内膜异位症和宫颈结核性溃疡等。

2. 宫颈良性肿瘤 宫颈黏膜下肌瘤、宫颈管肌瘤和宫颈乳头状瘤等。

3. 宫颈恶性肿瘤 原发性恶性黑色素瘤、肉瘤和转移性癌等。

【治疗】

一、西医治疗

以手术治疗为主，辅以化疗后放疗治疗。根据临床分期、患者年龄、生育要求、全身情况、医疗技术水平和设备条件决定治疗措施，常用的方法有手术、放疗及化疗等综合应用。

（一）手术治疗

年轻患者可以保留阴道和卵巢。主要用于早期（ⅠA ~ ⅡA 期）患者。①ⅠA1 期：无淋巴脉管间隙浸润者行筋膜外全子宫切除术，有淋巴脉管间隙浸润者按ⅠA2 期处理。②ⅠA2 期：行改良广泛性子宫切除术及盆腔淋巴结切除术或考虑前哨淋巴结活检。③ⅠB1 ~ ⅡA1 期：行广泛性子宫切除术及盆腔淋巴结切除术或考虑前哨淋巴结绘图活检，必要时行腹主动脉旁淋巴取样；④ⅠB2 ~ ⅡA2 期：行广泛子宫切除术及盆腔淋巴结切除术和腹主动脉旁淋巴取样，或同期放、化疗后行全子宫切除术。未绝经、< 45 岁的鳞癌患者可以保留卵巢。对保留生育功能年轻患者，ⅠA1 期无淋巴脉管间隙浸润者可行子宫颈锥形切除术（至少 3mm 阴性切缘）；ⅠA1 期有淋巴脉管间隙浸润和ⅠA2 期可行子宫颈锥形切除加盆腔淋巴结切除术或考虑前哨淋巴结绘图活检，或和ⅠB1 期处理相同。

（二）放射治疗

适用于：①根治性放疗：适用于部分ⅠB2 期和ⅡA2 期和ⅡB ~ ⅣA 期患者和全身情况不适宜手术的ⅠA1 ~ ⅡA1 期患者；②辅助放疗：适用于手术后病理检查发现有中、高危因素的患者；③姑息性放疗：适用于晚期患者局部减瘤放疗或对转移病灶姑息放疗。放射治疗包括腔内放疗及体外照射，早期病例以腔内放疗为主，体外照射为辅。晚期则以体外照射为主，腔内放疗为辅。腔内照射主要针对宫颈、阴道及部分宫旁组织给以大剂量照射。体外照射主要针对子宫、宫旁及转移淋巴结。

（三）化疗

主要用于晚期或复发转移者，近年也用于术前缩小病灶或放疗增敏。常用的有效药物有顺铂、卡铂、氟尿嘧啶和紫杉醇等。常采用以铂类为基础的联合化疗，如 TP（紫杉醇与顺铂）、FP（氟尿嘧啶与顺铂）、PVB 方案（顺铂、长春新碱与博来霉素）、BP（博来霉素与顺铂）等。可采用静脉或介入化疗。

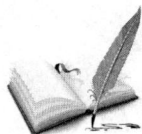

二、中医治疗

中医辨证论治使用中药，可减少化疗、放疗的不良反应，改善体质，促进康复。一般而言，宫颈癌手术前多有湿毒、热毒、血瘀等证候，应以解毒、活血为主；化疗多出现脾胃气虚，放疗常导致肝肾阴虚。宫颈癌晚期则往往表现为阴阳俱虚，瘀毒交结，虚实错杂。临证时应注重扶正祛邪，平衡阴阳，缓解症状，提高生存质量。

【预后与转归】

一、预后

与临床期别、病理类型等密切有关，有淋巴结转移者预后差。宫颈腺癌早期易有淋巴转移，预后差。

二、随访

治疗后 2 年内每 3 ~ 6 个月复查 1 次；3 ~ 5 年内每 6 个月复查 1 次；第 6 年开始每年复查 1 次。随访内容包括盆腔检查、阴道脱落细胞学检查、胸部 X 线摄片和血常规检查、子宫颈鳞状细胞癌抗原（SCCA）、超声、CT 或磁共振等。

三、预防

普及防癌知识，开展性卫生教育，提倡晚婚少育。重视高危因素和高危人群，有异常者及时就诊。积极治疗性传播疾病，早期发现及诊治 CIN，阻断宫颈浸润癌的发生。发挥妇女防癌保健网作用，定期开展宫颈癌的普查普治，做到早发现、早诊断和早治疗。

附：

宫颈癌合并妊娠较少见。早期妊娠或妊娠期出现阴道流血均需常规作阴道窥器检查，若宫颈有可疑病变应行宫颈刮片细胞学检查、阴道镜检查，必要时阴道镜下宫颈活检。宫颈锥切可能引起出血、流产和早产，只有在细胞学和组织学提示可能是浸润癌时才做宫颈锥切活检。诊断应注意：①妊娠期宫颈鳞-柱交接部受高雌激素影响外移，基底细胞增生活跃，可出现类似原位癌病变，产后 6 周可恢复正常；②宫颈上皮基底细胞增生活跃，脱落细胞可有核大、深染，细胞学检查易误诊。

（赵粉琴）

扫码"学一学"

第三节 子宫肌瘤

子宫肌瘤是女性生殖器官最常见的良性肿瘤，由平滑肌及结缔组织组成。常见于 30 ~ 50 岁的妇女。子宫肌瘤按生长部位可分为子宫体肌瘤和子宫颈肌瘤；按其与子宫肌层的关系，又可分为肌壁间肌瘤、黏膜下肌瘤和浆膜下肌瘤。

子宫肌瘤属于中医"癥瘕""石瘕"范畴。

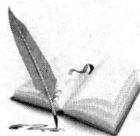

【病因病理】

一、中医病因病机

证型	病因病机	妇科病位与病机
气滞血瘀	素性抑郁或恚怒伤肝，肝失疏泄，肝郁气滞，气为血之帅，气行则血行，气滞则血聚	瘀滞胞中、胞脉胞络，积久成癥
寒凝血瘀	经期产后血室正开，胞脉空虚，寒邪乘虚而入，或过食生冷，寒主收引，凝滞气血，寒凝血瘀	胞脉胞络血为寒凝，滞留胞宫，积久成癥
气虚血瘀	素体虚弱，或忧思伤脾，或病久耗气，而致气虚，气虚运血无力，血行不畅，滞涩成瘀	瘀滞胞脉胞络、胞宫，日久成癥
痰瘀互结	素体脾肾阳虚，运化失职，水湿不化，聚而成痰，痰湿阻滞脉络，气血运行不畅，痰浊与气血相搏	痰瘀互结，积于胞宫、胞脉胞络，日久成癥

二、西医病因病理

（一）病因

确切病因尚未明了。基于子宫肌瘤多发生于生育期妇女，肌瘤组织中雌二醇转化为雌酮效应与正常肌组织相比明显降低，且雌激素受体数目高于周围正常子宫肌组织，推测其发生可能与长期持续的高雌激素刺激有关。此外，研究发现孕激素也是子宫肌瘤生长的促进因素。细胞遗传学研究显示，约25%~50%子宫肌瘤存在细胞遗传学的异常，包括12号和14号染色体长臂片段相互换位、12号染色体长臂重排、7号染色体长臂部分缺失等。

（二）病理

1. 巨检 子宫肌瘤为一实质性的球形肿块，表面光滑。切面呈灰白色漩涡状结构，微带不平。肌瘤压迫周围肌壁纤维形成肌瘤假包膜。假包膜与肌瘤间有一层疏松网状间隔，易将肌瘤从肌壁间剥离。包膜中布有放射状血管支，以供给肌瘤血液营养。在肌瘤中央，血管分支减少，当肌瘤直径超过4cm以上，肌瘤中心极易发生变性。

2. 镜检 主要由梭形平滑肌细胞和不等量纤维结缔组织构成。肌细胞大小均匀，排列成漩涡状或棚状，核为杆状。

3. 肌瘤变性 肌瘤变性是肌瘤失去了原有的典型结构。常见的变性有以下几种：

（1）玻璃样变（hyaline degeneration） 又称透明变性，最常见。肌瘤剖面漩涡状结构消失，为均匀透明样物质取代。镜下见病变区肌细胞消失，为均匀透明无结构区。

（2）囊性变（cystic degeneration） 子宫肌瘤玻璃样变继续发展，肌细胞坏死液化即可发生囊性变，此时子宫肌瘤变软，很难与妊娠子宫或卵巢囊肿区别。肌瘤内出现大小不等的囊腔，其间有结缔组织相隔，数个囊腔也可融合成大囊腔，腔内含清亮无色液体，也可凝固成胶冻状。镜下见囊腔为玻璃样变的肌瘤组织构成，内壁无上皮覆盖。

（3）红色样变（red degeneration） 多见于妊娠期或产褥期，为肌瘤的一种特殊类型坏死，发生机制不清，可能与肌瘤内小血管退行性变引起血栓及溶血、血红蛋白渗入肌纤维间有关。患者可有剧烈腹痛伴恶心呕吐、发热、白细胞计数升高，检查发现肌瘤增大迅速、有压痛。肌瘤剖面为暗红色，如半熟的牛肉，有腥臭味，质软，漩涡状结构消失。镜

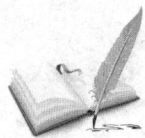

检见组织高度水肿，假包膜内大静脉及瘤体内小静脉血栓形成，广泛出血伴溶血，肌细胞减少，细胞核常溶解消失，并有较多脂肪小球沉积。

（4）肉瘤样变（sarcomatous change） 肌瘤恶变为肉瘤少见，仅为 0.4% ~ 0.8%，多见于年龄较大的妇女。肌瘤在短期内迅速长大或伴有不规则出血者应考虑恶变。若绝经后妇女肌瘤增大更应警惕恶性变可能。肌瘤恶变后，组织变软而且脆，切面灰黄色，似生鱼肉状，与周围组织界限不清。镜下见平滑肌细胞增生，排列紊乱，漩涡状结构消失，细胞有异型性。

（5）钙化（degeneration with calcification） 多见于蒂部细小、血供不足的浆膜下肌瘤以及绝经后妇女的肌瘤。常在脂肪变性后进一步分解成甘油三酯，再与钙盐结合，沉积在肌瘤内。X 线摄片可清楚看到钙化阴影。镜下可见钙化区为层状沉积，呈圆形，有深蓝色微细颗粒。

【诊断】

一、临床表现

（一）症状

多无明显症状，仅在体检时发现。症状与肌瘤部位、大小和有无变性相关，而与肌瘤数目关系不大。

1. 经量增多与经期延长 多见于大的肌壁间肌瘤及黏膜下肌瘤，肌瘤使宫腔增大，子宫内膜表面积增加，并影响子宫收缩，导致经量增多、经期延长等症状。此外肌瘤可挤压附近的静脉，使子宫内膜静脉丛充血与扩张，从而引起月经过多。

2. 下腹包块 初期无法扪及包块，当肌瘤逐渐增大使子宫超过 3 个月妊娠大小时可触及。肿块多居下腹正中部位，实性、可活动、无压痛、生长缓慢。

3. 白带增多 肌壁间肌瘤使宫腔面积增大，内膜腺体分泌增多，并伴有盆腔充血，故白带增多；子宫黏膜下肌瘤一旦感染可有大量脓性白带，如有溃烂、坏死、出血时可伴有血性分泌物。

4. 压迫症状 子宫前壁下段肌瘤可压迫膀胱引起尿频、尿急；子宫颈肌瘤可引起排尿困难、尿潴留；子宫后壁肌瘤可引起下腹坠胀不适；阔韧带肌瘤向侧方发展嵌入盆腔内压迫输尿管使上泌尿道梗阻。

5. 其他 下腹坠胀、腹痛、腰酸、痛经、不孕、继发性贫血等。

（二）体征

较大肌瘤可在下腹部扪及实质性不规则肿块。妇科检查子宫增大，表面不规则单个或多个结节状突起。浆膜下肌瘤可扪及单个实性球状肿块，或与子宫有蒂相连；黏膜下肌瘤子宫均匀增大；肌瘤多发时，子宫呈不规则增大，表面凹凸不平，结节感，质硬。黏膜下肌瘤脱出子宫颈外口，可见子宫颈口处有肿物，粉红色，表面光滑，宫颈四周边缘清楚，伴有感染时可有坏死，出血及脓性分泌物。

二、实验室及其他检查

可采用 B 超检查、宫腔镜检查、腹腔镜检查、磁共振检查、子宫输卵管碘油造影等协

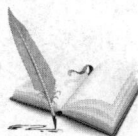

助诊断。

三、辨证要点

根据本病"瘀血内阻"的病机特点，结合患者月经情况、兼症、舌脉及年龄、病程、体质以辨其属寒属热、属虚属实及兼夹症的转化。疾病初起多实，久病多虚；或因月经量多淋漓，失血日久，耗气伤阴，也可由实转虚，而成虚实夹杂之症；兼月经量少或停闭，经色暗或淡，身冷畏寒，少腹冷痛拒按，得热则减者属寒；兼口干舌燥，五心烦热，尿黄便结者，多属虚热内生；若见胸脘痞闷，或呕恶痰多，带下量多色白，或形体肥胖，舌体胖大苔白腻者多夹痰湿。

【鉴别诊断】

项目	子宫肌瘤	妊娠子宫	子宫腺肌病	卵巢肿瘤	盆腔炎性包块
月经	常有月经改变，多见月经过多，经期延长	有停经史	月经过多，渐进性痛经	一般无变化	月经失调，量多，经期延长，痛经
肿块位置	下腹中央	下腹中央	下腹中央	多数为一侧	一侧或双侧
肿块大小	大小不一	子宫大小与停经月份相符	子宫均匀增大，不超过妊娠3个月	大小不一	大小不一
妇科检查	子宫增大，质硬，或表面凹凸不平	宫颈软，紫蓝色，宫体软	可触及痛性结节，子宫均匀增大，质硬	肿块位于子宫旁，一般无压痛	宫颈举痛，宫体压痛，宫旁组织增厚，压痛明显，附件可扪及包块，压痛
超声检查	实质性肿块波，波形衰减	有胎心胎动波，羊水囊液平波	肌层中见大小不等的无回声区，见到种植内膜所引起的不规则回声增强	实性波或液性波	有黏性反射波
病史	可有月经变化，有压迫症状	有停经史	有月经变化	无特殊病史	有慢性盆腔感染史
理化检查	可有贫血	可有轻度贫血，白细胞轻度增高	可有贫血，CA125增高	一般无异常	急性期白细胞增高明显

【治疗】

一、治疗原则

肌瘤较小，生长速度缓慢，至绝经期肌瘤缩小或消失可用期待疗法，亦可采用中西医结合的方法，破血逐瘀，散结消癥。对于有手术适应证者，可采取手术治疗等。

二、中医治疗

本病以破血逐瘀，散结消癥为主，新病多实，宜攻宜破，佐以益气；若发病日久，失血伤阴，气阴两虚，虚热内生，则在化瘀消瘤的同时，辅以益气养阴，凉血止血攻补兼施

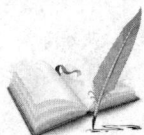

之法；久病不愈，或术后，宜补益气血，佐以化瘀。大凡攻伐，宜"衰其大半而止"，不可猛攻峻伐，以免损伤元气。

证型	气滞血瘀证	寒凝血瘀证	气虚血瘀	痰瘀互结
主证	下腹部结块，触及有形，按之不痛或痛，月经先后不定，经血量多有块，经行难净，经色暗，精神抑郁。舌质紫暗，或有瘀斑，脉沉弦涩。	下腹部包块，胀硬疼痛，月经量少或停闭，经色暗或淡，身冷畏寒，少腹冷痛拒按，得热则减。舌质紫暗，或有瘀斑，脉沉涩有力	下腹部包块，经行腹痛，量或多或少，色暗淡，质稀或夹有血块，肛门坠胀不适；面色无华，神疲乏力，纳差便溏。舌淡胖，有瘀点，苔白，脉细涩	腹中包块，胀满，时或作痛，触及或软或硬；带下量多，色白，质黏；胸脘痞闷，或呕恶痰多；或浮肿，形体肥胖。舌体胖大，紫暗，有瘀点、瘀斑，苔白腻，脉沉涩
治法	行气活血，化瘀消癥	温经活血，化瘀消癥	补气活血，化瘀消癥	化痰除湿，活血消癥
主方	香棱丸（《济生方》）	桂枝茯苓丸（《金匮要略》）或大黄䗪虫丸（《金匮要略》）	举元煎（《景岳全书》）和失笑散（《和剂局方》）	苍附导痰丸（《叶天士女科诊治秘方》）和桂枝茯苓丸（《金匮要略》）
组成	木香、丁香、三棱、莪术、枳壳、青皮、川楝子、小茴香	桂枝、茯苓、芍药、牡丹皮、桃仁；大黄、黄芩、桃仁、杏仁、干地黄、芍药、甘草、干漆、水蛭、蛴螬、虻虫、䗪虫	党参、黄芪、白术、升麻、甘草、蒲黄、五灵脂	茯苓、法半夏、陈皮、甘草、苍术、香附、胆南星、枳壳、生姜、神曲、桂枝、茯苓、芍药、牡丹皮、桃仁

三、西医治疗

（一）期待疗法

肌瘤较小，无临床表现，无并发症和变性，或围绝经期无症状患者，可采用期待疗法。

（二）药物治疗

近年来应用较多的有促性腺激素释放激素类似物、米非司酮、孕三烯酮。

1. 适应证

（1）子宫肌瘤小于 2~2.5 个月妊娠子宫，症状轻，近绝经年龄。

（2）要求保留生育功能者。

（3）较大肌瘤准备经阴式或腹腔镜、宫腔镜手术切除者。

（4）手术切除子宫前为纠正贫血，避免术中输血及由此产生并发症。

（5）肌瘤合并不孕者，用药使肌瘤缩小，创造受孕条件。

（6）有其他合并症不宜进行手术者。

2. 禁忌证

（1）肌瘤生长较快，不能排除恶变。

（2）黏膜下肌瘤症状明显，影响受孕。

（3）浆膜下肌瘤发生扭转时。

（4）肌瘤引起明显的压迫症状，或肌瘤发生盆腔嵌顿无法复位者。

3. 促性腺激素释放激素类似物（GnRH-a） GnRH-a 是下丘脑 GnRH 的行生物，其作用是通过连续给 GnRH-a，抑制垂体 FSH 和 LH 的分泌，使雌二醇抑制到绝经水平，造成假绝经状态，或称药物性卵巢切除，借此抑制肌瘤生长并使其缩小。常用的长效制剂如亮丙瑞林或曲普瑞林，自月经第 1~5 天，皮下或肌注 3.75mg，每 4 周一次，连用 3~4

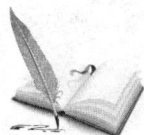

个月。不良反应有潮热，出汗、阴道干涩。

4. 米非司酮 每日 10mg，连服 3~6 个月。不良反应：恶心、呕吐及抗糖皮质激素作用。

（三）手术治疗

1. 适应证 ①子宫肌瘤迅速增大，或大于 3 个月妊娠子宫；②因肌瘤导致月经过多，致继发贫血；③有膀胱、直肠压迫症状；④保守治疗失败；⑤因肌瘤造成不孕或反复流产；疑有肉瘤变；⑥子宫肌瘤位于子宫颈部或突出于阴道者。

2. 子宫切除术 肌瘤大，个数多，症状明显，不要求保留生育功能，或疑有恶变者，可行子宫切除术，子宫切除的类型有全子宫切除术、次全子宫切除术，手术途径有经腹、经阴道及经腹腔镜三种。术前应行宫颈细胞学检查，排除子宫颈鳞状上皮内病变或子宫颈癌。

3. 子宫肌瘤剔除术 对于要求保留生育功能的年轻患者，排除恶性可能，肌瘤剔除术是目前最佳的治疗方法。肌瘤剔除术包括经腹、经腹腔镜、经宫腔镜、经阴道 4 种途径。

（四）介入治疗

目前国内外已有应用选择性子宫动脉栓塞术成功治疗子宫肌瘤的报道。通过阻塞子宫动脉及其分支，减少瘤体的血流供应，从而延缓肌瘤的生长。但该方法可能引起卵巢功能衰退并增加潜在的妊娠并发症的风险，对有生育要求的妇女一般不建议使用。

（五）高能聚焦超声热疗术

以超声波作为能源，充分利用其良好的指向性、可聚性、穿透性、可控性等物理特性，将体外能量聚焦于体内靶区，通过瞬间高温效应、空化效应，使瘤体组织产生凝固性坏死，逐渐吸收或瘢痕化，但存在肌瘤残留、复发的可能，并需要除外恶性病变。

【预防与调护】

1. 子宫肌瘤高发年龄段妇女常规定期体检，早诊早治；若出现月经不调及时排查。

2. 合理应用性激素类药物，防止长期过量应用雌激素或摄入富含雌激素的食物。

3. 保持心情舒畅，防止七情过极，以保持性腺轴的平衡，维持体内雌孕雄激素稳定状态。

4. 注意节育及避孕措施的选择，避免因节育措施不力导致反复妊娠，体内持续高雌孕激素状态。不宜使用含雌孕激素的避孕药以免促进肌瘤生长，不宜安置宫内节育器以避免加重不规则阴道出血。

5. 适时调整寒温，劳逸结合，均衡营养，增强体质，提高自身免疫力。

【预后与转归】

1. 肌瘤较小，生长速度缓慢，至绝经期后子宫萎缩，肌瘤缩小或消失，或终身带瘤生存。

2. 肌瘤变性，多数为良性变，预后较好；恶性变较少，但预后差，5 年生存率据报道约为 10%~40%。

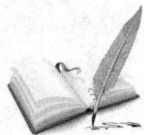

3. 因月经过多可继发贫血或感染。带蒂浆膜下子宫肌瘤可继发蒂扭转而出现急性腹痛。

（张丽梅）

子宫内膜癌

子宫内膜癌（endometrial carcinoma）指发生于子宫内膜的一组上皮性恶性肿瘤，以来源于子宫内膜腺体的腺癌最常见。属女性生殖道三大恶性肿瘤之一，占女性全身恶性肿瘤7%，占女性生殖道恶性肿瘤20%～30%。本病近年发病率呈上升趋势。平均发病年龄为60岁，其中75%发生于50岁以上妇女。根据子宫内膜癌的主要临床表现，属于中医的"癥瘕""五色带""崩漏"等范畴。

【病因病理】

一、中医病因病机

证型	病因病机	妇科病位与病机
痰湿结聚	素体脾虚，运化失司，水湿内蕴，聚湿成痰	痰湿内蕴，流注下焦，聚结于胞宫
湿热毒蕴	素体湿盛，或脾虚肝旺，运化水湿失职，湿蕴化热，热积成毒	湿热毒邪互结，流注于胞宫
肝肾阴虚	素体阴虚，或因年老肾亏，阴虚生内热，积热成毒	阴虚生热，热毒内侵，蕴结于胞宫
脾肾阳虚	素体虚弱，脾失健运，肾阳虚损，阳气不足，水湿停聚，血脉涩滞	脾肾阳虚，痰瘀内阻，互结于胞宫

二、西医病因病理

（一）病因

确切病因不明，通常将子宫内膜癌分为Ⅰ型和Ⅱ型。Ⅰ型即雌激素依赖型，目前认为是在无孕激素对抗的雌激素长期作用下，发生子宫内膜增生、不典型增生，继而癌变。Ⅰ型子宫内膜癌多见，均为子宫内膜样癌，患者较年轻，肿瘤分化较好，雌、孕激素受体阳性率高，预后好。目前认为Ⅰ型子宫内膜癌与下列因素有关：

1. 无排卵性疾病、不孕及月经异常 患无排卵性疾病，如无排卵性功能失调性子宫出血、多囊卵巢综合征的妇女子宫内膜长期受雌激素刺激，患子宫内膜癌的危险升高。不孕，尤其是无排卵不孕发生子宫内膜癌的危险较正常生育妇女高1倍以上，初潮早、绝经晚的妇女接受雌激素刺激的时间长，发生子宫内膜癌的机会也增加。

2. 肥胖、高血压、糖尿病 流行性病学研究显示，患肥胖、高血压、糖尿病的妇女易患子宫内膜癌，三者常被称为"宫体癌综合症"。确切原因不明，可能由于下丘脑－垂体－肾上腺的功能或代谢异常所造成的结果。

3. 卵巢肿瘤 卵巢性索间质肿瘤如颗粒细胞瘤、卵泡膜细胞瘤等能分泌雌激素，易导致子宫内膜癌。此类内膜癌预后相对较好。

4. 其他 不合理使用外源性雌激素可导致子宫内膜癌发生的危险增加。子宫内膜癌约有5%与家族有关，其中关系最密切的遗传综合征是林奇综合征，也称遗传性非息肉结直肠

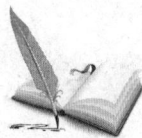

癌综合征，是一种由错配修复基因突变引起的常染色体显性遗传病，与年轻女性的子宫内膜癌发病有关。

Ⅱ型子宫内膜癌是非雌激素依赖型，发病与雌激素无明确关系。这类子宫内膜癌的病理形态属少见类型，如子宫内膜浆液性癌、透明细胞癌、癌肉瘤等。多见于老年妇女，在癌灶周围可以是萎缩的子宫内膜，肿瘤恶性程度高，分化差，雌、孕激素受体多呈阴性或低表达，预后不良。

（二）病理

1. 巨检　可分为局灶型和弥散型。

（1）局灶型　癌灶呈局限性生长，多位于宫腔底部或宫角部，癌灶小，呈息肉或菜花状，易浸润肌层。

（2）弥漫型　肿瘤累及大部分或全部子宫内膜，并突向宫腔，常伴有出血、坏死；癌灶也可侵入深肌层或宫颈，若阻塞宫颈管可引起宫腔积脓。

2. 镜下病理

（1）内膜样癌　占80%～90%，内膜腺体高度异常增生，上皮复层，并形成筛孔状结构。癌细胞异型明显，核大、不规则、深染，核分裂活跃，分化差的内膜样癌腺体少，腺结构消失，成实性癌块。根据细胞分化程度或实性成分所占比例分为三级：高分化（G1）、中分化（G2）、低分化（G3）。

（2）浆液性癌　又称子宫乳头状浆液性腺癌（UPSC），占1%～9%，绝经后妇女多见。癌细胞异型性明显，多为不规则复层排列，呈乳头状、腺样及实性巢片生长，1/3可伴砂粒体。此型恶性程度高，易有深肌层浸润和腹腔播散，以及淋巴结远处转移，预后差。

（3）透明细胞癌　占不足5%，多呈实性片状、腺管样或乳头状排列，细胞质丰富、透亮，核呈异型性，或由靴钉状细胞组成。恶性程度高，易早期转移。

（4）黏液性癌　约占5%，肿瘤半数以上由胞质内充满黏液的细胞组成，大多腺体结构分化良好，生物学行为与内膜样癌相似，预后较好。

（5）癌肉瘤　较少见，是一种由恶性上皮和恶性间叶成分混合组成的子宫恶性肿瘤，也称恶性米勒管混合瘤，现认为其为上皮来源恶性肿瘤向间叶转化。常见于绝经后妇女。肿瘤体积可以很大，并侵犯子宫肌层，伴出血坏死。镜下见恶性上皮成分通常为米勒管型上皮，间叶成分分为同源性和异源性，后者常见恶性软骨、横纹肌成分，恶性程度高。

【转移途径】

多数生长缓慢，局限于子宫内膜或在宫腔内时间较长，转移也较晚。部分特殊病理类型（浆液性癌、透明细胞瘤、癌肉瘤）和高级别（G₃）内膜样癌进展快，转移早。转移途径主要为直接蔓延、淋巴转移和血行转移。

1. 直接蔓延　病灶沿子宫内膜蔓延生长，直接播散到邻近器官和组织。向上沿宫角波及输卵管、卵巢，向下可累及宫颈管、阴道，向前、向后可穿透子宫肌层，累及子宫浆膜，种植于盆腹膜、子宫直肠陷窝及大网膜。

2. 淋巴结转移　为子宫内膜癌的主要转移途径。当肿瘤累及子宫深肌层、宫颈间质或恶性程度高，分化低时易发生淋巴转移。转移途径与癌肿部位有关：宫底部癌灶常沿阔韧

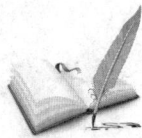

带上部的淋巴管网经骨盆漏斗韧带转移至腹主动脉旁淋巴结。子宫角或前壁上部病灶可沿圆韧带淋巴管转移至腹股沟淋巴结。子宫下段或已累及子宫颈管癌灶的淋巴转移途径与子宫颈癌相同，可累及宫旁、闭孔、髂内、髂外及髂总淋巴结。子宫后壁癌灶可经宫骶韧带转移至直肠淋巴结，约10%内膜癌经淋巴管逆行引流累及阴道前壁。

3. 血行转移　晚期患者可经血行转移至全身各器官，常见部位为肺、肝、骨等。

【分期】

子宫内膜癌的分期，采用国际妇产联盟（FIGO，2009年）修订的手术 – 病理分期。

表 14 – 3　子宫内膜癌手术 – 病理分期（FIGO，2009）

Ⅰ期	肿瘤局限于子宫体
ⅠA	肿瘤浸润深度 <1/2 肌层
ⅠB	肿瘤浸润深度 ≥1/2 肌层
Ⅱ期	肿瘤侵犯宫颈间质，但无宫体外蔓延
Ⅲ期	肿瘤局部和（或）区域扩散
ⅢA	肿瘤累及子宫浆膜和（或）附件
ⅢB	肿瘤累及阴道和（或）宫旁组织
ⅢC	盆腔淋巴结和（或）腹主动脉旁淋巴结转移
ⅢC1	盆腔淋巴结转移
ⅢC2	腹主动脉旁淋巴结转移伴（或不伴）盆腔淋巴结转移
Ⅳ期	肿瘤侵及膀胱和（或）直肠黏膜，和（或）远处转移
ⅣA	肿瘤侵及膀胱和（或）直肠黏膜
ⅣB	远处转移，包括腹腔内和（或）腹股沟淋巴结转移

【诊断】

一、病史

有月经紊乱史、绝经后阴道流血或子宫内膜癌发病高危因素如肥胖、不孕、绝经延迟；或长期应用雌激素、他莫昔芬；或患有雌激素增高疾病；或有乳腺癌、子宫内膜癌家族史。

二、临床表现

1. 症状　约90%的患者出现阴道流血和阴道排液症状。

（1）阴道流血　主要表现为绝经后阴道出血，量一般不多。尚未绝经者则表现为经量增多、经期延长或月经紊乱。

（2）阴道排液　多为血性液体或浆液性分泌物，合并感染则有脓血性排液，恶臭。因阴道排液异常就诊者占25%。

（3）下腹疼痛　通常不引起疼痛。若癌肿累及宫颈内口，可引起宫腔积脓，出现下腹胀痛及痉挛样痛。晚期浸润子宫周围组织或压迫神经可引起下腹及腰骶部疼痛。

（4）其他症状　晚期可出现贫血、消瘦及恶液质等。

2. 体征　早期妇科检查无异常发现。晚期可有子宫增大，合并宫腔积脓时可有明显压

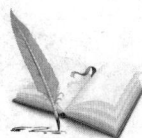

痛，宫颈管内偶有癌组织脱出，触之易出血。癌灶浸润周围组织时，子宫固定或在宫旁触及不规则结节状物。

三、辅助检查

（一）影像学检查

B超在极早期时见子宫正常大小，仅见宫腔线紊乱、中断。典型子宫内膜癌的超声图像为：宫腔内有不均回声区，或宫腔线消失、肌层内有不均回声区。彩色多普勒显像可显示丰富血流信号。其他影像学检查更多用于治疗前评估，磁共振成像对肌层浸润深度和宫颈间质浸润有较准确的判断，腹部 CT 可协助判断有无子宫外转移。

（二）诊断性刮宫

是最常用最有价值的诊断方法。常行分段诊刮，先用小刮匙环刮宫颈管，再进入宫腔搔刮内膜，取得的刮出物分瓶标记送病理检查。诊断性刮宫操作要小心，以免穿孔，尤其当刮出多量豆腐渣样组织疑为子宫内膜癌时，只要刮出物足够送病理检查，即应停止操作。对病灶较小者，诊断性刮宫可能会漏诊。组织学检查是子宫内膜癌的确诊依据。

（三）宫腔镜检查

可直接观察宫腔及宫颈管内有无癌灶存在，癌灶大小及部位，直视下取材活检，对局灶性子宫内膜癌的诊断和评估宫颈是否受侵更为准确。

（四）其他检查

1. 子宫内膜微量组织学或细胞学检查　操作方法简便，国外文献报道其诊断的准确性与诊断性刮宫相当。

2. 血清 CA125 测定　有子宫外转移者或浆液性癌，血清 CA125 值可升高。也可作为疗效观察的指标。

四、辨证要点

本病主要为痰浊湿热瘀毒阻塞经络，损伤冲任，蕴结胞宫，日久成积，耗伤气血，脏腑败损而致病。以阴道流血异常，特别是绝经后阴道流血为主症。辨证应根据阴道出血及带下的量、色、质、气味，并结合全身症状及舌象、脉象辨寒热虚实。

【鉴别诊断】

1. 异常子宫出血-排卵障碍（AUB-O）　以月经紊乱，如经量增多、经期延长及不规则阴道流血为主要表现。妇科检查无异常发现，诊断性刮宫可确诊。

2. 萎缩性阴道炎　主要表现为血性白带。妇科检查时可见阴道黏膜变薄、充血或有出血点、分泌物增多等表现。超声检查宫腔内无异常发现。治疗后可好转。必要时可先抗炎治疗后，再做诊断性刮宫。

3. 子宫黏膜下肌瘤或内膜息肉　多表现为月经过多或不规则阴道流血，可行 B 型超声检查、宫腔镜检查及诊断性刮宫确诊。

4. 内生型子宫颈癌、子宫肉瘤及输卵管癌　均可有阴道排液增多或不规则流血。内生

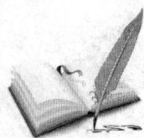

型子宫颈癌因癌症位于宫颈管内，宫颈管变粗、硬，或呈桶状。子宫肉瘤可有子宫明显增大、质软。输卵管癌以间歇性阴道排液、阴道流血、下腹隐痛为主要症状，可有附件包块。分段诊刮及影像学检查可协助鉴别诊断。

【治疗】

一、治疗原则

应根据肿瘤累及范围及组织学类型，结合患者年龄及全身情况而定。早期患者以手术为主，按手术－病理分期的结果及存在的复发高危因素选择辅助治疗。影响子宫内膜癌预后的高危因素有：非子宫内膜样腺癌、高级别腺癌、肌层浸润超过1/2、脉管间隙受侵、肿瘤直径大于2cm、宫颈间质受侵、淋巴结转移和子宫外转移等。晚期患者则采用手术、放疗、药物等综合治疗。对于影像学评估病灶局限于子宫内膜的高分化的年轻子宫内膜样癌患者，可考虑采用孕激素治疗为主的保留生育功能治疗。各期别均可配合中医药治疗，以达到扶正祛邪之目的。

二、中医治疗

中医药配合手术、放疗、化疗。

项目	痰湿结聚证	湿热毒蕴证	肝肾阴虚证	脾肾阳虚证
证候	阴道出血或崩或漏，色暗质黏，日久不止，带下量多，色白或黄白相间，质黏稠；形体肥胖，纳谷不香，便溏；舌胖，苔薄白，脉濡滑	阴道出血，质稠色暗，带下赤白相间，臭秽难闻；烦热，胸闷纳呆、口干不欲饮，小便黄赤或涩痛，便溏或秘结；舌红，苔黄腻，脉弦数或滑数	阴道出血淋漓不尽，色鲜红或紫暗，带下赤白相间；潮热盗汗，咽干口燥，烦热胸闷，腰膝酸软；尿黄，便结，舌红，少苔或花剥苔，脉细数或弦细	阴道出血淋漓不止，色淡质稀，带下量多质稀；肢倦乏力，肢冷畏寒，纳少，夜尿频长，便溏；舌淡暗，边有齿痕，苔薄白，脉沉细无力
治法	涤痰化湿，软坚散结	清热解毒，活血化瘀	滋阴降火，清热解毒	健脾温肾，益气化瘀
主方	苍附导痰丸（《叶天士女科诊治秘方》）加半枝莲、夏枯草、海藻、昆布	黄连解毒汤（《外台秘要》引崔氏方）加土茯苓、薏苡仁、丹皮、赤芍、半枝莲、白花蛇	知柏地黄汤（《医宗金鉴》）加白花蛇舌草、半枝莲、椿根皮、甘草	固冲汤（《医学衷中参西录》）合肾气丸（《金匮要略》）加三七
组成	苍术、香附、半夏、陈皮、茯苓、胆南星、枳壳、生姜、神曲、甘草	黄连、黄芩、黄柏、山栀	知母、黄柏、熟地黄、山茱萸、山药、泽泻、茯苓、丹皮	黄芪、白术、煅龙骨、煅牡蛎、山萸肉、白芍、乌贼骨、茜草根、棕边炭、五倍子；桂枝、附子、熟地黄、山药、山茱萸、茯苓、丹皮、泽泻
加减	若阴道出血量多加棕榈炭、血余炭；带下量多者加金樱子、芡实	若出血量多加仙鹤草、茜草；带下臭秽甚加墓头回、败酱草；小便不利加茵陈、泽泻	若阴道出血不止加女贞子、旱莲草；潮热汗出加浮小麦、生牡蛎；咽干口燥加石斛、天花粉	若痰湿甚加白芥子、南星；肢倦乏力加黄芪、党参；夜尿频加益智仁、金樱子

三、西医治疗

（一）手术治疗

为首选的治疗方法，尤其对早期病例。手术目的：一是进行手术－病理分期，确定病

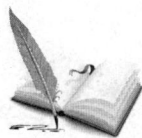

变范围及预后相关因素，二是切除病变子宫及其他可能存在的转移病灶。分期手术步骤包括：①留取腹腔积液或盆腔冲洗液，行细胞学检查；②全面探查盆腹腔，对可疑病变取样送病理检查；③切除子宫及双侧附件，术中常规剖检子宫标本，必要时行冰冻切片检查，以确定肌层侵犯程度；④切除盆腔及腹主动脉旁淋巴结。手术可经腹或腹腔镜途径进行。切除的标本应常规进行病理学检查，癌组织还应行雌、孕激素受体检测，作为术后选用辅助治疗的依据。

病灶局限于子宫体者的基本术式是筋膜外全子宫切除及双侧附件切除术，但对年轻、无高危因素者，可考虑保留卵巢；对于伴有高危因素者应同时行盆腔和腹主动脉旁淋巴结切除，也可考虑前哨淋巴结绘图活检，以避免系统淋巴结切除引起的并发症。病变侵犯宫颈间质者行改良广泛性子宫切除、双侧附件切除及盆腔和腹主动脉旁淋巴结切除。病变超出子宫者实施肿瘤细胞减灭术，以尽可能切除所有肉眼可见病灶为目的。

（二）放疗

是治疗子宫内膜癌有效方法之一，分近距离照射及体外照射。近距离照射多用后装治疗机。体外照射以三维适形放疗及调强放疗为主。

1. 单纯放疗 仅用于有手术禁忌证的患者或无法手术切除的晚期患者。对Ⅰ期、高分化者选用单纯腔内近距离照射，其他各期均应采用腔内联合体外照射治疗。

2. 放疗联合手术 Ⅱ期、ⅢC和伴有高危因素的Ⅰ期（深肌层浸润、G3）患者，术后应辅助放疗，可降低局部复发，改善无瘤生存期。对Ⅲ期和Ⅳ期病例，通过手术、放疗和化疗联合应用，可提高疗效。

（三）化学药物治疗

是全身治疗，为晚期或复发子宫内膜癌的综合治疗措施之一，也可用于术后有复发高危因素患者的治疗，以减少盆腔外的远处转移。常用化疗药物有顺铂、多柔比星、紫杉醇等。可单独应用或联合应用，也可与孕激素合并使用。子宫内膜浆液性癌术后应常规给予化疗，方案同卵巢上皮性癌。

（四）孕激素治疗

对于晚期或复发子宫内膜癌、不能手术切除或年轻、早期、要求保留生育功能者，均可考虑孕激素治疗。以高效、大剂量、长期应用为宜，至少应用12周以上方可评定疗效。孕激素受体（PR）阳性者有效率可达80%。常用药物及用法：醋酸甲羟孕酮250～500mg/d口服；甲地孕酮160～320mg/d口服；己酸孕酮500mg，肌内注射，每周2次。长期使用可有水钠潴留或药物性肝炎等副作用，停药后可恢复。有血栓性疾病史者慎用。

【预防与调护】

1. 普及防癌知识，定期检查。

2. 重视绝经后妇女阴道流血和绝经过渡期妇女月经紊乱的诊治。

3. 正确掌握雌激素应用指征及方法。

4. 对有高危因素的人群，如肥胖、不孕、绝经延迟、长期应用雌激素及他莫昔芬等，应密切随访或监测。

5. 加强对林奇综合征妇女的监测，有建议可在30～35岁后开展每年一次的妇科检查、

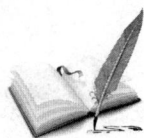

经阴道超声和内膜活检，甚至建议在完成生育后可预防性切除子宫和双侧附件。

【预后与转归】

子宫内膜癌生长、转移较慢，如能早期诊断及治疗，预后较好。影响预后的因素主要有：①肿瘤的恶性程度及病变范围，包括手术病理分期、组织学类型、肿瘤分级、肌层浸润深度、淋巴转移及子宫外转移等；②患者全身状况；③治疗方案的选择等。

一般术后 2~3 年内每 3 个月随访一次，3 年后每 6 个月 1 次，5 年后每年 1 次。随访内容包括详细询问病史、盆腔检查、阴道细胞学检查、胸部 X 线检查、盆腹腔超声、血清 CA125 检测等，必要时可做 CT 及磁共振检查。

（陈　梅）

子宫肉瘤

子宫肉瘤（uterine sarcoma）少见，恶性程度高，约占子宫恶性肿瘤 2%~4%，占女性生殖道恶性肿瘤 1%。来源于子宫肌层、肌层内结缔组织和内膜间质，也可继发于子宫平滑肌瘤。多见于 40~60 岁以上妇女。

中医无子宫肉瘤病名，根据其症状及体征当属"癥瘕""五色带"范畴。

【病因病理】

一、中医病因病机

本病主要是痰浊湿热瘀毒，蕴结胞宫，阻塞经脉，损伤冲任，日久成癥，暗耗气血，败损脏腑所致。

二、西医病因病理

病因不明。根据不同的组织发生来源，分为单一间叶来源和混合性上皮间叶来源。主要有三种病理类型。

（一）子宫平滑肌肉瘤（leiomyosarcoma）

子宫平滑肌肉瘤分为原发性和继发性两种。原发性平滑肌肉瘤是指由具有平滑肌分化的细胞组成的恶性肿瘤，是子宫最常见的恶性间叶性肿瘤，来源于子宫肌层或肌壁间血管壁的平滑肌组织。此种肉瘤呈弥漫性生长，与子宫壁之间无明显界限，无包膜。继发性平滑肌肉瘤为原已存在的平滑肌瘤恶变，很少见。肌瘤恶变常自肌瘤中心部分开始，向周围扩展直至整个肌瘤发展为肉瘤，可侵及包膜。通常肿瘤的体积较大，切面为均匀一致的黄色或红色结构，呈鱼肉状或豆渣样。镜下平滑肌肉瘤细胞呈梭形，细胞大小不一致，形态各异，排列紊乱，有核异型，染色质深，核仁明显，细胞质呈碱性，有时有巨细胞出现。核分裂象 >10 个/10HPF，有凝固性坏死。子宫平滑肌肉瘤易发生血行转移，如肺转移。继发性平滑肌肉瘤的预后比原发性的好。

（二）子宫内膜间质肉瘤（endometrial stromal sarcoma）

来自子宫内膜间质细胞，按照核分裂象、血管侵袭及预后情况分为三种类型。

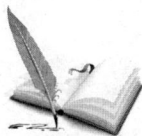

1. 低级别子宫内膜间质肉瘤 大体见肿瘤呈息肉状或结节状，突向宫腔或侵及肌层，但边界欠清。镜下见子宫内膜间质细胞侵入肌层肌束间，细胞形态大小一致，无明显的不典型和多形性，核分裂象一般 <10 个/10HPF，无坏死或坏死不明显。有向宫旁组织转移倾向，较少发生淋巴及肺转移。复发迟，平均在初始治疗后 5 年复发。

2. 高级别子宫内膜间质肉瘤 大体见宫壁有多发性息肉状赘生物，侵入宫腔。镜下见肿瘤细胞缺乏均匀一致，具有渗透浸润性生长方式，肿瘤细胞大，核异型明显，核分裂象通常 >10 个/10HPF。易子宫外转移，预后差。

3. 未分化子宫肉瘤 大体见侵入宫腔内息肉状肿块，伴有出血坏死。肿瘤细胞分化程度差，细胞大小不一致，核异型明显，核分裂活跃，多伴脉管侵犯。恶性程度高，预后差。

（三）腺肉瘤（adenosarcoma）

指含有良性腺上皮成分及肉瘤样间叶成分的恶性肿瘤。多见于绝经后妇女，也可见于青春期或育龄期女性。腺肉瘤呈息肉样生长，突入宫腔，较少侵犯肌层，切面常呈灰红色，伴出血坏死，可见小囊腔。镜下可见被间质挤压呈裂隙状的腺上皮成分，周围间叶细胞排列密集，细胞轻度异型，核分裂不活跃（2~4 个/10HPF）。

【转移途径】

有血行播散、直接蔓延及淋巴转移。主要以血行播散、直接蔓延为主，部分淋巴转移。双侧宫旁及附件、腹腔是最常见的转移部位，远处转移以肺、肝为多。

【诊断】

一、临床表现

（一）症状

无特异性。早期症状不明显，随着病情发展可出现以下表现：

1. 阴道异常出血 最常见，量不等，或间断出血，或持续出血。

2. 腹痛及腹部包块 有不同程度的腹痛或不适，若肉瘤生长快，子宫迅速增大或瘤内出血、坏死、子宫肌壁破裂可引起急性腹痛。患者常诉下腹部包块迅速增大。

3. 压迫症状及其他 当肿瘤压迫膀胱、直肠时，可出现尿频、尿急、尿潴留、大便困难等症状。晚期患者可出现全身消瘦、乏力、贫血、低热或出现肺、脑转移相应症状。宫颈肉瘤或肿瘤自宫腔脱出至阴道内，常有大量恶臭分泌物。

（二）体征

子宫增大，外形不规则，质软。宫颈口有息肉或肌瘤样肿块，呈紫红色，极易出血，继发感染后有坏死及脓性分泌物。晚期肉瘤可累及骨盆侧壁，使子宫固定，可转移至肠管及腹腔，但腹腔积液少见。

二、辅助检查

1. B超检查 显示子宫不规则增大，肌层或宫腔内回声紊乱或宫腔内占位性病变。彩色多普勒检查显示子宫肌层内血供丰富。

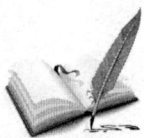

2. 诊断性刮宫 是有效的辅助诊断方法，子宫内膜间质肉瘤和腺肉瘤诊断性刮宫阳性率高，而平滑肌肉瘤诊断性刮宫可能取不到病变组织，多为阴性结果。

3. 病理检查 宫颈或宫颈管赘生物切除送病理检查有助于诊断。

4. X 线检查 肺部行 X 线检查有助于早期发现肺转移。

子宫肉瘤早期症状可不明显，其临床表现与子宫肌瘤及其他恶性肿瘤相似，术前诊断较困难。故对绝经后妇女及幼女的宫颈赘生物、迅速增大伴疼痛的子宫肌瘤，或伴阴道流血、腹痛的患者均应考虑有无子宫肉瘤的可能。

三、辨证要点

子宫肉瘤的根本病机是正气虚损，邪毒内结，根据其妇科主症、全身兼证、舌象、脉象进行辨证，分清标本虚实。

【临床分期】

子宫肉瘤的分期采用国际妇产科联盟（FIGO，2009 年）制定的手术 - 病理分期，见表 14 - 4。

表 14 - 4 子宫肉瘤手术 - 病理分期（FIGO，2009）

（1）子宫平滑肌肉瘤和子宫内膜间质肉瘤	
Ⅰ期	肿瘤局限于子宫体
Ⅰ A	肿瘤≤5cm
Ⅰ B	肿瘤＞5cm
Ⅱ期	肿瘤侵及盆腔
Ⅱ A	附件受累
Ⅱ B	子宫外盆腔内组织受累
Ⅲ期	肿瘤侵及腹腔组织（不包括子宫肿瘤突入腹腔）
Ⅲ A	一个病灶
Ⅲ B	一个以上病灶
Ⅲ C	盆腔淋巴结和（或）腹主动脉旁淋巴结转移
Ⅳ期	膀胱和（或）直肠或有远处转移
Ⅳ A	肿瘤侵及膀胱和（或）直肠
Ⅳ B	远处转移
（2）腺肉瘤	
Ⅰ期	肿瘤局限于子宫体
Ⅰ A	肿瘤局限于子宫内膜或宫颈内膜，无肌层浸润
Ⅰ B	肌层浸润≤1/2
Ⅰ C	肌层浸润＞1/2
Ⅱ期	肿瘤侵及盆腔
Ⅱ A	附件受累
Ⅱ B	子宫外盆腔内组织受累
Ⅲ期	肿瘤侵及腹腔组织（不包括子宫肿瘤突入腹腔）
Ⅲ A	一个病灶

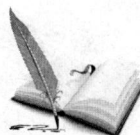

ⅢB	一个以上病灶
ⅢC	盆腔淋巴结和（或）腹主动脉旁淋巴结转移
Ⅳ期	膀胱和（或）直肠或有远处转移
ⅣA	肿瘤侵及膀胱和（或）直肠
ⅣB	远处转移

【鉴别诊断】

与特殊类型的子宫平滑肌瘤鉴别，主要根据子宫肉瘤和子宫肌瘤的不同组织学特点。与子宫体癌、子宫颈癌的鉴别以病检为依据。

【治疗】

一、治疗原则

治疗以手术为主，辅助化疗及放疗，配合中医扶正固本，解毒祛邪。

二、中医治疗

参照"子宫内膜癌"的中医治疗。

三、西医治疗

Ⅰ期和Ⅱ期患者行筋膜外子宫及双侧附件切除术。强调子宫应完整切除并取出，术前怀疑肉瘤者，禁用子宫粉碎器。是否行淋巴结切除尚有争议。根据期别和病理类型，术后化疗或放疗有可能提高疗效。Ⅲ期和Ⅳ期应考虑手术、放疗和化疗综合治疗。低级别子宫内膜间质肉瘤孕激素多为高表达，大剂量孕激素治疗有一定效果。

【预防与调护】

由于肉瘤的早期发现与诊断较为困难，故对绝经期前后的妇女，最好每半年做一次盆腔检查及其他辅助检查。任何年龄的妇女，如有阴道异常分泌物或下腹不适，应及时诊查。

【预后与转归】

复发率高，预后差，5 年生存率仅 20％～30％。预后与肉瘤类型、恶性程度、临床分期、有无转移及治疗方法有关。继发性子宫平滑肌肉瘤及低级别子宫内膜间质肉瘤预后相对较好；高级别子宫内膜间质肉瘤和未分化子宫肉瘤预后差。因本病恶性程度高，临床发展迅速、过程常较短，故治疗后应密切随访。

（陈　梅）

扫码"学一学"

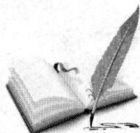

第四节　卵巢肿瘤

卵巢肿瘤是女性生殖器常见三大肿瘤之一，分良性和恶性，可发生于任何年龄，卵巢恶性肿瘤由于缺乏早期的诊断手段，死亡率居妇科恶性肿瘤首位，已成为严重威胁妇女生命和健康的主要肿瘤。

祖国医学古籍中并无"卵巢肿瘤"一词的记载，其临床症状和体征与《黄帝内经》中描述的"肠覃"相似，概属中医妇科"癥瘕"范畴。卵巢癌预后差，由于病理种类繁多、分化程度不一，5 年生存率差别较大。

【组织学分类】

卵巢肿瘤组织成分复杂，是全身各脏器原发肿瘤类型最多的器官。世界卫生组织（WHO，2014）制定的女性生殖器肿瘤组织学分类法，按卵巢肿瘤的组织发生来源分类如下：

1. 上皮性肿瘤 ①浆液性肿瘤；②黏液性肿瘤；③子宫内膜样肿瘤；④透明细胞瘤（中肾样瘤）；⑤移行细胞肿瘤（Brenner 纳瘤）；各类型依据生物学行为又可分为良性肿瘤、交界性肿瘤和癌。

2. 性索 – 间质肿瘤 来源于原始性腺中的性索及间叶组织，可分为纯型间质肿瘤、纯型性索肿瘤和混合型性索 – 间质肿瘤。

3. 生殖细胞肿瘤 来源于生殖细胞的一组肿瘤。可分为畸胎瘤、无性细胞瘤、卵黄囊瘤、胚胎性癌、非妊娠性绒癌、混合型生殖细胞肿瘤等。

4. 转移性肿瘤 为继发于胃肠道、生殖道、乳腺等部位的原发性癌转移至卵巢形成的肿瘤。

【病因病理】

一、中医病因病机

证型	病因病机	妇科病位与病机
气郁痰阻	素性抑郁，长期情志不遂，忧思郁怒，气机壅滞；加之素体痰湿蕴结，或兼脾虚痰湿困阻	气机壅滞，痰湿相搏，内阻胞脉、胞络成为本病
痰阻血瘀	素体痰湿蕴盛，兼肝郁气滞，或经期产后恶露不行，以致痰湿蕴阻，瘀血内停	痰湿内停，与气血搏结，痰阻血瘀，凝聚胞脉、胞络发为本病
气滞血瘀	素性抑郁，长期情志不遂，忧思郁怒，气机壅滞，血行不畅，日久血结成瘀，气血凝结	肝气郁结，血行不畅，内阻胞脉、胞络成为本病
痰湿凝聚	素体脾肾不足，或饮食不节，损伤脾胃，或肝郁犯脾，或房劳、多产伤肾，脾虚则运化失职，肾虚则气化失职，痰湿内停	痰湿凝聚，冲任、胞脉、胞络阻滞不通，积久成癥瘕，而见本病
湿热瘀毒	经期、产后，胞脉空虚，余血未尽之际，外阴不洁，或房事不禁，湿热邪毒入侵，与血搏结	湿热瘀毒，结于冲任、胞脉、胞络而发本病

二、西医病因病理

（一）病因

病因至今不明，主要与生育状况、遗传或基因变化有关。

1. 内分泌因素 未孕者、生育少者，卵巢癌发病危险增高；首次妊娠年龄早、早年绝经及使用口服避孕药者，其卵巢癌发病危险减低；乳腺癌或子宫内膜癌合并功能性肿瘤发

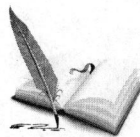

生卵巢癌几率高于一般妇女2倍。

2. 遗传与家族因素　家族性卵巢癌占全部卵巢癌5%。

3. 环境因素　工业发达国家卵巢癌发病率高，可能与饮食结构（胆固醇含量高）有关。

（二）病理

1. 浆液性肿瘤及浆液性囊腺癌

（1）浆液性囊腺瘤　约占卵巢良性肿瘤的25%，发病年龄30～40岁。肿瘤多为单侧，大小不一，表面光滑，囊内有淡黄色清澈液体。单纯性浆液性囊腺瘤为单房，囊壁薄、光滑。乳头状浆液性囊腺瘤为多房，乳头状突起向内，偶有向外生长，可发生腹腔内种植，产生血性腹水。镜下见囊壁为纤维结缔组织，内衬单层立方上皮或柱状上皮；间质内可见砂粒体。恶变率为35%～50%，恶变后形成浆液性囊腺癌。

（2）浆液性囊腺癌　约占卵巢恶性肿瘤的40%～50%，肿瘤多为双侧单房，呈灰白色，表面光滑。囊实性，囊内有乳头生长，囊内液为浆液血性。镜下见囊壁上皮明显增生，癌细胞呈立方形或柱状，复层排列，异型性明显，并向间质浸润。5年存活率仅为20%～30%。

2. 黏液性肿瘤及黏液性囊腺癌

（1）黏液性囊腺瘤　约占卵巢良性肿瘤的20%，发病年龄30～50岁，肿瘤多为单侧多房，表面光滑，灰白色，囊壁较薄，囊内充满胶冻状粘液。镜下见囊壁被覆单层高柱状上皮，产生黏液；有时可见杯状细胞及嗜银细胞。如囊壁破裂，可发生腹膜种植，恶变率为5%～10%。

（2）黏液性囊腺癌　约占卵巢恶性肿瘤的10%。肿瘤多为单侧，呈灰白色，表面光滑，囊壁可见乳头，囊内液混浊或血性。镜下见腺体密集，间质较少，腺上皮超过3层，细胞明显异型，并有间质浸润。预后较浆液性囊腺癌好，5年存活率仅为40%～50%。

3. 畸胎瘤　肿瘤的良恶性及恶性度取决于肿瘤组织的分化程度。

（1）成熟畸胎瘤　绝大多数为囊性，又称皮样囊肿，约占卵巢肿瘤的10%～20%，好发于生育年龄，多为单侧单房，中等大小，圆形或卵圆形，表面光滑，壁薄质韧，腔内充满大量油脂、毛发，有时可见牙齿和骨质。由于瘤体轻重不均易发生蒂扭转。囊壁上常见小丘样隆起突向腔内，称为"头节"。"头节"上皮易恶变，以直接浸润和腹膜种植为扩散方式。恶变率2%～4%，易发生于绝经后的妇女。

（2）成熟囊性畸胎瘤恶变　以囊腔内鳞状上皮恶变者为多见，恶变率2%～4%。多发生于绝经后患者。预后较差。

（3）未成熟畸胎瘤　由分化程度不同的未成熟胚胎组织构成，主要是原始神经组织。好发于青少年。多为单侧实性，肿瘤表面呈结节状，切面呈灰白色，似豆腐状或脑组织样，质脆而软。5年存活率为15%～30%。

4. 内胚窦瘤（卵黄囊瘤）　多见于儿童及年轻妇女，恶性程度很高。病理特点：多为单侧，肿瘤较大，切面实性或部分囊性，呈灰红或灰黄色，质脆，有出血坏死区。镜下见

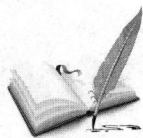

疏松网状和内胚窦样结构。瘤细胞可以产生甲胎蛋白（AFP）。生长迅速，预后差。平均生存期仅 1 年。

【诊断】

根据病史、症状、体征，辅以必要的辅助检查确定：①盆腔肿块是否来自卵巢；②卵巢肿块是肿瘤还是瘤变；③卵巢治疗的性质是良性还是恶性；④肿瘤可能的病理类型；⑤恶性肿瘤的临床分期。

一、临床表现

（一）良性肿瘤

早期肿瘤小，多无症状，常于妇科检查时发现。肿瘤生长缓慢，逐渐增长到一定程度，可致相应压迫症状。出现并发症，如蒂扭转、破裂、感染时，可有急性下腹疼痛。妇科检查于子宫一侧或两侧可扪及表面光滑、活动、边界清楚、囊性或实性包块。

（二）恶性肿瘤

早期无症状。晚期主要症状为腹胀、腹部肿块及胃肠道症状，肿瘤向周围组织浸润或压迫，可引起腹痛、腰痛或下肢疼痛；压迫静脉可出现下肢浮肿；功能性肿瘤可出现不规则阴道流血或绝经后阴道流血表现。晚期出现消瘦、贫血等恶病质表现。三合诊检查可在直肠子宫陷凹处触及质硬结节或肿块，肿块多为双侧，实性或囊实性，表面凹凸不平，活动差，与子宫分界不清，常伴有腹水。有时可在腹股沟、腋下或锁骨上触及肿大的淋巴结。

二、实验室及其他检查

1. 影像学检查　①B 型超声检查：临床诊断符合率＞90%，但不易测出直径＜1cm 的实性肿瘤，可了解肿瘤的部位、大小、形态，囊性或实性，囊内有无乳头。②腹部 X 线平片：卵巢畸胎瘤可显示牙齿、骨质及钙化囊壁。③CT、MRI、PET 检查：显示肿块及肿块与周围的关系，肝、肺有无结节及腹膜后淋巴有无转移。

2. 肿瘤标志物　①血清 CA125：敏感性较高，特异性较差。80% 卵巢上皮性癌患者血清 CA125 水平升高；90% 以上患者 CA125 水平与病情缓解或恶化有关，用于病情监测。②血清 AFP：对卵黄囊瘤有特异性价值。未成熟畸胎瘤、混合性无性细胞瘤中含有卵黄囊成分者，AFP 也可升高。③hCG：对原发性卵巢绒毛膜癌有特异。④性激素：颗粒细胞瘤、卵泡膜细胞瘤产生较高水平雌激素。

3. 腹腔镜检查　直接观察肿瘤外观和盆腔、腹腔及横膈等部位，在可疑部位进行多点活检，抽取腹水行细胞学检查。

4. 细胞学检查　可抽取腹水或腹腔冲洗液或胸腔积液，行细胞学检查。

三、恶性肿瘤分期

采用国际妇产科联盟的（FIGO 2014 年）手术 – 病理分期（表 14 – 5）。

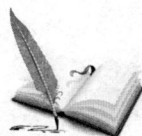

表 14 - 5　卵巢恶性肿瘤的手术 - 病理分期

期别	肿瘤范围
Ⅰ 期	肿瘤局限于卵巢
Ⅰ A 期	肿瘤局限于一侧卵巢，包膜完整，卵巢表面无肿瘤；腹水或腹腔冲洗液未找到恶性细胞
Ⅰ B 期	肿瘤局限于双侧卵巢，包膜完整，卵巢表面无肿瘤；腹水或腹腔冲洗液未找到恶性细胞
Ⅰ C 期	肿瘤局限于单侧或双侧卵巢并伴有如下任何一项：包膜破裂；卵巢表面有肿瘤；腹水或腹腔冲洗液有恶性细胞
Ⅱ 期	肿瘤累及一侧或双侧卵巢肿瘤，伴有盆腔扩散
Ⅱ A 期	扩散和（或）种植至子宫和（或）输卵管；腹水或腹腔冲洗液无恶性细胞
Ⅱ B 期	扩散至其他盆腔器官；腹水或腹腔冲洗液无恶性细胞
Ⅱ C 期	Ⅱ A 或 Ⅱ B，伴腹水或腹腔冲洗液找到恶性细胞
Ⅲ 期	肿瘤侵犯一侧或双侧卵巢肿瘤，并有显微镜证实盆腔外腹膜转移和（或）局部淋巴结转移
Ⅲ A 期	显微镜证实盆腔外腹膜转移
Ⅲ B 期	肉眼盆腔外腹膜转移灶最大径线 ≤2cm
Ⅲ C 期	肉眼盆腔外腹膜转移灶最大径线 >2cm 和（或）区域淋巴结转移
Ⅳ 期	超出腹腔外的远处转移

四、并发症

1. 蒂扭转　为常见的并发症，好发于瘤蒂长、中等大小、活动度大，重心偏向于一侧的肿瘤。常在体位突然改变或妊娠期、产褥期子宫大小、位置改变时发生（图 14 -4）。典型症状为突然发生下腹部一侧剧烈疼痛，伴恶心呕吐甚至休克。妇科检查扪及张力压痛肿块，以蒂部最明显。治疗原则确诊后应尽快行肿瘤切除术。

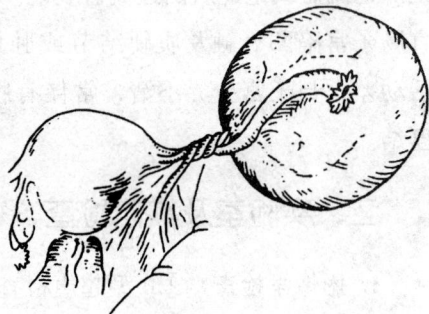

图 14 - 4　卵巢囊肿蒂扭转

2. 破裂　有自发性破裂和外伤性破裂，囊肿破裂，囊液流入腹腔，致不同程度腹痛及腹膜刺激征，有时因内出血导致休克。凡疑有破裂，应立即手术。

3. 感染　较少见。多继发于肿瘤蒂扭转或破裂，也可来自邻近器官感染灶的扩散。患者可出现腹痛、发热、腹部压痛及肌紧张等。治疗原则是控制感染后手术。

4. 恶变　肿瘤迅速生长尤其双侧性，应考虑有恶变可能。诊断后立即手术。

五、辨证要点

一辨体质强弱，体质较强，宜攻宜破，祛邪为主；如素体偏弱，扶正祛邪并举。二辨病之初久，病之初，邪实正不虚，宜活血化瘀，软坚散结；病已久，多虚实夹杂，祛邪同时注意扶正。三辨性质之良恶，肿块活动、增大不明显、按之柔软，预后良好；肿块增大明显、固定、按之坚硬如石，则预后不良。

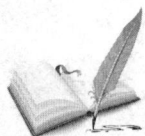

【鉴别诊断】

1. 卵巢良性与恶性肿瘤的鉴别（表 14 - 6）

表 14 - 6　卵巢良性肿瘤和恶性肿瘤的鉴别

鉴别内容	良性肿瘤	恶性肿瘤
病史	病程长，逐渐增大	病程短，迅速增大
体征	多为单侧，活动，囊性，表面光滑，常无腹水	多为双侧，固定，实性或囊实性，表面不平，结节状，常有腹水，多为血性，可查到癌细胞
一般情况	良好	恶病质
B 型超声	为液性暗区，可有间隔光带，边缘清晰	液性暗区内有杂乱光团、光点，肿瘤边界不清

2. 卵巢良性肿瘤的鉴别诊断

（1）卵巢瘤样病变　滤泡囊肿或黄体囊肿最常见。多为单侧，壁薄，直径 <5cm。可暂行观察 2~3 个月或口服避孕药，若肿块持续存在或增大，卵巢肿瘤的可能性大。

（2）输卵管卵巢囊肿　为炎性积液，常有盆腔炎史，两侧附件区有不规则条形囊性包块，边界清晰，活动受限。

（3）子宫肌瘤　浆膜下肌瘤或肌瘤囊性变，易与卵巢肿瘤混淆。肌瘤常为多发性，与子宫相连，检查时随子宫移动。B 型超声检查可协助鉴别。

（4）妊娠子宫　妊娠早期子宫增大变软，双合诊检查时宫体与宫颈似不相连，易将宫体误诊为卵巢肿瘤。妊娠有停经史，hCG 阳性，B 型超声检查可协助鉴别。

3. 卵巢恶性肿瘤与其他疾病的鉴别

（1）子宫内膜异位症　可有粘连性肿块及直肠子宫陷凹结节，有时与卵巢肿瘤很难鉴别。子宫内膜异位症有进行性痛经，经量过多、不规则阴道流血等症状。B 型超声检查、腹腔镜检查有助于诊断。

（2）盆腔炎性包块　有盆腔感染史，表现为发热、下腹痛。妇科检查附件区组织增厚、压痛。经抗生素治疗症状缓解，包块缩小。B 型超声检查，腹腔镜检查有助于诊断。

（3）结核性腹膜炎　常合并腹水，盆腔、腹腔内粘连性肿块形成。多发生于年轻、不孕妇女，多有肺结核史，伴有消瘦、乏力、低热、盗汗、月经稀少或闭经。妇科检查时，肿瘤位置较高，形状不规则，界限不清，固定不动。B 型超声检查、X 线检查有助于诊断，必要时行剖腹探查术确诊。

（4）生殖道以外的肿瘤　与腹膜后肿瘤、直肠或乙状结肠癌鉴别。腹膜后肿瘤固定不动，位置低者可使子宫、直肠或输尿管移位。肠癌多有典型的消化道症状，B 型超声检查、钡剂灌肠、乙状结肠镜有助于诊断。

（5）转移性卵巢肿瘤　有消化道症状，有消化道癌、乳癌病史。妇科检查时，附件区扪及双侧性、中等大、肾形、活动的实性肿块。但多数患者无原发肿瘤的阳性病史。

【恶性卵巢肿瘤转移途径】

主要以直接蔓延和腹腔种植为主，淋巴也是重要的转移途径，血行转移少见

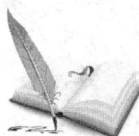

（图 14 - 5）。通过直接蔓延和腹腔种植广泛种植于盆腹膜及大网膜、横膈、肝表面。淋巴转移：沿卵巢血管经卵巢淋巴管向上至腹主动脉旁淋巴结，或沿卵巢门淋巴转移髂内、髂外淋巴结，经髂总至腹主动脉旁淋巴结，或沿圆韧带进入髂外及腹股沟淋巴结。横膈为转移的好发部位。晚期可经血行转移。

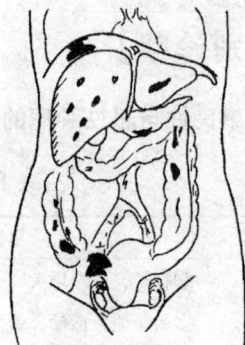

图 14 - 5　卵巢癌盆腹腔内播散示意图

【治疗】

一、治疗原则

良性肿瘤早期可采用中医治疗，以活血消癥、豁痰除湿、软坚散结为主，对包块直径较大、药物治疗无效者采用手术治疗。恶性肿瘤则根据病情发展程度、年龄、体质强弱分别选择手术治疗、放疗、化疗，辅以中医治疗，或几者相互配合。

二、良性肿瘤

若疑为卵巢瘤样病变，可做短期的治疗及观察。若为良性肿瘤早期可采用中医治疗，无效者应西医手术治疗。

（一）中医治疗

证型	证候	治法	主方	组成	加减
气郁痰阻证	少腹积块不坚，按之柔软，推之可移，小腹胀满，痛无定处，带下量多质黏，胸脘痞闷；舌暗紫，苔白腻，脉沉滑	行气化痰，活血散结	香棱丸（《济生方》）合二陈汤（《和剂局方》）加苍术、海藻、穿山甲	木香、丁香、三棱、莪术、枳壳、青皮、小茴香；陈皮、半夏、茯苓、甘草	若腹胀痛甚者加延胡索、三七粉行气活血止痛；带下量多者加薏苡仁、车前子、白芷利水除湿止带
痰阻血瘀证	少腹积块，按之稍硬，积块增大则活动欠佳，脘腹满闷；或闭经，痛经，月经量多，漏下不止；舌质紫暗，脉沉涩	活血散结，化痰消癥	桂枝茯苓丸（《金匮要略》）加穿山甲、海藻、牡蛎、夏枯草、水蛭	桂枝、茯苓、丹皮、桃仁、赤芍	若腹满痛者，加延胡索、没药理气活血止痛；月经量多者，加茜草、炒蒲黄、乌贼骨化瘀止血

（二）西医治疗

根据患者的年龄、生育要求及对侧卵巢的情况决定手术范围。年轻、单侧良性肿瘤应行患侧附件或单纯卵巢切除术或卵巢肿瘤剥除术，保留对侧正常卵巢；即使双侧肿瘤也应争取卵巢肿瘤摘除或剥除术，以保留部分卵巢。绝经期或绝经期后患者则行全子宫及双侧附件切除术。术中须当即剖开切除之肿瘤，可疑恶性时立即作快速冰冻切片以确定手术范围。必须完整取出肿瘤，以防囊液流出或肿瘤细胞种植于腹腔。巨大卵巢囊肿可先穿刺放液，使囊肿缩小后取出。穿刺时必须保护周围组织，以防瘤细胞溢散，放液速度应缓慢，以防腹压骤减而引起休克。

三、恶性肿瘤

（一）西医治疗

1. 手术治疗　应首先自子宫直肠陷凹吸取腹腔液或腹腔冲洗液做细胞学检查，并进行

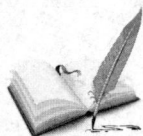

全腹探查，明确病变性质及扩散范围，决定手术分期及手术范围。原则上 IA 期、IB 期应做全子宫及双侧附件切除术，IC 期及其以上同时行大网膜切除术。晚期（Ⅱ期及以上）患者行肿瘤细胞减灭术，切除原发病灶，尽可能切除所有转移病灶，必要时切除部分肠管、膀胱或脾脏等。残余肿瘤病灶直径越小越好。对于手术不能切除的患者，可先行 1~2 个疗程的化疗后再进行手术。

2. 化学治疗 为常规综合治疗的重要环节，对延长患者缓解期有肯定的疗效，即使广泛转移也有一定疗效。经过全面准确的手术分期，G1 的 IA 期和 IB 期患者不需要化疗外，其余患者均需要化疗。化疗也可用于治疗复发。常用药物有顺铂、卡铂、紫杉醇、环磷酰胺、依托泊苷等。近年多采用铂类和紫杉醇联合化疗方案（表 14-7）。早期患者采用静脉化疗，3~6 个疗程，疗程间隔 28 天。晚期患者可采用静脉腹腔联合化疗或静脉化疗，6~8 个疗程，疗程间隔 3 周。老年患者可用卡铂或紫杉醇单药化疗。复发或难治性卵巢癌根据患者对铂类药物是否敏感选择再次应用铂类药物或吉西他滨、脂质体阿霉素、拓扑替康、依托泊苷等。

表 14-7 卵巢癌常用化疗方案

静脉化疗方案：

紫杉醇 175mg/m²，>3 小时静滴，卡铂（AUC6），>1 小时静滴

紫杉醇 175mg/m²，>3 小时静滴，顺铂 75mg/m²，>6 小时静滴

多西紫杉醇 75mg/m²，>3 小时静滴，卡铂（AUC5），>1 小时静滴

顺铂 75mg/m²，静滴 1 次，环磷酰胺 600mg/m²，静滴 1 次

单药化疗（适用于老年患者）：紫杉醇 175mg/m²，>3 小时静滴，或卡铂（AUC5~6），>1 小时静滴

静脉腹腔联合化疗方案：

紫杉醇 135mg/m²，>24 小时静滴，第 1 日；顺铂 50~100mg/m²，第 2 日腹腔注射；紫杉醇 60mg/m²，第 8 日腹腔注射

注：AUC（area under the curve）指曲线下面积，根据患者的肌酐清除率计算卡铂剂量。

3. 放射治疗 因肿瘤组织不同，对放疗的敏感性不同。无性细胞瘤对放疗最敏感，颗粒细胞瘤中度敏感，上皮癌也有一定敏感性。对于某些恶性肿瘤，如无性细胞瘤，即使晚期患者，术后辅以放疗仍能取得较好疗效。

（二）中医治疗

恶性肿瘤早期以实证为主，而中晚期病人，特别是经手术、放化疗治疗后病人，多表现为虚证。实证多为气滞、血瘀、痰凝、毒聚之证；虚证多见神疲乏力、头晕、纳呆、腰酸、盗汗之气阴两亏之象。治疗以解毒消癥，扶正祛邪为原则。

1. 辨证论治

证型	证候	治法	主方	组成
气滞血瘀证	腹部包块坚硬不移，胀痛拒按；面色无华，形体消瘦，肌肤甲错，二便不畅；舌暗紫或有瘀斑，苔薄，脉细涩或细弦	行气活血，软坚消积	膈下逐瘀汤（《医林改错》）加山慈菇、生牡蛎、莪术、半枝莲、生黄芪	当归、川芎、赤芍、桃仁、红花、枳壳、延胡索、五灵脂、丹皮、乌药、香附、甘草
痰湿凝聚证	腹部包块，按之不坚，推揉不散；胸脘痞闷，时有恶心，身倦无力；苔薄滑或白腻，脉细濡或弦滑	燥湿豁痰，化瘀消癥	涤痰消癥饮（《现代中西医妇科学》）	苍术、陈皮、半夏、茯苓、南星、夏枯草、赤芍、山慈菇、海藻、厚朴、瓦楞子、薏苡仁

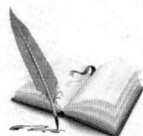

续表

证型	证候	治法	主方	组成
湿热瘀毒证	少腹肿块，腹胀或痛、或满、或不规则阴道出血，甚或伴有腹水，便秘溲黄。舌质暗红，苔黄腻，脉弦滑或滑数	清热利湿，解毒散结	清热利湿解毒汤（《现代中西医妇科学》）	半枝莲、龙葵、白花蛇舌草、白英、川楝子、车前草、土茯苓、瞿麦、败酱草、鳖甲、大腹皮、水蛭

2. 放化疗副反应处理

（1）如出现头晕、神疲乏力、纳呆、失眠、口干等气阴两虚、肝肾不足之证，宜益气养阴、滋补肝肾，选用人参或西洋参、黄芪、党参或太子参、五味子、麦冬、生地、旱莲草、女贞子、何首乌、枸杞子、山茱萸等。

（2）如出现纳呆、恶心呕吐、腹痛腹泻等消化系统反应，属脾胃失和证，宜健脾和胃，降逆止呕为法，选用党参、白术、茯苓、陈皮、半夏、太子参、焦三仙、鸡内金、砂仁、藿香、佩兰、竹茹、代赭石等。或配合针灸足三里、脾俞、胃俞、内关等穴位。

（3）如出现骨髓抑制，常表现为气血两虚证，白细胞降低时治疗以健脾补肾为主，选用黄芪、沙参、黄柏、女贞子、枸杞子、菟丝子、鸡血藤、紫河车、山萸肉、仙灵脾等；红细胞减少时，选用黄芪、党参、当归、龙眼肉、枸杞、大枣、熟地、阿胶、龟板胶、鹿角胶、紫河车等；血小板下降则多表现为气阴两虚或阴虚血热或气不摄血而见出血诸证，可选用女贞子、山茱萸、生地、大枣、紫河车、生黄芪、龟板胶、鸡血藤、花生衣等。

（4）如出现口腔溃疡可服用沙参、生地、麦冬、知母、甘草等；或用儿茶、五倍子等量煎水漱口，每2~4小时1次，漱毕撒冰硼散或锡类散于局部。

【恶性肿瘤的预后】

预后与临床分期、组织学分类及分级、患者年龄及治疗方式有关。最重要的是肿瘤期别和残存肿瘤数量，期别越早，预后越好。残存肿瘤越小，预后越好。

【恶性肿瘤的随访与监测】

卵巢癌易复发，应长期随访和监测。一般第1年每3个月复查1次；第2年后每4~6个月复查1次；5年后每年随访1次。随访内容包括症状、体征、全身及盆腔检查、B型超声检查。必要时做CT或MRI、PET检查。测定血清CA125、AFP、hCG等肿瘤标志物。

【预防】

1. 开展卫生宣传教育　提倡高蛋白、富含维生素A饮食，避免高胆固醇饮食。

2. 开展普查普治　30岁以上妇女每年应行妇科检查，高危人群每半年检查1次，必要时进行B型超声检查和检测血清CA125等肿瘤标志物。

3. 早期诊断及处理　卵巢增大或卵巢囊肿有下列指征者，应及早行腹腔镜检查或剖腹探查：①卵巢实性肿块；②卵巢囊肿直径>8cm；③青春期前或绝经后期；④生育年龄正在口服避孕药；⑤囊肿持续存在超过2个月。

4. 严密随访高危人群　乳腺癌和胃肠癌患者治疗后应严密随访，定期做妇科检查，确定有无卵巢转移癌。

扫码"练一练"

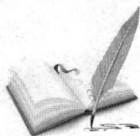

（赵粉琴）

第十五章　妊娠滋养细胞疾病

第一节　葡萄胎

扫码"学一学"

因妊娠后胎盘绒毛滋养细胞增生、间质水肿，而形成大小不一的水泡，水泡间借蒂相连成串，形如葡萄，称为葡萄胎，也称水泡状胎块。葡萄胎分为完全性葡萄胎和部分性葡萄胎两类，多数为完全性葡萄胎。中医学将葡萄胎称为"鬼胎""伪胎"。

【病因病理】

一、中医病因病机

证型	病因病机	妇科病位与病机
气血虚弱	素体虚弱，气血不足，孕后胎失所载所养	冲任不畅，气血失调，痰湿气血瘀滞胞中而成
气滞血瘀	素性抑郁，孕后情志不遂，肝郁气滞，血与气结	
寒湿瘀滞	孕妇久居湿地，或贪凉饮冷，寒湿客于冲任，气血瘀滞胞宫	
痰湿瘀滞	孕妇素体肥胖，或恣食厚味，或脾虚不运，湿聚成痰，痰浊内停	

二、西医病因病理

完全性葡萄胎在亚洲和拉丁美洲国家的发生率较高，约 500 次妊娠 1 次，根据我国的一次全国性调查，平均每 1000 次妊娠 0.78。营养状况与社会经济因素是可能的高危因素之一，饮食中缺乏维生素 A 及其前体胡萝卜素和动物脂肪者发生葡萄胎的概率显著升高。年龄是另一高危因素，大于 35 岁和 40 岁妇女的葡萄胎发生率分别是年轻妇女的 2 倍和 7.5 倍，而大于 50 岁的妇女妊娠时约 1/3 可能发生葡萄胎。相反小于 20 岁妇女的葡萄胎发生率也显著升高。既往葡萄胎史也是高危因素，有过 1 次和 2 次葡萄胎妊娠者，再次发生率分别为 1% 和 15%~20%。另外，流产和不孕史也可能是高危因素。完全性葡萄胎的染色体核型为二倍体，均来自父系，系由一个细胞核缺如或失活的空卵与一个单倍体精子受精，经自身复制为二倍体。染色体父系来源是滋养细胞过度增生的主要原因，并与基因组印迹紊乱有关。

迄今对部分性葡萄胎高危因素了解较少，可能相关的因素有不规则月经和口服避孕药等，但与饮食因素和母亲年龄无关。部分性葡萄胎的染色体核型 90% 以上为三倍体，合并存在的胎儿也为三倍体，系由一看似正常的单倍体卵子和两个单倍体精子受精或一个减数分裂缺陷的双倍体精子受精而成，所以一套多余的染色体也来自父方，多余的父源基因物质也是部分性葡萄胎滋养细胞增生的主要原因。

完全性葡萄胎大体检查水泡状物大小不一，直径自数毫米至数厘米不等，其间有纤细的纤维素相连，常混有血块蜕膜碎片。水泡状物占满整个宫腔，胎儿及其附属物缺如。部

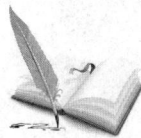

分性葡萄胎仅部分绒毛呈水泡状，合并胚胎或胎儿组织，胎儿多已死亡，且常伴发育迟缓或多发性畸形，合并足月儿极少。

【诊断】

一、临床表现

（一）症状

1. 完全性葡萄胎　由于诊断技术的进步，葡萄胎患者常在早期妊娠时即已得到诊治，所以症状典型者越来越少见。完全性葡萄胎的典型症状有：

（1）停经后阴道流血　为最常见的症状。常在停经 8～12 周左右开始出现不规则阴道流血，量多少不定。若大血管破裂，可造成大出血和休克，甚至死亡。

（2）腹痛　因葡萄胎增长迅速和子宫过度快速扩张所致，表现为阵发性下腹痛，一般不剧烈，能忍受，常发生于阴道流血之前。若发生卵巢黄素化囊肿扭转或破裂，也可出现急性腹痛。

（3）子宫异常增大变软　因葡萄胎迅速增长及宫腔内积血导致子宫大于停经月份，质地变软，并伴 hCG 水平异常升高。

（4）妊娠呕吐　多发生于子宫异常增大和 hCG 水平异常升高者，出现时间一般较正常妊娠早，症状严重且持续时间长。若呕吐严重且未及时纠正时，可导致水电解质平衡紊乱。少数患者妊娠 24 周前出现高血压、蛋白尿和水肿，1/4 患者发展为先兆子痫。

（5）甲状腺功能亢进　如心动过速、皮肤潮湿和震颤，血清游离 T_3、T_4 水平升高，但突眼少见。

（6）贫血与感染　多因反复出血或突然大出血而致不同程度的贫血，可因急性大失血而发生休克。

2. 部分性葡萄胎　常表现为停经后阴道流血，有时与不全流产或过期流产过程相似，其他症状较少，程度也比完全性葡萄胎轻。

（二）体征

1. 子宫大小与停经月份不相符　多数大于停经月份，质软，听不到胎心或胎动，也摸不到胎体。

2. 卵巢黄素化囊肿　大量 hCG 刺激卵巢卵泡内膜细胞发生黄素化而形成，常为双侧，但也可单侧，大小不等，最小仅在光镜下可见，最大可在直径 20cm 以上。

二、实验室及其他检查

（一）超声检查

是常用的辅助检查，最好采用经阴道彩色多普勒超声。完全性葡萄胎的典型超声图像为子宫大于相应孕周，无妊娠囊或胎心搏动，宫腔内充满不均质密集状或短条状回声，呈"落雪状"，水泡较大时，则呈"蜂窝状"。

（二）人绒毛膜促性腺激素（hCG）测定

血清 hCG 测定是诊断葡萄胎的另一项重要辅助检查。约 45% 的完全性葡萄胎患者的血

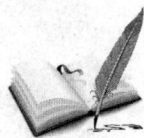

清 hCG 水平在 100000U/L 以上，最高可达 240 万 U/L，且持续不降，大于 8 万 U/L 支持诊断。

三、辨证要点

本病以妊娠后腹部异常增大，阴道反复流血或夹有水泡状胎块为主症。主要病机是血瘀胞宫，其瘀可因气滞、寒湿、痰浊等而致。出血日久又致气血两虚。故临床要以阴道出血的量、色、质，结合全身症状和舌脉为辨证依据。

【鉴别诊断】

症状	葡萄胎	流产	双胎妊娠	剖宫产瘢痕部位妊娠
停经	有	有	有	有
腹痛	有	有	无	无
阴道出血	有	有	无	有
妇科检查	子宫大于相应孕周	子宫小于相应孕周	子宫大于相应孕周	子宫大于相应孕周
超声检查	呈"落雪状"	见胎囊及胎心搏动	见胎囊及胎心搏动	胚囊着床于子宫切口瘢痕部位
hCG 检查	持续高值	正常	水平略高于正常	正常

【治疗】

一、治疗原则

葡萄胎的处理包括葡萄胎组织的清除、并发症的处理、恶性变的预防及术后调理、随访等。葡萄胎一经明确诊断，应及时清除宫腔内容物。但若有严重并发症时，如重度贫血、甲亢、高血压综合征、心力衰竭等，则应先处理并发症，待情况好转后再处理葡萄胎。

二、一般治疗

注意阴道流血情况，测量血压，纠正电解质紊乱，预防感染。贫血严重者，可多次少量输血。

三、西医治疗

（一）清宫

一般采用吸刮术。术前做好输液、输血准备，术中充分扩张宫颈管，选用大号吸管吸引。必要时在大部分葡萄胎组织排除后，静脉滴注宫缩素加强子宫收缩，减少出血。子宫大于妊娠12周者，一般应在1周后再行第2次吸宫，所有清出的组织物送病理检查。

（二）卵巢黄素化囊肿和处理

囊肿在葡萄胎清宫后会自行消退，一般不需处理。若发生急性蒂扭转，可在超声引导或腹腔镜下做穿刺吸液，囊肿也多能自然复位。

（三）预防性化疗

不常规推荐。预防性化疗仅适用于有高危因素和随访困难的完全性葡萄胎患者，但也

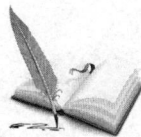

非常规。应在葡萄胎排空前或排空时实施，选用单一药物，一般为多疗程化疗至 hCG 阴性，部分性葡萄胎不做预防性化疗。

（四）子宫切除术

单纯子宫切除术不能预防葡萄胎发生子宫外转移，所以极少应用，除非患者合并其他需要切除子宫的指征，绝经前妇女应保留双侧卵巢。当子宫小于妊娠 14 周大小时可直接切除子宫。手术后仍需定期随访。

三、中医治疗

以下胎祛痰益母为原则，佐以调补气血，以善其后。

证型	主证	兼证	治法	方药
气血虚弱	孕后阴道不规则流血，色淡，质稀，腹大异常，时有腹部隐痛	神疲乏力，头晕眼花，心悸失眠，面色苍白；舌淡，脉细弱	益气养血，活血下胎	救母丹（《傅青主女科》）加味。人参、当归、川芎、益母草、赤石脂、荆芥、枳壳、牛膝
气滞血瘀	孕后阴道不规则流血，量或多或少，色紫暗有块，腹大异常，时有腹部胀痛，拒按	胸胁胀满，烦躁易怒，舌紫暗或有瘀点，苔薄，脉涩或沉弦	理气活血，祛瘀下胎	荡鬼汤（《傅青主女科》）。人参、当归、大黄、川牛膝、雷丸、红花、丹皮、枳壳、厚朴、桃仁
寒湿郁结	孕后阴道不规则流血，量少，色紫黯有块	腹大异常，小腹冷痛，；舌淡苔白腻，脉沉紧	散寒除湿，祛瘀下胎	芫花散（《妇科玉尺》）芫花、吴茱萸、秦艽、白僵蚕、柴胡、川乌、巴戟
痰湿凝滞	孕后阴道不规则流血，量少色暗	腹大异常，形体肥胖，胸胁满闷，呕恶痰多；舌淡苔腻，脉滑	化痰除湿，化瘀下胎	平胃散（《太平惠民和剂局方》）加味

【预后与转归】

完全性葡萄胎具有局部侵犯和远处转移的潜在危险。研究证实葡萄胎排空后，子宫局部侵蚀和（或）远处转移的发生率分别为 15% 及 4%，而高危病例较低危病例的发生率约高 10 倍。定期随访可早期发现滋养细胞肿瘤并及时处理。

葡萄胎患者清宫后必须定期随访。随访应包括以下内容：①定期 hCG 测定，葡萄胎清宫后每周一次，直至持续 3 次阴性。此后每个月一次共 6 个月，然后再每 2 个月一次共 6 个月，自第一次阴性后共计一年；②询问病史，包括月经状况，有无阴道流血、咳嗽、咯血症状；③妇科检查，必要时可选择超声、X 线胸片或 CT 检查。

葡萄胎患者随访期间应可靠避孕。由于葡萄胎后滋养细胞肿瘤极少发生在 hCG 自然降至正常以后，所以避孕时间为 6 个月。若发生随访不足 6 个月的意外妊娠，只要 hCG 已经正常，也不需考虑终止妊娠。但妊娠后，应在妊娠早期作超声检查和 hCG 测定，以明确是否正常妊娠，产后也需 hCG 随访至正常。避孕方法可选择阴茎套或口服避孕药，不选用宫内节育器，以免混淆子宫出血的原因或造成穿孔。

（杜小利）

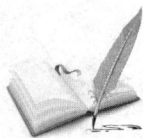

扫码"学一学"

第二节　妊娠滋养细胞肿瘤

妊娠滋养细胞肿瘤是一组以滋养细胞异常增生为特征的疾病，包括侵蚀性葡萄胎、绒毛膜癌和胎盘部位滋养细胞肿瘤。妊娠滋养细胞肿瘤60%继发于葡萄胎妊娠，30%继发于流产，10%继发于足月妊娠或异位妊娠，其中侵蚀性葡萄胎全部继发于葡萄胎妊娠，绒毛膜癌可继发于葡萄胎妊娠，也可继发于非葡萄胎妊娠。

侵蚀性葡萄胎指葡萄胎组织侵入子宫肌层局部引起组织破坏，或并发子宫外转移者。侵蚀性葡萄胎具有恶性肿瘤行为，但恶性程度不高。多数仅造成局部侵蚀，少数并发远处转移。

绒毛膜癌是一种继发于正常或异常妊娠后的高度恶性的滋养细胞肿瘤。绒癌多数发生在育龄妇女，少数发生在绝经后，其中约50%继发于葡萄胎，25%继发于流产，22.5%继发于足月妊娠，2.5%继发于异位妊娠。

根据本病的临床特点，二者均属中医"伪胎""鬼胎""癥瘕"等病症范畴。

【病因病理】

一、中医病因病机

证型	病因病机	妇科病位与病机
瘀毒蕴结	鬼胎排出后，瘀毒未尽	蕴结胞宫，损伤冲任、胞脉胞络
邪毒蕴肺	瘀毒蕴结胞宫	稽留不去，循经走窜，邪蕴肺脏
气血两亏	瘀毒留恋日久，或冲任、胞宫损伤	阴道出血不止，以致气血两亏
肝肾亏虚	瘀毒久恋，易化燥伤阴，阴虚则内热，热扰冲任，迫血妄行	致阴血不足，肝肾亏虚

二、西医病因病理

（一）病因

原因迄今不明，可能与母体免疫力降低及葡萄胎滋养细胞的侵蚀能力增强有关。

（二）病理

侵蚀性葡萄胎的大体检查可见子宫肌层内有大小不等的水泡状组织，宫腔内可能没有原发病灶。当病灶接近子宫浆膜层时，子宫表面可见紫蓝色结节。病灶也可穿透子宫浆膜层或侵入阔韧带内。镜下可见水泡状组织侵入肌层，有绒毛结构及滋养细胞增生和异型性。但绒毛结构也可退化，仅见绒毛阴影。

绒癌的大体观见肿瘤位于子宫肌层内，可突向宫腔或突破浆膜，单个或多个，大小不等，无固定形态，与周围组织分界清，质地软而脆，海绵样，暗红色，伴明显出血坏死。镜下见肿瘤细胞由细胞滋养细胞、合体滋养细胞及中间型滋养细胞组成，成片状高度增生，明显异型，不形成绒毛或水泡状结构，并广泛侵入子宫肌层造成出血坏死，肿瘤不含间质和自身血管，瘤细胞靠侵蚀母体血管而获得营养。

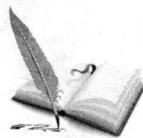

【诊断】

一、病史

侵蚀性葡萄胎多数发生在葡萄胎排空 6 个月之内，若发生在葡萄胎排空后半年至 1 年内则约有一半为侵蚀性葡萄胎。绒癌有葡萄胎、流产、足月产或异位妊娠病史；葡萄胎排空 1 年以后发生恶变者，多为绒癌。

二、临床表现

1. 无转移滋养细胞肿瘤　大多数继发于葡萄胎妊娠。

（1）阴道流血　葡萄胎排空、流产或足月产后，有持续的不规则阴道出血，量多少不定。

（2）子宫复旧不全或不均匀性增大　葡萄胎排空后 4~6 周子宫未恢复到正常大小，质地偏软。

（3）卵巢黄素化囊肿　由于 hCG 的持续作用，在葡萄胎排空、流产或足月产后，双侧或一侧卵巢黄素化囊肿持续存在。

（4）腹痛　一般无腹痛，但当子宫病灶穿破浆膜层时可引起急性腹痛及腹腔内出血症状。

（5）假孕症状　由于 hCG 及雌、孕激素的作用，表现为乳房增大，乳头及乳晕着色，甚至有初乳样分泌，外阴、阴道、宫颈着色，生殖道质地变软。

2. 转移性滋养细胞肿瘤　易继发于非葡萄胎妊娠，或为经组织学证实的绒癌。肿瘤主要经血行播散，转移发生早而且广泛。最常见转移部位是肺（80%），其次是阴道（30%），以及盆腔（20%）、肝（10%）和脑（10%）等。局部出血是各转移部位症状的共同特点。

（1）肺转移　可无症状，仅通过 X 线胸片或肺 CT 作出诊断。典型表现为胸痛、咳嗽、咯血及呼吸困难。这些症状常呈急性发作，但也可呈慢性持续状态。在少数情况下，可因肺动脉滋养细胞瘤栓形成，造成急性肺梗死，出现肺动脉高压、急性肺功能衰竭及右心衰竭。

（2）阴道转移　转移灶常位于阴道前壁及穹隆，呈紫蓝色结节，破溃时引起不规则阴道流血，甚至大出血，一般认为系宫旁静脉逆行性转移所致。

（3）肝转移　为不良预后因素之一，多同时伴有肺转移。病灶较小时可无症状，也可表现右上腹部或肝区疼痛、黄疸等，若病灶突破肝包膜可出现腹腔内出血，导致死亡。

（4）脑转移　预后凶险，为主要的致死原因。一般同时伴有肺转移或阴道转移。转移初期多无症状。脑转移的形成可分为 3 个时期，首先为瘤栓期，可表现为一过性脑缺血症状，如猝然跌倒、暂时性失语、失明等。继而发展为脑瘤期，出现头痛、喷射样呕吐、偏瘫、抽搐直至昏迷。最后进入脑疝期，因脑瘤增大及周围组织出血、水肿，造成颅内压进一步升高，脑疝形成，压迫生命中枢、最终死亡。

三、临床分期

采用国际妇产科联盟（FIGO）妇科肿瘤委员会制定的临床分期，该分期包含了解剖学

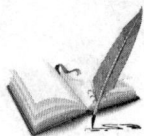

分期和预后评分系统两个部分。解剖学分期分为四期：Ⅰ期病变局限于子宫；Ⅱ期病变扩散，但仍局限于生殖器；Ⅲ期病变转移至肺，有或无生殖系统病变；Ⅳ期所有其他转移。预后评分系统规定预后评分≤6分者为低危，≥7分者为高危，其中预后评分≥12分及对一线联合化疗反应差的肝、脑或广泛转移者为极高危。

四、实验室及其他检查

（一）血清 hCG 连续测定

hCG 水平异常是主要的诊断依据。

葡萄胎后滋养细胞肿瘤的诊断标准：在葡萄胎清宫后 hCG 随访的过程中，凡符合下列标准中的任何一项排除妊娠物残留或再次妊娠即可诊断为妊娠滋养细胞肿瘤：①hCG 测定 4 次呈高水平平台状态（±10%），并持续 3 周或更长时间，即 1，7，14，21 日；②hCG 测定 3 次上升（>10%），并至少持续 2 周或更长时间，即 1，7，14 日；③hCG 水平持续异常达 6 个月或更长。

非葡萄胎后滋养细胞肿瘤的诊断标准：当流产、足月产、异位妊娠后，出现异常阴道流血或腹腔、肺、脑等脏器出血、或肺部症状、神经系统症状等时，应考虑滋养细胞肿瘤可能，及时行血 hCG 检测。

（二）超声检查

是诊断子宫原发病灶最常用的方法。在声像图上子宫可正常大小或不同程度增大，肌层内可见高回声团块，边界清但无包膜；或肌层内有回声不均区域或团块，边界不清且无包膜；也可表现为整个子宫呈弥漫性增高回声，内部伴不规则低回声或无回声。

（三）X 线胸片

为常规检查。肺转移典型的 X 线征象为棉球状或团块状阴影，转移灶以右侧肺及中下部较为多见。胸片可见病灶是肺转移灶计数的依据。

（四）CT 和磁共振检查

胸部 CT 可以发现肺部较小病灶，是诊断肺转移的依据。磁共振主要用于脑、腹腔和盆腔转移灶的诊断。对 X 线胸片阴性者，应常规检查胸部 CT。对 X 线胸片或胸部 CT 阳性者，应常规检查脑、肝 CT 或磁共振。

（五）其他检查

血细胞和血小板计数、肝肾功能等。

五、辨证要点

本病是以伪胎排出后，阴道出血不止为主症。或伴小腹疼痛拒按，或腹部可扪及包块，舌暗红，脉弦涩者，为瘀毒蕴结；咳嗽，咯血，胸闷作痛，舌红苔黄，脉数者，为邪毒蕴肺；心悸怔忡，疲乏无力，面色萎黄无华，形体消瘦，舌淡，脉细弱者，为气血两亏；腰膝酸软，五心烦热，舌红少苔，脉细数者，为肝肾两虚。

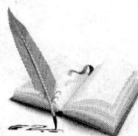

【鉴别诊断】

症状	妊娠滋养细胞肿瘤	葡萄胎残留
阴道流血	阴道不规则流血	葡萄胎排出后，有不规则阴道出血，行刮宫术后，子宫出血停止
血 hCG	持续高于正常水平	较高，行刮宫术后，hCG 很快转为正常

【治疗】

一、治疗原则

本病一经确诊，首选化学药物治疗，可辅以中医、手术及放射治疗。

二、中医治疗

证型	主证	兼证	治法	方药
瘀毒蕴结	伪胎排出后阴道流血淋漓不断，或突然下血量多，腹痛拒按，或发热，或少腹触及包块	恶心呕吐，口干舌燥，胸闷不适，食少纳呆，大便秘结，小便短赤；舌暗红或紫暗，苔黄，脉弦数或弦涩	清热解毒，活血化瘀	解毒散结汤（经验方）。野菊花、蒲公英、马齿苋、丹皮、紫草、三棱、莪术、大黄、半支莲、山慈菇、七叶一枝花
邪毒蕴肺	阴道流血不止，色红质稠	发热，咳嗽，咯血或痰中带血；舌红苔黄，脉数	清热解毒，凉血散结，润肺止咳	清肺解毒散结汤（经验方）。金银花、连翘、鱼腥草、薏苡仁、瓜蒌仁、川贝母、沙参、生地、麦冬、丹皮、桃仁、山慈菇、白茅根、生甘草
气血两亏	阴道出血不止，色淡红，质稀薄	心悸怔忡，神疲乏力，纳少便溏，面色萎黄或无华；形体消瘦，舌淡苔白，脉细弱	益气养血，扶正祛邪	圣愈汤（《医宗金鉴》）加味。人参、黄芪、当归、川芎、熟地、白芍、阿胶、白术、半支莲、白花蛇舌草
肝肾亏虚	阴道出血淋漓不净，色鲜红，头晕目眩，双目干涩，口干咽燥	腰膝酸软，手足心热，午后潮热，大便秘结；舌红无苔或少苔，脉细数	滋肾养肝，清解余毒	六味地黄丸（《小儿药证直诀》）加味。熟地、山茱萸、山药、丹皮、茯苓、泽泻、生地、紫草、白花蛇舌草

三、西医治疗

以化疗为主，手术和放疗为辅。但手术治疗在控制出血、感染等并发症及切除残存或耐药病灶方面仍占重要地位。

（一）化疗

常用的一线化疗药物有甲氨蝶呤（MTX）、放线菌素 D（Act－D）、氟尿嘧啶（5－FU）、环磷酰胺（CTX）、长春新碱（VCR）、依托泊苷（VP－16）等。低危患者选择单一药物化疗，高危患者选择联合化疗。

1. 单一药物化疗 目前常用的单药化疗药物及用法，见表 15－1。

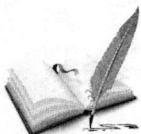

表 15 - 1　推荐常用单药化疗药物及其用法

药物	剂量、给药途径、疗程日数	疗程间隔
MTX	0.4mg/（kg·d）肌内注射，连续 5 日	2 周
MTX	50mg/m² 肌内注射	1 周
MTX + 四氢叶酸（CF）	1mg/（kg·d）肌内注射，第 1，3，5，7 日 0.1mg/（kg·d）肌内注射，第 2，4，6，8 日 24 小时后用	2 周
MTX	250mg 静脉滴注，维持 12 小时	
Act - D	10～12μg/（kg·d）静脉滴注，连续 5 日	2 周
5 - Fu	28～30mg/（kg·d）静脉滴注，连续 8～10 日	2 周

2. 联合化疗　首选 EMA - CO 方案或 5 - FU 为主的联合化疗方案（表 15 - 2）。

表 15 - 2　联合化疗方案及用法

方案	剂量、给药途径、疗程日数		疗程间隔
EMA - CO			2 周
第一部分 EMA			
第 1 日	VP16　100mg/m²	静脉滴注	
	Act - D　0.5mg	静脉注射	
	MTX　100mg/m²	静脉注射	
	MTX　200mg/m²	静脉滴注 12 小时	
第 2 日	VP16　100mg/m²	静脉滴注	
	Act - D　0.5mg	静脉注射	
	四氢叶酸（CF）15mg	肌内注射	
	（从静脉注射 MTX 开始算起 24 小时给药，每 12 小时 1 次，共 2 次）		
第 3 日	四氢叶酸（CF）15mg，肌内注射，每 12 小时 1 次，共 2 次		
第 4～7 日	休息（无化疗）		
第二部分 CO			
第 8 日	VCR　1.0mg/m²	静脉注射	
	CTX　600mg/m²	静脉滴注	
5 - Fu + KSM	5 - FU 26～28mg/（kg·d）	静脉滴注 8 日	3 周
	KSM 6μg/（kg·d）	静脉滴注 8 日	

3. 疗效评估　在每一疗程化疗结束后，应每周一次测定血清 hCG，并结合妇科检查和影像学检查。在每疗程化疗结束至 18 日内，血 hCG 下降至少 1 个对数称为有效。

4. 毒副反应防治　常见的化疗毒副反应为骨髓抑制，其次为消化道反应、肝、肾功能损害及脱发等。所以化疗前应先检查骨髓及肝肾功能等，用药期间严密观察，注意防治。

5. 停药指征　hCG 正常后，低危患者至少巩固化疗 1 疗程，通常为 2～3 疗程；高危患者继续化疗 3 个疗程，其中第一疗程必须为联合化疗。

（二）手术

主要用于化疗的辅助治疗。对控制大出血等并发症、切除耐药病灶、减少肿瘤负荷和缩短化疗疗程等方面有作用，在一些特定的情况下应用。

1. 子宫切除　对无生育要求的无转移患者在初次治疗时可选择全子宫切除术，并在术中给予单药单疗程辅助化疗，也可多疗程至血 hCG 水平正常。对有生育要求者，若发生病灶穿孔出血，可行病灶切除加子宫修补术；若出现单个子宫耐药病灶，且血 hCC 水平不高，

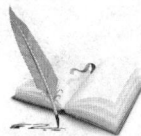

可考虑作病灶剜出术。

2. 肺叶切除术 对于多次化疗未能吸收的孤立的耐药病灶，血 hCG 水平不高，可考虑做肺叶切除。由于肺转移灶吸收后形成的纤维化结节可以在 hCG 转阴后在 X 线胸片上较长时间存在，所以在决定手术前应注意鉴别。

3. 放射治疗 应用较少，主要用于肝、脑转移和肺部耐药病灶的治疗。

【预后与转归】

治疗结束后应严密随访。第 1 次在出院后 3 个月，然后每 6 个月 1 次至 3 年，此后每年 1 次直至 5 年。也有推荐低危患者随访 1 年，高危患者可随访 2 年。随访内容同葡萄胎。随访期应严格避孕，一般于化疗停止≥12 个月后方可妊娠。

（杜小利）

第三节　胎盘部位滋养细胞肿瘤

胎盘部位滋养细胞肿瘤指起源于胎盘种植部位的一种特殊类型的滋养细胞肿瘤。临床罕见，约占妊娠滋养细胞肿瘤的 1%~2%。多数不发生转移，预后良好。

【病因病理】

扫码"学一学"

一、中医病因病机

参见本章第二节"妊娠滋养细胞肿瘤"相关内容。

二、西医病因病理

大体检查见肿瘤可为突向宫腔的息肉样组织，也可侵入子宫肌层或子宫外扩散，切面呈黄褐色或黄色。镜下见肿瘤几乎完全由种植部位中间型滋养细胞组成，无绒毛结构，呈单一或片状侵入子宫肌纤维之间，仅有灶性坏死和出血。

【诊断】

一、病史

一般继发于足月产、流产或葡萄胎后，偶尔合并活胎妊娠。

二、临床表现

1. 症状

（1）阴道流血　表现为闭经后阴道不规则流血或月经过多。

（2）腹痛　肿瘤细胞浸润肌层可导致子宫穿孔，可有急腹痛。

2. 体征 子宫均匀性或不规则增大。仅少数病例发生子宫外转移，受累部包括肺、阴道、脑、肝、肾及盆腔和腹主动脉旁淋巴结。一旦发生转移，预后不良。

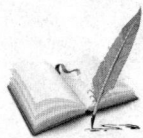

三、实验室及其他检查

1. 血 hCG 测定　多数阴性或轻度升高。

2. 血 HPL 测定　一般为轻度升高或阴性，但免疫组化染色通常阳性。

3. 超声检查　表现为类似于子宫肌瘤或其他滋养细胞肿瘤的声像图，彩色多普勒超声检查可显示子宫血流丰富。

【鉴别诊断】

鉴别点	胎盘部位滋养细胞肿瘤	绒毛膜癌
病理检查	质地较软，切面呈斑点状出血	病灶肉眼下以大量出血坏死为特征，病灶不规则，瘤质较松脆
镜检	仅有中间型滋养细胞一种成分	细胞异型性大，三种滋养细胞共存，但以郎格罕细胞增生为主，核分裂象多

【治疗】

一、治疗原则

以手术治疗为主，同时结合化疗和中医治疗，疗效较好。但如发生转移，则化疗效果不佳。

二、中医治疗

参见本章第二节"妊娠滋养细胞肿瘤"。

三、西医治疗

1. 手术　PSTT 对化疗药物不敏感，且血 hCG 测定对其缺乏敏感性，不利于观察疗效。故手术是首选的治疗方法。手术范围为全子宫及双侧附件切除术，年轻妇女若病灶局限于子宫，可保留卵巢。

2. 化疗　适用于有高危因素患者手术后的辅助治疗，首选 EMA－CO 方案联合化疗。

【预后与转归】

治疗后应随访，随访内容同"妊娠滋养细胞肿瘤"。

（杜小利）　　扫码"练一练"

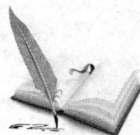

第十六章 外阴色素减退性疾病

外阴色素减退性疾病是一组以瘙痒为主要症状、外阴皮肤色素减退为主要体征的外阴皮肤疾病，2006 年国际外阴阴道疾病研究学会（ISSVD）对外阴皮肤疾病采用基于组织病理学的分类，用于病理诊断。2011 年 ISSVD 又提出了基于临床表现的分类，以补充病理学分类，并方便临床诊断和处理。外阴色素减退性疾病为外阴部位的非肿瘤性皮肤病变之一。中医学无此病名，其临床表现与"阴痒""阴疮""阴痛"等有相似之处。

扫码"学一学"

第一节 外阴慢性单纯性苔藓

外阴慢性单纯性苔藓属于 2006 年 ISSVD 分类中的棘层细胞增生型，先前的疾病名"外阴鳞状上皮增生"和"增生性营养不良"已不再采用。【病因病理】

一、中医病因病机

证型	病因病机	妇科病位与病机
肝郁气滞	素性抑郁，或郁怒伤肝，肝气郁结，疏泄失司	阴部络阻，气血失和，可致外阴瘙痒
湿热下注	阴部摄生不慎，感受湿热之邪，或久居湿地，感受湿邪，湿蕴化热。或脾虚生湿，蕴久化热，或肝郁化火，木胜侮土，脾运失职，水湿内停，湿热相合，流注下焦	浸渍阴部，气血失和，可致外阴瘙痒

二、西医病因病理

病因不明。可分原发性和继发性两种，前者又称特发性，后者可继发于硬化性苔藓、扁平苔藓或其他外阴疾病，和慢性摩擦或搔抓刺激有关。有研究发现病变可能与局部维 A 酸受体 α 含量减少有关。

巨检可见皮损为红色或白色斑块或苔藓样。组织学形态缺乏特异性，主要表现为鳞状上皮表层细胞的角化过度和角化不全，棘层细胞增生，真皮浅层纤维化并伴有不等量炎症细胞浸润。上皮细胞层次排列整齐，极性保持，细胞的大小和核形态、染色均正常。

【诊断】

一、临床表现

1. 症状 主要症状为外阴瘙痒，患者多难耐受而搔抓，搔抓进一步加重皮损，形成所谓的"痒-抓"恶性循环。

2. 体征 病损常位于大阴唇、阴唇间沟、阴蒂包皮及阴唇后联合等处，可为孤立、多发或左右形态对称性病灶。病损早期皮肤暗红或粉红，加重后则为白色病变。后期则表现为皮肤增厚、色素沉着、皮肤纹理明显，呈苔藓样变，可有抓痕、皲裂、溃疡等。

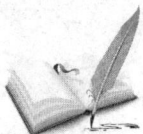

二、实验室及其他检查

确诊靠组织学检查。先以1%甲苯胺蓝涂抹病变组织，干燥后用1%醋酸液擦洗脱色，在不脱色区活检，以提高不典型增生或早期癌变的检出率。

三、辨证要点

依据患者瘙痒及局部病变特点，结合兼证、舌脉综合分析。若外阴瘙痒剧烈，灼热疼痛、局部粗糙，红肿或溃疡流水，带下量多色黄，臭秽，属湿热下注；若外阴瘙痒，局部增厚、粗糙，性情抑郁，多属肝郁。

【鉴别诊断】

病名	外阴慢性单纯性苔藓	外阴白癜风	外阴炎
外阴皮肤颜色	皮肤暗红或粉红，角化过度则呈白色	发白区界限分明，色素完全消失	外阴皮肤发白或发红
外阴皮肤质地	出现苔藓样变，似皮革样增厚，且粗糙、隆起	表面光滑润泽，质正常	外阴皮肤增厚
自觉症状	外阴瘙痒	无任何自觉症状	瘙痒且阴道分泌物增多
分泌物中病原体	无	无	分泌物可见病原体

【治疗】

一、治疗原则

应内外并举，内服与外治，整体与局部相结合进行施治。

二、中医治疗

（一）辨证论治

证型	主证	兼证	治法	方药
肝郁气滞	外阴瘙痒，干燥，灼热疼痛，外阴局部皮肤粗糙、增厚、或皲裂、脱屑、溃疡，或色素减退	性情抑郁，经前乳房胀痛，胸闷嗳气，两胁胀痛；舌质暗苔薄，脉细弦	疏肝解郁，养血通络	黑逍遥散（《和剂局方》）。地黄、柴胡、当归、白芍、白术、茯苓、甘草、生姜、薄荷
湿热下注	外阴奇痒，烧灼疼痛，外阴皮肤黏膜变白、粗糙肥厚或溃破流黄水，带下量多，色黄，秽臭	胸闷烦躁，口苦口干，溲赤便秘；舌质红苔黄腻，脉滑数	清热利湿，通络止痒	龙胆泻肝汤（《医宗金鉴》）加减。龙胆草、山栀子、黄芩、车前子、泽泻、生地、当归、甘草、柴胡

（二）外治

1. 外洗方（经验方） 茵陈、蒲公英、紫花地丁、地肤子、何首乌、冰片（后下），水煎外洗，适用于肝郁气滞证。[《中西医结合妇产科学》（新世纪第2版）]

2. 白斑外洗方（经验方） 鹤虱、苦参、蛇床子、野菊花，水煎熏洗、坐浴，适用于湿热下注证。[（中西医结合妇产科学》（新世纪第2版）]

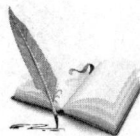

3. 白斑外敷方（经验方） 炉甘石、密陀僧、滑石、煅石膏、制南星、皂荚、枯矾、炮山甲，共研为末，用麻油或凡士林调匀消毒，于每次坐浴后搽患处，每日 1～3 次，适用于湿热下注证。[《中西医结合妇产科学》（新世纪第 2 版）]

三、西医治疗

（一）一般治疗

保持外阴皮肤清洁干燥，不食辛辣、过敏食物。不用刺激性药物或肥皂清洗外阴，忌穿不透气化纤内裤。对痛痒症状明显以致紧张、失眠者，可加用镇静、安眠和抗过敏药物。

（二）药物治疗

局部应用皮质激素药物控制瘙痒，可选用 0.025% 氟轻松软膏、0.01% 曲安奈德软膏，涂搽病变部位，每日 3～4 次。长期使用类固醇药物可使局部皮肤萎缩，故当瘙痒症状缓解后，停用高效类固醇药物，改用作用轻微的 1%～2% 氢化可的松软膏，每日 1～2 次，维持治疗 6 周。局部用药前先用温水坐浴，每日 2～3 次，每次 10～15 分钟，可使皮肤软化、促进药物吸收、缓解瘙痒症状。

（三）物理治疗

局部物理治疗是通过去除局部异常上皮组织和破坏真皮层神经末梢，从而阻断瘙痒和搔抓所引起的恶性循环，适用于症状严重或药物治疗无效者。常用方法：①聚焦超声；②CO_2激光或氦氖激光；③其他：波姆光、液氮冷冻等。聚焦超声的长期疗效及优化参数有待进一步观察研究。激光治疗有破坏性小、愈合后瘢痕组织较少的优点，但其远期复发率仍与手术切除相当。

（四）手术治疗

外阴慢性单纯性苔藓的恶变率很低，手术治疗影响外观及局部功能，且有远期复发可能，故一般不采用手术治疗，仅适用于：①反复药物、物理治疗无效；②出现不典型增生或有恶变可能者。

【预后与转归】

注意个人卫生，保持外阴清洁，积极治疗带下病、阴痒等疾病，保持心情舒畅；增强体质；忌食辛辣、温燥、宣发之品。

（杜小利）

第二节　外阴硬化性苔藓

外阴硬化性苔藓是一种以外阴、肛周皮肤萎缩变薄、色素减退呈白色病变为主要特征的疾病。

扫码"学一学"

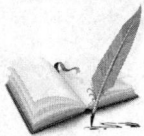

【病因病理】

一、中医病因病机

证型	病因病机	妇科病位与病机
血虚化燥	脾虚化源不足，或因久病耗伤气血	冲任血虚，不能滋养肌肤，使外阴皮肤干燥而致病
肝肾亏损	肝肾不足，或房劳多产，或久病精血空虚，或年老体虚，或七情内伤，营血阴精暗耗	肝肾亏损，冲任精血不足，阴器失于濡养而发本病
脾肾阳虚	素体脾肾阳虚弱或年老久病损伤脾肾，脾肾阳虚	冲任虚寒，阴寒凝滞，阴器失于温煦，故外阴皮肤变白，萎缩

二、西医病因病理

（一）病因

病因不明。可能相关的因素有：①自身免疫：约21%患者合并自身免疫性相关性疾病；②感染；③遗传：有报道可有家族史，但尚未发现特异基因；④性激素缺乏：有患者血清二氢睾酮及雄烯二酮低于正常，临床睾酮药物治疗有效。

（二）病理

巨检皮损呈白色。镜下可见表皮变薄、过度角化及黑色素细胞减少，上皮脚变钝或消失；真皮浅层早期水肿，后期胶原纤维化形成均质化带，其下伴带状淋巴细胞浸润；基底层细胞水肿，黑色素细胞减少。少数病例伴有炎症和溃疡。2%～5%的病例有恶变可能，主要为非 HPV 相关鳞癌。

【诊断】

一、临床表现

（一）症状

主要为病损区瘙痒、性交痛及外阴烧灼感，程度较慢性单纯性苔藓患者轻，晚期可出现性交困难。幼女患者瘙痒症状多不明显，可能仅在排尿或排便后感外阴及肛周不适。

（二）体征

病损区常位于大阴唇、小阴唇、阴蒂包皮、阴唇后联合及肛周，多呈对称性。一般不累及阴道黏膜。早期皮肤红肿，出现粉红、象牙白色或有光泽的多角形小丘疹，丘疹融合成片后呈紫癜状；若病变发展，出现外阴萎缩，表现为大阴唇变薄，小阴唇变小、甚至消失，阴蒂萎缩而其包皮过长；皮肤颜色变白、发亮、皱缩、弹性差，常伴有皲裂及脱皮，病变通常对称，并可累及会阴及肛周而呈蝴蝶状。晚期病变皮肤菲薄，皱缩似卷烟纸或羊皮纸，阴道口挛缩狭窄。由于幼女病变过度角化不似成年人明显，检查见局部皮肤呈珠黄色或与色素沉着点相间形成花斑样，若为外阴及肛周病变，可呈现锁孔状或白色病损坏。

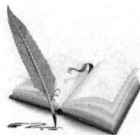

多数患者的病变在青春期可自行消失。

二、实验室及其他检查

病理检查可明确诊断，方法同"外阴慢性单纯性苔藓"。

三、辨证要点

依据患者瘙痒及局部病变特点，结合兼证、舌脉综合分析。外阴瘙痒难忍，局部皮肤萎缩干燥或增厚无弹性，头晕耳鸣，目涩腰酸，属肝肾亏损；外阴瘙痒，局部皮肤黏膜发白萎缩或增厚粗糙，形寒肢冷，纳呆便溏，腰脊冷痛，属脾肾阳虚；外阴干燥瘙痒，局部皮肤发白变薄，脱屑皲裂，头晕眼花，心悸怔忡，属血虚化燥。

【鉴别诊断】

项目	外阴硬化性苔癣	外阴白癜风	老年生理性萎缩
好发年龄	可发生于任何年龄，但以绝经后妇女和青春期少女最多见，其次为幼女	可发生于任何年龄	老年妇女
外阴部皮肤变化	外阴萎缩，皮肤颜色变白、发亮、皱缩、弹性差，常伴有皲裂及脱皮，皮肤菲薄	外阴发白区界限分明，色素完全消失，但皮肤色泽、质地完全正常	外阴皮肤萎缩情况与身体其他部位皮肤相同
大小阴唇变化	大阴唇变薄，小阴唇变小甚至消失	无变化	大阴唇变平，小阴唇退化
自觉症状	外阴瘙痒	无症状	无自觉症状

【治疗】

一、一般治疗

同慢性单纯性苔藓。

二、西医治疗

1. 丙酸睾酮　2%丙酸睾酮油膏外涂，每日2~4次，连用3~4周后改为每日1~2次，连用3周，然后应用维持量，每日1次或每2日1次。

2. 黄体酮　0.5%黄体酮油膏，每日3次。

3. 糖皮质激素类　可先用0.05%氯倍他索软膏，最初1个月内每日2次，继而每日1次，连用2个月，最后每周2次，连用3个月，共计6个月。凡瘙痒顽固、表面用药无效者可用5mg曲安奈德混悬液用2ml生理盐水稀释后皮下注射。

4. 免疫治疗　免疫抑制剂可通过刺激皮肤局部的免疫因子产生而发挥作用，如局部炎症细胞因子抑制剂、T细胞选择性抑制剂他克莫司等。

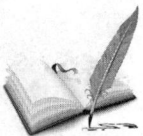

三、中医治疗

（一）辨证论治

证型	主证	兼证	治法	方药
血虚化燥	外阴干燥瘙痒，变薄，变白，脱屑，皲裂，阴蒂萎缩或粘连	头晕眼花，心悸怔忡，气短乏力，面色萎黄；舌淡，苔薄，脉细	益气养血，润燥止痒	人参养荣汤（《太平惠民和剂局方》）。人参、黄芪、白术、茯苓、远志、陈皮、五味子、当归、白芍、熟地、桂心、炙甘草
肝肾亏损	外阴干燥瘙痒，夜间尤甚，局部皮肤黏膜萎缩平坦，色素减退或消失，变白或粉红，干燥薄脆，阴道口缩小	伴头昏目眩，双目干涩，腰膝酸楚，耳鸣乏力，舌红，苔少，脉细弱	补益肝肾，养荣润燥	归肾丸（《景岳全书》）。熟地、山药、山萸肉、茯苓、当归、枸杞、菟丝子、杜仲
脾肾阳虚	外阴瘙痒，局部皮肤黏膜薄脆，变白，弹性减弱	形寒畏冷，纳呆便溏，腰脊冷痛，小便频数，性欲淡漠，舌淡胖，苔薄白或薄润，脉沉弱	温补脾肾，祛风止痒	右归丸（《景岳全书》）。熟地、山药、山茱萸、枸杞、鹿角胶、菟丝子、杜仲、当归、肉桂、制附子

（二）外治法

1. 外洗方（经验方） 淫羊藿、白花蛇舌草、蒺藜、当归、川断、白鲜皮、硼砂，水煎外洗坐浴，适用于肝肾阴虚证。

2. 外洗方（经验方） 艾叶、川椒、硼砂、马齿苋、当归，水煎外洗坐浴，适用于肝肾阳虚证。

【预后与转归】

同本章"外阴慢性单纯性苔藓"。

（杜小利）

第三节 其他外阴色素减退性疾病

扫码"学一学"

一、扁平苔藓

扁平苔藓为细胞免疫异常介导的皮肤病损。可伴随艾滋病、恶性肿瘤、肝硬化、消化性溃疡、乙型病毒性肝炎、丙型病毒性肝炎、溃疡性结肠炎等病。40 岁以上女性常见，主要症状为外阴瘙痒，烧灼感，部分病例无症状。病损外观高度可变，从纤细网格状丘疹到侵蚀性脱屑均可，常出现在外阴和阴道。病变后期，可以出现小阴唇和阴蒂包皮的粘连、色素沉着、阴道口狭窄。确诊依靠组织学检查。局部应用皮质激素，症状缓解率可达 94%。

二、贝赫切特病

贝赫切特病又称眼－口－生殖器综合征，以反复发作的口腔黏膜溃疡、外阴溃疡、眼炎或其他皮肤损害为主要特征，可伴有心血管、关节甚至中枢神经系统损害。病因不清，基本病理改变为多系统性血管炎。临床上以 20～40 岁年轻妇女多见，先出现口腔溃疡，然

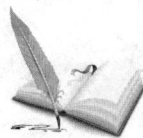

后外阴溃疡，最后出现眼部病变。溃疡为单个或多个，边界清楚，溃疡愈合后可形成瘢痕。溃疡初发时局部疼痛显著，急性期可有发热、乏力、头痛等全身症状。眼部病变最初表现结膜炎、视网膜炎，晚期可出现眼前房积脓，最后可发生视神经萎缩等，甚至失明。具备两个主要症状或伴有其他系统症状，并且反复发作，可做出诊断。皮肤穿刺试验阳性有助于确诊。急性期内，白细胞中度增多，红细胞沉降率加快，但溃疡局部病理检查无特异性。治疗主要是对症处理。若溃疡疼痛剧烈，可给予镇静剂或局部麻醉剂止痛。急性期内，给予皮质激素可促进溃疡愈合，若为预防复发，可给予小剂量长期应用。

三、外阴白癜风

外阴白癜风是黑色素细胞破坏所引起的疾病。病因不明，表现为外阴大小不等、形态不一、单发或多发的白色斑片区，外阴白色区周围皮肤往往有色素沉着，故界限分明。病变区皮肤光滑润泽，弹性正常，除外阴外，身体其他部位也可伴发白癜风。患者一般无不适。故除伴发皮炎应按炎症处理外，通常不需治疗。

四、继发性外阴色素减退性疾病

伴发于各种慢性外阴病变，包括糖尿病外阴炎、外阴阴道假丝酵母菌病、外阴擦伤、外阴湿疣等。患者多有局部瘙痒、灼热甚至疼痛等自觉症状，检查可见外阴表皮过度角化，角化表皮常脱屑而呈白色。治疗应针对原发疾病进行治疗。注意个人卫生，保持外阴干燥、清洁。

扫码"练一练"

（杜小利）

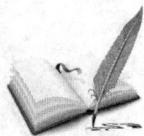

第十七章　女性生殖器官发育异常

女性生殖器异常主要因染色体、性腺或生殖器发育过程异常所致。染色体和性腺异常最常见的临床表现是外生殖器性别模糊和青春期后性征发育异常，而生殖器发育过程异常主要表现为解剖结构异常。

第一节　女性生殖器的发育

扫码"学一学"

正常的女性生殖器发育是一个非常复杂的过程。未分化的性腺分化发育成卵巢。中肾、中肾管或称沃尔夫管、和副中肾管或称米勒管通过复杂的联合作用形成子宫、阴道和上泌尿道。

一、性腺的发育

在胚胎第 5 周，由两侧中肾内侧的间皮增厚，形成原始生殖嵴，也称泌尿生殖嵴。此时并无性别分化，直至胚胎第 7 周时，男性与女性生殖嵴相同。性腺发育自原始生殖细胞。在胚胎第 4 周，原始性腺细胞自胚胎卵黄囊沿背部上皮凹陷迁移，于胚胎第 6 周达性腺原始生殖嵴的间充质内整合入原始性腺中。原始性索于胚胎第 8 周萎缩。

性腺发育决定于胎儿的基因型和性染色体，而最终性别表型取决于性染色体和占优势的生化和激素环境。在两个 X 染色体作用下，未分化性腺的皮质更倾向于分化成女性胎儿。在胎儿第 10 周，分化出卵巢结构。

二、女性生殖管道的发育

（一）输卵管、子宫、宫颈和阴道上段的发育

胚胎第 7 周，副中肾管起源于中胚层，位于中肾管外侧，与中肾管同步发育，最终形成输卵管、子宫、宫颈和阴道上段。胚胎第 8 周，两侧副中肾管迁移至中肾管内侧并在中线处汇合，中段管腔完成融合和再吸收形成子宫，其中的中胚层部分形成子宫内膜和肌层。在融合的最初阶段，子宫腔内存在一纵隔，一般在胎儿 20 周吸收消失，若持续存在则形成子宫纵隔畸形。未融合的两侧副中肾管头段仍保持管状结构，经后续发育成为输卵管，头端开口成为输卵管伞端。融合部分的尾段形成阴道上 2/3。

（二）下生殖道的发育

于胚胎 3 周，在脐索下方形成泄殖腔膜，于胚胎 4 周时泄殖腔皱褶在前方融合形成生殖结节。胚胎 7 周时，尿直肠隔融入泄殖腔膜，将直肠与泌尿生殖道隔开。尿生殖膜上形成孔道与羊膜腔相通，形成原始的尿生殖窦。原始尿生殖窦最终分化为尾端的盆腔外部分和盆腔内部分。女性尿生殖窦盆腔内部分的远端形成尿道和阴道下 1/3 段。

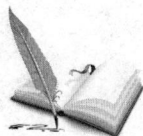

三、女性外生殖器的发育

胚胎第 4 周，生殖结节形成。胚胎第 6 周，泄殖腔膜局部内陷分别形成尿道和肛门凹陷。原始尿道沟周围围绕原始尿道皱褶，阴唇隆起位于尿道周围外侧。胚胎第 7 周，泄殖腔膜消失，原始尿道沟与泌尿生殖窦相通。外生殖器于胎儿第 10 周开始出现性别差异，至胎儿 12 周基本完成性别分化。于胎儿 14 周，生殖结节发育形成阴蒂。

（杜小利）

第二节　常见的女性生殖器发育异常

扫码"学一学"

一、外生殖器发育异常

外生殖器异常最常见的是处女膜闭锁，又称无孔处女膜。由于处女膜无孔，故阴道分泌物或月经初潮的经血排出受阻，积聚在阴道内。有时经血可经输卵管逆流至腹腔。若不及时切开，反复多次的月经来潮使积血增多，发展为子宫腔、输卵管和盆腔积血，输卵管可因积血粘连而致伞端闭锁，经血逆流至盆腔易发生子宫内膜异位症。检查可见处女膜膨出，表面呈紫蓝色；肛诊可扪及盆腔囊性包块。盆腔超声检查可见阴道内有积液。确诊后应及时手术治疗。先用粗针穿刺处女膜中部膨隆部，抽出陈旧积血后再进行"X"形切开，排出积血；常规检查宫颈是否正常，切除多余的处女膜瓣，修剪处女膜，再用可吸收缝线缝合切口边缘。

二、阴道发育异常

阴道发育异常因副中肾管的形成和融合过程异常以及其他致畸因素所致，根据 1998 年美国生殖学会提出的分类法，可分为：（1）副中肾管发育不良，包括子宫、阴道未发育（MRKH 综合征），即为常见的先天性无阴道；（2）泌尿生殖窦发育不良，典型患者表现为部分阴道闭锁；（3）副中肾管融合异常，又分为垂直融合异常和侧面融合异常，垂直融合异常表现为阴道横隔，侧面融合异常表现为阴道纵隔和阴道斜隔综合征。

（一）MRKH 综合征

系双侧副中肾管发育不全或双侧副中肾管尾端发育不良所致。表现为先天性无阴道，发生率约为 1/4000 ~ 1/5000，几乎均合并无子宫或仅有始基子宫，卵巢功能多为正常。症状为原发性闭经及性生活困难。检查见患者体格、第二性特征以及外阴发育正常，但无阴道口，或仅在前庭后部见一浅凹，偶见短浅阴道盲端。可伴有泌尿道发育异常。血内分泌检查为正常女性水平。

建议 18 岁后进行治疗。非手术治疗有顶压法，即用阴道模具压迫阴道凹陷，使其扩张并延伸到接近正常阴道的长度。手术治疗为阴道成形术。

（二）阴道闭锁

为泌尿生殖窦未参与形成阴道下段所致。根据阴道闭锁的解剖学特点可将其分为：

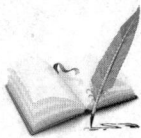

①阴道下段闭锁，也称为阴道Ⅰ型阴道闭锁，阴道上段及宫颈、子宫体均正常；②阴道完全闭锁，也称为阴道Ⅱ型阴道闭锁，多合并宫颈发育不良，子宫体发育不良或子宫畸形。

阴道下段闭锁因子宫内膜功能多为正常，因此症状出现较早，主要表现为阴道上段扩张，严重时可以合并宫颈、宫腔积血，妇科检查发现包块位置较低，位于直肠前方，无阴道开口，闭锁处黏膜表面色泽正常，亦不向外隆起，肛诊可扪及凸向直肠包块，位置较处女膜闭锁高。磁共振显像和超声检查可帮助诊断。

一旦明确诊断，应尽早手术切除。手术以解除阴道阻塞，使经血引流通畅为原则。

（三）阴道横隔

为两侧副中肾管会合后的尾端与尿生殖窦相接处未贯通或部分贯通所致。很少伴有泌尿系统和其他器官的异常，横隔位于阴道上、中段交界处为多见。阴道横隔无孔称完全性横隔，隔上有小孔称不全性横隔。不全性横隔位于阴道上段者多无症状，位置偏低者可影响性生活，阴道分娩时影响胎先露部下降。完全性横隔有原发性闭经伴周期性腹痛，并呈进行性加剧。妇科检查见阴道较短或仅见盲端，横隔中部可见小孔，肛诊时可扪及宫颈及宫体。治疗为手术切除横隔，缝合止血。

（四）阴道纵隔

为双侧副中肾管会合后，尾端纵隔未消失或部分消失所致，常伴有双子宫、双宫颈、同侧肾脏发育不良。可分为完全纵隔和不全纵隔，前者下端达阴道口，后者未达阴道口。

阴道完全纵隔者无症状，性生活和阴道分娩无影响。不全纵隔者可有性生活困难或不适，分娩时胎先露下降可能受阻。阴道检查可见阴道被一纵形黏膜壁分为两条纵形通道，黏膜壁上端近宫颈。阴道纵隔影响性生活者，应将纵隔切除。

（五）阴道斜隔综合征

病因尚不明确，可能由于一侧副中肾管向下延伸未达到泌尿生殖窦而形成盲端。常伴有同侧泌尿系发育异常，多为双宫体、双宫颈及斜隔侧肾缺如。

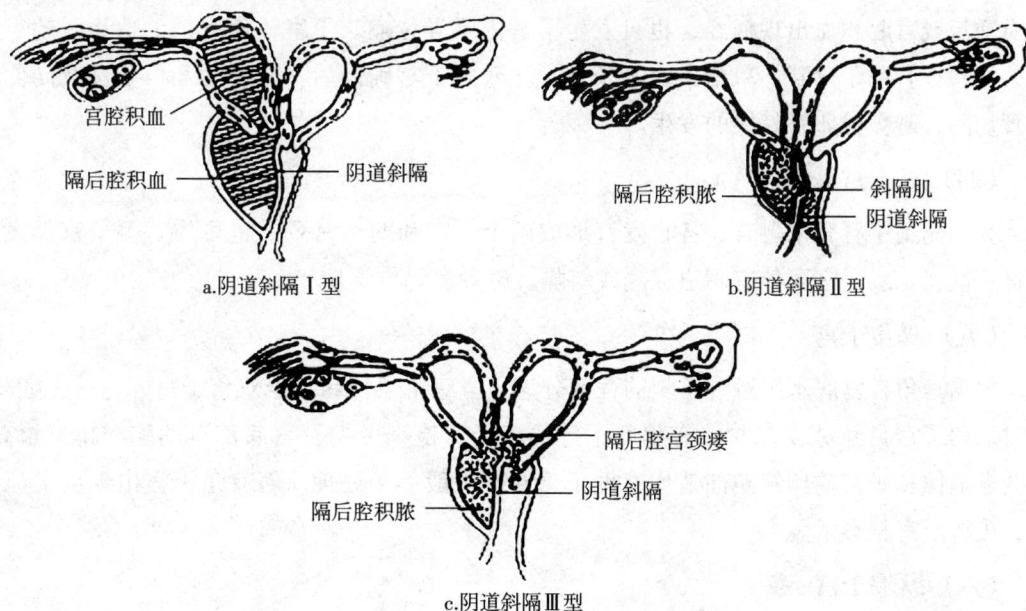

a.阴道斜隔Ⅰ型　　　　b.阴道斜隔Ⅱ型

c.阴道斜隔Ⅲ型

图 17-1　阴道斜隔综合征 3 种类型示意图

可分为三个类型（图 17-1）：①Ⅰ型为无孔斜隔，隔后的子宫与外界及另侧子宫完全隔离，宫腔积血聚积在隔后腔；②Ⅱ型为有孔斜隔，隔上有小孔，隔后子宫与另侧子宫隔绝，经血通过小孔滴出，引流不畅；③Ⅲ型为无孔斜隔合并宫颈瘘管，在两侧宫颈间或隔后腔与对侧宫颈之间有小瘘管，有隔一侧子宫经血可通过另一侧宫颈排出，但引流亦不通畅。

三、宫颈及子宫发育异常

多因形成子宫段副中肾管发育及融合异常所致。

（一）先天性宫颈发育异常

主要包括宫颈缺如、宫颈闭锁、先天性宫颈管狭窄、宫颈角度异常、先天性宫颈延长症伴宫颈管狭窄、双宫颈等，临床上罕见。若患者子宫内膜有功能，则青春期后可因宫腔积血而出现周期性腹痛，经血还可经输卵管逆流入腹腔，引起盆腔子宫内膜异位症。磁共振和超声检查有助于诊断。

（二）子宫未发育或发育不良

包括：①先天性无子宫：常合并无阴道；②始基子宫：子宫极小，多数无宫腔或为一实体肌性子宫；③幼稚子宫：可有宫腔和内膜。三者均卵巢发育正常。先天性无子宫或实体性始基子宫无症状，常因青春期后无月经就诊，经检查诊断。具有宫腔和内膜的幼稚子宫若宫颈发育不良或无阴道者可因月经血潴留或经血逆流出现周期性腹痛；幼稚子宫月经稀少或初潮延迟，常伴痛经。检查可见子宫体小，宫颈相对较长。

（三）单角子宫与残角子宫

单角子宫：仅一侧副中肾管正常发育形成单角子宫，同侧卵巢功能正常；另侧副中肾管完全未发育或未形成管道，未发育侧卵巢、输卵管和肾脏亦往往同时缺如。残角子宫：系一侧副中肾管发育，另一侧副中肾管中下段发育缺陷，形成残角子宫。

单角子宫常无症状。残角子宫若内膜有功能，但其宫腔与单角宫腔不相通者，常因月经血逆流或宫腔积血出现痛经，也可发生子宫内膜异位症。子宫输卵管碘油造影、超声和磁共振检查有助于诊断。单角子宫不予处理。残角子宫确诊后，应切除残角子宫及同侧输卵管切除，避免输卵管妊娠的发生。

（四）双子宫

为两侧副中肾管未融合，各自发育形成两个子宫和两个宫颈，也可为一侧子宫颈发育不良、缺如。双子宫可伴有阴道纵隔或斜隔。患者多无自觉症状。

（五）双角子宫

根据宫角在宫底水平融合不全的程度分为完全双角子宫和不全双角子宫。一般无症状。有时双角子宫月经量较多并伴有程度不等的痛经。检查可扪及宫底部有凹陷。超声检查、磁共振显像和子宫输卵管碘油造影有助于诊断。一般不予处理。若双角子宫出现反复流产时，可行子宫整形术。

（六）纵隔子宫

是最常见的子宫畸形。分 2 类：①完全纵隔子宫：纵隔末端到达或超过宫颈内口，外

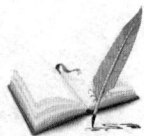

观似双宫颈；②不全纵隔子宫：纵隔末端终止在内口以上水平。

一般无症状。临床上主要表现为影响生育期妇女的妊娠结局，包括反复流产、早产、胎膜早破等表现，其中以反复流产为最常见。经阴道超声检查是目前最常用的诊断方法，表现为两个内膜回声区域，子宫底部无明显凹陷切迹。子宫输卵管碘油造影（HSG）有助于了解宫腔形态，评估双侧输卵管通畅与否。宫腹腔镜联合检查是诊断纵隔子宫的"金标准"方法。

（七）弓形子宫

指宫底中间有一浅凹陷，但多大程度的凹陷可定义弓形子宫尚有争议。一般无症状。检查可扪及宫底部有凹陷。超声和磁共振检查及子宫输卵管碘油造影有助于诊断。一般不予处理。若出现反复流产时，应行子宫整形术。

四、输卵管发育异常

输卵管发育异常罕见，是副中肾管头端发育受阻所致，常与子宫发育异常同时存在，几乎均在因其他病因手术时偶然发现。常见的类型有：①输卵管缺失或输卵管痕迹；②输卵管发育不全；③副输卵管；④单侧或双侧双输卵管。若不影响妊娠，无需处理。

五、卵巢发育异常

包括：①卵巢未发育或发育不良：其中卵巢发育不良又称条索状卵巢；②异位卵巢：卵巢形成后仍停留在原生殖嵴部位，未下降至盆腔内；③副卵巢。

（杜小利）

第三节　女性性发育异常

扫码"学一学"

女性性发育异常（DSD）包括一大组疾病，这组疾病的患者在性染色体、性腺、外生殖器或性征方面存在一种或多种先天性异常或不一致。

【常见的临床病变】

根据第二性征与性染色体、性腺或生殖器的相符性，本节以前者为特征，简要介绍部分性分化异常的常见病变。

1. 第二性征发育正常的性发育异常　此类病变的性染色体为 XX 型，第二性征发育、卵巢多属正常，但内生殖器发育异常，如 MRKH 综合征。

2. 第二性征发育不全的性发育异常　此组病变多为染色体异常，核型可为 45，XO、45，XO 的嵌合型或 47，XXX 等。

（1）特纳综合征　最为常见的性发育异常，其主要病变为卵巢不发育伴有体格发育异常。临床表现为面容呆板、两眼间距宽、身材矮小（不足 150cm）、蹼颈、盾状胸、肘外翻；第二性征不发育、子宫发育不良及原发性闭经。特纳综合征治疗原则为促进身高、刺激乳房与生殖器发育及预防骨质疏松。

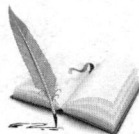

（2）46，XY 单纯性腺发育不全　又称 Swyer 综合征。患者主要表现为第二性征发育不全与原发性闭经。妇科检查可见发育不良的子宫、输卵管；性腺为条索状或发育不良的睾丸。

3. 女性男性化的性发育异常　此类患者性腺为卵巢，内生殖器为子宫、输卵管、阴道，但于胚胎或胎儿期暴露于过多的雄激素，故其外生殖器可有不同程度的男性化。外生殖器男性化程度取决于胚胎或胎儿暴露于雄激素的时期和雄激素剂量，阴蒂可从中度直至阴唇后部融合和出现阴茎，阴道下段狭窄，难以发现阴道口。

（杜小利）

扫码"练一练"

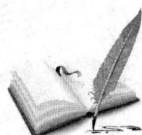

第十八章　女性盆底损伤性疾病

女性盆底损伤性疾病（pelvic floor dysfunction，PFD）指因盆腔支持结构缺陷、退化、损伤及功能障碍导致其支持薄弱，而造成的疾病。

第一节　盆腔器官脱垂

扫码"学一学"

盆腔器官维持其正常位置依靠盆底肌肉群、筋膜、韧带和神经构成的盆底支持系统。当盆底组织退化、创伤、先天发育不良或某些疾病引起损伤、张力减低导致其支持功能减弱，使女性生殖器官和相邻脏器向下移位，脱于阴道内或阴道外，称为盆腔脏器脱垂（pelvic organ prolapse，POP），包括阴道前壁（膀胱、尿道）脱垂、阴道后壁（直肠）脱垂和子宫脱垂。三者可单独存在，也可并存。本节以子宫脱垂为主。

中医学称本病为"阴挺""阴挺下脱""阴脱""阴蕈""阴菌"等，因多发生在产后，又称"产肠不收"。《诸病源候论·妇人杂病诸候》曰："胞络伤损，子脏虚冷，气下冲则令阴挺出，谓之下脱，亦有因产而用力偃气而阴下脱者。诊其少阴脉浮动，浮则为虚，动则为悸，故令脱也。"指出本病的病因与分娩有关。《景岳全书·卷三十九》："妇人阴中突出如菌如芝，或挺出数寸谓之阴挺。此或因胞络伤损，或因分娩过劳，或因郁热下坠，或因气虚下脱，大都此证当以升补元气，固涩真阴为主。"提出"阴挺"这一名称，并指出其病因及治疗大法。

子宫脱垂

子宫脱垂（uterine prolapse）是指子宫从正常位置沿阴道下降，宫颈外口达坐骨棘水平以下，甚至子宫全部脱出于阴道口以外，子宫脱垂常伴有阴道前壁和（或）后壁脱垂。

【病因病理】

一、中医病因病理

证型	病因病机	妇科病位与病机
气虚	素体虚弱，中气不足；临盆过早、难产、产程过长，或分娩时用力太过，或产后过早操劳持重，或久嗽不愈，或便秘努责，损伤中气	气虚下陷，固摄无权，带脉系胞无力，以致阴挺
肾虚	先天不足，或房劳多产，年老体弱	肾气亏虚，冲任不固，带脉系胞无力，以致阴挺

二、西医病因病理

1. 分娩损伤　为子宫脱垂最主要的病因。分娩时因滞产、第二产程延长、助产术等使盆腔筋膜、韧带和肌肉因过度牵拉而支撑力量减弱。产后过早进行重体力劳动，影响盆底

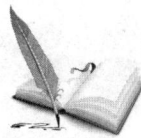

组织张力的恢复。

2. 长期腹压增加 慢性咳嗽、习惯性便秘、经常超重负荷（肩挑、举重、蹲位、长期站立）、盆腹腔巨大肿瘤、腹型肥胖或大量腹水等均可使腹腔内压力增加，迫使子宫向下移位。

3. 先天发育不良或衰老退化性变 先天性盆底组织发育不良，绝经后雌激素水平降低，出现支持结构萎缩退化。

【临床分度】

以患者平卧用力向下屏气时，子宫下降最低点为分度标准，我国将子宫脱垂分为 3 度（图 18 - 1）。

Ⅰ度　轻型：宫颈外口距处女膜缘 <4cm，尚未达到处女膜缘；重型：宫颈外口已达处女膜缘，在阴道口能见到宫颈。

Ⅱ度　轻型：宫颈已脱出阴道口外，宫体仍在阴道内；重型：宫颈及部分宫体已脱出阴道口。

Ⅲ度　宫颈及宫体全部脱出至阴道口外。

目前国外多采用盆腔器官脱垂定量分期法（POP - Q）分类法（表 18 - 2）。此分期系统是利用阴道前壁、阴道顶端、阴道后壁上的 6 个点为指示点，与参照（0 点）处女膜的关系来界定盆腔器官的脱垂程度。位于处女膜以上用负数表示，处女膜以下用正数表示。阴道前壁上的 2 个点分别为 Aa 和 Ba；阴道顶端的 2 个点分别为 C 和 D 点；阴道后壁的 Ap、Bp 两点与阴道前壁 Aa、Ba 点是对应的。另外，还包括阴裂（gh）的长度、会阴体（pb）的长度，以及阴道的总长度（TVL）。阴裂的长度（gh）即为尿道外口中线到处女膜后缘的中线距离。会阴体的长度（pb）即为阴裂的后端边缘到肛门中点的距离。阴道的总长度（TVL）为总阴道长度。测量值以厘米表示（图 18 - 2、表 18 - 1）。

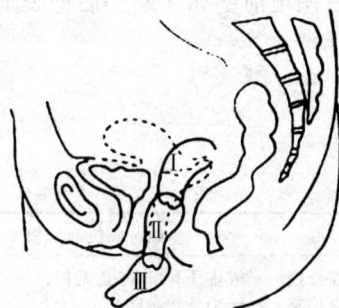

图 18 - 1　子宫脱垂分度示意图　　图 18 - 2　POP - Q 盆腔器官膨出分期图解

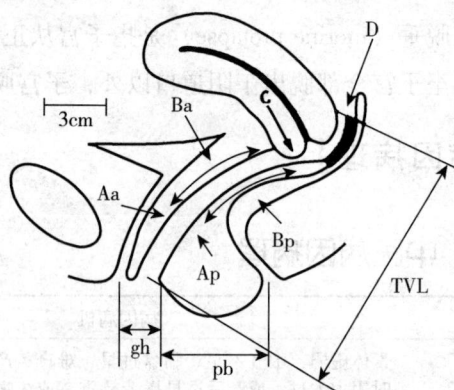

表 18 - 1　盆腔器官脱垂评估指示点（POP - Q 分期法）

指示点	内容描述	范围
Aa	阴道前壁中线距处女膜 3cm 处，相当于尿道膀胱沟处	-3 ～ +3cm
Ba	阴道顶端或前穹隆到 Aa 点之间阴道前壁上段中的最远点	在无阴道脱垂时，此点位于 -3cm，在子宫切除术后阴道完全外翻时，此点将为 +TVL
C	宫颈或子宫切除后阴道顶端所处的最远端	-TVL ～ +TVL

续表

指示点	内容描述	范围
D	有宫颈时的后穹窿的位置，它提示了子宫骶骨韧带附着到近端宫颈后壁的水平	－TVL～＋TVL 或空缺（子宫切除术后）
Ap	阴道后壁中线距处女膜3cm 处，Ap 与 Aa 点相对应	－3～＋3cm
Bp	阴道顶端或后穹窿到 Ap 点之间阴道后壁上段中的最远点，Bp 与 Ba 点相对应	在无阴道脱垂时，此点位于－3cm，在子宫切除术后阴道完全外翻时，此点将为＋TVL

注：POP－Q 分期应在向下用力屏气时，以脱垂最大限度出现时的最远端部位距处女膜的正负值计算。

表 18－2　盆腔器官脱垂分期（POP－Q 分期法）

分度	内容
0	无脱垂，Aa、Ap、Ba、Bp 均在－3cm 处，C、D 两点在阴道总长度和阴道总长度－2cm 之间，即 C 或 D 点量化值＜（TVL－2）cm
Ⅰ	脱垂最远端在处女膜平面上＞1cm，即量化值＜－1cm
Ⅱ	脱垂最远端在处女膜平面上＜1cm，即量化值＞－1cm，但＜＋1cm
Ⅲ	脱垂最远端超过处女膜平面＞1cm，但＜阴道总长度－2cm，即量化值＞＋1cm，但＜（TVL－2）cm
Ⅳ	下生殖道呈全长外翻，脱垂最远端即宫颈或阴道残端脱垂超过阴道总长度－2cm，即量化值＞（TVL－2）cm

【诊断】

一、临床表现

（一）病史

多有分娩损伤、产后过劳、长期咳嗽及便秘等病史。

（二）症状

Ⅰ度患者多无自觉症状。Ⅱ度以上患者常伴有不同程度的腰骶部疼痛或下坠感。站立过久、腹压增加或劳累后症状加重，平卧休息后减轻。严重者休息后脱出物不能自行还纳，通常需用手推送才能将其还纳至阴道内。Ⅲ度患者多伴有排尿、排便困难，遗尿、尿频、张力性尿失禁，易并发尿路感染。暴露在外的宫颈和阴道黏膜长期与衣裤摩擦，可致宫颈和阴道壁发生溃疡而出血，如感染则有脓性分泌物。

（三）体征

Ⅱ、Ⅲ度子宫脱垂患者宫颈及阴道黏膜明显增厚角化，宫颈肥大，不少患者宫颈显著延长。

二、妇科检查

嘱患者向下屏气，当腹压增加时观察有无宫颈下垂。若无宫颈脱出阴道外口，则用手指深入阴道触及宫颈，测出宫颈至处女膜缘的距离，确定子宫脱垂的程度。

【鉴别诊断】

1. 宫颈延长　双合诊检查阴道内宫颈虽长，但宫体在盆腔内，屏气并不下移。

2. 阴道壁肿物　位于阴道壁内，固定、边界清楚，指诊时可于肿块上方触及宫颈和

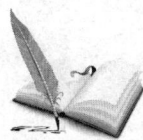

宫体。

3. 子宫黏膜下肌瘤　宫颈口见红色、质硬之肿块，表面找不到宫颈外口，但其周围或一侧可扪及被扩张变薄的宫颈边缘。

4. 慢性子宫内翻　比较罕见，阴道内见翻出的宫体，被覆暗红色绒样子宫内膜，两侧角可见输卵管开口，三合诊检查盆腔内无宫体。

【治疗】

一、治疗原则

以安全、简单、有效为治疗原则。无症状者不需治疗，有症状者采用保守治疗结合中医治疗或手术治疗。

二、中医治疗

（一）辨证论治

证型	主证	兼证	治法	方药
气虚	阴中有块状物突出，劳则加剧，平卧则回纳，小腹下坠	神倦乏力，少气懒言，或面色无华，舌淡，苔薄，脉缓弱	补益中气，升阳举陷	补中益气汤（《脾胃论》）加续断、金樱子、杜仲
肾虚	阴中有物脱出或脱出阴道口外，腰酸腿软，夜尿频多	小腹下坠，头晕耳鸣，舌淡，苔薄，脉沉弱	补肾固脱，益气升提	大补元煎（《景岳全书》）加黄芪、升麻

（二）针灸治疗

取百会、关元、中极、气海、三阴交、足三里等穴位。

三、西医治疗

（一）非手术治疗

治疗目标为缓解症状，增加盆底肌肉的强度、耐力和支持力，预防脱垂加重。适用于Ⅰ度及Ⅱ度轻型患者，也适用于希望保留生育功能、不能耐受手术或不愿意手术的脱垂患者。包括应用盆底康复治疗和子宫托。

1. 盆底肌肉锻炼和物理疗法　嘱咐患者进行收缩肛门运动，用力收缩盆底肌肉 3 秒后放松，每次 10~15 分钟，每日 2~3 次。

2. 子宫托　是使子宫和阴道壁维持在阴道内而不脱出的工具。应间断性取出、清洗并重新放置。

（二）手术治疗

治疗目标为消除症状、修复盆底支持功能。应根据患者年龄、脱垂分度、生育要求及全身健康情况选择手术方式。

1. 阴式子宫切除术及阴道前后壁修补术　适用于Ⅱ度、Ⅲ度子宫脱垂伴阴道前、后壁膨出，或年龄较大无生育要求且无手术禁忌证者。

2. 曼氏手术　包括阴道前后壁修补、主韧带缩短及宫颈部分切除术。适用于年轻、宫

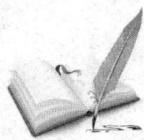

颈延长子宫脱垂患者。

3. 阴道封闭术　分阴道半封闭术和阴道全封闭术。适用于年老体弱不能耐受较大手术、不需保留性交功能者。

4. 盆底重建手术　通过吊带、网片和缝线将阴道穹隆或宫底韧带悬吊固定于骶骨前、骶棘韧带，也可行自身宫骶韧带缩短缝合术。可经阴道、经腹腔镜或经腹完成。经腹或腹腔镜下加用补片的骶前固定术、经阴道骶棘韧带固定术和高位骶韧带悬吊术为国际公认的非宫颈延长的重度子宫脱垂的有效术式。

【预防与调护】

防止生育过多，过密；严密观察并正确处理产程，避免产程延长；提高助产技术，保护好会阴，必要时行会阴后 – 侧切开术；避免产后过早参加重体力劳动；积极治疗慢性咳嗽、习惯性便秘；提倡做产后保健操。

【预后与转归】

子宫脱垂及时确诊分度和正规治疗，无明显不良预后。非手术治疗可缓解症状，手术治疗可治愈。

第二节　生殖道瘘

扫码"学一学"

生殖道瘘是指生殖道与其邻近器官间有异常通道。临床上以尿瘘最多见，其次为粪瘘，两者可同时存在，称为混合性瘘。

尿　瘘

尿瘘（urinary fistula）是指生殖道与泌尿道之间形成的异常通道，尿液自阴道排出，不能控制。以膀胱阴道瘘最多见。中医学无此病名。

【病因病理】

一、中医病因病机

多由难产、滞产、胎压膀胱过久，使膀胱受压处气血瘀滞过久而破溃；或接生不慎，或手术直接损伤膀胱，膀胱失约，小便失禁。

二、西医病因病理

1. 产伤　多因难产处理不当引起。

2. 妇科手术损伤　多因手术时分离组织粘连误伤膀胱、输尿管，或因输尿管末端游离过度导致膀胱阴道瘘或输尿管阴道瘘。

3. 其他　外伤、放疗后、膀胱结核、晚期生殖泌尿道肿瘤、子宫托安放不当等均可导致尿瘘。

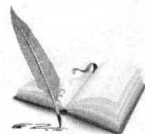

【诊断】

一、病史

难产、产程过长及手术史。

二、临床表现

常见漏尿、外阴瘙痒、疼痛和尿路感染等。

三、实验室及其他检查

1. 亚甲蓝试验　用于鉴别膀胱阴道瘘、膀胱宫颈瘘或输尿管阴道瘘，并可协助辨认位置不明的极小瘘孔。

2. 膀胱镜检查　明确瘘孔的位置、大小、数目及瘘孔和膀胱三角的关系。

3. 影像学检查　静脉肾盂造影摄片，根据肾盂、输尿管及膀胱显影情况，了解肾脏功能、输尿管通畅情况，有助于输尿管阴道瘘及膀胱阴道瘘的诊断。

【治疗】

手术修补为主要治疗方法。非手术治疗仅限于分娩或手术后 7 日内发生的膀胱阴道瘘和输尿管小瘘孔，留置导尿管于膀胱内或在膀胱镜下插入输尿管导管，4 周至 3 个月有愈合可能。

手术治疗注意时间的选择。直接损伤的尿瘘应尽早手术修补；其他原因所致尿瘘应等待 3 个月，待组织水肿消退、局部血液供应恢复正常再行手术；瘘修补失败后至少应等待 3 个月后再次手术；放疗所致的尿瘘需要形成结痂后修补，推荐 12 个月后再修补。

【预后与转归】

把握好手术时机进行手术修补，预后一般较好。预防产伤是关键。

粪　瘘

粪瘘（fecal fistula）是指肠道与生殖道之间有异常通道，致使粪便由阴道排出，以直肠阴道瘘居多。

【病因病理】

一、中医病因病机

多因难产使胎头或其他原因压迫肠道过久，使局部气血瘀滞破溃，致使大便不循肠道反随破口进入阴道而成粪瘘。

二、西医病因病理

分娩时胎头长时间停滞在阴道内，阴道后壁及直肠受压，造成缺血、坏死形成粪瘘；

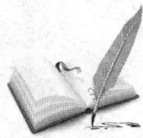

行子宫切除术或严重盆腔粘连分离术时易损伤直肠，导致粪瘘；先天性直肠阴道瘘；长期放置子宫托未取出，生殖道恶性肿瘤晚期浸润或放疗后，均可导致粪瘘。

【诊断】

一、病史

难产、产程过长及手术。

二、临床表现

阴道内排出粪便为主要症状。瘘孔较大者，多量粪便经阴道排出，稀便时更是持续外流，无法控制。若瘘孔小且粪便成形时，阴道内可无粪便污染，但出现阴道内阵发性排气现象，若为稀粪，粪便可由阴道流出。

三、实验室及其他检查

妇科检查 大的直肠阴道瘘在阴道窥器暴露下能直接窥见瘘孔。瘘孔小者往往在阴道后壁只见到一颜色鲜红的小肉芽样组织，若用探针从此处探查，同时用另一手示指放入直肠内能直接接触到探针即可确诊。小肠或结肠阴道瘘需经钡剂灌肠方能确诊。

【治疗】

手术修补为主要治疗方法。手术损伤或产伤引起的粪瘘应及时修补。压迫坏死性粪瘘应待 3～6 个月后再行手术修补。先天性粪瘘应在患者 15 岁左右月经来潮后再行手术，过早手术容易造成阴道狭窄。手术方式有经阴道、经直肠及经腹。

【预后与转归】

应掌握手术时机，及时进行手术修补，修补效果比尿瘘好，可治愈。

（朱虹丽）

扫码"练一练"

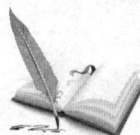

第三篇

产 科 学

第十九章　妊娠病与妊娠合并症

妊娠期间发生与妊娠有关的疾病称妊娠病。妊娠病不但影响孕妇的健康，还可妨碍胎儿的正常发育，甚至造成堕胎、小产，因此必须注意平时的预防和发病后的调治。

临床常见的中医妇科妊娠病症有妊娠恶阻、妊娠腹痛、异位妊娠、胎漏、胎动不安、滑胎、胎死不下、胎萎不长、胎水肿满、妊娠肿胀、妊娠烦躁、妊娠眩晕、妊娠痫证、妊娠小便淋痛等。由于篇幅有限，本章将中医妊娠病症与西医妇产科疾病加以整合进行介绍。

妊娠病的发病机理：一是受孕后，阴血聚于冲任妊养胎元，致使孕妇机体处于阴血偏虚、阳气偏亢的生理状态；二是随着胎体渐长，往往影响气机的升降，这些生理变化，多数孕妇皆能适应；三是若素有脏腑气血偏盛偏衰（如体质因素影响），或孕后复感邪气，则可伤及脏腑、气血或冲任，从而发生妊娠病。

妊娠病的治疗原则，大多是治病与安胎并举。其关键是分清母病与胎病。安胎之法，以补肾培脾为主，补肾为固胎之本，培脾乃益血之源，本固血充，则胎可安。若母体有病，则当治母病，适当辅以补肾培脾安胎，使病去则胎孕可安。若胎元不正、胎堕难留或胎死腹中者，则安之无益，宜从速下胎以保母体健康。

妊娠期间孕妇原有宿疾出现加重而影响母儿健康和妊娠进展者称为妊娠合并症，临床常见的有妊娠合并心脏病、妊娠合并急性病毒性肝炎、妊娠合并慢性肾小球肾炎、妊娠合并急性肾盂肾炎、妊娠合并糖尿病、妊娠合并贫血等。其病因不外乎外感六淫、内伤七情、生活失度和体质因素等。病机则是脏腑功能失常、气血失调。治疗原则主要以治病为主，安胎为辅，但如果因妊娠使疾病加重，威胁孕妇的生命时，则应下胎以益母。

妊娠期间，凡峻下、滑利、祛瘀、破血、耗气散气以及一切有毒药品，都宜慎用或禁用。但在病情需要的情况下，如妊娠恶阻也可适当选用降气药物，所谓"有故无殒，亦无殒也"；惟须严格掌握剂量，并"衰其大半而止"，以免动胎、伤胎。

第一节　妊娠剧吐

妊娠早期孕妇出现严重频繁恶心呕吐，不能进食，甚则食入即吐，引起体液失衡及新陈代谢障碍，甚至危及孕妇生命时，称妊娠剧吐（hyperemesis gravidarum）。发生率0.3% ~ 1.0%，属中医学"恶阻"范畴。

【病因病理】

一、中医病因病机

证型	病因病机	妇科病位与病机
脾虚痰滞	孕后血聚养胎，经血不泻，冲脉气盛，冲脉隶于阳明，若脾胃素虚，冲气上逆，胃失和降或脾虚不运，痰湿内生	冲气挟胃气上逆，或挟湿上逆而致恶心呕吐

扫码"学一学"

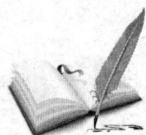

续表

证型	病因病机	妇科病位与病机
肝胃不和	孕后血聚养胎，阴血不足，肝气偏旺，若素性肝旺或恚怒伤肝，则肝气愈旺	肝旺侮胃，胃失和降，遂致恶心呕吐
气阴两虚	呕伤气，吐伤阴，饮食难进，可致精气耗散	呕吐日久致精气耗散，正气受损，气阴两伤

二、西医病因病理

确切病因不明。鉴于早孕反应出现与消失的时间与孕妇血 hCG 值上升和下降的时间相一致，加之葡萄胎、多胎妊娠孕妇血 hCG 值明显升高，剧烈呕吐发生率也高，提示妊娠剧吐可能与 hCG 水平升高有关，但临床表现的程度与血 hCG 水平并不一定成正比。临床观察发现，精神紧张、焦虑及生活环境和经济状况较差的孕妇容易发生妊娠剧吐，提示此病可能与精神、社会因素有关。近年研究发现，妊娠剧吐可能与感染幽门螺旋杆菌有关。

【诊断】

一、临床表现

（一）症状

妊娠剧吐多见于年轻初孕妇，一般于停经 6 周左右出现。初为早孕反应，逐渐加重，反复呕吐，厌食择食，头晕乏力，倦怠思睡，继而呕吐频繁不能进食和进水，呕吐物中除食物和黏液外，还有胆汁或咖啡样物。

（二）体征

体重明显减轻，精神萎靡，面色苍白，皮肤干燥，眼眶凹陷，脉搏加快，尿量减少，严重时出现黄疸、昏迷等。

妊娠剧吐可致两种严重的维生素缺乏症：①维生素 B_1 缺乏：可致 Wernicke 综合征，临床表现为眼球震颤、视力障碍、共济失调、急性期言语增多，以后逐渐精神迟钝、嗜睡，个别发生木僵或昏迷。若不及时治疗，死亡率达 50%。②维生素 K 缺乏：可致凝血功能障碍，常伴血浆蛋白及纤维蛋白原减少，孕妇出血倾向增加，可发生鼻出血，骨膜下出血、甚至视网膜出血。

二、辅助检查

1. 尿液检查 测定尿量、尿比重、酮体，注意有无蛋白尿及管型尿。

2. 血液检查 测定红细胞数、血红蛋白含量、血细胞比容、全血及血浆粘度，以了解有无血液浓缩。动脉血气分析测定血液 pH 值、二氧化碳结合力等，了解酸碱平衡情况。还应检测血钾、血钠、血氯含量及肝肾功能。

3. 其他 必要时应行眼底检查及神经系统检查。

三、辨证要点

本病的辨证，首先观察了解呕吐物的性状、气味，患者口感，再结合全身证候，舌脉

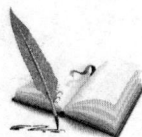

进行辨证。凡口淡，呕吐清水或稀涎，纳少便溏，神疲肢软者，多为脾胃虚弱；口苦，呕吐酸苦水，叹息嗳气，胸胁胀痛，口苦咽干，多为肝热犯胃；口黏腻，呕吐痰涎，神倦嗜睡，多为痰湿内生；若呕吐物呈咖啡黏液，或带血样物，精神萎靡，眼眶下陷，尿少便秘等，属气阴两虚之重证。

【鉴别诊断】

本病应与葡萄胎、妊娠合并急性胃肠炎、妊娠合并病毒性肝炎鉴别（表 19 - 1）。

表 19 - 1 妊娠剧吐鉴别诊断

鉴别项目	妊娠剧吐	葡萄胎	妊娠合并急性胃肠炎	妊娠合并病毒性肝炎
病史	有停经史	有停经史及阴道不规则出血史	有饮食不洁史	有与肝炎患者密切接触史，或接受输血、注射血制品的病史
症状	恶心呕吐，甚至食入即吐	恶心呕吐较剧，阴道不规则出血史的同时或伴有水泡状胎块排出	上腹部或全腹阵发性疼痛，伴有恶心呕吐，肠道受累时伴有腹泻	恶心呕吐、食欲减退的同时伴厌油腻、腹胀腹泻及肝区疼痛，有的有高热、黄疸
检查	子宫增大与停经月份相符合	子宫大小与停经月份不符合，多数大于停经月份	胃脘部轻压痛，无反跳痛	肝脏肿大，有压痛
辅助检查	尿 hCG（+）	血 hCG 明显升高，B 超示宫内呈典型落雪状图像，而无妊娠囊、胎儿及胎心搏动征	大便检查见白细胞及脓球	血清肝炎标志物阳性，肝功能异常，血清胆红素增高

【治疗】

一、治疗原则

本病轻症可在门诊采用中医治疗，以调气和中、降逆止呕为主，并注意饮食和情志的调节，用药忌升散之品。重症采取禁食补液支持疗法、纠正电解质紊乱、维持酸碱平衡及对症治疗，待病情缓解后即可改服中药，浓煎、少量频服。

二、中医治疗

证型	脾虚痰湿证	肝胃不和证
主证	妊娠早期，恶心呕吐，甚则食入即吐，口淡或呕吐清涎，神疲思睡；舌淡，苔白润，脉缓滑无力	妊娠早期，恶心呕吐，甚则食入即吐，呕吐酸水或苦水，口苦咽干，头胀而晕，胸满胁痛；舌红，苔微黄，脉弦滑数
治法	健脾和胃，降逆止呕	清肝和胃，降逆止呕
方药	香砂六君子汤（《名医方论》）	黄连温胆汤（《温热经纬》）加吴茱萸
组成	人参、白术、茯苓、甘草、半夏、陈皮、木香、砂仁、生姜、大枣	黄连、半夏、竹茹、枳实、陈皮、茯苓、甘草

上述两型都可因呕吐不止，不能进食，而导致阴液亏损，精气耗散，出现精神萎靡，形体消瘦，眼眶下陷，双目无神，四肢无力。严重者，出现呕吐带血样物，发热口渴，尿少便秘，唇舌干燥，舌红少津，苔薄黄或光剥，脉细滑数无力等气阴两亏的严重证候（查尿酮体常呈强阳性反应）。治宜益气养阴，和胃止呕。方用生脉散（《内外伤辨惑论》人参、麦冬、五味子）合益胃汤（《温病条辨》沙参、麦冬、生地、玉竹、冰糖）加芦根、

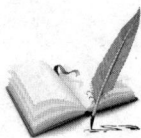

竹茹、乌梅。

三、西医治疗

1. 一般治疗　对精神情绪不稳定的孕妇，给予心理疏导，解除其思想顾虑。

2. 支持疗法　纠正脱水、电解质紊乱及酸碱失衡，重症患者应住院治疗，禁食，每日补液量不少于 3000ml，尿量维持在 1000ml 以上。输液中应加入氯化钾、维生素 B_6、维生素 C 等，并给予维生素 B_1 肌内注射。

3. 止吐剂　如异丙嗪、氯丙嗪或甲氧氯普胺等可肌内或静脉给药。

一般经上述治疗 2～3 日后，病情多可好转。孕妇可在呕吐停止后，试进少量流质饮食，若无不良反应可逐渐增加进食量，同时调整补液量。

多数妊娠剧吐的孕妇经治疗后病情好转可以继续妊娠，如果出现以下情况可能危及孕妇生命时，需考虑终止妊娠：①持续黄疸；②持续蛋白尿；③体温升高，持续在 38℃ 以上；④心动过速（≥120 次/分）；⑤伴发 Wernicke 综合征。

【预防与调护】

本病的发生往往与精神因素有关，患者应保持乐观愉快的情绪，解除顾虑，避免精神刺激。生活上须调配饮食，宜清淡、易消化，忌肥甘厚味及辛辣之品，鼓励进食，少量多餐，服药应采取少量缓缓饮服，以获药力。

【预后与转归】

妊娠剧吐及时治疗，大多可治愈，少数病情较重，威胁母体生命安全时则需终止妊娠。

（曹俊岩）

第二节　自然流产

胚胎或胎儿尚未具有生存能力而妊娠终止者，称为流产（abortion）。不同国家和地区对流产妊娠周数有不同的定义。我国仍将妊娠不足 28 周、胎儿体重不足 1000g 而终止者，称为流产。妊娠 12 周前终止者，称为早期流产（early abortion），妊娠 12 周至不足 28 周终止者，称为晚期流产（1ate abortion）。流产分为自然流产（spontaneous abortion）和人工流产（artificial abortion）。胚胎着床后 31% 发生自然流产，其中 80% 为早期流产。在早期流产中，约 2/3 为隐性流产（clinically silent miscarriage），即发生在月经期前的流产，也称生化妊娠（chemical pregnancy）。

扫码"学一学"

流产的不同临床类型分别相当于中医学的胎漏、胎动不安（先兆流产）、堕胎（早期流产）、小产（晚期流产）、胎死不下（稽留流产）、滑胎（习惯性流产）等。

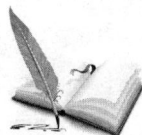

【病因病理】

一、中医病因病机

证型	病因病机	妇科病位与病机
肾气亏虚	先天禀赋不足或房劳多产，大病久病穷必及肾，或孕后房事不节伤肾	冲任不固，胎失所系
气血虚弱	母体气血素虚，或久病大病耗伤气血，或孕后思虑过度，劳倦伤脾	气血化生不足，冲任匮乏，不能固摄滋养胎儿
血热	素体阳盛血热或阴虚内热，或孕后过食辛热，或感受热邪	热伤冲任，扰动胎元，致胎元不固
血瘀	宿有癥瘕瘀血占居子宫，或孕后不慎跌仆闪挫，或孕期手术创伤	气血不和，瘀阻子宫、冲任，使胎元失养而不固

二、西医病因病理

（一）病因

1. 胚胎因素　染色体异常是早期流产最常见的原因，约占 50% ~ 60%。染色体异常包括数目异常和结构异常。数目异常以三体最多见，其次为 X 单体，三倍体及四倍体少见。结构异常主要是染色体平衡易位、倒置、缺失和重叠及嵌合体等。

2. 母体因素

（1）全身性疾病　孕妇患全身性疾病如严重感染、高热疾病、严重贫血或心力衰竭、血栓性疾病、慢性消耗性疾病、慢性肝肾疾病或高血压等，均可导致流产。TORCH 感染虽对孕妇影响不大，但可感染胎儿导致流产。

（2）生殖器官异常　子宫畸形、子宫肿瘤，均可影响胚胎着床发育而导致流产。宫颈重度裂伤、宫颈内口松弛引发胎膜早破而发生晚期自然流产。

（3）内分泌异常　黄体功能不足、甲状腺功能减退、严重糖尿病血糖未能控制等，均可导致流产。

（4）强烈应激与不良习惯　妊娠期无论严重的躯体或心理的不良刺激均可导致流产。孕妇过量吸烟、酗酒、过量饮咖啡、二醋吗啡（海洛因）等，均有导致流产的报道。

（5）免疫功能异常　包括自身免疫功能异常和同种免疫功能异常。前者主要发生在抗磷脂抗体、抗 β_2 - 糖蛋白抗体、狼疮抗凝血因子阳性的患者，临床上可仅表现为自然流产、甚至复发性流产，也可同时存在有风湿免疫性疾病（如系统性红斑狼疮等）；少数发生在抗核抗体阳性、抗甲状腺抗体阳性的孕妇。后者是基于妊娠属于同种异体移植的理论，母胎的免疫耐受是胎儿在母体内得以生存的基础。母胎免疫耐受有赖于孕妇在妊娠期间能够产生足够的针对父系人白细胞抗原（human leukocyte antigen，HLA）的封闭性因子（blocking factor）。如夫妇的 HLA 相容性过大，可以造成封闭性因子缺乏、或自然杀伤细胞（NK cell）的数量或活性异常升高，有可能导致不明原因复发性流产。

3. 父亲因素　有研究证实精子的染色体异常可导致自然流产。但临床上精子畸形率异常增高是否与自然流产有关，尚无明确的证据。

4. 环境因素　过多接触放射线和砷、铅、甲醛、苯、氯丁二烯、氧化乙烯等化学物质，均可能引起流产。

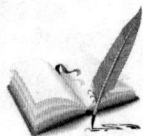

（二）病理

妊娠 8 周前的早期流产，胚胎多先死亡，随后发生底蜕膜出血并与胚胎绒毛分离、出血，已分离的胚胎组织有如异物，引起子宫收缩，妊娠物多能完全排出。

妊娠 8～12 周时胎盘绒毛发育茂盛，与底蜕膜联系较牢固，流产的妊娠物往往不易完整排出，部分妊娠物滞留在宫腔内，影响子宫收缩，导致出血量较多。

妊娠 12 周以后的晚期流产，多数胎儿排出之前尚有胎心，胎盘已完全形成，流产时先出现腹痛，然后排出胎儿、胎盘，或在没有明显产兆情况下宫口张开、胎儿排出。少数胎儿在排出之前胎心已停止，随后胎儿自行排出；或不能自行排出形成肉样胎块，或胎儿钙化后形成石胎。其它还可见压缩胎儿、纸样胎儿、浸软胎儿、脐带异常等病理表现。

【临床类型与特征】

一、先兆流产（threatened abortion）

指妊娠 28 周前先出现少量阴道流血，无妊娠物排出，随后出现阵发性下腹疼痛或腰背痛。妇科检查宫颈口未开，胎膜未破，子宫大小与妊娠周数相符合，妊娠有希望继续。先兆流产中医学称胎漏或胎动不安。仅有阴道少量出血，时下时止或淋漓不断，而无腰酸腹痛者，称为胎漏，亦称胞漏或漏胎。若以腰酸腹痛、胎动下坠为主症，或伴阴道少量流血者，称为胎动不安。

二、难免流产（inevitable abortion）

指流产已不可避免，在先兆流产的基础上，阴道流血增多，腹痛加重或有阴道流液（胎膜破裂），妇科检查子宫颈口已扩张，有时可见到胚胎组织或胎囊堵塞于宫颈口，子宫大小与孕周基本相符或略小。难免流产中医学称堕胎或小产。堕胎是指在妊娠 12 周内，胚胎或胎儿自然殒堕者；小产是指在妊娠 12～28 周内，胎儿已成形而自然殒堕者。

三、不全流产（incomplete abortion）

指部分妊娠物已排出体外，另有部分残留在子宫腔内，影响子宫收缩复旧，以致阴道流血持续不止，甚至发生休克者。妇科检查见宫颈口已扩张，自宫颈口不断有鲜血流出，有时可见胚胎组织或胎囊、胎盘堵塞宫颈口，或部分妊娠物已排出于阴道内，一般子宫小于停经月份。不全流产中医学称堕胎不全或小产不全。

四、完全流产（complete abortion）

指妊娠物已全部排出体外，阴道流血逐渐停止或极少量，腹痛亦随之消失。妇科检查见宫颈口关闭，子宫大小接近正常。

自然流产的临床过程简示如下：

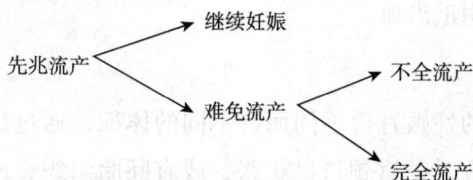

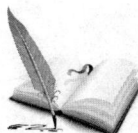

五、特殊类型流产

（一）稽留流产

稽留流产（missed abortion）又称过期流产，指胚胎或胎儿已死亡滞留在宫腔内尚未能及时自然排出者。典型表现为早孕反应消失，有先兆流产症状或无任何症状，子宫不再增大反而缩小，早孕反应消失。若已到中期妊娠，孕妇腹部不再增大，胎动消失。妇科检查宫颈口未开，子宫较停经周数小，质地不软，未闻及胎心。中医学称为胎死不下，是指胎死腹中，历时过久而不能自行产出者。

（二）复发性流产

复发性流产（recurrent spontaneous abortion）指与同一性伴侣连续发生 3 次及 3 次以上的自然流产。每次流产多发生于同一妊娠月份，其临床经过与一般的流产相同。习惯性流产中医学称为滑胎或数堕胎。

（三）流产合并感染

流产合并感染（septic abortion）指流产过程中合并有宫腔感染者。此时除有阴道流血外，尚有体温升高，脉搏加快，下腹疼痛及阴道分泌物有臭味等，妇科检查时，子宫或附件压痛明显。常为厌氧菌与需氧菌混合感染。如不及时处理，严重时宫内感染扩展到盆腔、腹腔乃至全身，并发盆腔炎、腹膜炎、败血症及感染性休克。感染性流产多因出血时间过长，有组织残留于宫内，手术时无菌操作不严，或非法堕胎等引起。

【诊断】

一、病史

应询问患者有无停经史及反复流产史，有无早孕反应、阴道流血，应询问阴道流血量及持续时间，有无阴道排液及妊娠物排出。有无腹痛，腹痛的部位、性质、程度。了解有无发热、阴道分泌物性状及有无臭味可协助诊断流产合并感染。

二、临床表现

（一）症状

1. 阴道流血　在妊娠 3 个月内流产者，开始时绒毛和蜕膜剥离，血窦开放即有出血，当胚胎全部剥离排出后，子宫强力收缩，出血停止。早期流产的全过程均伴有阴道流血；晚期流产时因胎盘已形成，流产过程与早产或足月产相似。一般出血不多。

2. 腹痛　早期流产出现阴道流血后，胚胎剥离或宫内存在血块，刺激子宫收缩，出现阵发性下腹疼痛，故阴道流血在先，腹痛在后。晚期流产先有阵发性子宫收缩，然后胎盘剥离，故先有腹痛，然后阴道出血。

（二）体征

根据流产过程及发生的妊娠月份不同而有不同的体征，通过妇科检查可明确。如难免流产和不全流产，妇科检查时见宫颈口已扩张，或有胚胎组织、或胎囊、或胎盘堵塞于宫

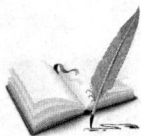

颈口，或部分妊娠物已排出阴道内，不断有血液自宫颈口流出，或胎膜破裂后有羊水流出，子宫大小与停经月份相符合或略小。如为完全流产，妇科检查见子宫颈口已关闭，子宫接近正常大小。如为稽留流产，妇科或产科检查子宫不再增大，反而较停经月份缩小，质地不软，或胎动停止，胎心消失。

三、辅助检查

（一）B 超检查

对疑为先兆流产者，根据妊娠囊的形态，有无胎心搏动，确定胚胎或胎儿是否存活，以指导正确的治疗方法。若妊娠囊形态异常或位置下移，预后不良。不全流产及稽留流产均可借助 B 型超声检查协助确诊。

（二）妊娠试验

临床多采用早孕试纸测妇女尿液中的 hCG，阳性对诊断妊娠有价值。为进一步判断妊娠或流产的预后，如条件允许，多选用放射免疫法连续进行血 β – hCG 的定量测定，正常妊娠 6 ~ 8 周时，其值每日应以 66% 的速度增长，若 48 小时增长速度 <66%，提示妊娠预后不良。

（三）孕激素测定

测定血孕酮水平，能协助判断孕妇黄体功能及先兆流产的预后。

四、辨证要点

先兆流产的辨证要点主要是根据阴道流血及腹痛的性质、轻重程度及全身脉证，辨其虚、热、瘀及转归；习惯性流产的辨证当以伴随症结合舌脉、素体因素、病史资料及婚配情况，详审致病之因，必要时可借助妇科检查及实验室检查，排除男方因素或女方非药物所能奏效的因素，明确诊断，提高治疗的针对性；难免流产和完全流产一旦发生，须尽快确定是完全流产，还是不全流产，因不全流产常引起严重的后果，尤当注意。

【鉴别诊断】

流产应与异位妊娠、葡萄胎鉴别，还应与异常子宫出血引起的异常阴道出血相鉴别。同时鉴别其临床类型。各型流产的鉴别诊断见表 19 – 2。

表 19 – 2　各型流产鉴别诊断

鉴别项目	先兆流产	难免流产	不全流产	完全流产
出血量	少	中→多	少→多	少→无
下腹痛	无或轻	加剧	减轻	无
组织排出	无	无	部分排出	全部排出
宫颈口	闭	扩张	扩张或有物堵塞或闭	闭
子宫大小	与妊娠周数相符	相符或略小	小于妊娠周数	正常或略大

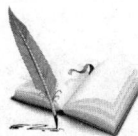

【治疗】

一、治疗原则

首先要根据流产的不同临床类型确定不同的治疗方案。如属先兆流产胎儿尚存活而又有保留价值，实行保胎治疗；如属难免流产、不全流产或稽留流产，则应尽快去除宫腔内妊娠产物，首选清宫术治疗；如属习惯性流产，应针对不同原因进行预防性治疗。总之，若胚胎尚健则以安胎为主，若出现胎殒难留时则宜下胎以益母。

二、中医治疗

（一）胎漏、胎动不安

证型	肾虚证	气血虚弱证	血热证	跌扑伤胎证
主证	妊娠期阴道少量出血，色淡暗，腰腹坠痛，或曾屡次堕胎；头晕耳鸣，小便频数，夜尿频多；舌淡，苔白，脉沉滑尺弱	妊娠期阴道少量流血、色淡红、质稀薄；腰腹坠胀痛，神疲肢倦，面色㿠白，心悸气短；舌质淡，苔薄白，脉细滑	妊娠期阴道下血，色鲜红，腰腹坠胀痛；心烦不安，口干咽燥，或潮热，小便短黄，大便秘结，舌红，苔黄干，脉滑数或弦滑	妊娠外伤后阴道下血，腰酸，腹胀坠；舌质正常或紫暗，脉滑无力
治法	固肾安胎，佐以益气	补气养血，固肾安胎	滋阴清热，养血安胎	补气和血，安胎
主方	寿胎丸（《医学衷中参西录》）加党参、白术	胎元饮（《景岳全书》）去当归，加黄芪、阿胶	保阴煎（《景岳全书》）加苎麻根	圣愈汤（《兰室秘藏》）加菟丝子、桑寄生、续断
组成	菟丝子、桑寄生、续断、阿胶	人参、当归、杜仲、白芍、熟地黄、白术、陈皮、炙甘草	生地黄、熟地黄、黄芩、黄柏、白芍、山药、续断、甘草	人参、黄芪、当归、川芎、熟地黄、生地黄

（二）堕胎、小产

证型	胎堕难留证	胎堕不全证
主证	妊娠期阴道流血逐渐增多，色红有块，小腹坠胀疼痛，或阵阵紧逼，会阴逼胀下坠，或有羊水溢出；心悸气短，面色苍白，头晕目眩，舌质正常或紫暗，舌边尖有瘀点，脉滑或涩	胎殒之后，部分组织残留于子宫，阴道流血不止，甚至血崩，腹痛阵阵紧逼；舌淡红，脉沉细无力
治法	祛瘀下胎	活血化瘀，佐以益气
主方	脱花煎（《景岳全书》）加益母草。	脱花煎（《景岳全书》）加人参、益母草、炒蒲黄
组成	当归、川芎、肉桂、牛膝、红花、车前子	当归、川芎、肉桂、牛膝、红花、车前子

（三）滑胎

证型	肾气亏虚证	气血虚弱证	血瘀证
主证	屡孕屡堕，或应期而堕；腰酸膝软，头晕耳鸣，面色晦暗，舌质淡，苔薄白，脉细滑尺脉沉弱	屡孕屡堕，头晕目眩，神疲乏力，面色㿠白，心悸气短；舌质淡，苔薄白，脉细弱	素有癥瘕之疾，孕后屡孕屡堕；肌肤无华；舌质紫暗或有瘀斑，脉弦滑或涩
治法	补肾益气，固冲安胎	益气养血，固冲安胎	祛瘀消癥，固冲安胎

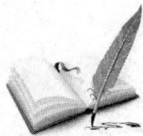

续表

证型	肾气亏虚证	气血虚弱证	血瘀证
主方	补肾固冲丸（《中医学新编》）	泰山磐石散（《景岳全书》）	桂枝茯苓丸（《金匮要略》）合寿胎丸
组成	菟丝子、续断、巴戟天、杜仲、当归、熟地黄、鹿角霜、枸杞子、阿胶、党参、白术、大枣、砂仁	人参、黄芪、当归、续断、黄芩、川芎、白芍、熟地黄、白术、炙甘草、砂仁、糯米	桂枝、茯苓、桃仁、丹皮、赤芍、菟丝子、桑寄生、续断、阿胶

（四）胎死不下

证型	气血虚弱证	血瘀证
主证	胎死腹中，小腹疼痛或有冷感，精神疲倦，面色苍白，气短懒言，食欲不振，或口有恶臭，舌淡暗，苔白腻，脉虚细涩	妊娠胎动停止，阴道流血，色紫黑，口气恶臭，小腹胀痛，面色青暗，口唇色青，舌紫暗，脉沉涩
治法	养血活血，益气下胎	活血行气，祛瘀下胎
主方	救母丹（《傅青主女科》）	脱花煎（《景岳全书》）加芒硝、益母草、炒蒲黄
组成	人参、当归、川芎、益母草、赤石脂、黑芥穗	当归、川芎、肉桂、牛膝、红花、车前子

三、西医治疗

（一）先兆流产

适当休息，禁性生活。动态监测黄体功能不足、孕酮水平低者，酌情给予地屈孕酮片或黄体酮胶丸口服，或肌注黄体酮针剂，常规口服维生素 E 和叶酸保胎治疗；甲状腺功能减退者或桥本氏甲状腺炎亚临床甲减者应酌情口服左旋甲状腺素钠片。经治疗后，若阴道流血停止，B 型超声提示胚胎存活，可继续监测和保胎到妊娠 10～12 周以上，再到产科建档定期产前检查。若临床症状加重，B 型超声发现胚胎发育不良，β–hCG 持续不升或下降，表明流产不可避免，应终止妊娠。

（二）难免流产

一旦确诊，应尽早使胚胎及胎盘组织完全排出。早期流产应及时行刮宫术。晚期流产时，可用缩宫素静脉滴注，促进子宫收缩。必要时刮宫以清除宫腔内残留的妊娠物。

（三）不全流产

一经确诊，应尽快行清宫术或钳刮术，清除宫腔内残留组织。阴道大量出血伴休克者，应同时输血输液，并给予抗生素预防感染。

（四）完全流产

流产症状消失，B 型超声检查证实宫腔内无残留物，若无感染征象，不需特殊处理。

（五）稽留流产

处理较困难，胎盘组织机化，与子宫壁紧密粘连，致使刮宫困难。稽留时间过长可能发生凝血功能障碍，导致弥漫性血管内凝血（DIC），造成严重出血。处理前应查出凝血时

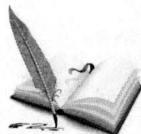

间、血小板计数、血纤维蛋白原等，并做好输血准备。若凝血功能正常，子宫 <12 孕周者，可行清宫术，术中肌注缩宫素以减少出血。子宫 >12 孕周者，应静脉滴注缩宫素，促使胎儿、胎盘排出。若出现凝血功能障碍，应尽早使用肝素、纤维蛋白原及输新鲜血、新鲜冰冻血浆等，待凝血功能好转后，再行刮宫。

（六）复发性流产

尽量查明复发性流产的原因，针对病因治疗。

1. 染色体异常　应于妊娠前进行遗传咨询，确定是否可以妊娠。夫妇一方或双方有染色体结构异常，仍有可能分娩健康婴儿，但其胎儿有可能遗传异常的染色体，必须在妊娠中期行产前诊断。

2. 黏膜下肌瘤　应在宫腔镜下行摘除术，影响妊娠的肌壁间肌瘤可考虑行剔除术。

3. 纵膈子宫、宫腔粘连　应在宫腔镜下行纵膈切除、粘连松解术。

4. 宫颈机能不全　应在妊娠 12～14 周行预防性宫颈内口环扎术，术后定期随诊，提前住院，待妊娠达到 37 周或以后拆除缝线。若环扎术后有流产征象，治疗失败，应及时拆除缝线，以免造成宫颈撕裂。

5. 抗磷脂抗体阳性　患者可在确定妊娠后使用低分子肝素或小剂量阿司匹林。继发于自身免疫性疾病的抗磷脂抗体阳性患者，除了抗凝治疗外，还需要使用免疫抑制剂。

6. 黄体功能不全、孕酮水平低　再次妊娠后黄体功能不全、孕酮水平低者，按照先兆流产治疗，及时口服或肌注黄体酮类制剂补充孕酮或替代黄体功能，用药至妊娠 12～14 周以上停药。

7. 甲状腺功能低下　甲状腺功能低下者应用左甲状腺素钠片。

8. 原因不明的复发性流产　患者应行主动免疫或静脉免疫球蛋白治疗，但仍有争议，其临床疗效有待验证。

（七）流产合并感染

治疗原则为控制感染的同时尽快清除宫腔内残留物。若阴道流血不多，先用抗生素控制感染后再刮宫。若阴道流血量多，静脉滴注抗生素及输血的同时，先用卵圆钳将宫腔内残留大块组织夹出，使出血减少，切不可用刮匙全面搔刮宫腔，以免造成感染扩散。术后应继续用广谱抗生素，待感染控制后再行彻底刮宫。若已合并感染性休克者，应积极进行抗休克治疗，病情稳定后再行彻底刮宫。若感染严重或盆腔脓肿形成，应行手术引流，必要时切除子宫。

【预防与调护】

自然流产大多是可以预防的。①应提倡婚前、孕前检查，在夫妇双方身体最佳状态下妊娠，未病先防。②孕后首忌交合，以静养胎。③调畅情怀，生活有节。④已病防变，及早安胎。⑤围产保健，母子平安。

【预后与转归】

先兆流产经积极稳妥的保胎治疗后，大多可继续正常妊娠，分娩健康的婴儿。若保胎失败，原因复杂。若为父母遗传基因缺陷或子宫畸形，一般来说，非药物治疗所能奏效。

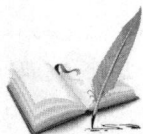

故对复发性流产者必须检查夫妇双方的生殖功能及胚胎染色体有无异常，寻找原因，预防自然流产再次发生。各种流产的转归与中医相应的病名图示如下（图19-1）。

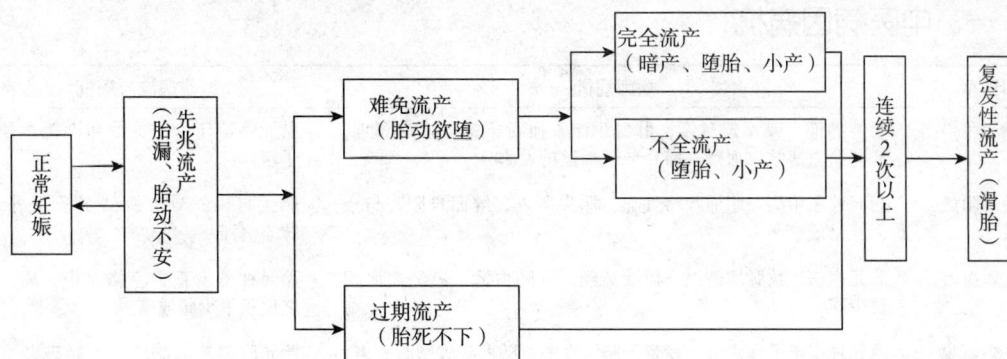

图19-1 流产转归示意图

（曹俊岩）

第三节 异位妊娠

受精卵在子宫体腔以外着床发育称为异位妊娠（ectopice pregnancy），俗称宫外孕（extaruterine pregnancy），但两者涵义有所不同。宫外孕是指子宫以外的妊娠，如输卵管妊娠、卵巢妊娠、腹腔妊娠、阔韧带妊娠等；异位妊娠是指受精卵在子宫正常体腔以外的妊娠，除上述妊娠部位外，还包括宫颈妊娠、子宫残角妊娠、子宫瘢痕妊娠等，较宫外孕的含义更广。

异位妊娠是妇产科常见的急腹症之一，发病率为2%～3%，是早期妊娠孕妇死亡的主要原因。近年来由于对异位妊娠的更早诊断和处理，使患者的存活率和生育能力明显提高。输卵管妊娠占异位妊娠的95%左右，其发生部位以输卵管壶腹部最多，约占78%，其次为峡部、伞部，间质部较少见（图19-2），故本节主要介绍输卵管妊娠。

中医学古籍中无此病名，可在"妊娠腹痛""停经腹痛""少腹血瘀""经漏""妊娠下血""癥瘕"等病证中有类似症状的描述，但其病理实质与结局转归完全不同。

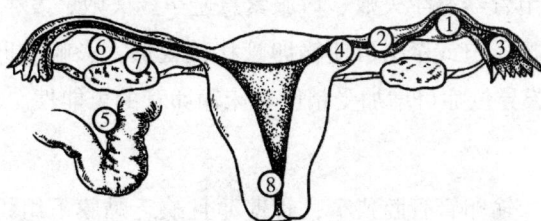

图19-2 异位妊娠的发生部位

1. 输卵管壶腹部妊娠 2. 输卵管峡部妊娠 3. 输卵管伞部妊娠 4. 输卵管间质部妊娠
5. 腹腔妊娠 6. 阔韧带妊娠 7. 卵巢妊娠 8. 宫颈妊娠

扫码"学一学"

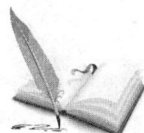

【病因病理】

一、中医病因病机

证型	病因病机	妇科病位与病机
胎元阻络	素性抑郁，或忿怒过度，肝气郁结，血行不畅；感染邪毒，邪与余血搏结，血瘀气滞；或气虚运送无力	胎元停滞于胞络，孕卵不能运达子宫体腔
胎瘀阻滞	胎元停于胞络，阻滞胞络气血，胎失所养，继而自陨，与余血互结成瘀	胎元自陨，与余血结于子宫外，脉络瘀滞
气虚血瘀	胎元损伤，致脉络破损，血液离经，气随血泄，离经之血积聚少腹	胎元种植发育于胞络之中，离经之血积聚少腹成瘀
气陷血脱	胎元种植于子宫之外，发育于胞络之中，随即胀破胞脉胞络，阴血暴亡，气随血脱	胎元胀破胞脉胞络，胞脉破裂则血内崩
瘀结成癥	胎元发育于子宫外胞络之中，自陨日久，与离经之血互结成瘀，久积少腹呈癥	胞络损伤后内溢之血被周围组织包裹，日久瘀结成癥

二、西医病因病理

（一）病因

1. 输卵管炎症 是输卵管妊娠最主要的病因。可分为输卵管黏膜炎和输卵管周围炎。输卵管黏膜炎可引起输卵管腔内膜粘连，管腔变窄、阻塞，或使纤毛功能受损；输卵管周围炎病变主要累及输卵管浆膜层或浆肌层，与周围组织粘连，使输卵管扭曲、管腔狭窄，管壁肌层蠕动减弱，阻碍受精卵在输卵管内的正常运行。淋病奈瑟菌及沙眼衣原体感染可累及黏膜引起炎症，流产或分娩后的感染往往可导致输卵管周围炎。输卵管结核使肌壁发生结节性增生，影响其蠕动功能，导致受精卵运行受阻，容易发生输卵管妊娠。

2. 输卵管妊娠史或手术史 曾有输卵管妊娠史，再次发生输卵管妊娠的概率达10%。输卵管整形手术及绝育手术史者，输卵管妊娠的发生率约为10%～20%。

3. 输卵管发育不良或功能异常 输卵管纤毛缺如或纤毛活动差，输卵管先天发育畸形（过长、肌层发育差、憩室、双输卵管、副伞等），以及雌孕激素比例失调、精神因素均影响受精卵的正常运行，而发生输卵管妊娠。

4. 辅助生殖技术 随着辅助生殖技术的应用，使输卵管妊娠发生率明显增高。

5. 避孕失败 宫内节育器避孕失败、口服紧急避孕药失败，发生异位妊娠的机会增加。

6. 其他 盆腔内肿瘤压迫或牵引可使输卵管移位变形，影响输卵管通畅性，阻碍受精卵通过。输卵管子宫内膜异位症可增加受精卵着床输卵管的可能性。

（二）病理

1. 输卵管妊娠结局 输卵管管腔狭窄，管壁薄且缺乏黏膜下组织，受精卵很快穿过黏膜上皮接近或进入肌层，受精卵或胚胎往往发育不良，当妊娠发展到一定时候可出现下列结局：

（1）输卵管妊娠流产 多发生在输卵管壶腹部或伞端。一般在妊娠8～12周破裂、出血，使孕卵落入管腔，并经输卵管逆蠕动经伞端排出流入腹腔。如胚胎全部自附着处分离流入腹腔，形成输卵管妊娠完全流产，则出血较少（图19-3）。如胚胎仅有部分分离，部

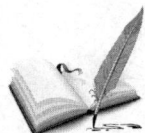

分绒毛仍滞留于输卵管内，形成输卵管不全流产。此时因残存管腔的绒毛滋养细胞仍保持活力，可继续侵蚀输卵管组织引起反复出血。管壁肌层薄弱收缩力差，血管开放，出血较多，故可形成输卵管内、盆腔，甚至腹腔血肿。

（2）输卵管妊娠破裂 多发生在输卵管峡部，发病常在妊娠6周左右。受精卵着床于黏膜皱襞间，胚泡生长发育向管壁方向侵蚀穿透肌层、浆膜层致使输卵管破裂（图19－4），孕囊从破口排出，肌层血管丰富，短期内可发生大量出血，患者迅速陷入休克，危及生命。输卵管间质部妊娠虽少见，但后果严重，一般约在妊娠12～16周（图19－5）。间质部为子宫血管和卵巢血管汇集区，血运丰富，一旦破裂，犹如子宫破裂，症状极为严重，往往在极短时间内出现大量腹腔出血而发生休克。

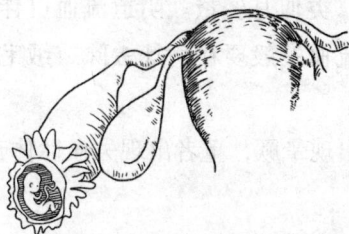

图19－3 输卵管妊娠流产　　图19－4 输卵管妊娠破裂　　图19－5 输卵管间质部妊娠

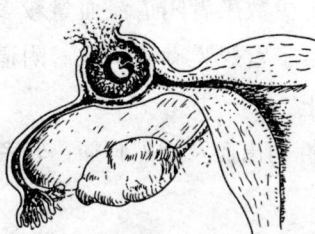

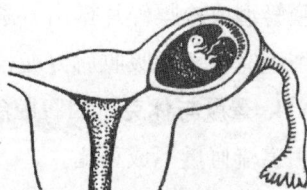

（3）继发性腹腔妊娠 当输卵管妊娠流产或破裂后，胚胎排入腹腔或阔韧带内，如果存活胚胎的绒毛组织附着于原位或排至腹腔内重新种植，继续生长发育，形成继发性腹腔妊娠。

（4）陈旧性宫外孕 输卵管妊娠破裂或流产后，如反复少量出血，腹腔内积血被周围大网膜及肠管包裹，可形成血肿，日久血肿机化、变硬，并与周围组织粘连，可形成盆腔包块，成为陈旧性宫外孕。

2. 子宫的变化 输卵管妊娠时，具有与子宫内妊娠时相同的内分泌变化，月经停止来潮，子宫增大变软，但小于停经月份。子宫内膜呈蜕膜改变，但无绒毛，当胚胎受损或死亡后，脱落的蜕膜常呈整块片状或三角形，随阴道流血排出，称蜕膜管型，但有时也呈碎片脱落。子宫内膜形态学改变呈多样性，有时可见 Arias－Stella（A－S）反应，镜下见内膜腺体上皮细胞增生，细胞边界不清，细胞极性消失，核大深染，细胞质有空泡。这种子宫内膜过度增生和分泌反应，可能为甾体激素过度刺激所致引起。

【诊断】

一、临床表现

输卵管妊娠在未发生流产或破裂前，往往无明显症状，部分患者可有下腹一侧隐痛或酸胀感。尿/血妊娠试验为阳性。输卵管妊娠破裂后，以下腹痛和阴道异常流血为主要症状，病情缓急轻重与与孕卵的着床部位、流产还是破裂、出血量及出血时间等因素有关。因此，停经、腹痛与阴道流血被认为是异位妊娠三联征。

（一）症状

1. 停经 多有6～8周的停经史，25%～30%左右患者主诉并无停经史，常将异位妊娠

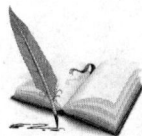

时出现的不规则阴道流血误认为月经，或月经仅推迟数日而不认为是停经。输卵管间质部妊娠停经史可能较长。

2. 腹痛 为就诊时最常见的主要症状，占95%。输卵管妊娠流产或破裂前，由于输卵管妊娠使管腔扩大，常出现一侧下腹隐痛或胀痛，疼痛亦可为双侧性。当输卵管妊娠发生流产或破裂时，突感下腹一侧撕裂样疼痛，常伴恶心、呕吐。疼痛范围与出血量有关，可波及下腹或全腹。若血液局限于病变区，表现为下腹部疼痛，血液积聚在子宫直肠凹时，可引起肛门坠胀和排便感。血液由下腹蔓延至全腹时，表现为全腹部疼痛。血液刺激膈肌时，可引起肩胛部放射性疼痛。腹痛可先于阴道出血，或同时发生，或出血后才有腹痛。

3. 阴道出血 占60%~80%。胚胎死亡后，常有不规则的阴道流血，色深褐，量少，呈点滴状，一般不超过月经量，少数患者阴道流血量较多，类似月经量。阴道流血可伴有蜕膜管型或蜕膜碎片排出，系由子宫蜕膜剥离所致。阴道流血一般要在病灶去除或绒毛滋养细胞完全坏死吸收后方能停止。

4. 晕厥与休克 因腹腔急性内出血及剧烈腹痛，轻者出现晕厥，重者出现失血性休克，与阴道流血量不成正比。

5. 腹部包块 输卵管妊娠流产或破裂时所形成的血肿时间较久者，由于血液凝固，并与周围组织或器官发生粘连形成包块。

（二）体征

1. 一般情况 若出血不多，腹膜吸收很快，则临床表现以腹痛为主，血压呈代偿性轻度升高。当腹腔内出血较多时，可有面色苍白、脉快而细弱、心率增快和血压下降等休克表现。体温一般正常，出现休克时体温略低，腹腔内血液吸收时体温略升高，但不超过38℃。

2. 腹部检查 下腹有明显压痛及反跳痛明显，以患侧为甚，但腹肌紧张常不明显。内出血多时，叩诊有移动性浊音。有些患者下腹可触及包块，若反复出血并积聚，包块可不断增大变硬。

3. 盆腔检查 阴道内常有血液来自宫腔，后穹窿饱满，触痛；宫颈举痛或摇摆痛；子宫稍大而软，内出血多时，子宫有漂浮感；子宫一侧或其后方可触及肿块，触痛明显。输卵管间质部妊娠时，子宫大小与停经月份基本相符，但子宫不对称，一侧角部突出，破裂的征象与子宫破裂极相似。流产或破裂所形成的血肿时间较久则机化变硬，可与周围组织或器官（如子宫、输卵管、卵巢、肠管或大网膜等）粘连形成包块，边界清楚，不易与子宫分开，日久血肿包块机化变硬。

二、实验室及其他检查

（一）血清 β-hCG 测定

是早期诊断异位妊娠的重要方法，异位妊娠患者 β-hCG 水平较宫内妊娠为低，动态测定 β-hCG 是诊断本病和评价保守治疗效果的重要指标。若 β-hCG ≥3500U/L，阴道超声未能在宫内或宫外见到孕囊或胚芽，则应怀疑异位妊娠存在。若 hCG <3500U/L，则需继续观察 β-hCG 的变化：如果 β-hCG 持续上升，复查阴道超声明确妊娠部位；如果 β-hCG 没有上升或上升缓慢，可以刮宫取子宫内膜做病理检查。

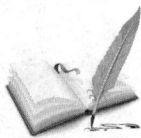

（二）超声检查

超声检查可以了解宫腔内有无孕囊，附件部位有无包块及腹腔内有无积液。阴道 B 超检查较腹部 B 超检查准确性高。异位妊娠时宫腔内未见孕囊，若宫旁探及异常低回声区，且见卵黄囊、胚芽及原始心管搏动，可确诊异位妊娠；若宫旁探及混合回声区，子宫直肠陷凹有游离暗区，虽未见胚芽及心管搏动，也应高度警惕异位妊娠；即使宫外未探及异常回声，也不能除外异位妊娠。有时在宫内可以出现由蜕膜管型与血液形成的假妊娠囊，需注意与早期宫内妊娠显示的妊娠囊相鉴别。

（三）阴道后穹窿穿刺

是一种简单可靠的诊断异位妊娠的方法，适用于疑有腹腔内出血者。如穿刺抽出颜色较暗的不凝血，说明有腹腔积血，可协助诊断异位妊娠或黄体破裂。陈旧性宫外孕时，可抽出不凝固的陈旧血液。如内出血量少，或血肿位置较高，或子宫直肠陷凹有慢性炎症粘连，可能抽不出陈旧血液；若抽出的是凝固的新鲜血液，则可能是误伤了动静脉血管，但不能排除输卵管妊娠存在。

（四）子宫内膜病理检查

目前很少依靠诊断性刮宫协助诊断，仅适用于阴道出血较多的病例，目的在于排除宫内妊娠流产。刮出物送病理检查，若切片中见到绒毛，可诊断宫内妊娠。若仅见蜕膜未见绒毛应考虑异位妊娠，但不能确诊，需结合病情作出诊断。

（五）腹腔镜检查

腹腔镜检查已不再是异位妊娠诊断的"金标准"，且有 3% ~ 4% 的患者因妊娠囊过小而被漏诊，也可能因输卵管扩张和颜色改变而误诊为异位妊娠。目前很少将腹腔镜作为检查的手段，而更多作为手术治疗。

综上所述，本病根据患者病史和临床表现，典型病例不难诊断。但输卵管妊娠未破裂前症状不明显，诊断较困难，常易误诊、漏诊，须详细询问病史，严密观察病情变化，结合辅助检查作出初步诊断。

三、辨证要点

本病为胎瘀阻络而胀破胞脉胞络、瘀血内停少腹所致的少腹血瘀实证或虚实兼夹证，当内出血多时可转化为气随血脱和血随气陷之虚证。由于本病变化急剧，首先应根据疾病发展阶段和临床类型决定选择非手术治疗或手术治疗，辨证论治时始终应根据内出血和腹痛两大主症以判明病情轻重和虚实缓急遣方用药。

【鉴别诊断】

症状	输卵管妊娠	流产	急性输卵管炎	急性阑尾炎	黄体破裂	卵巢囊肿蒂扭转
停经	多有	有	无	无	多无	无
腹痛	突发撕裂样疼痛，一侧开始至全腹	下腹中央阵发性疼痛	两下腹持续性疼痛	转移性右下腹痛	下腹一侧突发疼痛	下腹一侧突发疼痛

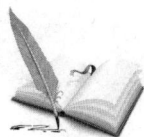

续表

症状	输卵管妊娠	流产	急性输卵管炎	急性阑尾炎	黄体破裂	卵巢囊肿蒂扭转
阴道出血	量少，色暗红，有蜕膜或管型排出	量少或多有血块或绒毛排出	无	无	无或有如月经量	无
休克	与出血量不成正比	出血多时可有	无	无	无或轻度休克	无
体温	正常或有低热	正常	升高	升高	正常	稍高
盆腔检查	宫颈举痛，一侧或直肠子宫陷凹有肿块	宫口稍开，子宫增大	宫颈举痛，下腹痛，常无包块	无肿块，麦氏点压痛	一侧附件压痛	卵巢肿块，蒂部压痛
白细胞计数	正常或稍高	正常	升高	升高	正常	稍高
血红蛋白	下降	可正常	正常	正常	可下降	正常
后穹窿穿刺	可抽出不凝血	阴性	可抽出脓液	阴性	可抽出血液	阴性
妊娠试验	多为阳性	多为阳性	阴性	阴性	阴性	阴性
超声显象	一侧附件低回声区，其内或有妊囊	宫内可见妊囊	两侧附件低回声区	子宫附件无异常图象	一侧附件低回声区	一侧附件低回声区，边缘清晰

【治疗】

一、治疗原则

异位妊娠的治疗包括非手术治疗（药物治疗和期待治疗）和手术治疗，治疗方法的选择，取决于异位妊娠的类型及病情的缓急轻重。非手术治疗应中西药结合以提高疗效。

二、中医治疗

中医治疗适用于无手术治疗指征的患者，必须符合以下条件：①生命体征平稳；②输卵管妊娠未发生破裂；③妊娠囊直径 < 4cm；④血 β - hCG < 2000U/L；⑤无明显内出血；⑥有输液、输血及急诊手术条件。输卵管妊娠的主要证候是"少腹血瘀"的实证或虚实夹杂证，中医治疗以活血化瘀、杀胚消癥为主，遣方用药应随病情发展动态观察，根据疾病发展阶段和临床类型辨证论治。

（一）未破损期

1. 胎元阻络证（早期未破损型）

证候 停经，或有不规则阴道出血，或伴少腹隐痛，宫颈举痛、摆痛，一侧附件区轻度压痛，或有包块，质软，压痛；血 β - hCG 阳性；或经阴道 B 超证实为输卵管妊娠，舌暗红，苔薄白，脉弦细涩。

治法 活血祛瘀，杀胚消癥。

方药 宫外孕Ⅰ号方（山西医科大学第一医院）加味。

赤芍 丹参 桃仁 蜈蚣（研粉冲服） 紫草 天花粉 水蛭（研粉冲服）

血 β - hCG 值较高者，可配合甲氨蝶呤（MTX）或米非司酮杀胚治疗。

2. 胎瘀阻滞证（早期不稳定型）

证候 短暂停经后下腹一侧隐痛，不规则阴道流血，妊娠试验阳性或弱阳性，血 β - hCG 缓慢升高；B 超探及一侧附件混合性包块，宫内无孕囊；舌质暗，脉弦细或涩。

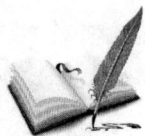

治法　活血祛瘀，杀胚消癥。

方药　宫外孕Ⅱ号方（山西医科大学第一医院）加味

赤芍　丹参　桃仁　三棱　莪术　蜈蚣（研粉冲服）　紫草　天花粉　水蛭（研粉冲服）

本期患者内服中药应酌情与西药同时使用，以提高杀胚效力。

（二）已破损期

1. 气虚血瘀证（输卵管妊娠流产型）

证候　输卵管妊娠破损后不久，腹痛拒按，不规则阴道流血，B超探及一侧附件混合性包块，宫内未见孕囊，压痛，头晕神疲；生命体征平稳，舌淡暗，苔薄白，脉细弦。

治法　益气化瘀，杀胚消癥。

方药　宫外孕Ⅰ号方（山西医科大学第一医院）加味。

赤芍　丹参　桃仁　党参　黄芪　生三七（研粉冲服）　紫草　水蛭（研粉冲服）

本型患者容易反复内出血，应中西药物配合继续杀胚，动态监测血 β-hCG、B超和血常规，作好随时抢救休克的准备。

2. 气陷血脱证（输卵管妊娠破裂休克型）

证候　停经后突发下腹一侧撕裂样剧痛，面色苍白，四肢厥冷，冷汗淋漓，烦躁不安，甚或昏厥，血压明显下降；后穹窿穿刺抽出陈旧不凝血；或B超探及一侧附件混合性囊性占位，子宫直肠陷凹积液；舌淡暗，苔薄白，脉细微或扎。

治法　补气举陷，回阳救脱。

方药　参附汤（《世医得效方》）合生脉散（《内外伤辨惑论》）加味

人参　制附片　麦冬　五味子　黄芪　当归　柴胡　炒白术

休克型应中西医结合积极抢救，立即吸氧、输液、输血，补足血容量，维持血压和酸碱平衡。同时可服用中成药参附口服液加生脉口服液。病人绝对卧床，严格控制饮食，禁止灌肠和不必要的盆腔检查，在纠正休克的同时立即手术。

3. 瘀结成癥证（陈旧性宫外孕）

证候　输卵管妊娠破损日久，腹痛减轻或消失；血 β-hCG持续下降或转阴性；B超探及一侧附件混合性包块；舌质暗，苔薄白，脉弦细或涩。

治法　活血化瘀，消癥散结。

方药　宫外孕Ⅱ号方加味。

赤芍　丹参　桃仁　三棱　莪术　黄芪　土鳖虫　浙贝母　乳香　皂角刺

（1）中成药　①大黄䗪虫胶囊，4粒，口服，一日3次。②散结镇痛胶囊，4粒，口服，一日3次。适用于未破损型或陈旧性宫外孕。

（2）外敷方　消癥散（验方），千年健、追地风、川椒、羌活、独活、血竭、乳香、没药、五加皮、白芷、桑寄生、赤芍、归尾、续断、艾叶、透骨草。适用于未破损型或陈旧性宫外孕。

（3）中药保留灌肠　桃仁、赤芍、蒲公英、三棱、莪术、丹参、透骨草。适用于陈旧性宫外孕。

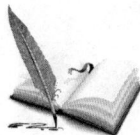

三、西医治疗

（一）期待治疗

适用于病情稳定，血清 β – hCG 水平较低（ <1500U/L）且呈下降趋势者。期待治疗必须向患者充分说明病情及风险，并征得同意。

（二）药物治疗

采用化学药物治疗。药物治疗指征：①无药物治疗的禁忌证；②输卵管妊娠未发生破裂；③妊娠囊直径 <4cm；④血 β – hCG < 2000U/L；⑤无明显内出血。主要禁忌证为：①生命体征不平稳；②异位妊娠破裂；③妊娠囊直径 ≥4cm 或 ≥3.5cm 伴胎心搏动；④药物过敏、慢性肝病、血液系统疾病、活动性肺部疾病、免疫缺陷、消化性溃疡等。治疗期间应严密动态监测血 β – hCG 及 B 超，注意患者病情变化及药物的毒副作用，特别强调一定要在有输血、输液及手术准备的条件下进行。

1. 全身给药 甲氨蝶呤（MTX）肌注，0.4mg/（kg·d），5 日为一个疗程；若单次剂量肌注，MTX 按 1mg/kg 或 50mg/m² 计算，在治疗第 4 日和第 7 日测血 hCG，若治疗后 4~7 日血 β – hCG 下降小于 15%，应重复治疗。然后每周重复直至 β – hCG 降至 5U/L，一般需 3~4 周。MTX 为叶酸拮抗剂，能抑制四氢叶酸生成而干扰 DNA 合成，抑制滋养细胞分裂，破坏绒毛，使胚胎死亡、脱落、吸收，是杀胚疗效确切、副作用小、安全可靠的药物。用药后 14 日血 hCG 下降并连续 3 次阴性，腹痛缓解或消失，阴道流血减少或停止者为显效。若病情无改善，甚至发生急性腹痛或输卵管破裂，应立即手术。

2. 局部用药 在 B 超引导下或腹腔镜直视下穿刺输卵管的孕囊，吸出部分囊液后注入 MTX 20mg。若 1 周后血 β – hCG 无下降，可再次注射或改行手术治疗。

（二）手术治疗

手术治疗指征：①生命体征不稳定或有腹腔内出血者；②异位妊娠有进展者（β – hCG >3000U/L 或持续升高、有胎心搏动、附件区大包块等）；③期待疗法或药物治疗禁忌证者④随诊不可靠者；⑤持续性异位妊娠者。

手术可分为保守手术和根治手术。保守手术为保留患侧输卵管，根治手术为切除患侧输卵管。

1. 根治手术 适用于无生育要求、内出血并发休克的急症患者。对急症患者应在积极纠正休克的同时，迅速打开腹腔，控制出血，补充血容量，纠正休克，切除输卵管。酌情处理结扎对侧输卵管。

对于输卵管间质部妊娠患者应争取在破裂前手术，以避免可能威胁生命的出血。手术应作子宫角部楔形切除及患侧输卵管切除，必要时切除子宫。

2. 保守性手术 适用于有生育要求的年轻妇女，以保留输卵管及其功能。特别是对侧输卵管已切除或有明显病变者，可根据受精卵着床部位及输卵管病变情况选择术式，若为伞部妊娠则行挤压术，将妊娠产物挤出；壶腹部妊娠行切开输卵管取出胚胎再缝合；峡部妊娠行病变部位切除及断端吻合。输卵管妊娠行保守性手术后，残余滋养细胞有可能继续生长，再次发生出血，引起腹痛等，称为持续性异位妊娠。术后应每周监测血 β – hCG 一次，直至正常。若术后血 β – hCG 不降或升高，术后 1 日未下降至术前的 50% 以下，或术

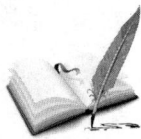

后 12 日未下降至术前的 10% 以下，均可诊断为持续性异位妊娠，可给予甲氨蝶呤补充治疗，必要时再手术。

【预防与调护】

1. 育龄妇女应积极避孕，避免做人工流产。宫腔手术时严格遵守操作规程，防止感染。

2. 积极治疗子宫内膜异位症、生殖系统炎症、性传播疾病。

3. 患病期间应卧床休息，减少体位变动，避免不必要的妇科检查，密切监测病情变化。

【预后与转归】

输卵管妊娠经及时准确和正规治疗，预后一般较好。但有 10% 的患者会再患输卵管妊娠，50% ~60% 会患不孕症。腹腔内大出血者若不及时抢救，可因休克导致死亡。

（贺丰杰　吴克明）

第四节　妊娠期高血压疾病

扫码"学一学"

妊娠期高血压疾病（hypertensive disorders complicating pregnancy）是妊娠与高血压并存的一组疾病，发生率 5% ~12%。该组疾病包括妊娠期高血压、子痫前期、子痫、慢性高血压并发子痫前期以及妊娠合并慢性高血压，是导致孕产妇及围产儿发病及死亡的主要原因。

根据临床表现，分属中医"子肿""子晕""子痫"范畴。妊娠中、晚期孕妇出现肢体面目肿胀者中医称"子肿"，亦称"妊娠肿胀"；出现头晕目眩，状若眩冒者中医称"子晕""子眩"，亦称"妊娠眩晕"。妊娠晚期或临产时或新产后发生眩晕倒仆，昏不知人，双目上视，手足抽搐，全身强直，须臾醒，醒复发，甚或昏迷不醒者，中医称为"子痫"。

【病因病理】

一、中医病因病机

病机分型	病因病机	妇科病位与病机
脾肾两虚	素体脾肾两虚，因孕重虚，或孕后过食生冷，或忧思劳倦伤脾，或房劳伤肾，脾虚运化失职，肾虚不能化气行水，致水湿停聚，加之胎儿长大，阻碍气机，不能敷布津液、水湿泛溢肌肤则为水肿	脾肾虚弱，气机不畅，水湿停聚泛溢肌肤，发为子肿
气滞湿阻	素多忧郁，或孕后情志不畅，肝失调达，气机不畅，孕后胎体渐长，更碍气机升降，气机阻滞，津液不布，致气滞水停，浊阴下滞，溢于肌肤，全身肿胀	
阴虚肝旺	平素肝肾阴虚，孕后血聚养胎，阴虚愈甚，阴不涵阳，肝阳上亢，发为眩晕	
脾虚肝旺	素体脾虚，运化失司，水湿停聚，痰浊内生，孕后阴血养胎，精血益虚，肝失濡养，肝阳上亢，肝阳夹痰浊上扰清窍，可发为眩晕	脾虚湿聚胞中，孕后精血益虚，肝失濡养，肝阳上亢而致子晕
肝风内动	平素肝肾阴虚，孕后血聚养胎，阴虚愈甚，阴不涵阳，肝阳上亢，肝风内扰，遂发子痫	肝阳心火偏亢，炼津成痰，阳亢风动，风火痰交炽相煽发为子痫
痰火上扰	脾肾虚弱，水湿内停，湿聚成痰，孕后阴血养胎，阴虚内热，灼液为痰，痰与热结，痰火交炽，上蒙清窍，可发为子痫	

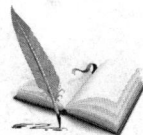

二、西医病因病理

（一）病因

该病病因至今尚未完全阐明。子痫前期是一种多因素、多机制及多通路致病的疾病，无法以"一元论"来解释，这就是子痫前期病因的异质性。有学者提出子痫前期发病机制"两阶段"学说，第一阶段为临床前期，即子宫螺旋动脉滋养细胞重铸障碍，导致胎盘缺血、缺氧，释放多种胎盘因子；第二阶段胎盘因子进入母体血液循环，促进系统性炎症反应的激活及血管内皮损伤，引起子痫前期 – 子痫多样化的临床表现。有关病因和发病机制的主要学说有以下几种：

1. 子宫螺旋小动脉重铸不足　正常妊娠时，细胞滋养层细胞分化为绒毛滋养细胞和绒毛外滋养细胞（extravillous trophoblast，EVT）。EVT 包括间质绒毛外滋养细胞（interstitial extravillous trophoblast，iEVT）和血管内绒毛外滋养细胞（endovascular extravillous trophoblast，enEVT）。iEVT 负责浸润子宫内膜基质直至子宫肌层的内 1/3 处，enEVT 则进入子宫螺旋小动脉管腔并逐渐替代血管壁平滑肌细胞、内皮细胞，使动脉由高阻力低容量血管转变为低阻力高容量血管以提高胎盘的血流量、确保母胎之间物质交换正常进行和胎儿发育。但子痫前期绒毛外滋养细胞浸润能力受损，造成"胎盘浅着床"和子宫螺旋动脉重铸及其不足，仅蜕膜层血管重铸，子宫螺旋动脉的管腔径为正常妊娠的 1/2，血管阻力增大，胎盘灌注减少，从而引发子痫前期的一系列症状。但造成子宫螺旋小动脉重铸不足的机制尚待研究。

2. 免疫机制　包括：①精子抗原低暴露，女方接触丈夫精子机会少，对丈夫同种抗原识别和反应低，容易发生妊娠期高血压疾病，所以该病多发于初孕妇及 IVF 接受捐精的孕妇；②多种细胞因巨噬细胞活化因子及炎症介质，造成毛细血管高凝状态及通透性增加；③滋养细胞成熟障碍，胎母界面存在同种异体抗原超负荷；④补体系统激活，血管壁上有明显的 C3 沉积；⑤子痫前期孕妇组织相容性抗原 HLA – DR$_4$明显高于正常孕妇，影响巨噬细胞呈递抗原，封闭抗体产生不足，最终导致妊娠期高血压疾病的发生。

3. 血管内皮细胞受损　血管内皮细胞受损是子痫前期的基本病理变化之一，它使扩血管物质如一氧化氮（NO）、前列环素 I$_2$合成减少，而缩血管物质如内皮素（ET）、血栓素 A$_2$等合成增加，从而促进血管痉挛。此外血管内皮损伤还可激活血小板及凝血因子，加重子痫前期的高凝状态。引起子痫前期血管内皮损伤的因素很多，如炎性介质：肿瘤坏死因子、白细胞介素 – 6、及低密度脂蛋白等，还有氧化应激反应。

4. 遗传因素　本病的家族多发性提示可能存在遗传因素，但遗传方式尚不明确。由于子痫前期的异质性，尤其是遗传和环境因素的交互作用产生了复杂的表型。在子痫前期遗传易感性研究中，尽管目前已定位了十几个子痫前期染色体易感区域，但在该区域内进一步寻找易感基因仍面临很大的挑战。研究发现携带血管紧张素原基因变异 T$_{235}$的妇女妊娠期高血压疾病发生率较高。也有发现子痫前期妇女第 5 凝血因子突变率高。

5. 营养缺乏　已发现多种营养因素如低清蛋白血症、钙、镁、锌、硒等缺乏与子痫前期发生发展有关，但是这些证据需要更多的临床研究进一步证实。

（二）病理生理

全身小血管痉挛和内皮损伤是本病基本病理生理变化。全身各系统各脏器灌注减少，

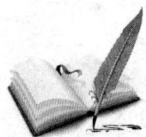

对母儿造成危害，甚至导致母儿死亡。由于该病表现为多脏器和系统损害，故有学者提出子痫前期－子痫综合征（preeclampsia－eclampsia syndrome）的概念。

1. 脑　脑血管痉挛，导致脑水肿、充血、局部缺血、血栓形成及出血等。CT检查脑皮质呈现低密度区，并有相应的局部缺血和点状出血，提示脑梗死，并与昏迷及视力下降、失明相关。大范围脑水肿主要表现为感觉迟钝和思维混乱，个别患者可出现昏迷，甚至脑疝。子痫前期脑血管阻力和脑灌注压均增加，高灌注压可致明显头痛。而子痫的发生与脑血管自身调节功能丧失相关。

2. 肾脏　肾小球扩张，内皮细胞肿胀，纤维素沉积于内皮细胞。因血管痉挛肾血流量减少及肾小球滤过率下降，出现尿少、水肿、蛋白尿及管型等，严重者可出现肾功能衰竭。

3. 肝脏　子痫前期可出现肝功能异常，常表现为血清转氨酶水平升高。肝脏的特征性损伤是门静脉周围出血，严重时门静脉周围坏死和肝包膜下血肿形成，甚至发生肝破裂危及母儿生命。

4. 心血管　血管痉挛，血压升高，外周阻力增加，心肌收缩力和射血阻力增加，心输出量明显减少，心血管系统处于低排高阻状态。血管内皮细胞损伤，血管通透性增加，血管内液进入细胞间质，致心肌缺血，间质水肿，心肌点状出血及坏死、肺水肿，可引起心力衰竭。

5. 血液　①血容量：由于全身小血管痉挛，血管壁渗透性增加，血液浓缩，循环血容量相对不足，红细胞比容升高。当红细胞比容下降时，多合并贫血或红细胞受损或溶血。②凝血机制：妊娠期高血压疾病患者伴有一定量的凝血因子缺乏或变异所致的高凝血状态，特别是重症患者可发生微血管病性溶血，主要表现血小板减少，血小板 $< 100 \times 10^9/L$，肝酶升高、溶血（即HELLP综合征）。子痫前期或子痫出现微血管病性溶血，可伴有红细胞破坏的表现，其特征为溶血，破碎红细胞、球形红细胞、网状红细胞增多，血红蛋白尿及血红蛋白症。

6. 内分泌及代谢　由于血管紧张素转化酶增加，妊娠晚期盐皮质激素、去氧皮质酮升高可致钠潴留，血浆胶体渗透压降低，细胞外液可超过正常妊娠，但水肿与子痫前期的严重程度及预后关系不大，通常其电解质水平与正常妊娠无明显差异，子痫抽搐后，可出现乳酸性酸中毒及呼吸代偿性的二氧化碳丢失，可致血中碳酸盐浓度降低。

7. 子宫胎盘血灌注　子宫螺旋动脉重铸不足导致胎盘灌注下降，螺旋动脉平均直径仅为正常孕妇螺旋动脉直径的1/2，加之伴有内皮损害及胎盘血管急性动脉粥样硬化，使胎盘功能下降，胎儿生长受限，胎儿窘迫。若胎盘床血管破裂可致胎盘早剥，严重时母儿死亡。

【分类与临床表现】

1. 妊娠期高血压疾病分类及临床表现

分类	临床表现
妊娠期高血压	妊娠20周后出现高血压，收缩压≥140mmHg和（或）舒张压≥90mmHg，并于产后12周恢复正常；尿蛋白（－）；产后可确诊
子痫前期	妊娠20周以后出现收缩压≥140mmHg和（或）舒张压≥90mmHg；尿蛋白≥0.3g/24h或随机尿蛋白（＋）；

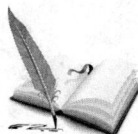

分类	临床表现
	或虽无蛋白尿，但合并下列任何一项者： 血小板减少（血小板 $< 100 \times 10^9/L$） 肝功能损害（血清转氨酶水平为正常值 2 倍以上） 肾功能损害（血肌酐水平大于 1.1mg/dl 或为正常值 2 倍以上 肺水肿 新发生的中枢神经系统异常或视觉障碍
子痫	子痫前期基础上发生不能用其他原因解释的抽搐
慢性高血压并 发子痫前期	慢性高血压妇女妊娠前无蛋白尿，妊娠 20 周后出现蛋白尿；或妊娠前有蛋白 尿明显增加，或血压进一步升高，或出现血小板减少 $< 100 \times 10^9/L$，或出现其他肝肾功能损 害、肺水肿、神经系统异常或视觉障碍等严重表现
妊娠合并慢 性高血压	妊娠 20 周前收缩压 ≥140mmHg 和（或）舒张压 ≥90mmHg（除外滋养细胞疾病），妊娠期无 明显加重；或妊娠 20 周后首次诊断高血压并持续到产后 12 周后

注：①普遍认为 <34 周发病者为早发型子子痫前期（early onset preeclampsia）；

②大量蛋白尿（24 小时蛋白尿 5g）既不作为评判子痫前期严重程度的标准，亦不作为终止妊娠的指征，但需严密监测

③子痫前期 – 子痫是妊娠期特有的疾病，在妊娠 20 周之后发生，是一种动态性疾病，病情可呈持续性进展，这就是子痫前期 – 子痫严重程度的延续性。"轻度"子痫前期只代表诊断时的状态，任何程度的子痫前期都可能导致严重不良预后，因此不再诊断"轻度"子痫前期，而诊断为子痫前期，以免造成对病情的忽视，将伴有严重表现（severe features）的子痫前期诊断为"重度"子痫前期，以引起临床重视。

表 19 – 3   重度子痫前期的临床症状和体征

子痫前期伴有下面任何一种表现
血压持续升高：收缩压 ≥160mmHg，或舒张压 ≥110mmHg（卧床休息，两次测量间隔至少 4 小时）
血小板减少（血小板 $< 100 \times 10^9/L$）
肝功能损害（血清转氨酶水平为正常值 2 倍以上），严重持续性右上腹或上腹疼痛，不能用其他疾病解释，或二者均存在
肾功能损害（血肌酐水平大于 1.1mg/l 或无其他肾脏疾病时肌酐浓度为正常值 2 倍以上）
肺水肿，
持续头痛、视觉障碍或其它中枢神经系统异常表现

【高危因素】

流行病学调查发现孕妇年龄 ≥40 岁、子痫前期病史、高血压、糖尿病或遗传性血栓形成倾向、慢性肾炎、子痫前期家族史（母亲或姐妹）、初次产检时 BMI ≥35kg/m^2、抗磷脂抗体阳性、本次妊娠为多胎妊娠、首次怀孕、妊娠间隔时间 ≥10 年，以及早孕期收缩压 ≥130mmHg 或舒张压 ≥80mHg 等均与子痫前期密切相关。

【诊断】

1. 病史   注意询问妊娠前有无高血压、肾病、糖尿病、自身免疫性疾病、有无妊娠期高血压疾病家族史，了解患者此次妊娠后高血压、蛋白尿、头痛、视力模糊、上腹疼痛、少尿、抽搐等症状出现的时间和严重程度。

2. 高血压   测血压前被测者至少安静休息 5 分钟。同一手臂至少测量 2 次，收缩压 ≥140mmHg 和（或）舒张压 ≥90mmHg。若血压较基础血压升高 30/15mmHg 时，不作为诊断依据，但需严密观察。对首次发现血压升高者，应间隔 4 小时以上复测血压。对于收缩压 ≥160mmHg 和（或）舒张压 ≥110mmHg 的严重高血压，为观察病情指导治疗，应密切监测血压。为确保测量准确性，应选择型号合适的袖带（袖带长度应该是上臂围的 1.5 倍）。

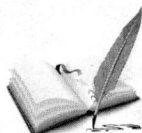

3. 尿蛋白 高危孕妇每次产检均应检测蛋白尿，可疑子痫前期孕妇应测 24 小时尿蛋白定量。尿蛋白的诊断标准有 2 个：①尿蛋白≥0.3g/24h 或尿蛋白/肌酐比值≥0.3；②尿蛋白定性≥（＋）。随机尿蛋白定性不准确，只有定量方法不可用时才考虑使用。应注意蛋白尿的进展性变化以及排查蛋白尿与孕妇肾脏疾病和自身免疫性疾病的关系。

4. 辅助检查 应进行以下常规检查：①血常规；②尿常规；③肝功能；④肾功能、尿酸；⑤凝血功能；⑥心电图；⑦电子胎心监护；⑧超声检查胎儿、胎盘和羊水等。视病情发展、诊治需要应酌情增加以下有关检查项目：①眼底检查；②超声等影像学检查肝、胆、胰、脾、肾等脏器；③电解质；④动脉血气分析；⑤心脏彩超及心功能检查；⑥脐动脉血流、子宫动脉等多普勒血流监测；⑦头颅 CT 或磁共振检查；⑧有条件的单位可检查自身免疫性疾病相关指标。

三、辨证要点

子肿分为气肿、水肿。气肿者，皮厚而色不变，按之凹陷，随按随起，属气滞；水肿者，皮薄，色白而光亮，按之凹陷，即时难起，属脾肾两虚。子晕者，属本虚标实证，阴虚肝旺证头晕目眩为主；伴见颜面潮红，心悸怔忡，夜寐多梦，手足心热，舌红少苔；脾虚肝旺证主要为头昏头重如眩冒状，伴见面浮肢肿，胸胁满闷，纳少便溏，舌苔厚腻。子痫者突发四肢抽搐，甚则昏不知人，心悸烦躁，为肝风内动；猝然昏不识人，四肢抽搐，气粗痰鸣，昏不知人，为痰火上扰。

【鉴别诊断】

妊娠期高血压、子痫前期主要与慢性肾炎相鉴别，妊娠期发生急性肾炎者较少见。妊娠前已存在慢性肾炎病变者，妊娠期常可发现蛋白尿，重者可发现管型及肾功能损害，伴有持续性血压升高，眼底可有肾炎性视网膜病变。隐匿型肾炎较难鉴别，需仔细询问相关病史，应进一步做肾小球及肾小管功能检查。本病还应与妊娠合并慢性高血压相鉴别，后者在妊娠前已存在高血压疾病。

【治疗】

一、治疗目的

治疗目的是预防重度子痫前期和子痫的发生，延长孕周、改善围产结局。应辨病与辨证相结合，随证施治。勿过用滑利、峻下、逐水、耗散之品，以免伤胎。本病为危急重症，尤其子痫，防重于治，一旦发生，以息风、安神、镇痉为要，并积极进行中西医结合抢救，立即控制抽搐为要。

二、中医治疗

中医治疗的重点在子晕、子肿，预防子痫的发生。应本着治病与安胎并举的原则，子肿以利水化湿为治疗大法，子晕以平肝潜阳为大法。临证时可根据证型辨证施治。一旦发生子痫，以清肝息风，安神定痉为治疗大法，采用中西医结合、西医为主的治疗方法。

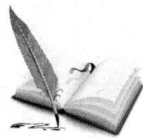

（一）子肿

	脾肾两虚证	气滞湿阻证
证候	妊娠中晚期，面目及下肢浮肿，肤色淡黄或白，皮薄而光亮，按之凹陷，即时难起，倦怠无力，气短懒言，食欲不振，下肢逆冷，腰膝酸软，小便短少，或大便溏薄。舌淡胖、边有齿痕，苔白滑或薄腻，脉沉滑无力	妊娠中晚期，先自脚肿，渐及腿，皮色不变，随按随起，头晕胀痛，胸闷胁胀，或脘胀，食少；舌苔薄腻，脉弦滑
治法	健脾温肾，行水消肿	理气行滞，除湿消肿
主方	白术散（《全生指迷方》）合五苓散（《伤寒论》加味）	天仙藤散（《校注妇人良方》）
组成	白术、茯苓、陈皮、大腹皮、生姜皮、猪苓、桂枝、山药、菟丝子	天仙藤、香附子（炒）、陈皮、甘草、乌药、生姜、木瓜、苏叶

（二）子晕

	阴虚肝旺证	脾虚肝旺证
证候	妊娠中晚期，头晕目眩，头痛耳鸣，视物模糊，心烦失眠，口干咽燥，颜面潮红，舌红或绛，脉弦细滑数	妊娠中晚期，面浮肢肿逐渐加重，头昏头重如眩冒，胸闷心烦，呃逆泛恶，神疲肢软，纳少嗜卧，苔淡胖，有齿痕，苔腻，脉弦滑而缓
治法	滋肾育阴，平肝潜阳	健脾利湿，平肝潜阳
主方	杞菊地黄丸（《医级》）加味	半夏白术天麻汤（《医学心悟》）加味
组成	熟地黄、山萸肉、山药、泽泻、牡丹皮、茯苓、枸杞、菊花、天麻、钩藤、石决明	半夏、白术、天麻、陈皮、茯苓、甘草（炙）、生姜、钩藤、丹参

（三）子痫

	肝风内动证	痰火上扰证
证候	妊娠晚期，产时或新产后，头晕眩晕，视物不清，突发四肢抽搐，两目直视，牙关紧闭，角弓反张，甚至昏不知人，颜面潮红，心悸烦躁。舌红苔薄黄，脉细弦滑或弦数	妊娠晚期，或正值分娩时或新产后，头晕头重，胸闷烦躁泛恶，面浮肢肿、猝然昏不知人，面部口角及四肢抽搐，气粗痰鸣。舌红苔黄腻，脉弦滑数
治法	滋阴清热，平肝息风	清热豁痰，息风开窍
主方	羚角钩藤汤（《重订通俗伤寒论》）	牛黄清心丸（《痘疹世医心法》）加味
组成	羚羊角（后下）、钩藤、桑叶、菊花、贝母、鲜竹茹、生地、白芍、茯神、甘草	牛黄、朱砂、黄连、黄芩、栀子仁、郁金

三、西医治疗

西医治疗原则主要为降压、解痉、镇静等；应密切监测母儿情况；适时终止妊娠是最有效的处理措施。

1. 评估和监测 子痫前期病情复杂、变化快，对产前、产时和产后的病情进行密切评估和监测十分重要，目的在于了解病情进展情况，及时合理干预，避免不良临床结局发生。

评估和监测的内容包括：①基本监测：血压、有无头痛、眼花、胸闷、腹部疼痛、尿量、孕妇体重变化、胎动、胎心等；②孕妇特殊检查：眼底、凝血功能、重要器官功能、尿蛋白定量、电解质；③胎儿特殊检查：胎儿电子监护、超声监测胎儿生长发育、羊水量，有条件的可行脐动脉和大脑中动脉血流阻力检查。

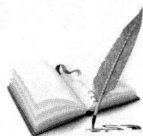

2. 一般处理

（1）妊娠期高血压孕妇可居家或住院治疗；非重度子痫前期患者经评估后决定是否住院治疗；重度子痫前期及子痫患者应住院治疗。

（2）应注意适当休息，保证充足的蛋白质和热量，不建议限制食盐摄入。

（3）保证充足睡眠，必要时可睡前口服地西泮 2.5 ~ 5mg。

3. 降压　降压治疗的目的是预防子痫、心脑血管意外和胎盘早剥等严重母儿并发症。收缩压≥160mmHg 和（或）舒张压≥110mmHg 的严重高血压必须降压治疗；收缩压≥150mmHg 和（或）舒张压≥100mmHg 的非严重高血压建议降压治疗；收缩压 140 ~ 150mmHg 和（或）舒张压 90 ~ 100mmHg 不建议治疗，但对并发脏器功能损伤者可考虑降压治疗。妊娠前已用降压药治疗的孕妇应继续降压治疗。

目标血压：未并发脏器功能损伤者，收缩压应控制在 130 ~ 155mmHg，舒张压应控制在 80 ~ 105mmHg；并发脏器功能损伤者，则收缩压应控制在 130 ~ 139mmHg，舒张压应控制在 80 ~ 89mmHg。降压过程力求下降平稳，不可波动过大。血压不低于 130/80mmHg，以保证子宫胎盘血流灌注。

常用口服降压药物降压，若口服药物控制血压不理想，可静脉用药。为防止血液浓缩、有效循环血量减少和高凝倾向，妊娠期一般不使用利尿剂降压。不推荐使用阿替洛尔和哌唑嗪，禁止使用血管紧张素转换酶抑制剂（ACEI）和血管紧张素Ⅱ受体拮抗剂（ARB）。常用的降压药物有：

（1）拉贝洛尔（labetalol）　为 α、β 肾上腺素能受体阻滞剂，该药显效快，不引起血压过低或反射性心动过速，在降低血压的同时不影响肾及胎盘血流量，并可对抗血小板凝集，促进胎儿肺成熟。用法：50 ~ 150mg，口服，3 ~ 4 次/日；静脉注射：初始剂量 20mg，10 分钟后若无有效降压则剂量加倍，最大单次剂量 80mg，直至血压控制，每日最大总剂量 220mg。静脉滴注：50 ~ 100mg 加入 5% 葡萄糖 250 ~ 500ml，根据血压调整滴速，待血压稳定后改口服。

（2）硝苯地平（nifedipine）　为钙离子通道阻滞剂。用法：口服 10mg，3 ~ 4 次/日，必要时可以加量，一般一日 30 ~ 90mg，24 小时总量不超过 120mg。其副作用为心悸、头痛，使用时需监测血压变化，警惕血压太低而造成的严重并发症。因其与硫酸镁有协同作用，故不建议联合使用。

（3）尼莫地平（nimodipine）　为钙离子通道阻滞剂，其优点在于选择性的扩张脑血管。用法：20 ~ 60mg，口服，2 ~ 3 次/日；静脉滴注：20 ~ 40mg 加入 5% 葡萄糖溶液 250ml，每日总量不超过 360mg，该药副作用为头痛、恶心、心悸及颜面潮红。

（4）尼卡地平（nicardipine）　二氢吡啶类钙离子通道阻滞剂。用法：口服初始剂量 20 ~ 40mg，3 次/日；静脉滴注 1mg/h 起，根据血压变化每 10 分钟调整剂量。

（5）酚妥拉明（phentolamine）　α 肾上腺素能受体阻滞剂。用法：10 ~ 20mg 溶入 5% 葡萄糖 100 ~ 200ml，以 10μg/min 静脉滴注。

（6）甲基多巴（methyldopa）　可兴奋血管运动中枢的 α 受体，抑制外周交感神经而降低血压，妊娠期使用效果较好。用法：250mg，口服，3 ~ 4 次/日。根据病情酌情增减，最高不超过 2g/d。其副作用为嗜睡、便秘、口干、心动过缓。

（7）硝酸甘油（nitroglycerin）　可同时扩张动脉和静脉，降低心脏前、后负荷，主要

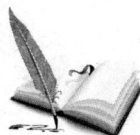

用于合并心力衰竭和急性冠脉综合征时高血压急症的降压治疗。起始剂量 5 ~ 10μg/min 静脉滴注，每 5 ~ 10 分钟增加滴速至维持剂量 20 ~ 50μg/min

（8）硝普钠（sodium nitroprusside）　强效血管扩张剂，扩张周围血管使血压下降。用法：50mg 加入 5% 葡萄糖溶液 500ml，以 0.5 ~ 0.8μg/（kg·min）静脉缓滴。由于药物能迅速通过胎盘进入胎儿体内，并保持较高浓度，其代谢产物（氧化物）对胎儿有毒性作用，不宜在妊娠期使用。分娩期或产后血压过高，应用其他降压药效果不佳时，方考虑使用。妊娠期应用仅适用于其他降压药物无效的高血压危象孕妇。用药期间，应严密监测血压及心率。

4. 解痉　硫酸镁是子痫治疗的一线药物，也是重度子痫前期预防子痫发作的关键药物。硫酸镁控制子痫再次发作的效果优于地西泮、苯巴比妥和冬眠合剂等镇静药物。除非存在硫酸镁应用禁忌或硫酸镁治疗效果不佳，否则不推荐使用地西泮和苯妥英钠等用于子痫的预防或治疗。对于非重度子痫前期患者也可酌情考虑应用硫酸镁。

（1）镁离子的作用机制　①抑制运动神经末梢释放乙酰胆碱，阻断神经肌肉接头间的信息传导，使骨骼肌松弛；②刺激血管内皮细胞合成前列环素，抑制内皮素合成，降低机体对血管紧张素Ⅱ的反应，从而缓解血管痉挛状态；③通过阻断谷氨酸通道阻止钙离子内流，解除血管痉挛、减少血管内皮损伤；④可提高孕妇和胎儿血红蛋白的亲和力，改善氧代谢。

（2）用药指征　①控制子痫抽搐及防止再抽搐；②预防重度子痫前期发展成为子痫；③重度子痫前期患者预防产时子痫发作，或重度子痫前期的期待治疗。硫酸镁不可作为降压药使用。

（3）用药原则　①预防和治疗子痫的硫酸镁用药方案相同；②分娩前未使用硫酸镁者，分娩过程中可使用硫酸镁，并持续至产后至少 24 ~ 48 小时；③注意保持硫酸镁血药浓度的稳定性。

（4）用药方案　静脉用药：负荷剂量硫酸镁 4 ~ 6g，溶于 25% 葡萄糖 20ml 静推（15 ~ 20 分钟），或者溶于 5% 葡萄糖 100ml 快速静滴（15 ~ 20 分钟），继而硫酸镁 1 ~ 2g/h 静滴维持。为了夜间更好的睡眠，可在睡眠前停用静脉给药，改为肌内注射一次，用法：25% 硫酸镁 20ml + 2% 利多卡因 2ml 深部臀肌内注射。硫酸镁 24 小时用药总量一般不超过 25g，用药时限一般不超过 5 日。

（5）注意事项　血清镁离子有效治疗浓度为 1.8 ~ 3.0mmol/L，超过 3.5mmol/L 可能出现中毒症状。使用硫酸镁必备条件：①膝腱反射存在；②呼吸 ≥16 次/分；③尿量 ≥25ml/h 或 ≥600ml/24h；④备有 10% 葡萄糖酸钙。镁离子中毒时停用硫酸镁并静脉缓慢推注（5 ~ 10 分钟）10% 葡萄糖酸钙 10ml。如患者同时合并肾功能不全、心肌病、重症肌无力等，则硫酸镁应慎用或减量使用。条件许可，用药期间可监测血清镁离子浓度。

5. 镇静　镇静药物可缓解孕产妇精神紧张、焦虑症状，改善睡眠，当应用硫酸镁无效或有禁忌时，可使用镇静药物来预防并控制子痫。

（1）地西泮（diazepam）　具有较强的镇静、抗惊厥、肌肉松弛作用，对胎儿及新生儿的影响较小。用法：2.5 ~ 5mg，口服，3 次/日或睡前服用；10mg 肌内注射或静脉缓慢推入（>2 分钟）可用于预防子痫发作。1 小时内用药超过 30mg 可能发生呼吸抑制，24 小时总量不超过 100mg。

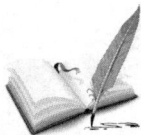

（2）冬眠药物　可广泛抑制神经系统，有助于解痉降压，控制子痫抽搐。冬眠合剂由哌替啶 100mg、氯丙嗪 50mg、异丙嗪 50mg 组成，通常以 1/3 或 1/2 量肌内注射，或加入 5% 葡萄糖 250ml 内静脉缓慢滴注。由于氯丙嗪可使血压急剧下降，使肾及子宫胎盘血供减少，导致胎儿缺氧，且对母儿肝脏有一定的损害，现仅用于硫酸镁治疗效果不佳者。

（3）苯巴比妥钠　具有较好的镇静、抗惊厥、控制抽搐作用，子痫发作时给予 0.1g 肌内注射，预防子痫发作时给予 30mg/次口服，3 次/日。由于该药可致胎儿呼吸抑制，分娩前 6 小时慎用。

6. 利尿　不主张常规应用利尿剂，仅当患者出现全身性水肿、肺水肿、脑水肿、肾功能不全、急性心力衰竭时，可酌情使呋塞米等快速利尿剂。

7. 促胎肺成熟　孕周 <35 周的子痫前期患者，预计 1 周内可能分娩者均应给予糖皮质激素促胎肺成熟治疗。地塞米松 5mg，肌内注射，每 12 小时 1 次，连续 4 次；或倍他米松 12mg，肌内注射，每天 1 次，连续 2 天。

8. 分娩时机和方式　子痫前期患者经积极治疗母儿状况无改善或者病情持续进展时，终止妊娠是唯一有效的治疗措施。

（1）终止妊娠时机　①妊娠期高血压、非重度子痫前期患者可期待治疗至妊娠 37 周以后。②重度子痫前期患者：妊娠 <24 周经治疗病情不稳定者建议终止妊娠；妊娠 24~28 周根据母儿情况及当地医疗条件和医疗水平决定是否期待治疗；妊娠 28~34 周，若病情不稳定，经积极治疗 24~48 小时病情仍加重，促胎肺成熟后应终止妊娠；若病情稳定，可考虑继续期待治疗，并建议提前转至早产儿救治能力较强的医疗机构；妊娠 ≥34 周患者应考虑终止妊娠。③子痫：控制病情后即可考虑终止妊娠。

（2）终止妊娠的方式　如无产科剖宫产指征，原则上考虑阴道试产。但如果不能短时间内阴道分娩，病情有可能加重，可放宽剖宫产指征。

（3）分娩期间注意事项　注意观察自觉症状变化，监测血压并继续降压治疗，应将血压控制在 ≤160/110mmHg；监测胎心变化；积极预防产后出血；产时不可使用任何麦角新碱类药物。

9. 产后处理　妊娠期高血压可延续至产后，但也可在产后首次发生高血压、子痫前期甚至子痫。产后新发生的高血压称为产后高血压（postpartum hypertension），虽然其未被归类为妊娠期高血压疾病，但仍需重视。当血压持续 ≥150/100mmHg 时建议降压治疗，当出现重度子痫前期和子痫时，降压的同时应使用硫酸镁。

10. 早发型重度子痫前期的处理　重度子痫前期发生于妊娠 34 周之前者称为早发型，发生于妊娠 34 周及之后者为晚发型。对于早发型重度子痫前期，建议住院治疗，解痉、降压治疗并给予糖皮质激素促胎肺成熟，严密监测母儿情况，充分评估病情以明确有无严重的脏器损害，从而决定是否终止妊娠。当出现以下情况时建议终止妊娠：①患者出现持续不适症状或严重高血压；②子痫、肺水肿、HELP 综合征；③发生严重肾功能不全或凝血功能障碍；④胎盘早剥；⑤孕周太小无法存活的胎儿；⑥胎儿窘迫。

（三）子痫的处理

子痫是子痫前期 - 子痫最严重的阶段，发作前可有不断加重的严重表现，也可发生于无血压升高或升高不显著，尿蛋白阴性的病例。通常产前子痫较多，产后 48 小时约占

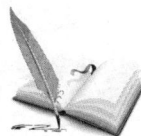

25%。子痫抽搐进展迅速，是造成母儿死亡的最主要原因，应积极处理。

1. 一般急诊处理　子痫发作时需保持气道通畅，维持呼吸、循环功能稳定，密切观察生命体征留置导尿管监测尿量等；避免声、光等刺激；预防坠地外伤、唇舌咬伤。

2. 控制抽搐　硫酸镁是治疗子痫及预防复发的首选药物。当患者存在硫酸镁应用禁忌或硫酸镁治疗无效时，可考虑应用地西泮、苯妥英钠或冬眠合剂控制抽搐。子痫患者产后需继续应用硫酸镁 24～48 小时。

3. 降低颅压　可以 20% 甘露醇 250ml 快速静脉滴注降低颅压。

4. 控制血压　脑血管意外是子痫患者死亡的最常见原因。当收缩压持续≥160mmHg，舒张压≥110mmHg 时要积极降压以预防脑血管并发症。

5. 纠正缺氧和酸中毒　面罩和气囊吸氧，根据动脉血气 pH、二氧化碳分压、碳酸氢根浓度等，给予适量 4% 碳酸氢钠纠正酸中毒。

6. 终止妊娠　一旦抽搐控制后即可考虑终止妊娠。

【预防与调护】

1. 定期产前检查，建立健全三级妇幼保健网，规范妊娠期、围生期保健工作。

2. 适度锻炼，合理安排休息。

3. 合理饮食，进食富含蛋白质、维生素及多种微量元素的食物及新鲜蔬果。妊娠期不推荐严格限制盐的摄入，也不推荐肥胖孕妇限制热量摄入。

4. 补钙，低钙摄入（摄入量 <600mg/d）的孕妇建议补钙，口服，每日口服至少 1g。

5. 阿司匹林抗凝治疗，主要针对有特定子痫前期高危因素者。用法：可从妊娠 11～13^{+6}周，最晚不超过妊娠 20 周开始使用，每晚睡前口服低剂量阿司匹林 100～150mg 至 36 周，或者至终止妊娠前 5～10 日停用。

【预后与转归】

妊娠期高血压疾病如能及早诊断，合理治疗，大多预后较好。如合并脑血管病、心衰、DIC 等并发症则可导致孕产妇死亡，为孕产妇死亡四大原因之一。关于该病是否致产后血压持续不能恢复或肾脏持久性损害，至今尚无统一认识。绝大多数患者在产后不久血压即恢复正常，如超过 12 周不恢复，即为慢性高血压，这可能与隐性高血压或家族性高血压史有关。

（曾　莉）

扫码"学一学"

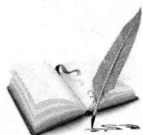

第五节　胎儿生长受限

胎儿生长受限（fetal growth restriction，FGR）是由病理原因造成的出生体重低于同孕龄同性别胎儿平均体重两个标准差或第 10 百分位数，或足月胎儿出生体重小于 2500g，其实质是胎儿的生长未能达到其潜在应有的生长速率。FGR 围产儿死亡率为正常体重儿的 4～6 倍，对儿童期和青春期的体格与智能发育也有一定影响。本病中医称"胎萎不长"，又称"妊娠胎萎燥""胎弱症""妊娠胎不长"。

【病因病理】

一、中医病因病机

证型	病因病机	妇科病位与病机
气血虚弱	素体气血不足，或久患宿疾，气血暗损；或胎漏日久耗伤气血；或孕后恶阻严重，脾胃虚弱，气血化源不足	血不养胎，以致胎萎不长
肾气亏虚	禀赋不足，或孕后房事不节，损伤肾气	精亏血少，胎失所养
阴虚血热	素体阴虚，或久病失血伤阴，或孕后过服辛辣燥热食物及温补药物	邪热灼伤阴血，胎为邪热所伤又失阴血的滋养
胞宫虚寒	素体阳气不足，或大病久病，或孕后过食寒冷生冷之品	肾阳虚损，寒自内生，胞宫虚寒，胎失温养

二、西医病因病理

（一）病因

1. 孕妇因素 50%～60%的胎儿生长受限是由孕妇因素所致。

（1）营养不良 孕妇偏食、妊娠剧吐以及摄入蛋白质、维生素及微量元素不足等，胎儿出生体重与母体血糖水平正相关。

（2）妊娠并发症与合并症 并发症如妊娠期高血压疾病、多胎妊娠、前置胎盘、胎盘早剥、过期妊娠、妊娠期肝内胆汁淤积症等，合并症如心脏病、贫血、肾炎、抗磷脂抗体综合征等，均可使胎盘血流量减少，灌注下降。

（3）其他 孕妇年龄、地区、体重、身高、经济状况、子宫发育畸形、吸烟、吸毒、酗酒、宫内感染、母体接触放射线或有毒物质等亦可引起本病。

2. 胎儿因素 生长激素、胰岛素样生长因子、瘦素等调节胎儿生长的物质在脐血中降低，可能会影响胎儿内分泌和代谢。胎儿基因或染色体异常、先天发育异常时，也常伴有胎儿生长受限。

3. 胎盘因素 胎盘各种病变导致子宫胎盘血流量减少，胎儿血供不足。

4. 脐带因素 脐带过长、脐带过细（尤其是近脐带根部过细）、脐带扭转、脐带打结等。

（二）病理分型

1. 内因性均称型 FGR 多由孕早期时病毒感染、接触有害物质或基因、染色体异常引起，属于原发性胎儿生长受限。因胎儿在体重、头围和身长三方面均受限，头围和腹围均小，故称匀称型。特点：胎儿体重、身长、头径相称，但均小于该孕龄正常值。外表无营养不良表现，器官分化或成熟度与孕龄相符，但各器官的细胞数量均减少，脑重量轻，神经元功能不全或髓鞘形成迟缓；胎盘小，但组织无异常。胎儿出生缺陷发生率高，围生期病死率高，预后不良。

2. 外因性不均称型 FGR 多由于胎儿获得血液供应减少引起，多发生在妊娠晚期，属于继发性胎儿生长受限。特点：新生儿外表呈营养不良或过熟儿状态，发育不均称，身长、头径与孕龄相符而体重偏低。各器官细胞数量正常，但细胞体积缩小，以肝脏最为显著。

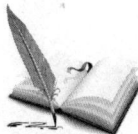

产时容易发生胎儿宫内窒息，产后易发生新生儿低血糖。

3. 外因性均称型 FGR 为上述两型的混合型。其病因有母儿双方因素，多因缺乏重要生长因素如叶酸、氨基酸、微量元素及有害药物影响所致。特点：新生儿体重、身长、头径均小于该孕龄正常值，外观有营养不良表现。各器官细胞数量减少，导致器官体积均缩小，肝脏严重受累。新生儿的生长与智力发育常受到影响。

【诊断】

一、临床表现

孕妇自觉腹部增大不明显，胎动弱。查体宫高、腹围值连续 3 周测量均在第 10 百分位数以下者，为筛选 FGR 指标。计算胎儿发育指数：胎儿发育指数 = 子宫长度（cm）- 3 ×（月份 +1），指数在 -3 和 +3 之间为正常，小于 -3 提示可能为 FGR；孕晚期，孕妇每周增加体重 0.5kg。若体重增长停滞或增长缓慢时，可能为 FGR。

二、实验室及其他检查

（一）B 型超声检查

1. 测头围与腹围比值（HC/AC） 比值小于正常同孕周平均值的第 10 百分位数，即应考虑可能为 FGR。

2. 测量胎儿双顶径（BPD） 若每周增长 <2.0mm，或每 3 周增长 <4.0mm，或每 4 周增长 <6.0mm，或于妊娠晚期双顶径每周增长 <1.7mm，均应考虑有 FGR 的可能。

3. 羊水量与胎盘成熟度 多数 FGR 出现羊水过少、胎盘老化的 B 型超声图像。

（二）彩色多普勒超声检查

妊娠晚期脐动脉 S/D 比值≤3 为正常值，脐血 S/D 比值升高时，也应考虑有 FGR 的可能。

（三）抗心磷脂抗体（ACA）的测定

研究表明抗心磷脂抗体（ACA）与部分 FGR 的发生有关。

三、辨证要点

主要依据全身证候、舌苔、脉象等确定证型，指导治疗。

【鉴别诊断】

本病应与胎死不下相鉴别（表 19-4）。

表 19-4 胎萎不长的鉴别诊断

鉴别项目	胎死不下	胎萎不长
病史	有胎动不安的病史	无
症状	反复阴道出血，无胎动	无阴道出血，有胎动
B超	未见胎动及胎心搏动	可见胎动及胎心搏动

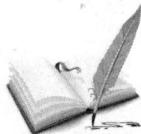

【治疗】

一、治疗原则

西医治疗原则是积极寻找病因、改善胎盘循环、加强胎儿监测、适时终止妊娠。中医对本病的治疗重在养精血，益胎元；补脾胃，滋化源，使其精充血足，则胎有所养。若有胎儿畸形或死胎发生时，则下胎以益母。

二、中医治疗

证型	气血虚弱证	肾气亏虚证	阴虚血热证	胞宫虚寒
主证	妊娠腹形小于妊娠月份，胎儿存活；身体羸弱，头晕心悸，气短懒言；舌淡嫩，少苔，脉细弱无力	妊娠腹形小于正常妊娠月份，胎儿存活；头晕耳鸣，腰膝酸软，纳少便溏，或形寒怕冷，手足不温；舌淡苔白，脉沉迟	妊娠腹形小于妊娠月份，胎儿存活；颧赤唇红，手足心热，烦躁不安，口干喜饮；舌红而干，脉细数	妊娠腹形小于妊娠月份，胎儿存活；形寒怕冷，腰腹冷痛，四肢不温；舌淡苔白，脉沉迟
治法	益气养血，滋养胎元	补肾益气，填精养胎	滋阴清热，养血育胎	温肾扶阳，养血育胎
主方	八珍汤加减（《正体类要》）	温土毓麟汤（《傅青主女科》）去神曲	保阴煎（《景岳全书》）加枸杞子、桑椹子	长胎白术散（《叶氏女科证治》）加巴戟天、艾叶
组成	当归、川芎、白芍、熟地黄、人参、白术、茯苓、炙甘草	巴戟天、覆盆子、白术、人参、山药、神曲	生地黄、熟地黄、白芍、山药、续断、黄芩、黄柏、甘草	白术、川芎、熟地黄、阿胶、黄芪、当归、牡蛎、茯苓、艾叶、补骨脂

三、西医治疗

（一）孕期治疗

卧床休息，均衡膳食，吸氧，左侧卧位改善子宫胎盘血液循环。补充营养物质，口服复合氨基酸片、叶酸片、维生素E、维生素B族、钙剂、铁剂、锌剂等。静脉滴注脂肪乳注射剂、10%葡萄糖注射液500ml加维生素C或能量合剂。或可用β-肾上腺素激动剂、硫酸镁、丹参、右旋糖酐治疗。低分子肝素、阿司匹林用于抗磷脂抗体综合征引起FGR者有效。做好胎儿安危状况监测：无应激试验（NST）、胎儿生物物理评分（BPP）、胎儿血流监测如脐动脉彩色多普勒超声检查、大脑中动脉血流、静脉导管血流以及测定某些胎盘激素和酶等。

（二）产科处理

1. 继续妊娠指征 胎儿状况良好，胎盘功能正常，妊娠未足月、孕妇无合并症及并发症者，可以在密切监护下妊娠至38～39周，但不应超过预产期。

2. 终止妊娠指征

（1）治疗后FGR无改善，胎儿停止生长3周以上。

（2）胎盘提前老化，伴有羊水过少等胎盘功能低下表现。

（3）胎儿宫内缺氧。

（4）妊娠合并症、并发症病情加重。一般在妊娠34周左右考虑终止妊娠，如孕周未达

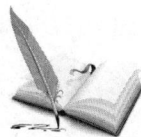

34 周者，应促胎肺成熟后再终止妊娠。

3. 分娩方式选择

（1）阴道产　胎儿情况良好，胎盘功能正常，胎儿成熟，Bishop 宫颈成熟度评分≥7分，羊水量及胎位正常，无其他禁忌者，可经阴道分娩；若胎儿难以存活，无剖宫产指征时予以引产。

（2）剖宫产　胎儿病情危重，产道条件欠佳，阴道分娩对胎儿不利，均应行剖宫产结束分娩。

【预防与调护】

孕期要保证充足睡眠，饮食加强营养，增强机体免疫力，预防孕期感染，避免接触宠物、有害物质，以及环境污染等。一定要行常规产前检查，并积极治疗妊娠合并症及并发症。

【预后与转归】

胎萎不长，经过精心调治，可继续顺利正常发育、生长、足月分娩。若未及早诊治或调治不当，则会影响胎儿生长发育，可致过期不产，甚至胎死腹中。本病的近期及远期并发症发病率均较高，故宜及早诊断和治疗。否则先天不足，影响后天的体能与智力。

（曹俊岩）

扫码"学一学"

第六节　胎盘早剥

妊娠 20 周以后或分娩期正常位置的胎盘在胎儿娩出前部分或全部从子宫壁剥离，称为胎盘早剥。胎盘早剥是妊娠晚期严重并发症，具有起病急、发展快特点，若处理不及时可危及母儿生命。本病属中医"妊娠腹痛""胎动不安""堕胎""小产"等病的范畴。

一、中医病因病机

证型	病因病机	妇科病位与病机
阴虚内热	素体阴虚，或失血伤阴，或久病失养，或多产房劳，耗散精血。	孕后血聚养胎，阴血益感不足，虚热内生，热扰胎元
瘀血阻滞	瘀血内停，胞脉阻隔	冲任不固

二、西医病因病理

（一）病因

1. 孕妇血管病变　妊娠期高血压病疾病尤其是重度子痫前期、慢性高血压、慢性肾脏疾病或全身血管病变的孕妇，底蜕膜螺旋小动脉痉挛或硬化，引起远端毛细血管变性坏死甚至破裂出血，血液在底蜕膜与胎盘之间形成血肿，致使胎盘与子宫壁分离。此外，妊娠中、晚期或临产后，妊娠子宫压迫下腔静脉，回心血量减少，血压下降，子宫静脉淤血，

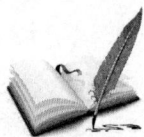

静脉压突然升高，蜕膜静脉床淤血或破裂，形成胎盘后血肿，导致胎盘与子宫壁部分或全部剥离。

2. 机械性因素　外伤，尤其是腹部钝性创伤，会导致子宫突然拉伸或收缩而诱发胎盘早剥。一般发生于外伤后 24 小时之内。

3. 宫腔内压力骤减　未足月胎膜早破；双胎妊娠分娩时，第一胎儿娩出过快；羊水过多时，人工破膜后羊水流出过快，宫腔压力骤减，子宫骤然收缩，胎盘与子宫壁发生错位而剥离。

4. 其他因素　高龄多产、有胎盘早剥史的孕妇再发胎盘早剥的风险明显增高。此外，其他一些因素还包括吸烟、吸毒、绒毛膜羊膜炎、接受辅助生殖技术助孕、有血栓形成倾向等。

（二）病理生理及分类

胎盘早剥主要病理改变是底蜕膜出血并形成血肿，使该处胎盘自子宫壁剥离。可分为 3 种类型（图 19-6）：

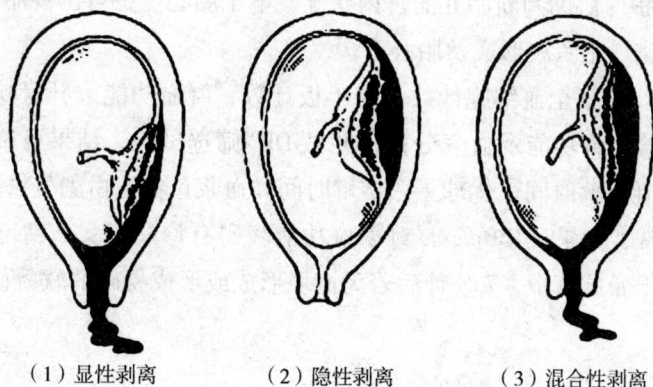

（1）显性剥离　　　　（2）隐性剥离　　　　（3）混合性剥离

图 19-6　胎盘早剥的类型

1. 显性剥离　以外出血为主，胎盘剥离面大，出血不止，先形成胎盘后血肿，血液可冲开胎盘边缘及胎膜经宫颈管流出。

2. 隐性剥离　以内出血为主，胎盘边缘或胎膜未剥离，或胎头进入骨盆入口压迫胎盘下缘，使血液积聚于胎盘与子宫壁之间而不能外流，无阴道流血表现。

3. 混合型剥离　因血液不能外流，胎盘后血肿越积越大，子宫底随之升高。血液也可冲开胎盘边缘而外流。

当血液浸入浆膜层时子宫表面出现紫蓝色瘀斑，在胎盘附着处特别明显，称子宫胎盘卒中，又称为库弗莱尔子宫。

【诊断】

一、临床表现及分级

（一）临床表现

典型症状是阴道流血、腹痛，可伴有子宫张力增高和子宫压痛，尤以胎盘剥离处最明显。阴道流血特征为陈旧不凝血，但出血量与疼痛程度、胎盘剥离程度不一定符合，尤其

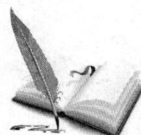

是后壁胎盘的隐性剥离。早期表现通常以胎心率异常为首发变化，宫缩间歇期子宫呈高张状态，胎位触诊不清。严重时子宫呈板状，压痛明显，胎心率改变或消失，甚至出现恶心、呕吐、出汗、面色苍白、脉搏细弱、血压下降等休克征象。

（二）Page 分级标准

临床上推荐按照胎盘早剥的 Page 分级标准评估病情的严重程度。

0 级：分娩后回顾性产后诊断。

Ⅰ级：外出血，子宫软，无胎儿窘迫。

Ⅱ级：胎儿宫内窘迫或胎死宫内。

Ⅲ级：产妇出现休克症状，伴或不伴弥散性血管内凝血。

二、实验室及其他检查

1. 超声检查 典型的声像图显示胎盘与子宫壁之间出现边缘不清的液性低回声区，胎盘异常增厚或胎盘边缘"圆形"裂开。

2. 电子胎心监护 协助判断胎儿的宫内状况，电子胎心监护可出现胎心基线变异消失、变异减速、晚期减速、正弦波形成及胎心率缓慢等。

3. 实验室检查 包括全血细胞计数、血小板计数、凝血功能、肝肾功能、血电解质等检查。Ⅲ级患者应检测肾功能及血气分析，并做 DIC 筛选试验，结果可疑者，进一步做纤溶确诊试验（包括凝血酶时间、优球蛋白溶解时间和血浆鱼精蛋白副凝试验）。血纤维蛋白原 <250mg/L 为异常，如果 <150mg/L 对凝血功能障碍有诊断意义。情况紧急时，可抽取肘静脉血 2ml 放入干燥试管中，7 分钟后若无血块形成或形成易碎的软凝血块，提示凝血功能障碍。

三、辨证要点

应注意辨阴道流血的量、色、质，腹痛的性质及程度，并结合兼症及舌脉进行综合分析。

【鉴别诊断】

胎盘早剥应注意与前置胎盘、先兆子宫破裂相鉴别（表 19 - 5）。

表 19 - 5　胎盘早剥的鉴别诊断

鉴别项目	胎盘早剥	前置胎盘	先兆子宫破裂
相关因素	常伴发于妊高征，或有外伤史	经产妇多见	有头盆不称、分娩梗阻或剖宫产史
腹痛	发病急，剧烈腹痛	无腹痛	强烈子宫收缩，烦躁不安
阴道流血	有内外出血，以内出血为主，阴道出血量与全身失血症状不成正比，严重时可出现血尿	外出血，阴道出血量与全身失血症状成正比	少量阴道出血，可出现血尿
子宫	子宫硬如板状，有压痛，可比妊娠月份大	子宫软，与妊娠月份相一致	可见病理缩复环，子宫下段压痛
胎位胎心	胎位不清，胎心音弱或消失	胎位清楚，胎心音一般正常	胎位尚清楚，胎儿有宫内窘迫
阴道检查	无胎盘组织触及	于子宫口内可触及胎盘组织	无胎盘组织触及
胎盘检查	早剥部分有凝血块压迹	无凝血块压迹；胎膜破口距离胎盘边缘在7cm 以内	无特殊变化

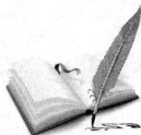

【并发症】

1. 胎儿宫内死亡 如胎盘剥离面积大，出血多，胎儿可因缺血缺氧而死亡。

2. 弥散性血管内凝血（DIC） 临床表现为皮肤、黏膜及注射部位出血，子宫出血不凝或凝血块较软，甚至发生血尿、咯血和呕血。一旦发生 DIC，病死率较高，应积极预防。

3. 失血性休克 无论显性或隐性剥离，出血量多时可导致休克。发生子宫胎盘卒中时，子宫肌层收缩受影响可导致严重产后出血，凝血功能障碍也是导致出血的原因。若并发 DIC，产后出血难以纠正，引起休克，多脏器功能衰竭，脑垂体及肾上腺皮质坏死，导致希恩综合征的发生。

4. 急性肾衰竭 主要原因是大量出血使肾灌注严重受损，导致肾皮质或肾小管缺血坏死。且胎盘早剥多伴发妊娠期高血压疾病、慢性高血压、慢性肾脏疾病等，肾内小动脉痉挛，肾小球前小动脉极度狭窄，肾脏缺血，进而出现急性肾衰竭。

5. 羊水栓塞 胎盘早剥时，羊水可经剥离面开放的子宫血管进入母血循环，羊水中有形成分形成栓子，栓塞肺血管导致羊水栓塞。

【治疗】

一、治疗原则

西医处理方式取决于胎盘剥离的严重程度，孕妇阴道流血、腹痛情况，是否为初产妇，宫口开大情况，是否短时间内自然分娩，孕妇生命体征，结合胎儿宫内情况、胎位、孕周等情况综合考虑决定。其原则为：早期识别、积极处理休克、及时终止妊娠、控制 DIC、减少并发症。中医治则与胎动不安相同，以止血安胎为原则。

二、中医治疗

证型	阴虚内热证	瘀血阻滞证
主证	妊娠期阴道流血，量少，色鲜红，质稠，或伴小腹隐痛；或伴心烦不安，五心烦热，咽干少津，便结尿黄；舌质红，苔少，脉虚弦	妊娠期阴道流血，量或多或少，色暗红或深红，小腹疼痛拒按；舌边紫暗，或有瘀点，脉沉弦或沉涩
治法	滋阴清热，止血安胎	化瘀止痛，止血安胎
主方	保阴煎（《景岳全书》）加减	生化汤（《傅青主女科》）加减
组成	生地黄、熟地黄、黄芩、黄柏、白芍、山药、续断、甘草	当归、川芎、桃仁、炮姜、炙甘草、黄酒、童便

三、西医治疗

（一）纠正休克

开放静脉通道，迅速补充血容量，改善血液循环。积极监测产妇生命体征，依据血红蛋白量决定输注血制品类型，包括红细胞、血浆、血小板、冷沉淀等。有 DIC 表现者尽早纠正其凝血功能障碍。应使血细胞比容超过 0.30，血红蛋白维持在 $100g/L$，尿量 $>30ml/h$。

（二）监测胎儿宫内情况

连续监测胎心以判断胎儿宫内情况。对于有外伤史的产妇，疑有胎盘剥离时，应连续胎心监护，以早期发现胎盘早剥。

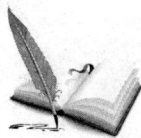

（三）及时终止妊娠

一旦确诊Ⅱ型或Ⅲ型胎盘早剥，应及时终止妊娠。根据孕妇病情轻重、胎儿宫内状况、产程进展、胎产式等，决定终止妊娠的方式。

1. 阴道分娩 适用于0~1级患者，一般情况良好，病情较轻，以外出血为主，宫口已扩张，估计短时间内可结束分娩。人工破膜使羊水缓慢流出，缩小子宫容积，腹部包裹腹带压迫胎盘使其不再继续剥离，必要时滴注缩宫素缩短第二产程。产程中应密切观察心率、血压、宫底高度、阴道出血量以及胎儿宫内状况，一旦发现异常征象，应行剖宫产术。

对妊娠20~34^{+6}周合并1级胎盘早剥的产妇，尽可能保守治疗延长孕周，妊娠35周前应用糖皮质激素促进胎肺成熟。注意密切监测胎盘早剥情况，一旦出现明显阴道流血、子宫张力高、凝血功能障碍及胎儿窘迫时应立即终止妊娠。

2. 剖宫产

（1）Ⅱ度胎盘早剥，特别是初产妇，不能在短时间内结束分娩者。

（2）Ⅰ度胎盘早剥，出现胎儿窘迫征象，需抢救胎儿者。

（3）Ⅲ度胎盘早剥，产妇病情恶化，胎儿已死，不能立即分娩者。

（4）破膜后产程无进展者。

（5）产妇病情急剧加重，危及生命时，不论胎儿是否存活，均应立即行剖宫产。

剖宫产取出胎儿与胎盘后，立即注射宫缩剂，人工剥离胎盘的同时应促进子宫收缩。发现有子宫胎盘卒中，配以按摩子宫和热盐水纱垫湿热敷子宫，多数子宫收缩转佳。若发生DIC及难以控制的大量出血，应快速输血、凝血因子，并行子宫次全切除术。

（四）防治并发症

包括对凝血功能障碍、产后出血、急性肾功能衰竭、感染的监测、预防和治疗。

【预防及预后】

1. 加强产前保健，积极预防和治疗妊娠期高血压、慢性高血压、慢性肾炎。

2. 养成良好的生活习惯。

3. 预防宫内感染。

4. 避免长时间仰卧及腹部外伤。

5. 产前检查动作轻柔，处理羊水过多及双胎分娩时避免宫腔压力聚减。

【预后与转归】

本病如处理及时，救治得当，大多预后良好；如病情严重，出现凝血功能障碍或急性肾衰时则可威胁母婴生命。

（曹俊岩）

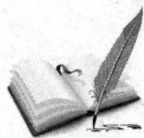

扫码"学一学"

第七节　前置胎盘

妊娠28周后，胎盘附着于子宫下段，甚至胎盘下缘达到或覆盖宫颈内口，其位置低于胎先露部，称为前置胎盘，是妊娠晚期严重并发症，也是妊娠晚期阴道流血最常见的原因。

国外发病率为 0.3% ~ 0.5%，国内报道为 0.24% ~ 1.57%。

中医学古籍中无此病名，其部分临床症状属于中医"胎漏""胎动不安"范畴，但其病理实质不同。

【病因病理】

一、中医病因病机

证型	病因病机	妇科病位与病机
肾虚证	多因父母先天精气不足导致胎元不能实，发育不良而延缓着床时机；或母体禀赋不足、房劳多产伤肾，气血不足致天癸紊乱，胎元不能准时、精确着床	冲任气血不调，胎元不固

二、西医病因病理

目前病因尚不清楚，可能与下述因素有关。

1. 子宫内膜病变或损伤 如多次刮宫、分娩、子宫手术史、产褥感染、盆腔炎等可引起子宫内膜炎或萎缩性病变，是前置胎盘的高危因素。受精卵植入受损的子宫内膜，子宫蜕膜血管形成不良造成胎盘血供不足，为了摄取足够营养胎盘延伸到子宫下段以增大面积。前次剖宫产手术瘢痕妨碍胎盘于妊娠晚期随着子宫峡部的伸展而上移等。

2. 胎盘异常 形态和大小异常的胎盘均可发生前置胎盘。双胎较单胎妊娠前置胎盘的发生高一倍。

3. 受精卵滋养层发育迟缓 当受精卵到达子宫腔后，滋养层尚未发育到可以着床的阶段，继续向下游走到达子宫下段，并着床而发育成前置胎盘。

4. 辅助生殖技术 使用促排卵药物，改变了体内性激素水平，由于受精卵的体外培养和人工植入，造成子宫内膜与胚胎发育不同步，人工植入时可诱发宫缩，导致其着床于子宫下段。

【分类】

根据胎盘下缘与宫颈内口的关系，将前置胎盘分为 3 类（图 19 - 7）。

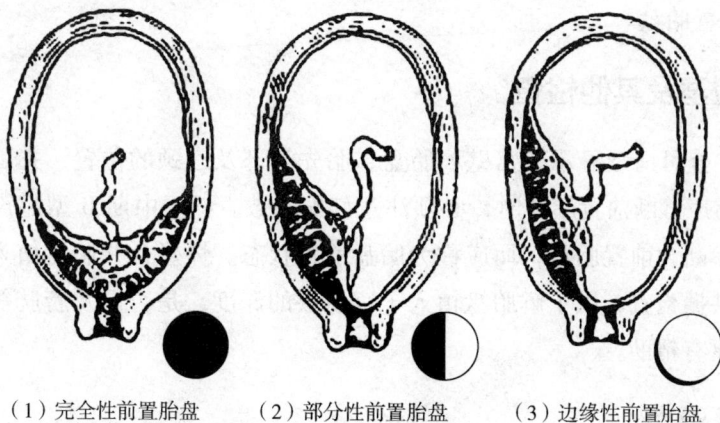

（1）完全性前置胎盘　　（2）部分性前置胎盘　　（3）边缘性前置胎盘

图 19 - 7　前置胎盘的类型

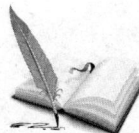

1. 完全性前置胎盘 又称中央性前置胎盘，胎盘组织完全覆盖宫颈内口。

2. 部分性前置胎盘 胎盘组织部分覆盖宫颈内口。

3. 边缘性前置胎盘 胎盘附着于子宫下段，边缘到达宫颈内口，未覆盖宫颈内口。

胎盘位于子宫下段，胎盘边缘距宫颈内口＜20mm，但未达到宫颈内口，称为低置胎盘。

既往有剖宫产史或子宫肌瘤剔除史，此次妊娠为前置胎盘，胎盘附着于原手术瘢痕部位者，发生胎盘粘连、植入和致命性大出血的风险高，称之为凶险性前置胎盘。

【诊断】

一、病史

既往有多次刮宫、分娩、子宫手术史，双胎史，滥用麻醉药物史，或高龄孕妇等病史。

二、临床表现

（一）症状

前置胎盘的典型症状是妊娠晚期或临产时，发生无诱因、无痛性反复阴道流血。阴道流血发生时间、出血量多少以及反复发生次数与前置胎盘类型有关。完全性前置胎盘初次出血时间早，多在妊娠28周左右，称为"警戒性出血"。边缘性前置胎盘出血多发生在妊娠晚期或临产后，出血量较少。部分性前置胎盘的初次出血时间、出血量及反复出血次数，界于两者之间。

（二）体征

大量出血呈现面色苍白、脉搏细弱、血压下降、四肢湿冷等休克表现。反复出血表现为贫血貌。腹部检查：子宫软，无压痛，轮廓清楚，大小与妊娠周数相符。胎先露高浮，易并发胎位异常。反复出血或一次出血量过多可使胎儿宫内缺氧，胎心有异常甚至消失，严重者胎死宫内。当前置胎盘附着于子宫前壁时，可在耻骨联合上方听到胎盘杂音。

（三）产后检查胎盘和胎膜

若前置部位的胎盘母体面有陈旧性黑紫色血块附着，或胎膜破口距胎盘边缘距离＜7cm，则为前置胎盘。

三、实验室及其他检查

B型超声检查可清楚显示子宫壁、胎盘、胎先露部及宫颈的位置，并可确定前置胎盘的类型。B型超声诊断前置胎盘时，必须注意妊娠周数。妊娠中期B型超声检查发现胎盘前置者，不宜诊断为前置胎盘，而应称为胎盘前置状态。怀疑合并胎盘植入者，有条件的医院可选择磁共振检查，以了解胎盘植入子宫肌层的深度，是否侵及膀胱等，对凶险性前置胎盘的诊断更有帮助。

四、辨证要点

应根据阴道流血的量、色、质，并结合兼症及舌脉进行综合分析。

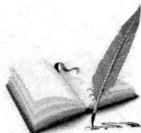

【鉴别诊断】

前置胎盘主要应与胎盘早剥、脐带帆状附着、前置血管破裂、胎盘边缘血窦破裂等产前出血相鉴别。结合病史、临床表现，通过 B 型超声检查及分娩后检查胎盘，一般不难鉴别。

【治疗】

一、治疗原则

西医治疗原则是抑制宫缩、纠正贫血、预防感染和适时终止妊娠。根据流血量的多少、有无休克、妊娠周数、产次、胎位、胎儿是否存活、是否临产及前置胎盘类型等综合做出决定。临床处理前以最后一次检查结果来确定其分类。凶险性前置胎盘应当在有救治条件的医院治疗。中医治疗予止血安胎直至妊娠足月，若阴道流血较多，危及母体生命时则宜下胎益母。

二、中医治疗

项目	肾虚证
主证	妊娠期间阴道流血，色淡暗，或曾屡孕屡堕；或伴头晕耳鸣，小便频数，夜尿多；舌淡，苔白，脉沉滑尺弱
治法	固肾安胎，益气止血
主方	举元煎（《景岳全书》）合寿胎丸（《医学衷中参西录》）加减
组成	炙黄芪、太子参、白术炭、升麻、炙甘草、桑寄生、菟丝子、川断续、阿胶

三、西医治疗

（一）期待疗法

适用于妊娠 < 36 周、胎儿存活、阴道流血量不多、一般情况良好的孕妇。出血期间应住院静卧。给予吸氧、镇静、止血及抗生素预防感染等治疗，必要时可应用宫缩抑制剂如硫酸镁、利托君、沙丁胺醇等；纠正孕妇贫血状况。对于妊娠 35 周前有早产风险时，应促胎肺成熟。治疗中密切观察阴道流血量；禁止肛门检查和不必要的阴道检查；采用 B 型超声检查时应谨慎，动作需轻柔；监护胎儿宫内情况。

（二）终止妊娠

1. 终止妊娠指征 孕妇反复发生多量出血甚至休克者，无论胎儿成熟与否，均应终止妊娠；胎龄达孕 36 周以上；胎儿成熟度检查提示胎儿肺成熟者；胎龄未达孕 36 周出现胎儿窘迫征象，或胎儿电子监护发现胎心异常者；出血量多，危及胎儿；胎儿已死亡或出现难以存活的畸形，如无脑儿。

2. 剖宫产指征 完全性前置胎盘，持续大量阴道流血；部分性和边缘性前置胎盘出血量较多，先露高浮，短时间内不能结束分娩；胎心异常。

子宫切口的选择原则上应避开胎盘。胎盘附着于子宫后壁，选择子宫下段横切口；附着于侧壁，选择偏向对侧的子宫下段横切口；附着于前壁，根据胎盘边缘所在，选择子宫

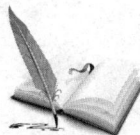

体部纵切口、子宫下段纵切口娩出胎儿。胎儿娩出后，立即子宫肌壁注射宫缩剂，迅速徒手剥离胎盘，并配以按摩子宫，以减少子宫出血。宫缩剂不能奏效时，可选用前列腺素类或麦角新碱药物子宫肌壁注射。亦可采用以下方法：在吸收性明胶海绵上放凝血酶或巴曲酶，快速置胎盘附着部位再加湿热纱布垫压迫，持续 10 分钟；用可吸收线局部"8"字缝合开放血窦；宫腔及子宫下段填纱条压迫，24 小时后取出。上述方法无效时，可结扎双侧子宫动脉、髂内动脉。经上述处理胎盘剥离面仍出血不止，则应与患者及家属充分沟通病情后实施子宫切除术。如有植入胎盘时，应做好各种抢救产妇和新生儿的准备。同时以中心静脉压监测血容量，积极抢数出血与休克，预防感染，同时注意纠正心肺衰竭、肾衰竭等多器官功能衰竭，必要时考虑子宫切除术。

3. 阴道分娩 边缘性前置胎盘、低置胎盘、枕先露、阴道流血不多、无头盆不称者、估计在短时间内能结束分娩者，可在有条件的机构试产。若破膜后胎先露部下降不理想，仍有出血或分娩进展不顺利，应立即改行剖宫产术。

（三）紧急情况下的转运

患者阴道流血而当地无医疗条件处理，先输血输液，在消毒条件下用无菌纱布进行阴道填塞、腹部加压包扎以暂时压迫止血，迅速转送到上级医院治疗。

【预后及调护】

1. 采取积极有效的避孕措施，减少子宫内膜损伤和子宫内膜炎的发生。

2. 避免多产、多次刮宫或引产以及剖宫产，预防感染。

3. 宣传妊娠期保健知识，养成良好的生活习惯。

4. 计划妊娠妇女应戒烟、戒毒，避免被动吸烟。

5. 加强妊娠期管理，按时产前检查及正确的妊娠期指导，发生妊娠期反复发作无痛性阴道流血，及时到医院就诊，早期明确诊断并作出正确处理。

【预后与转归】

出血量少者，对母儿无影响，大多能妊娠到足月或近足月；出血多时可导致胎死宫内，甚至威胁母体健康。

（曹俊岩）

第八节 妊娠期肝内胆汁淤积症

扫码"学一学"

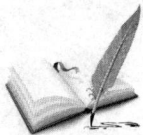

妊娠期肝内胆汁淤积症（intrahepatic choletasis of pregnancy，ICP）是一种妊娠中、晚期的特发性疾病，多发于高龄产妇及多产妇，且有家族聚集现象，有明显地域和种族差异，智利、瑞典及我国长江流域等地发病较高。临床表现主要为皮肤瘙痒，生化检测总胆汁酸升高。该病对孕妇是一种良性疾病，但对围产儿可能造成严重的不良影响，可导致早产、胎儿窘迫甚至不明原因的死胎，新生儿颅内出血，新生儿神经系统后遗症等。

古医籍中无此病名，其临床表现散见于"妊娠身痒""黄疸"范畴。《妇科秘方》云

"妇人胎产遍身生疮，此症乃因内受风热之故"，可见古人认为本病多属阳黄。

【病因病理】

一、中医病因病机

本病发病机理是妊娠期胆液不循常道而外溢，浸渍肌肤，使肌肤失养而出现四肢或全身皮肤瘙痒甚至黄疸。

证型	病因病机	妇科病位与病机
肝胆湿热	情志不舒，肝气郁结，郁而化热，熏蒸胆汁；或过食肥甘厚腻损伤脾胃，水湿滞留，湿郁化热，熏蒸肝胆，胆汁外溢，浸渍皮肤	湿热熏蒸肝胆，胆汁外溢，浸渍皮肤，损伤冲任
肝郁血瘀	肝胆郁热乘脾，脾失健运内生湿热夹瘀，熏蒸肝胆，胆汁外溢	
寒湿困脾	脾阳不振，寒湿内蕴，孕后阴血下聚养胎，肝血相对不足，肝气疏泄太过，迫使胆汁外溢	

二、西医病因病理

（一）病因

ICP 的病因及发病机制仍不清楚，可能与女性激素、遗传及环境等因素有关。

1. 雌激素　ICP 多发生在妊娠中、晚期，多胎妊娠、卵巢过度刺激以及既往使用口服避孕药者，以上均为高雌激素水平状态。高雌激素水平可能与雌激素代谢异常、肝脏对妊娠生理性增加的雌激素高敏性有关。雌激素通过降低 $Na^+ - K^+ - ATP$ 酶活性，导致胆汁酸代谢障碍；或使肝细胞中胆固醇和磷脂的比例上升，胆汁流出受阻；或作用于肝细胞表面的雌激素受体，改变肝细胞蛋白质的合成，使胆汁回流增加，导致 ICP 的发生。但妊娠晚期 ICP 患者的雌激素与正常妊娠一样平行增加，且雌激素、孕激素的合成正常，却并非每个孕妇都出现 ICP，提示性激素不是 ICP 致病的唯一因素。

2. 遗传与环境因素　流行病学研究发现，ICP 发病率与季节有关，冬季高于夏季，有明显地域和种族差异，以智利和瑞典的发病率最高，有家族聚集现象，在母亲或姐妹中有 ICP 病史的妇女中 ICP 发生率明显增高，表明遗传与环境因素在 ICP 发生中起一定作用。

ICP 患者伴发明显脂肪痢时，脂溶性维生素 K 的吸收减少，致使凝血功能异常，导致产后出血，也可发生糖、脂代谢紊乱。由于胆汁酸毒性作用使围产儿发病率和死亡率明显升高，可发生胎膜早破、胎儿宫内窘迫、自发性早产或孕期羊水胎粪污染；此外，尚有胎儿生长受限、不能预测的胎儿突然死亡、新生儿颅内出血、新生儿神经系统后遗症等。总之，ICP 可能是多因素引起，其中遗传因素决定患者的易患性，而非遗传性因素决定 ICP 的严重程度。

（二）病理

ICP 孕妇血清中胆酸盐水平显著增加，胆酸盐沉积于胎盘组织导致胎盘滋养细胞增生，合体细胞微绒毛肿胀、稀少，粗面内质网普遍扩张，新生绒毛粘连使绒毛间腔狭窄，血流灌注减少。同时血管合体膜减少影响了氧及营养物质的交换吸收，导致胎盘功能减退，胎盘储备能力下降，胎儿缺氧。

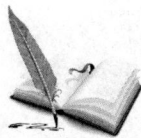

【诊断】

一、临床表现

1. 瘙痒 无皮肤损伤的瘙痒是 ICP 的首发症状，70% 以上的患者在妊娠晚期出现，少数在妊娠中期出现。瘙痒程度不一，瘙痒一般始于手掌和脚掌，渐向肢体近端延伸，甚至可发展到面部，常呈持续性，白昼轻，夜间加剧。瘙痒症状常出现在实验室检查异常结果之前，多于分娩后 24~48 小时缓解。

2. 黄疸 10%~15% 患者出现轻度黄疸，多在瘙痒发生 2~4 周后出现，部分病例黄疸与瘙痒同时发生，一般不随孕周增加而加重，多数表现为轻度黄疸，于分娩后 1~2 周消退。

3. 皮肤抓痕 四肢皮肤可见抓痕；ICP 不存在原发皮损，瘙痒皮肤出现条状抓痕，皮肤组织活检无异常。

4. 其他 少数孕妇出现上腹不适、恶心、呕吐、食欲缺乏、腹痛及轻度脂肪痢，但症状一般不明显或较轻，精神状况良好。

二、实验室及其他检查

（一）血清胆汁酸测定

血清总胆汁酸（total bile acid，TBA）测定是诊断 ICP 的最主要实验室证据，也是监测病情及治疗效果的重要指标，在瘙痒症状出现或转氨酶升高前几周血清胆酸就已升高，其水平越高，病情越重，出现瘙痒时间越早。空腹血清 TBA ≥ 10μmol/L 伴皮肤瘙痒是诊断 ICP 的主要依据。

（二）肝功能测定

大多数 ICP 患者的门冬氨酸转氨酶（AST）、丙氨酸转氨酶（ALT）轻至中度升高，为正常水平的 2~10 倍，一般不超过 1000U/L，ALT 较 AST 更敏感；部分患者 γ 谷氨酰胺转移酶（GGT）升高和胆红素水平升高，血清胆红素水平的升高以直接胆红素为主。肝功能多在分娩后 4~6 周恢复正常。

（三）病毒学检查

诊断 ICP 应排除病毒感染，需检查肝炎病毒、EB 病毒及巨细胞病毒感染等。

（四）肝脏超声

ICP 患者肝脏无特异性改变，但建议检查肝脏超声排除有无肝脏及胆囊的基础疾病。

（五）病理检查

ICP 患者肝组织活检见肝细胞无明显炎症或变性表现，仅肝小叶中央区胆红素轻度淤积，毛细胆管胆汁淤积及胆栓形成。电镜切片发现毛细胆管扩张合并微绒毛水肿或消失。

三、ICP 分度

常用的指标包括血清总胆汁酸、肝酶水平、瘙痒程度及是否合并其他异常。总胆汁酸

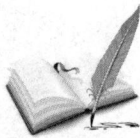

水平与围产结局密切相关。对 ICP 的严重程度进行分度有助于临床管理。

1. 轻度　①血清总胆汁酸 10 ~ 39.9μmol/L；②主要症状为瘙痒，不伴其他明显症状。

2. 重度　①血清总胆汁酸≥40μmol/L；②症状严重并伴其他情况，如多胎妊娠、妊娠期高血压疾病、复发性 ICP、既往有因 ICP 的死胎史或新生儿窒息死亡史等。满足以上一条即为重度。

四、辨证要点

本病总因肝脾不和、肝胆功能失调，胆液不循常道而外溢肌肤。辨证时应注意黄疸之有无、热象之轻重。属肝胆湿热者，多见皮肤瘙痒，身目俱黄，色鲜明如橘，胸脘痞满，口渴口苦，溲黄便结，舌红苔黄腻，脉濡等。寒湿困脾者，瘙痒，色黄晦暗，脘闷腹胀，纳差神疲，大便溏薄，畏寒肢冷，舌淡苔白腻，脉沉细弱等；肝郁血瘀者，皮肤干燥瘙痒，日轻夜甚，面色晦暗，胸闷乳胀，右胁下胀痛，舌暗或有瘀斑瘀点，脉细涩等。

【鉴别诊断】

本病须与非胆汁淤积所引起的瘙痒性疾病鉴别，如皮肤病、妊娠特异性皮炎、过敏反应、尿毒症性瘙痒等。妊娠早期应与妊娠剧吐鉴别，妊娠晚期应与妊娠期急性脂肪肝、子痫前期肝病及妊娠合并慢性肝炎相鉴别。

症状	妊娠期肝内胆汁淤积症	妊娠合并肝炎	妊娠期急性脂肪肝	子痫前期肝病
黄疸	有	可有	有	无
瘙痒	有	可有	无	无
上腹痛	无	有	有	有
呕吐	无	有	剧烈	无
精神症状	无	无	有	有
体温	正常	升高	正常	正常
血压	正常	正常	正常	升高
尿蛋白	阴性	阴性	正常	阳性
转氨酶	轻至中度升高	轻至中度升高	升高	升高

【治疗】

一、治疗原则

治疗目的是缓解瘙痒症状，改善肝功能，降低血清胆汁酸水平，延长孕周，同时应注意胎儿宫内状况的监护，及时发现胎儿缺氧并采取相应措施，改善妊娠结局。一般采用中西医结合治疗。

二、中医治疗

中医治疗以清肝利胆、止痒退黄为主要治法。

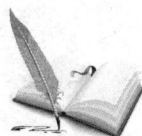

项目	肝胆湿热证	肝郁血瘀证	寒湿困脾证
主证	妊娠中晚期皮肤瘙痒，身目俱黄，色鲜如橘，胸脘痞满，恶心欲吐，厌油，身热口渴，溲赤便结，舌红，苔黄腻，脉濡	妊娠中晚期全身皮肤干燥瘙痒；胸闷乳胀，右胁下胀痛，日轻夜甚，剧痒时坐卧不安，抓破流血，心烦失眠，舌暗或有瘀斑瘀点，脉细涩	妊娠中晚期出现皮肤瘙痒，身目俱黄，色黄晦暗，脘闷腹胀，纳差神疲，大便溏薄，畏寒肢冷，舌淡苔白腻，脉沉细弱
治法	清肝利胆，化湿退黄	疏肝解郁，和血祛风	温养健脾，燥湿退黄
主方	茵陈蒿汤（《伤寒论》加味	当归饮子（《证治准绳》）合四逆散（《伤寒论》）加味	茵陈术附汤（《医学心悟》）合真武汤（《伤寒论》）加陈皮、大腹皮，厚朴
药物组成	茵陈、栀子、大黄、黄芩、柴胡、丹皮、白鲜皮、白豆蔻	当归、生地、白芍、川芎、何首乌、荆芥、防风、白蒺藜、黄芪、生甘草、柴胡、枳实、丹皮	茵陈、陈皮、白术、附子、茯苓、生姜、白芍、

三、西医治疗

（一）一般处理

适当卧床休息，休息差者夜间可给予镇静药物。取左侧卧位以增加胎盘血流量，给予吸氧、高渗葡萄糖、维生素类及能量，既保肝又可提高胎儿对缺氧的耐受性。1~2周复查肝功能及胆汁酸水平了解病情及治疗反应。

（二）胎儿监测

可通过胎动、电子胎心监护（EFM）及超声检查等密切监测胎儿情况。胎动是评估胎儿宫内状况最简便的方法，胎动异常时应立即就诊。产科超声用于监测胎儿生长情况以及胎心监护不确定时的生物物理评分。测定胎儿脐动脉血流收缩期与舒张期比值（S/D比值）对预测围产儿预后有一定意义。妊娠32周起可每周检查NST。

（三）降胆汁酸治疗

能减轻临床症状，改善胆汁淤积的生化指标和围产儿预后。常用药物有：

1. 熊去氧胆酸 常用剂量为1g或15mg/（kg·d）分3~4次口服。瘙痒症状和生化指标多数可明显改善。治疗期间根据病情每1~2周复查一次肝功能，监测生化指标改变。为ICP治疗的一线用药。

2. S-腺苷蛋氨酸 ICP临床二线用药或联合治疗药物，可口服或静脉用药，用量为每日1g。

3. 地塞米松 可降低雌激素的产生减轻胆汁淤积；能促进胎肺成熟；诱导酶活性减少胎儿肾上腺脱氢表雄酮的分泌。可用于有早产风险的患者。

（四）辅助治疗

1. 改善瘙痒症状 炉甘石液、薄荷类、抗组胺药对瘙痒有缓解作用。

2. 维生素K的应用 当伴发明显脂肪痢或凝血酶原时间延长时，可补充维生素K，每日5~10mg，口服或肌内注射。

（五）产科处理

选择最佳的分娩方式和时机，应对ICP孕妇会发生突发的不可预测的胎死宫内，获得良好的围产结局是对ICP孕期管理的最终目的。关于ICP终止妊娠的时机需考虑孕周、病

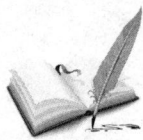

情严重程度及治疗效果等综合判断，遵循个体化评估的原则。

1. 病情严重程度　对于早期发病、病程较长的重度 ICP，期待治疗的时间不宜过久。产前孕妇血清总胆汁酸水平≥40μmol/L 是预测不良围产儿结局的良好指标。

2. 终止妊娠的时机　结合患者的治疗效果、胎儿状况及是否有其他合并症等综合评估。一般来说轻度 ICP 患者终止妊娠的时机在妊娠 38~39 周左右；重度 ICP 患者在妊娠 34~37 周之间。

3. 终止妊娠的方式

（1）阴道分娩　轻度 ICP、无产科和其他剖宫产指征、孕周 <40 周，可考虑阴道试产。密切监测宫缩及胎儿情况，做好新生儿复苏准备，若可疑胎儿窘迫应适当放宽剖宫产指征。

（2）剖宫产　重度 ICP；高度怀疑胎儿窘迫或存在其他阴道分娩禁忌者，既往有 ICP 病史并存在与之相关的死胎、死产及新生儿窒息或死亡病史；应行剖宫产终止妊娠。

【预防与调护】

按时进行产前检查，加强胎儿宫内监护。当出现胎儿窘迫现象，应及时剖宫产，以减少围产儿病死率。妊娠达 37 孕周后，应及时终止妊娠，以免发生胎儿宫内猝死的严重后果。有妊娠期肝内胆汁淤积症病史者避免使用口服避孕药。

【预后和转归】

1. ICP 因维生素 K 吸收下降，易致产后出血。

2. ICP 主要危害胎儿，引起胎儿窘迫、甚至死胎、死产、新生儿死亡，故及早防治，有利于围产儿预后。

（曾　莉）

第九节　羊水量异常

羊水过多

正常妊娠足月时羊水量约 1000ml 左右。凡在妊娠期间羊水量超过 2000ml 者称为羊水过多。羊水过多发生率为 0.5%~1%。羊水量在数日内急剧增多称为急性羊水过多。羊水量在较长时期内缓慢增多称为慢性羊水过多。本病属中医"子满"，亦称"胎水肿满"。

扫码"学一学"

【病因病机】

一、中医病因病机

证型	病因病机	妇科病位与病机
脾气虚弱	素体脾虚气弱，因孕重虚；或饮食不节；或劳倦伤脾，致脾气益虚，不能运化水湿，水渍渗于胞中，发为子满	
气滞湿郁	素多抑郁，孕后胎儿渐大，阻塞气机，气机不畅，气滞湿郁，蓄积于胞，发为子满	脾失健运，水渍胞中

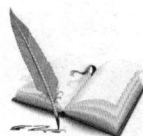

二、西医病因病理

（一）病因

在羊水过多的孕妇中，约1/3 原因不明，不合并孕妇、胎儿及胎盘异常，称为特发性羊水过多。明显的羊水过多可能与胎儿结构异常、妊娠合并症和并发症等因素有关。

1. 胎儿疾病　包括神经肌肉发育不良、代谢性疾病、染色体或遗传基因异常，胎儿结构异常、胎儿肿瘤等。明显的羊水过多常伴有胎儿结构异常，以神经系统和消化道畸形最常见。脊柱裂、无脑儿等因脑膜膨出、脉络膜组织增生，渗出液增加，中枢性吞咽障碍，胎儿无吞咽反射，抗利尿激素缺乏等，导致羊水形成过多和吸收减少；消化道结构异常主要是食管、十二指肠闭锁，使胎儿不能吞咽羊水，导致羊水积聚而发生羊水过多；新生儿先天性醛固酮增多症（Batter 综合征）等代谢性疾病以及 18 - 三体、21 - 三体、13 - 三体胎儿出现吞咽羊水障碍，也可导致羊水过多。

2. 多胎妊娠　多胎妊娠羊水过多的发生率为单胎妊娠的 10 倍，以单绒毛膜性双胎居多。单卵单绒毛膜双羊膜囊时，两个胎盘动静脉吻合，易并发双胎输血综合征，优势胎儿循环血量增多、尿量增加，引起羊水过多。

3. 胎盘、脐带病变　如巨大胎盘、胎盘绒毛血管瘤、脐带帆状附着也可导致羊水过多。

4. 胎儿水肿　母儿 Rh 血型不合，胎儿免疫性水肿、胎盘绒毛水肿影响液体交换可导致羊水过多。

5. 妊娠合并症　妊娠期糖尿病或糖尿病合并妊娠，羊水过多发病率约 13% ~36%。因母体高血糖致胎儿血糖增高，产生渗透性利尿，并使胎盘胎膜渗出增加而致。

（二）对母儿影响

1. 对母体的影响　羊水过多时子宫张力增高，影响孕妇休息使得血压升高，易并发妊娠期高血压疾病；加之过高的宫腔、腹腔压力，可出现类似腹腔间室综合征的表现，严重时可引起孕妇心力衰竭。突然破膜宫腔内压力骤然降低，易发生胎盘早剥。子宫肌纤维伸展过度可致产后子宫收缩乏力，产后出血发生率明显增多。

2. 对胎儿的影响　破膜时多量羊水流出可引起脐带脱垂、胎儿窘迫及早产。羊水过多的程度越重，围产儿的病死率越高。妊娠中期重度羊水过多的围产儿死亡率超过 50%。

【诊断】

一、临床表现

1. 急性羊水过多　较少见，多发生在妊娠 20 ~24 周。羊水急速增多，子宫于数日内明显增大，横膈抬高，压迫症状明显，腹部胀痛，行动不便，呼吸困难，甚至发绀，不能平卧。体征可见痛苦表情，端坐呼吸，腹壁皮肤紧绷发亮、变薄，巨大的子宫压迫下腔静脉，影响静脉回流，出现下肢及外阴部水肿或静脉曲张。子宫明显大于妊娠月份，胎位不清，胎心遥远或听不清。

2. 慢性羊水过多　较多见，多发生在妊娠晚期。数周内羊水缓慢增多，症状较缓和，

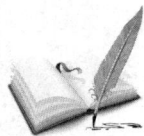

孕妇多能适应，仅感腹部增大较快，临床上无明显不适或仅出现轻微压迫症状，如胸闷、气急，但能忍受。产检时宫高及腹围增加过快，测量子宫长度及腹围大于同期妊娠，腹壁皮肤发亮、变薄。触诊时感子宫张力大，有液体震颤感，胎位不清，胎心遥远。

二、辅助检查

1. 超声检查　是重要辅助检查方法，不仅能测量羊水量，还可以了解胎儿情况，如无脑儿、脊柱裂、胎儿水肿及双胎等。超声诊断羊水过多的标准有：①羊水最大暗区垂直深度（amniotic fluid volume，AFV）：≥8cm 诊断为羊水过多，AFV 8~11cm 为轻度羊水过多，12~15cm 为中度羊水过多，>15cm 为重度羊水过多；②羊水指数（amniotic fluid index，AFI）：≥25cm 诊断为羊水过多，其中 AFI 25~35cm 为轻度羊水过多，36~45cm 为中度羊水过多，>45cm 为重度羊水过多。

2. 胎儿疾病检查　需排除胎儿染色体异常时，用羊水或脐血中胎儿细胞进行细胞或分子遗传学的检查，作染色体核型分析，了解染色体数目、结构有无异常，以及可能检测的染色体的微小缺失或重复。也可以超声测量胎儿大脑中动脉收缩期峰值流速来预测有无合并胎儿贫血。另外用 PCR 技术检测胎儿是否感染细小病毒 B19、梅毒、弓形虫、单纯疱疹病毒、风疹病毒、巨细胞病毒等。此外，母血、羊水中 AFP 明显增高提示胎儿畸形。胎儿神经管畸形（无脑儿、脊柱裂）、上消化道闭锁等羊水 AFP 呈进行性增加。但是，对于羊水过多孕妇进行羊水穿刺一定要告知胎膜破裂的风险，由于羊水量多，羊膜腔张力过高，穿刺可能导致胎膜破裂而引起难免流产。

3. 其他检查　母体葡萄糖耐量试验，Rh 血型不合者检查母体血型抗体的滴度。

三、辨证要点

本病辨证重在分辨虚实，依据肢体和腹部皮肤胀满的特征，如皮薄光亮，按之凹陷为脾虚；皮色不变，按之压痕不显为气滞。

【鉴别诊断】

羊水过多应与葡萄胎、双胎妊娠、巨大胎儿等相鉴别。

【治疗】

一、治疗思路

胎儿有无畸形、孕周及孕妇自觉症状严重程度是处理羊水过多的关键。症状轻，胎儿无畸形，妊娠不足 37 周，胎肺不成熟者，应尽可能延长孕周，予以中西医结合保守治疗。若合并胎儿畸形，则应及早终止妊娠。

二、中医治疗

应本着"治病与安胎并举"的原则，以利水除湿为主，佐以益气行气，用药应注意消水而不伤胎。

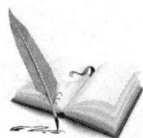

项目	脾气虚弱证	气滞湿郁证
主证	妊娠中期腹大异常，腹部皮肤薄而发亮，胸膈满闷，神疲肢软，舌淡胖，苔白腻，脉沉滑无力	孕期胎水过多，腹大异常，肿胀皮色不变，按之压痕不显，胸膈胀满，呼吸迫促，甚则喘不得卧，肢体肿胀，舌淡苔白腻，脉弦滑
治法	健脾渗湿，养血安胎	理气行滞，利水除湿
主方	鲤鱼汤（《千金药方》）加陈皮	茯苓导水汤（《医宗金鉴》）去槟榔
药物组成	鲤鱼、白术、生姜、白芍、当归、茯苓、陈皮	茯苓、猪苓、砂仁、木香、陈皮、大腹皮、泽泻、白术、桑白皮、紫苏叶

（三）西医治疗

治疗方案取决于胎儿有无合并结构异常及遗传性疾病、孕周大小、孕妇自觉症状严重程度等情况。

1. 羊水过多合并胎儿结构异常 若为严重的胎儿结构异常，应及时终止妊娠；对非严重胎儿结构异常，在评估胎儿情况及预后及当前新生儿外科救治技术，并与孕妇及家属充分沟通后决定处理方案。合并母儿血型不合的溶血胎儿，应在有条件的医学中心行宫内输血治疗。

2. 羊水过多合并正常胎儿 应寻找病因，治疗原发病。前列腺素合成酶抑制剂（如吲哚美辛）有抗利尿作用，可抑制胎儿排尿使羊水量减少。用药期间每周一次超声监测羊水量。但吲哚美辛能使动脉导管闭合，不宜长时间使用，妊娠 > 32 周也不宜应用。

自觉症状轻者，注意休息，取侧卧位改善子宫胎盘循环，需要时给予镇静剂。每周复查超声以便了解羊水指数及胎儿生长情况。自觉症状严重者，可经腹羊膜腔穿刺放出适量羊水，缓解压迫症状，必要时利用放出的羊水了解胎肺成熟度。方法：在 B 型超声监测下用 15~18 号腰椎穿刺针经腹羊膜腔穿刺，使羊水缓慢流出，以 500ml/h 为宜，一次放羊水量不超过 1500ml，以孕妇症状缓解为度。放羊水时应密切观察孕妇血压、心率、呼吸变化，监测胎心，酌情给予镇静剂和抑制子宫收缩药物，预防早产。必要时 3~4 周后可再次放羊水，以降低宫腔内压力。

羊水量反复增长，自觉症状严重者，妊娠≥34 周，胎肺已成熟，可终止妊娠；如胎肺未成熟，可给予地塞米松促胎肺成熟治疗后再考虑终止妊娠。

3. 分娩时的处理 应警惕脐带脱垂和胎盘早剥的发生。若破膜后子宫收缩乏力，可静脉滴注缩宫素加强宫缩，密切观察产程。胎儿娩出后及时应用宫缩剂，预防产后出血发生。

羊水过少

妊娠晚期羊水量少于 300ml 者称为羊水过少。羊水过少严重影响围产儿预后，羊水量少于 50ml，围产儿病死率高达 88%。

中医学古籍文献中无此病名，其症状散见于"胎萎不长"等病症中。

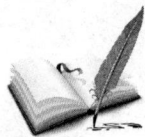

【病因病机】

一、中医病因病机

证型	病因病机	妇科病位与病机
气血虚弱	素体气血不足，孕后气血下聚以养胎元，气血益虚。津血同源，血少津亏，充任亏涸，导致胎水涩少	阴血津液亏损，冲任日渐亏涸，导致胎水涩少。
脾肾亏损	素体脾肾不足，精血津液生成与输布障碍，冲任不充。孕后精血下聚养胎，脾肾益虚。或孕后调摄失宜，精亏血少，冲任失滋，胎水日少	

二、西医病因病理

（一）病因

羊水过少主要与羊水产生减少或羊水外漏增加有关，部分羊水过少原因不明。常见原因有：

1. 胎儿结构异常 以胎儿泌尿系统结构异常为主，如 Meckel – Gruber 综合征、Prune – Belly 综合征、胎儿肾缺如（Potter 综合征）、肾小管发育不全、输尿管或尿道梗阻、膀胱外翻等引起少尿或无尿，导致羊水过少。此外，染色体异常、脐膨出、膈疝、法洛四联症、水囊状淋巴管瘤（cystic hygroma）、小头畸形、甲状腺功能减低等也可引起羊水过少。

2. 胎盘功能减退 过期妊娠、胎儿生长受限、妊娠期高血压疾病、胎盘退行性变均能导致胎盘功能减退，胎儿宫内慢性缺氧引起胎儿血液重新分配，为保障胎儿脑和心脏血供，肾血流量降低，胎儿尿生成减少导致羊水过少。

3. 羊膜病变 某些原因不明的羊水过少与羊膜通透性改变，以及炎症、宫内感染有关。胎膜破裂，羊水外漏速度超过羊水生成速度，可导致羊水过少。

4. 母体因素 孕妇脱水、血容量不足时，孕妇血浆渗透压增高能使胎儿血浆渗透压相应增高，尿液形成减少。孕妇服用某些药物（如利尿剂、吲哚美辛），也能引起羊水过少。一些免疫性疾病如系统性红斑狼疮、干燥综合征、抗磷脂综合征等，也可导致羊水过少。

（二）对母儿的影响

1. 对胎儿的影响 羊水过少时，围产儿病死率明显增高。轻度羊水过少时，围产儿病死率增高 13 倍；重度羊水过少时，围产儿病死率增高 47 倍，死亡原因主要是胎儿缺氧和胎儿结构异常。羊水过少若发生在妊娠早期，胎膜与胎体粘连造成胎儿结构异常，甚至肢体短缺；若发生在妊娠中、晚期，子宫外压力直接作用于胎儿，引起胎儿肌肉骨骼畸形，如斜颈、曲背、手足畸形等；先天性无肾所致的羊水过少可引起 Potter 综合征（肺发育不全、长内眦赘皮襞、扁平鼻、耳大位置低、铲形手及弓形腿等），预后极差，多数患儿娩出后即死亡。羊水过少往往伴有胎儿生长受限，甚至出现胎死宫内。

2. 对母体的影响 手术分娩率和引产率均增加。

【诊断】

一、临床表现

症状多不典型，多伴有胎儿生长受限，孕妇自我感觉腹部较其他孕妇小，孕妇于胎动

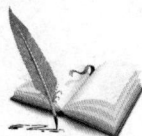

时感腹痛，胎盘功能减退时常有胎动减少。检查见宫高腹围较同期妊娠小，合并胎儿生长受限更明显，有子宫紧裹胎儿感。子宫敏感，轻微刺激可引发宫缩，临产后阵痛明显，且宫缩多不协调。阴道检查时，发现前羊膜囊不明显，胎膜紧贴胎儿先露部，人工破膜时羊水流出极少。

根据破膜时羊水量少于300ml即可诊断为羊水过少，但缺点为不能早期诊断。

二、辅助检查

1. 超声检查　是最重要的辅助检查方法。妊娠晚期羊水最大暗区垂直深度（AFV）≤2cm为羊水过少，≤1cm为严重羊水过少。羊水指数（AFI）≤5cm诊断为羊水过少。超声检查能及时发现胎儿生长受限，以及胎儿肾缺如、肾发育不全、输尿管或尿道梗阻等畸形。

2. 电子胎心监护　羊水过少胎儿的胎盘储备功能减低，无应激试验（NST）可呈无反应型。分娩时主要威胁胎儿，子宫收缩致脐带受压加重，可出现胎心变异减速和晚期减速。

3. 胎儿染色体检查　羊水或脐血穿刺获取胎儿细胞进行细胞或分子遗传学的检查，了解胎儿染色体数目、结构有无异常，以及可能检测的染色体的微小缺失或重复。羊水过少时，穿刺取样较困难，应告知风险和失败可能。

三、辨证要点

根据羊水过少时伴见的全身症状及舌脉进行辨证。

【治疗】

一、治疗原则

羊水过少是胎儿危险极其重要的信号，一旦发现应积极处理。确诊胎儿畸形或胎儿已成熟、胎盘功能严重不良者，应立即终止妊娠；未发现明显胎儿畸形者，可中西医结合治疗。

二、中医治疗

本病治疗重在养气血、补脾胃、滋化源，使其精充血足，胎有所养。排除胎儿畸形后可参照胎儿生长受限治疗。

三、西医治疗

根据胎儿有无畸形和孕周大小选择治疗方案。

（一）羊水过少合并胎儿严重致死性结构异常

确诊胎儿为严重致死性结构异常应尽早终止妊娠。超声可明确胎儿结构异常，染色体异常检测应依赖于介入性产前诊断，结果经评估并与孕妇及家属沟通后，胎儿无法存活者可终止妊娠。

（二）羊水过少合并正常胎儿

寻找并去除原发病。动态监测胎儿宫内情况，包括胎动计数、胎儿电子监护、胎儿生物物理评分、超声动态监测羊水量及脐动脉收缩期峰值流速与舒张末期流速（S/D）的

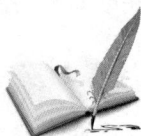

比值。

【预后级转归】

1. 羊水量异常者胎儿的畸形率、新生儿发病率及围产儿死亡率较正常儿增高，应积极做好产前检查，尽早发现并及时处理。

2. 若伴有胎儿畸形，诊断明确宜终止妊娠，但羊水多引产时严防羊水栓塞、胎盘早剥等严重并发症的发生。

（曾　莉）

第十节　早产与过期妊娠

早产

扫码"学一学"

早产（preterm birth）是指妊娠满 28 周但不足 37 周间分娩，此时娩出的新生儿称为早产儿（preterm neonates）。有些国家已将早产时间的下限定义为妊娠 24 周或 20 周。早产儿各器官发育尚不够健全，出生孕周越小，体重越轻，预后越差。国内早产占分娩总数 5% ~ 15%。出生 1 岁以内死亡的婴儿约 2/3 为早产儿。随着早产儿的治疗及监护手段不断进步，其生存率明显提高、伤残率下降。中医学认为，"早产"即"妊娠七月以后，日月未足，胎气未全而产者"，本病可从中医"小产""胎动不安""胎漏"等病症中找到类似症状的描述。在分娩前可参照"胎动不安"辨证论治。

【病因病理】

一、中医病因病机

证型	病因病机	病位与病机
肾虚	素体禀赋不足，肾气虚弱，或孕后房事不节，损伤肾气，肾虚冲任不固，致胎失所系	
气血虚弱	素体气血不足，或孕后脾胃受损，化源不足，气少血亏，胎失所养	冲任气血失调，胎元不固
血热	素体阳盛，或肝郁化热，或外感热邪，或阴虚内热，致热伤冲任，扰动胎元	

二、西医病因病理

（一）早产的分类及原因

早产根据原因不同可分为：治疗性早产（preterm delivery for maternal or fetal indications）和自发性早产（spontaneous preterm labor）。自发性早产又分为胎膜完整早产和未足月胎膜早破（preterm premature repture of membranes，PPROM）。

1. 胎膜完整早产　最常见的类型，约占 45%。发生的机制主要为：①宫腔过度扩张，

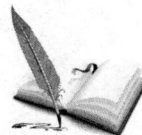

如羊水过多、双胎或多胎妊娠等；②宫内感染：最常见的感染途径为下生殖道的病原体经宫颈管逆行而上，最常见的病原体有阴道加德纳菌、梭形杆菌、人型支原体、解脲支原体等。此外母体全身感染病原体也可通过胎盘屏障侵及胎儿，或盆腔感染病原体经输卵管进入宫腔。③母胎应激反应：孕妇精神、心理压力过大可导致胎盘-胎儿肾上腺-内分泌轴紊乱，过早、过多分泌促肾上腺皮质素释放激素（CRH）和雌激素，使宫颈过早成熟并诱发宫缩，导致早产的发生。

2. 胎膜早破早产 病因及高危因素包括：PPROM 史、多胎妊娠、体重指数 <19.0、胎儿及羊水量异常、妊娠间隔过短、营养不良、吸烟、宫颈机能不全、子宫畸形（如纵隔子宫、单角子宫、双角子宫等）、宫内感染、细菌性阴道病、子宫过度膨胀、有妊娠合并症或并发症、辅助生殖技术受孕等。

3. 治疗性早产 因妊娠合并症或并发症，母体或胎儿的健康原因不允许继续妊娠，在未达到 37 周时采取引产或剖宫产终止妊娠。

【预测】

对有高危因素的孕妇进行早产预测及评估早产的风险。

1. 经阴道超声宫颈长度测定 妊娠 24 周前宫颈长度 <25mm，或宫颈内口漏斗形成伴有宫颈缩短，提示早产风险增大。尤其对宫颈长度 <15mm 和 >30mm 的阳性和阴性预测价值更大。

2. 宫颈分泌物生化检测 超声检测宫颈长度在 20~30mm 之间，对早产的预测价值还不确定，对没有明显早产临床表现的孕妇，可进一步做宫颈分泌物的生化指标检测，以提高预测的准确性。检测指标包括：胎儿纤连蛋白（fFN）、磷酸化胰岛素样生长因子结合蛋白 1（phIGFBP-1）、胎盘 α 微球蛋白 1（PAMG-1），其中 fFN 的阴性预测价值更大。

【诊断】

一、临床表现

早产的主要临床表现是宫缩，最初为不规则宫缩，常伴少量阴道流血或血性分泌物，以后转变为规律宫缩。一旦发生胎膜早破则出现阴道流水，往往妊娠不能继续，早产将不可避免。临床上，早产可分为先兆早产和早产临产两个阶段。

先兆早产指有规则或不规则宫缩，但宫颈尚未扩张，经阴道超声测量宫颈长度 ≤20mm 可诊断。

早产临产需符合下列条件：①出现规则宫缩（20 分钟 ≥4 次，或 60 分钟内 8 次），伴有宫颈的进行性缩短（宫颈缩短 ≥80%）；②宫口扩张。

二、辨证要点

根据全身症状、腹痛的性质、程度、阴道流血的量、色、质，参考舌、脉进行辨证。

【鉴别诊断】

早产需依据规律宫缩及伴有的宫颈管进行性缩短和宫口扩张，与前置胎盘、胎盘早剥、

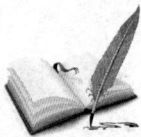

宫颈局部病变出血及妊娠晚期出现的生理性子宫收缩进行鉴别。其中生理性子宫收缩一般不规则、无痛感，且不伴有宫颈管缩短和宫口扩张等改变，也称为假早产（false preterm labor）。

【治疗】

一、治疗原则

若孕妇无妊娠禁忌、胎膜未破、胎儿存活而无宫内窘迫，无严重妊娠合并症及并发症时，应设法抑制宫缩，尽可能继续维持妊娠至34周，监护母胎情况，适时停止早产的治疗。若胎膜已破，早产不可避免时，应设法提高早产儿存活率。中医治疗以补肾、益气养血安胎为大法。

二、中医治疗

项目	肾虚证	气血虚弱证	血热证
主证	妊娠期阴道少量下血，色暗淡，腰酸，腹坠痛，头晕耳鸣，小便频数，夜尿多，或曾屡次堕胎。舌淡苔白，脉沉细滑尺弱。	妊娠期少量阴道流血，色淡红，质稀薄，或腰腹胀痛，小腹下坠，神疲肢倦，面色苍白，头晕眼花，心悸气短。舌淡苔薄白，脉细滑。	妊娠期少量阴道流血，色鲜红或深红，质稠，或腰腹坠胀作痛，心烦少寐，口干口渴，溲赤便结。舌红苔黄，脉滑数。
治法	补肾益气，固肾安胎	补气养血，固肾安胎	清热凉血，固冲安胎
主方	寿胎丸（《医学衷中参西录》）加味	胎元饮（《景岳全书》）加减	保阴煎（《景岳全书》）加味
药物组成	菟丝子、桑寄生、续断、阿胶、党参、白术	人参、杜仲、芍药、熟地、白术、炙甘草、陈皮、黄芪、升麻、阿胶、桑寄生	生地、熟地、芍药、山药、川续断、黄芩、黄柏、生甘草、苎麻根

三、西医治疗

（一）适当休息

宫缩较频繁，但宫颈无改变，只需适当减少活动的强度和避免长时间站立即可不必卧床和住院；宫颈已有改变的先兆早产者，可住院并注意休息；早产临产者，需立即住院治疗，卧床休息。

（二）促胎肺成熟治疗

妊娠<35周，一周内有可能分娩的孕妇，应使用糖皮质激素促胎儿肺成熟。方法：地塞米松注射液6mg肌内注射，每12小时一次，共4次；或倍他米松注射液12mg肌内注射，24小时后再重复一次。如果用药后超过2周，仍存在妊娠<34周早产可能者，可重复一个疗程。若早产临产，来不及完成疗程者，也应给药。

（三）抑制宫缩

通过适当控制宫缩，能延长妊娠时间，防止即刻早产；早产临产患者，宫缩抑制剂虽不能阻止早产分娩，但能延长妊娠3~7日。常用的宫缩抑制剂如下：

1. 钙通道阻滞剂　可抑制钙离子通过平滑肌细胞膜上的钙通道重吸收，减少慢通道 Ca^{2+} 内流、干扰细胞内 Ca^{2+} 浓度、抑制子宫收缩。常用药物为硝苯地平，其抗早产的作用安全、更有效。建议使用方案：起始剂量为20mg，口服，然后每次10~20mg，每日3~4

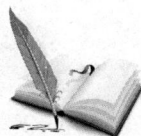

次，根据宫缩情况调整，可持续48小时。服药中密切注意孕妇心率及血压变化。已用硫酸镁者慎用，以防血压急剧下降。

2. 前列腺素合成酶抑制剂 常用药物为吲哚美辛，主要用于妊娠32周之前的早产，初始剂量50~100mg，经阴道或直肠给药，也可口服。然后，每6小时予25mg维持48小时。主要是通过抑制环氧合酶，减少前列腺素合成或抑制前列腺素释放，从而抑制宫缩。但大剂量长期使用可使胎儿动脉导管提前关闭，导致肺动脉高压；同时有使肾血管收缩，肾血流量减少而使胎尿形成减少，使肾功能受损，羊水减少的严重副作用，故此类药物仅在妊娠32周前短期选用。用药过程中需密切监测羊水量及胎儿动脉导管血流。

3. β-肾上腺素能受体激动剂 常用药物有利托君。其能与子宫平滑肌细胞膜上的 β_2 受体结合，激活细胞内腺苷酸环化酶，促使三磷腺苷合成环磷腺苷（cAMP），降低细胞内钙离子浓度，阻止子宫肌收缩蛋白活性，抑制子宫平滑肌收缩。利托君起始剂量：50~100μg/min 静滴，每10分钟可增加50μg/min，至宫缩停止，最大剂量不超过350μg/min，共48h。此类药物在兴奋 β_2 受体的同时也兴奋 β_1 受体，其副作用主要有母胎心率增快、心肌耗氧量增加、血糖升高、水钠潴留、血钾降低等，严重时可出现肺水肿、心衰，危急母亲生命。故对合并心脏病、高血压、未控制的糖尿病和并发重度子痫前期、明显产前出血等孕妇慎用或禁用。用药期间需密切监测生命体征和血糖情况。用药期间需密切观察孕妇主诉及心率、血压、宫缩变化，并限制静脉输液量（每日不超过2000ml），以防肺水肿。如患者心率>120次/分，应减少滴速；如心率>140次/分，应停药；如出现胸痛，应立即停药并行心电监护。长期用药者应监测血钾、血糖、肝功能和超声心动图。

4. 阿托西班 缩宫素受体拮抗剂，是一种缩宫素的类似物，通过竞争子宫平滑肌细胞膜上的缩宫素受体，抑制由缩宫素所诱发的子宫收缩。用法：起始剂量为6.75mg静脉滴注1分钟；继之18mg/h滴注，维持3小时；接着6mg/h缓慢滴注，持续45小时。其副作用轻微，无明确禁忌证。

5. 硫酸镁 高浓度的镁离子直接作用于子宫平滑肌细胞，拮抗钙离子对子宫收缩活性，同时可以降低妊娠32周前早产儿的脑瘫风险和严重程度。但长时间大剂量使用硫酸镁可引起胎儿骨骼脱钙，因此硫酸镁用于早产治疗尚有争议。硫酸镁用法：硫酸镁4~5g静脉注射或快速滴注，随后1~2g/h缓慢滴注12小时，一般用药不超过48小时。

（四）控制感染

对于胎膜完整的早产，使用抗生素不能预防早产；对未足月胎膜早破、先兆早产和早产临产孕妇做阴道分泌物细菌学检查（包括B族链球菌）。有条件时，可做羊水感染指标相关检查。阳性者选用对胎儿安全的抗生素，对胎膜早破早产者，必须预防性使用抗生素。

（五）适时停止早产的治疗

下列情况，需终止早产治疗：①宫缩进行性增强，经过治疗无法控制者；②伴宫内感染者；③权衡利弊，继续妊娠对母胎的危害大于胎肺成熟对胎儿的好处时；④妊娠≥34周，无母胎并发症，应停用宫缩抑制剂，顺其自然，不必干预，继续监测母胎情况。

（六）产时处理与分娩方式

（1）早产儿尤其是<32孕周的早产儿需要良好的新生儿救治条件，有条件时应提早转运到有早产儿救治能力的医院（宫内转运）分娩。

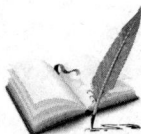

（2）产程中加强胎心监护有助于识别胎儿窘迫，尽早处理；分娩镇痛以硬脊膜外阻滞麻醉镇痛相对安全；慎用吗啡、哌替啶等抑制新生儿呼吸中枢的药物；不提倡常规会阴切开，也不支持使用没有指征的产钳助产术；对臀位，特别是足先露者，应根据当地早产儿救治条件，权衡剖宫产利弊，因地制宜选择分娩方式。

（3）早产儿应延长至分娩60秒后断脐，可减少新生儿输血的需要和脑室内出血的发生率。

【预防与预后】

积极预防早产是降低围产儿死亡的重要措施之一。

1. 一般预防 孕前宣教，尽早发现早产高危因素，并对存在的高危因素进行评估和处理；孕妇尽早就诊、建围产保健卡、定期产前检查；指导孕期卫生。

2. 特殊预防

（1）宫颈环扎术 ①以病史为指征的宫颈环扎术，又称预防性宫颈环扎术。典型的病史为有3次及以上的妊娠中期自然流产或早产史，一般建议于妊娠12～14周手术；②以体格检查为指征的宫颈环扎术。是指在妊娠中期排除临产及胎盘早剥的前提下，体格检查发现宫口已开、甚至羊膜囊已脱出宫颈外口，除外感染、宫缩及其他禁忌证后进行的环扎手术，又称紧急宫颈环扎术；③以超声为指征的宫颈环扎术。既往有晚期流产或早产史患者，本次妊娠为单胎，妊娠24周前超声检查宫颈长度<25mm，可以行以超声为指征的宫颈环扎术，又称应急性宫颈环扎术。宫颈环扎术后，妊娠达到37周或以后应拆除环扎的缝线。

（2）孕酮制剂 ①阴道用药：微粒化黄体酮阴道栓200mg或黄体酮凝胶90mg，每晚一次，从16周到36周。②肌肉注射：17-α羟孕酮（17-OHP-C），每周一次，从16周到36周；③口服：孕酮口服制剂是否有效，尚需更多的临床证据。

（3）子宫颈托 近年有报道，用子宫颈托对妊娠中期宫颈缩短的宫颈机能不全患者有一定预防作用，但仍有争议。

各种预防措施主要针对单胎妊娠，但对多胎妊娠尚缺乏充足的循证医学证据。

过期妊娠

平时月经周期规则，妊娠达到或超过42周（≥294日）尚未分娩者，称为过期妊娠（postterm pregnancy）。其发生率占妊娠总数的3%～15%。近年来由于对妊娠超过41周孕妇的积极处理，过期妊娠的发生率明显下降。

本病相当于中医学的"过期不产"。

扫码"学一学"

【病因病理】

一、中医病因病机

证型	病因病机	妇科病位与病机
肝肾不足	素体虚弱，形体消瘦，加之妊娠期间，气血荫养胎元，肝肾阴精更亏，使妊娠过期不产	
气虚血瘀	素体虚弱，或久病体虚，或内伤脾气，气血运行无力，胞脉瘀阻，胎元过期不下	冲任气血受损 胞脉运行不畅
寒凝血瘀	素体虚寒，或感受寒邪，寒凝血瘀，胞脉瘀阻，致使过期不产	

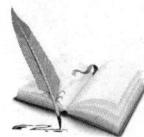

二、西医病因

过期妊娠的原因尚不明确。可能与妊娠末期胎儿肾上腺皮质功能低下、内源性前列腺素和雌激素分泌不足、孕激素过多、头盆不称以及遗传等因素有关。

三、病理

1. 胎盘 过期妊娠的胎盘病理有两种类型：一种是胎盘功能正常，除重量略有增加外，胎盘外观和镜检均与足月妊娠胎盘相似；另一种是胎盘功能减退。

2. 羊水 正常妊娠38周后，羊水量随妊娠推延逐渐减少，妊娠42周后羊水迅速减少，约30%减至300ml以下；羊水粪染率明显增高，若同时伴有羊水过少，羊水粪染率达71%。

3. 胎儿 过期妊娠胎儿生长模式与胎盘功能有关，可分正常生长及巨大胎儿、胎儿过熟综合征、胎儿生长受限3种。

【诊断】

准确核实妊娠周数，判断胎儿安危状况是诊断的关键。

一、核实妊娠周数

1. 病史 预产期均超过2周尚未临产者，应详细了解月经史，核实预产期。①以末次月经第1日计算：平时月经规则，周期为28～30日的孕妇，停经≥42周尚未分娩，可诊断为过期妊娠。若月经周期超过30日，应酌情顺延。①根据排卵日推算：月经不规则、哺乳期受孕或末次月经记不清的孕妇，可根据基础体温提示的排卵期推算预产期，若排卵后≥280日仍未分娩者可诊断为过期妊娠。③根据性交日期推算预产期。④根据辅助生殖技术（如人工授精、体外受精－胚胎移植术）的日期推算预产期。

2. 临床表现 早孕反应开始出现时间、胎动开始出现时间以及早孕期妇科检查发现的子宫大小，均有助于推算妊娠周数。

3. 辅助检查 ①根据超声检查确定妊娠周数：早期妊娠以胎儿顶臀径（CRL）推算妊娠周数最为准确，中期妊娠则综合胎儿双顶径、腹围和股骨长度推算预产期较好；②根据妊娠早期血、尿 β －hCG 增高的时间推算妊娠周数。

二、评估胎儿情况

1. 胎动情况 妊娠超过40周的孕妇，应计数胎动进行自我监护，胎动记数 >30 次/12h 为正常，<10 次/12h 或逐日下降超过50%，提示胎儿宫内缺氧。

2. 超声检查 观察胎动、胎儿肌张力、胎儿呼吸运动及羊水量。多普勒脐动脉血流检查，有助于判断胎儿安危状况。

3. 电子胎心监护 无应激试验（NST）每周2次，胎动减少时应增加检测次数，如无应激试验（NST）为无反应型需进一步做缩宫素激惹试验（OCT），若多次反复出现胎心晚期减速，提示胎盘功能减退，胎儿明显缺氧 NST 假阳性率较高，需结合 B 型超声检查，估计胎儿安危。出现胎心变异减速，常提示脐带受压，多与羊水过少有关。

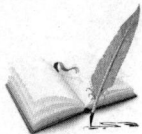

三、辨证要点

妊娠过期不产，孕妇神疲乏力，头晕、目眩、腹胀、舌暗红、边有瘀点瘀斑、苔薄、脉弦涩，多为气虚血瘀；腰膝酸软，头晕耳鸣，眼花，形瘦，纳差，二便正常，舌质淡，苔薄，脉沉细，多为肝肾不足；小腹寒凉，腹胀便溏，小便清长，舌暗淡，苔薄白，脉沉紧而涩者，多为寒凝血瘀。

【鉴别诊断】

过期妊娠主要应与死胎、胎儿宫内生长迟缓相鉴别，通过产科检查和 B 超检查可鉴别。

【治疗】

一旦确诊过期妊娠应及时引产，终止妊娠。

一、中医治疗

项目	肝肾不足证	气虚血瘀证	寒凝血瘀证
主证	妊娠过期不产，腰膝酸软，头晕耳鸣，形体消瘦，纳差，二便正常，舌质淡，苔薄，脉沉细	妊娠过期不产，孕妇神疲乏力，头晕目眩、腹胀不适。舌暗红、边有瘀斑，苔薄、脉弦涩	妊娠过期不产，小腹寒凉，四肢不温，腹胀便溏，小便清长。舌暗淡，苔薄白，脉沉紧而涩
治法	滋养肝肾，补气活血，缩宫催生	益气活血，启动宫缩	温经暖宫，活血催生
主方	助产汤（《新编妇科秘方大全》）	参芪启宫汤（《新编妇科秘方大全》）	保产无忧散（《傅青主女科》）
药物组成	太子参、炙甘草、熟地、菟丝子、川牛膝、当归、川芎、红花、白术、枸杞子、枳壳、车前子	生黄芪、党参、当归、怀牛膝、血余炭、川芎、炙龟板、王不留行子	川芎、当归、白芍、黄芪、菟丝子、荆芥、羌活、厚朴、枳壳、艾叶、贝母、甘草

二、西医治疗

若妊娠是否过期不能肯定，胎盘功能正常，胎儿情况良好，宫颈尚未成熟的孕妇，可在严密监护下等待宫颈成熟后引产或自然临产。

妊娠确已过期而有下列情况之一存在者，应立即终止妊娠：①宫颈已成熟。②胎儿巨大 >4000g。③每 12 小时胎动计数 <10 次，或无负荷试验（NST）无反应型，缩宫素激惹试验（CST）为阳性或可疑。④羊水过少或羊水中有胎粪。⑤妊娠已达 43 周。

1. 促宫颈成熟（cervical ripening）　目前常用的促宫颈成熟的方法主要有：PGE_2 阴道制剂和宫颈扩张球囊。评价宫颈成熟度的主要方法是 Bishop 评分。一般认为，Bishop 评分≥7 分者，可直接引产；Bishop 评分 <7 分，引产前先促宫颈成熟。

2. 引产术（labor induction）　宫颈已成熟即可行引产术，常用静脉滴注缩宫素，诱发宫缩直至临产。胎头已衔接者，通常先人工破膜，1～2 小时后开始可滴注缩宫素引产。人工破膜既可诱发内源性前列腺素的释放，增加引产效果，又可观察羊水性状，排除胎儿窘迫。

3. 产程处理　进入产程后，应鼓励产妇左侧卧位、吸氧、产程中最好连续监测胎心，注意羊水性状，必要时取胎儿头皮血测 pH，及早发现胎儿窘迫，并及时处理。过期妊娠

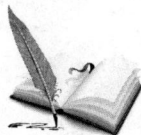

时，常伴有胎儿窘迫、羊水粪染。若羊水胎粪污染严重且黏稠者，在胎儿娩出后应，立即在喉镜指引下行气管插管吸出气管内容物，以减少胎粪吸入综合征的发生。

4. 剖宫产术　如发现产程进展缓慢，胎心音异常或羊水中混有胎粪；或胎盘功能不良、头盆不称、巨大儿、臀位伴骨盆轻度狭窄、高龄初产妇、同时存在妊娠合并症及并发症等均应直接行剖宫产术。

【预后与转归】

1. 对围产儿影响　除胎儿过熟综合征外，胎儿窘迫、胎粪吸入综合征、新生儿窒息及巨大胎儿等围产儿发病率及死亡率均明显增高。

2. 对母体影响　产程延长和难产率增高，使手术产率及母体产伤明显增加。

（曾　莉）

第十一节　多胎妊娠

扫码"学一学"

一次妊娠宫腔内同时有两个或两个以上胎儿时称多胎妊娠（multiple pregnancy），以双胎妊娠（twin pregnancy）多见。近年，由于辅助生育技术的广泛应用，多胎妊娠发生率明显升高。本节主要讨论双胎妊娠。

【双胎类型及特点】

一、双卵双胎

由两个卵子分别受精形成的双胎妊娠，称双卵双胎，约占双胎妊娠的70%。双胎的遗传基因不完全相同，所以与两次单胎妊娠形成兄弟姐妹一样，胎儿性别、血型可以相同也可以不同，容貌相似，而外貌等表型不同。两个受精卵可形成自己独立的胎盘、胎囊，发育时可以紧靠与融合在一起，但两者间血循环并不相通，胎囊间的中隔由两层羊膜及两层绒毛膜组成，两层绒毛膜可融成一层。（图19-8）

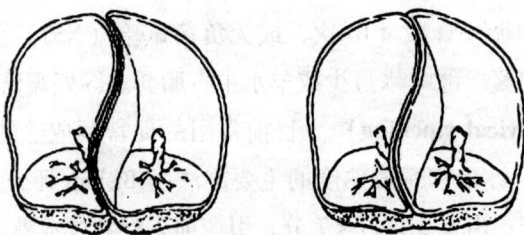

图 19-8　双卵双胎的胎盘及胎膜示意图

二、单卵双胎

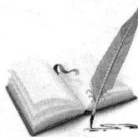

由一个受精卵分裂形成的双胎妊娠称单卵双胎，约占双胎妊娠的30%，其原因不明，由于胎儿遗传基因相同，其性别、血型、容貌等相同。由于受精卵在早期发育阶段发生分

裂的时间不同，可形成四种类型：①双绒毛膜双羊膜囊单卵双胎，占单卵双胎的30%。②单绒毛膜双羊膜囊单卵双胎，占单卵双胎的68%。③单绒毛膜单羊膜囊单卵双胎，占单卵双胎的1%~2%。④联体双胎，占单卵双胎的1/1500（图19-9）。

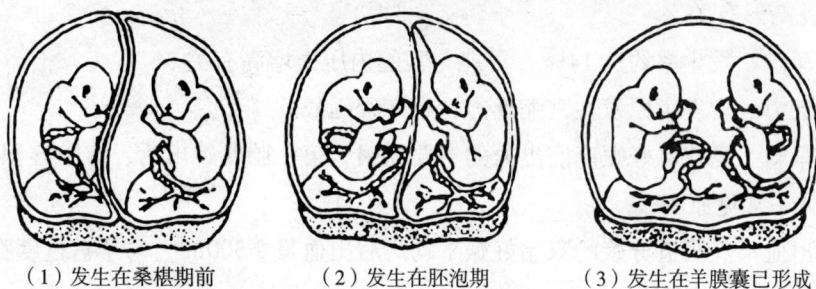

（1）发生在桑椹期前　　　（2）发生在胚泡期　　　（3）发生在羊膜囊已形成

图19-9　受精卵在不同阶段形成单卵双胎的胎膜类型

【诊断】

一、临床表现

家族中有双胎妊娠史，或接受过促排卵药物治疗或体外受精行多个胚胎移植。通常恶心、呕吐等早孕反应重。中期妊娠后体重增加迅速，腹部增大明显，下肢水肿等压迫症状出现早。妊娠晚期常有呼吸困难，行动不便。

二、体征

子宫大于停经月份，妊娠中晚期腹部可触及多个小肢体或3个以上胎极。胎头较小，与子宫大小不成比例。不同部位可听到两个胎心，其间隔有无音区，或同时听诊1分钟，两个胎心率相差10次以上。

三、实验室检查及辅助检查

1. B型超声　最早于妊娠6周在宫内发现两个妊娠囊，可见两个原始心管搏动，超声还可确定两个胎儿胎位。

2. 绒毛膜性判断　在妊娠6~10周之间，可通过宫腔内孕囊数目进行绒毛膜性判断。

3. 双胎的产前筛查及产前诊断　妊娠11~13^{+6}周超声筛查可检测胎儿颈项透明层厚度评估胎儿发生唐氏综合征的风险，并可早期发现部分严重的胎儿畸形。

【鉴别诊断】

双胎妊娠应与巨大胎儿、单胎合并羊水过多、葡萄胎、子宫肌瘤、卵巢肿瘤相鉴别。

【并发症】

（一）母胎并发症

1. 妊娠期高血压疾病　比单胎妊娠多3~4倍，且发病早、程度重，容易出现心肺并发症及子痫。

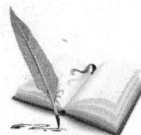

2. 妊娠期肝内胆汁淤积症 发生率是单胎的 2 倍，易引起早产、胎儿窘迫、死胎等。

3. 贫血 是单胎的 2.4 倍，与铁及叶酸缺乏有关。

4. 羊水过多 发生率约 12%，单卵双胎常在妊娠中期发生急性羊水过多，与双胎输血综合征及胎儿畸形有关。

5. 胎膜早破 发生率约达 14%，可能与宫腔内压力增高有关。

6. 宫缩乏力 常发生原发性宫缩乏力，致产程延长。

7. 胎盘早剥 是双胎妊娠产前出血的主要原因，第一胎儿娩出后，宫腔容积骤然缩小，是胎盘早剥另一常见原因。

8. 产后出血 经阴道分娩的双胎妊娠平均产后出血量≥500ml，与子宫过度膨胀致产后宫缩乏力及胎盘附着面积增大有关。

9. 流产及早产 流产发生率高于单胎 2～3 倍，与胚胎畸形、胎盘发育异常、胎盘血液循环障碍、宫腔内容积相对狭窄、宫腔压力过高有关。

10. 脐带异常 单羊膜囊双胎易发生脐带互相缠绕、扭转，致胎儿死亡。脐带脱垂也是双胎常见并发症。

11. 胎头交锁及胎头碰撞 前者多发生在第一胎儿为臀先露，第二胎儿为头先露者，分娩时第一胎儿头部尚未娩出，而第二胎儿头部已入盆，两个胎头颈部交锁，造成难产；后者两个胎儿均为头先露，同入盆，引起胎头碰撞难产。

12. 胎儿畸形 双卵双胎妊娠胎儿畸形的发生概率与单胎妊娠相似；而在单卵双胎，胎儿畸形的发生率增加 2～3 倍。

（二）单绒毛膜性双胎特有并发症

1. 双胎输血综合征 是单绒毛膜双羊膜囊单卵双胎的严重并发症。通过胎盘间的动-静脉吻合支，血液从动脉向静脉单向分流，使一个胎儿成为供血儿，另一个胎儿成为受血儿，造成供血儿贫血、血容量减少，致使肾灌注不足、羊水过少等。

2. 选择性胎儿生长受限 其发病原因主要为胎盘分配不均，SFGR 胎儿通常存在脐带边缘附着或帆状插入。

3. 一胎无心畸形 亦称动脉反向灌注序列，为少见畸形，发生率为单绒毛膜妊娠的 1%，妊娠胎儿的 1:35000。双胎之一心脏缺如、残留或无功能。

4. 贫血多血质序列征 为单绒毛膜双羊膜囊双胎的一种慢性的胎-胎输血，两胎儿出现严重的血红蛋白差异。

5. 单绒毛膜单羊膜囊双胎 为极高危的双胎妊娠，由于两胎儿共用一个羊膜腔，两胎儿之间无胎膜分隔，发生脐带缠绕和打结可能性较大。

【治疗】

（一）妊娠期处理

1. 防治早产 是双胎产前监护的重点，双胎孕妇应适当减少活动量。产兆若发生在 34 周以前，应给予宫缩抑制剂；若出现宫缩或阴道流液，应住院治疗。

2. 防治妊娠并发症 发生妊娠期高血压疾病、妊娠期肝内胆汁淤积症等应及早治疗。

3. 监护胎儿生长发育情况及胎位变化 发现胎儿畸形，尤其是联体双胎，应及早终止

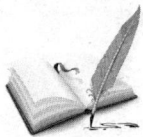

妊娠。对双绒毛膜性双胎，定期（每 4 周 1 次）超声监测胎儿生长情况；对单绒毛膜性双胎，应每 2 周超声监测胎儿生长发育从而早期发现单绒双胎特殊并发症等。

（二）分娩时机

对于无并发症及合并症的双绒毛膜性双胎可期待至妊娠 38 周时再考虑分娩，最晚不应超过 39 周。无并发症及合并症的单绒毛膜双羊膜囊双胎可以在严密监测下至妊娠 35～37 周分娩。单绒毛膜单羊膜囊双胎的分娩孕周为 32～34 周。

（三）分娩期处理

如果双胎妊娠计划阴道试产，无论何种胎方位，由于大约 20% 发生第二胎儿胎位变化，需做好阴道助产及第二胎儿剖宫产术的准备。

（韩　璐）

第十二节　妊娠合并症

妊娠合并心脏病

扫码"学一学"

妊娠合并心脏病是严重的妊娠合并症，是孕产妇死亡的重要原因之一，在我国占孕产妇死亡原因的第 2 位。其发病率我国约为 1%，死亡率为 0.73%。中医无此病，据其临床表现与"妊娠心悸""妊娠怔忡""子悬""子肿""子气"等病证相关。

【病因病理】

一、中医病因病机

证型	病因病机	妇科病位与病机
心气虚	素体禀赋虚弱，或后天失养，心气不足	孕后心血耗伤，宗气外泄则见心悸、气短、胸闷等症
心血虚	素体血虚或大病久病，孕后阴血聚养胎元，心之气血益虚	心主血脉不利，心神失养，发为心悸、怔忡之证
阳虚水泛	素体心肾不足，阳气虚衰，开阖失司，水湿内停	上犯于心，致心悸、气短、喘咳，泛溢肌肤致水肿
气虚血瘀	气虚无力推动血行，心血不利，脉络阻滞	瘀血闭阻则见心悸、胸闷、唇青、爪甲紫绀等症

二、西医病因病理

（一）妊娠、分娩期心脏血管方面的变化

1. 妊娠期　为适应母、儿的需要，血容量、心排出量增大、心脏负担加重，至妊娠 32～34 周达到高峰，孕末期血容量可增加 50%。约 5% 孕妇可因体位改变使心排出量减少引起"仰卧位低血压综合征"；妊娠晚期子宫增大，膈肌上升，心脏位置改变，大血管扭曲，心排出量增加和心率加快，导致心脏负担加重，使心脏病加重，增加心力衰竭的风险。

2. 分娩期　是心脏负担最重的时期。子宫收缩时，血液被挤入体循环，血容量增加，

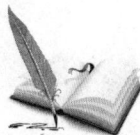

血压升高，回心血量、心排血量均增加；分娩时，宫缩加之产妇屏气用力，使肺循环压力增加，心脏负担进一步加重；产后因胎儿娩出子宫突然缩复，腹压骤减，血液流向内脏，回心血量增加，均易使心脏病孕妇发生心力衰竭。

3. 产褥期 产后3日内子宫内血液及孕期组织间潴留液体涌入体循环，仍有发生心力衰竭的可能。

总之，妊娠32~34周、分娩期、产后3日内均是心脏病孕产妇发生心力衰竭的危险时期，应予高度重视，密切监护。

（二）妊娠合并心脏病对胎儿的影响

妊娠合并心脏病患者，易致流产、早产、死产、胎儿生长受限、胎儿窘迫、新生儿窒息，围生儿死亡率是正常妊娠的2~3倍。治疗心脏病的某些药物对胎儿也有潜在的毒性反应。父母亲任何一方患先天性心脏病，其子代先天性心脏病及其他畸形的发生率均明显增高，为5倍。

（三）妊娠合并心脏病的种类及其对妊娠的影响

在妊娠合并心脏病的患者中，先天性心脏病最常见，占35%~50%。其他为风湿性心脏病、妊娠期高血压疾病性心脏病、围生期心肌病、贫血性心脏病以及心肌炎等。

1. 结构异常性心脏病

（1）先天性心脏病 ①左向右分流型先天性心脏病：一是房间隔缺损，缺损面积 < $1cm^2$，仅在体检时被发现，多无症状且能耐受妊娠及分娩；缺损面积 > $2cm^2$ 者，需手术矫治后再妊娠。二是室间隔缺损，缺损面积 < $1.25cm^2$，多能顺利度过妊娠与分娩；缺损较大，易致心力衰竭，不宜妊娠。三是动脉导管未闭，占先心病20%~50%，多在儿童期治愈，可妊娠至足月。孕前未行手术矫治者，孕后易发心力衰竭，宜终止妊娠。②右向左分流型先天性心脏病：法洛四联症及艾森门格综合征常见。围产期母儿死亡率可高达30%~50%，自然流产率可高达80%。故不宜妊娠。③无分流型先天性心脏病：有肺动脉瓣狭窄、主动脉缩窄、马方（Marfan）综合征等，亦不宜妊娠。

（2）风湿性心脏病 心功能尚好，无心衰史者，严密监护下可耐受妊娠。二尖瓣狭窄严重，血流动力学改变明显，则不宜妊娠。

（3）心肌炎 病毒、细菌、药物、毒物反应或中毒所致。病情较轻者，可在密切监护下妊娠。病情较重者，易发生心力衰竭。亦有导致胎儿宫内感染、胎儿及新生儿先天性心律失常及心肌损害的可能。

2. 功能异常性心脏病 以心律失常为主。分为快速型和缓慢型，可根据心律失常的类型、严重程度及其对心功能的影响，决定是否妊娠及终止妊娠的时机和方式。

3. 妊娠期特有的心脏病

（1）妊娠期高血压疾病性心脏病 因冠脉痉挛，心肌缺血，外周阻力和血黏度增加常突发急性心力衰竭。

（2）围产期心肌病 指既往无心血管系统疾病史，于妊娠期28周后至产后6个月内发生的扩张型心肌病。其病因可能与病毒感染、自身免疫因素、高血压、营养不良等有关。胎儿死亡率可达10%~30%，部分患者可因心衰、肺梗死或心律失常而死亡。

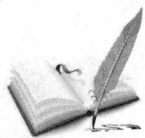

【诊断】

一、病史

妊娠前有心悸、气短、心力衰竭史或心脏病史及风湿热病史。

二、临床表现

有心悸、气短、踝部水肿、乏力、心动过速等症，劳力性呼吸困难、经常性夜间端坐呼吸、咯血、经常性胸闷、胸痛等心功能异常的症状。可有发绀、杵状指、持续性颈静脉怒张，心界轻度扩大、心脏听诊有 2 级以上舒张期杂音或粗糙的 3 级以上全收缩期杂音，有心包摩擦音、舒张期奔马律和交替脉等。

三、实验室及其他检查

心电图提示严重心律失常或心肌损害，如：心房颤动、心房扑动、Ⅲ度房室传导阻滞、ST 段及 T 波异常改变。X 线或超声心动图提示心界显著扩大、瓣膜运动及心脏结构异常。

四、心脏病孕妇心功能分级

1994 年纽约心脏病协会（NYHA）建议心功能分级采用以下两种方案并行的方法，第一种分级法主要以主观症状为依据，分为四级：

Ⅰ级：一般体力活动不受限制。

Ⅱ级：一般体力活动略受限制，休息时无症状，活动后心悸、轻度气短。

Ⅲ级：一般体力活动明显受到限制，休息时无不适，轻微日常活动即感不适，心悸、呼吸困难，或既往有心力衰竭史。

Ⅳ级：不能进行任何活动，休息时仍有心悸、呼吸困难等心力衰竭表现。

第二种分级法根据客观检查（如心电图、负荷试验、X 线、超声心动图等）进行评估，分为四级：

A 级：无心血管疾病的客观依据。

B 级：客观检查表明属于轻度心血管疾病。

C 级：客观检查表明属于中度心血管疾病。

D 级：客观检查表明属于重度心血管疾病。

分级中，轻、中、重度心血管疾病未做出具体规定，由医生根据检查结果进行评定。两种分级可并列，如：心功能Ⅱ级 B，Ⅲ级 D 等。

心功能分级应动态进行，每月一次。由此决定是否妊娠、分娩时机、分娩方式及预后。

五、辨证要点

以妊娠后出现心悸、气短、乏力、浮肿等为主要症状。以虚为主，若面色㿠白，气短喘促自汗，动则加剧，为心气虚；若面色少华，唇甲色淡，为心血虚；喘不得卧，吐白色泡沫痰，下肢或全身浮肿，畏寒肢冷，为阳虚水泛；气短胸闷，胸胁作痛，口唇发绀，为气虚血瘀。

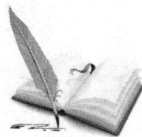

【常见并发症】

1. 心力衰竭 轻微活动后即出现胸闷、心悸、气短。休息时心率 > 110 次/分，呼吸 > 20次/分。夜间常坐起呼吸，或到窗口呼吸新鲜空气。肺底部少量湿啰音，咳嗽后不消失。

2. 感染性心内膜炎 妊娠各时期发生菌血症的危险性增加，如细菌、真菌、其他微生物直接感染，使已有缺损或病变的心脏易发生感染性心内膜炎，是心脏病诱发心力衰竭的原因之一。

3. 缺氧和发绀 发绀型先心病因妊娠期外周血管阻力降低，使发绀加重；非发绀型左至右分流的先心病因肺动脉高压及分娩失血，致暂时性右至左分流，引起缺氧和发绀。

4. 静脉栓塞和肺栓塞 妊娠时血液呈高凝状态，心脏病患者静脉压增高及静脉血液淤积，易引起栓塞。是孕产妇死亡的重要原因之一。

5. 恶性心律失常 致患者血流动力学改变，出现血压下降，甚至休克，是孕妇猝死和心源性休克的主要原因。

【心脏病患者对妊娠耐受能力的判断】

1. 可以妊娠 心脏病变较轻，心功能Ⅰ～Ⅱ级，既往无心力衰竭史，无其他并发症、妊娠后经密切监护、适当治疗，多能耐受妊娠和分娩，应从妊娠早期开始定期进行孕期检查。

2. 不宜妊娠 心脏病变较重，心功能Ⅲ～Ⅳ级，既往有心力衰竭史，重度肺动脉高压，紫绀型先天性心脏病，严重心律失常和心肌梗死，短暂性脑缺血发作，活动性风湿热，联合瓣膜病，心脏病并发细菌性心内膜炎、急性心肌炎，35 岁以上且心脏病病程长者，孕期极易发生心力衰竭，不宜妊娠。

【治疗】

一、治疗原则

心力衰竭是妊娠合并心脏病的主要死亡原因，患有心脏病的育龄妇女能否妊娠，须先明确心脏病的类型、程度、心功能状态。未行系统产前检查的心脏病孕妇，其心衰发生率和孕产妇死亡率较定期产检者增加 10 倍，故已妊娠者宜尽早定期产检。西医治疗在妊娠、分娩及产褥等不同时期均起主导作用，中医以益气养血、通阳活血为主，在治疗上起辅助作用。

二、中医治疗

证型	心气虚证	心血虚证	阳虚水泛证	气虚血瘀证
证候	妊娠期间，心悸怔忡，面色㿠白或青白，气短喘促自汗，动则加剧，舌质淡，苔薄白，脉沉弱，或见结代	妊娠期间，心悸怔忡；面色少华，唇甲色淡，头晕目眩，眠差多梦，舌质淡，脉细弱	妊娠后心悸气短，喘不得卧，吐白色泡沫痰，畏寒肢冷，腰酸浮肿，尿少便溏，舌质淡，苔白润，脉沉滑弱或结代	妊娠期间，心悸怔忡，气短胸闷，胸胁作痛，咳嗽气喘，动则尤盛；口唇发绀，下肢水肿，舌质紫暗有瘀斑，苔白腻，脉弦涩或结代

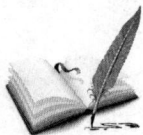

证型	心气虚证	心血虚证	阳虚水泛证	气虚血瘀证
治法	益气养血，宁心安胎	养血益气，宁心安胎	温阳化气，行水安胎	益气化瘀，通阳安胎
主方	养心汤（《证治准绳》）去肉桂、半夏，加菟丝子	归脾汤（《校注妇人良方》）	真武汤（《伤寒论》）合五苓散（《伤寒论》）去附子、桂枝，加菟丝子、杜仲	四君子汤（《和剂局方》）合瓜蒌薤白半夏汤（《金匮要略》）去法半夏，加黄芪、赤芍、当归
组成	人参、黄芪、肉桂、茯苓、当归、川芎、远志、茯神、五味子、柏子仁、半夏、酸枣仁、炙甘草	人参、白术、黄芪、茯神、龙眼肉、当归、炙远志、炒枣仁、木香、生姜、大枣、炙甘草	制附子、白术、茯苓、芍药、生姜；桂枝、白术、泽泻、茯苓、猪苓	人参、白术、茯苓、炙甘草；瓜蒌、薤白、半夏、白酒

三、西医治疗

（一）妊娠期

1. 终止妊娠　凡不宜妊娠者，应于妊娠 12 周前行人工流产，妊娠 12 周以上者，终止妊娠手术复杂，其危险性与继续妊娠和分娩相同，应密切监护，积极防治心力衰竭。如为顽固性心力衰竭，为减轻心脏负担，在内科医生的严格监护下行剖宫取胎术。

2. 定期产前检查　建议在二级以上专科医院和综合医院就诊，妊娠风险低者产检频率同正常妊娠，妊娠风险高者，产检频率增加，妊娠 32 周后每周检查 1 次，及早发现心力衰竭的早期征象，随时住院治疗；孕期经过顺利者，应在妊娠 36～38 周提前住院待产。产检的内容除常规产科项目外，应增加心功能评估检查，并做胎儿监测以及时发现胎儿的异常。

3. 预防心力衰竭　注意休息及饮食调控，限制过度营养而致体重过度增长，每月体重增长不应超过 0.5kg，整个孕期不超过 12kg；加强营养，高蛋白、高维生素、低盐、低脂饮食，每日食盐量不超过 4～5g，保证铁剂的补充；纠正和预防并发症，如：贫血、心律失常、妊娠期高血压疾病、各种感染及维生素 B 族缺乏等；动态观察心功能。

4. 心力衰竭的处理　应多学科合作抢救。常选用作用和排泄较快的制剂，如地高辛 0.25mg，每日 2 次，口服，2～3 日后根据临床效果可改为每日 1 次。妊娠晚期严重心力衰竭的患者，可与内科医生共同控制心力衰竭，同时紧急剖宫产取出胎儿，减轻心脏负担，挽救孕妇生命。

5. 终止妊娠的时机　妊娠风险高但心功能 Ⅰ 级者，在严密监控下可妊娠到 32～36 周终止妊娠，有妊娠禁忌的心脏病患者，一旦诊断则尽快终止妊娠。

（二）分娩期

1. 分娩方式的选择　妊娠合并心脏病者，应提前决定分娩方式，适当放宽剖宫产指征。心功能 Ⅰ～Ⅱ 级，胎儿不大，胎位正常，宫颈条件好，可在满意的麻醉下经阴道分娩，适当放宽产钳助产指征。胎儿偏大，产道条件不佳，心功能 Ⅲ～Ⅳ 级者，宜择期剖宫产，术中腹部沙袋加压，缩宫素预防产后出血。

2. 阴道分娩的处理　①第一产程：安慰及鼓励产妇，消除紧张情绪，密切观察生命体征，适当给予地西泮、哌替啶等镇静剂，抗生素预防感染；若出现心衰，应取半卧位，高浓度面罩吸氧，并给去乙酰毛花苷 0.4mg 加入 25% 葡萄糖注射液 20ml 内缓慢静脉注射，必要时 4～6 小时重复给药一次。②第二产程：避免屏气增加腹压，常规会阴侧切产钳助产，

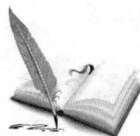

缩短第二产程。③第三产程：腹部压沙袋，予缩宫素 10～20U 静脉滴注或肌肉注射，预防产后出血，禁用麦角新碱，以防静脉压增高。产后出血过多时，应及时输血、输液，注意输注速度不可过快。

（三）产褥期

产后 3 日内，密切监测生命体征，充分休息，重点预防产后出血、血栓栓塞及感染。心功能在Ⅲ级以上者，不宜哺乳。不宜再妊娠者，可于产后 1 周行绝育术。

【预防与调护】

1. 对于有心脏病的育龄妇女，一定要做孕前咨询，明确心脏病的类型、程度、心功能状态，以确定能否妊娠。

2. 允许妊娠者，从早孕期即开始进行产前检查，密切注意病情变化及胎儿发育情况。一旦出现异常，及早治疗。注意保证充分休息及保证合理饮食。

3. 不宜妊娠者，做好宣教，采用适当方式严格避孕，一旦妊娠，尽早终止。

【预后与转归】

本病的预后与心脏病的类型、心功能分级、临床表现的轻重程度密切相关，临床表现严重、心功能分级高者预后差。

（张　帆）

妊娠合并急性病毒性肝炎

急性病毒性肝炎分为甲、乙、丙、丁、戊、庚、输血传播型肝炎七个类型，其中以乙型肝炎最常见。妊娠合并病毒性肝炎的发病率为 0.8～17.8%，重症肝炎是我国孕产妇死亡的主要原因之一。本病属中医"黄疸""胁痛""积聚""鼓胀"等范畴。

【病因病理】

一、中医病因病机

证型	病因病机	妇科病位与病机
湿热蕴结	素体脾胃虚弱，或饮食不节，损伤脾胃，湿浊内生，郁而化热，或湿热内蕴之人，孕后胎体增大，气机不利，胆汁疏泄失常	胆汁不循常道，随血泛溢，浸淫肌肤，发为本病
湿邪困脾	长期饥饱失常或恣食生冷或病后脾阳受损，致脾虚寒湿内生，困遏中焦，壅塞肝胆	肝失疏泄，胆汁不循常道而外溢，渗入血液，浸淫肌肤，发为本病
热毒内陷	孕后饮食不洁，或外感湿热、疫毒，内阻中焦，气机不利，湿热交蒸，熏蒸肝胆	

二、西医病因病理

（一）病因

由甲型、乙型、丙型、丁型、戊型、庚型和输血传播（己型）肝炎病毒引起，经消化

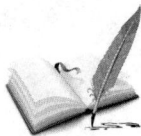

道或血液传播。

（二）妊娠及分娩期肝脏的生理变化

妊娠后孕妇对营养物质需要量增加，基础代谢率增加，糖原储备降低；胎儿的代谢、解毒需母体肝脏完成；大量雌激素需肝脏灭活，妨碍肝脏对脂肪的转运和胆汁的排泄，致血脂升高；妊娠早期食欲降低，蛋白质相对缺乏，肝脏抗病能力下降；分娩时消耗、缺氧等加重肝脏负担。因此，孕妇易被病毒感染而患急性病毒性肝炎，原有肝炎患者病情也会加重，相关并发症也易引起肝损害，并易与病毒性肝炎混淆，增加了诊治的难度。

（三）急性病毒性肝炎对妊娠的影响

1. 对母体的影响　妊娠早期，使早孕反应加重；妊娠晚期，因肝脏灭活醛固酮的能力下降，子痫前期发生率增加；因影响凝血功能，易发生产后出血。重症肝炎发生率较高，为非孕妇女的 66 倍，常并发 DIC。

2. 对胎儿的影响　孕早期由于染色体畸变，流产、胎儿畸形率增加；孕晚期早产、死胎、死产明显增加，围生儿、新生儿患病率及死亡率增加。围产期感染的婴儿，易发展为肝硬化和原发性肝癌。

（四）肝炎病毒的垂直传播

1. 甲型病毒性肝炎（HAV）　经粪 - 口途径传播。HAV 不能通过胎盘传给胎儿，但分娩过程中接触母体血液或受粪便污染可使新生儿感染。

2. 乙型病毒性肝炎（HBV）　以母婴传播为主。有宫内传播、产时传播、产后传播 3 种途径。

3. 丙型病毒性肝炎（HCV）　与乙肝相似。

4. 丁型病毒性肝炎（HDV）　与乙肝相同，可经体液、血行或注射途径传播。

5. 戊型病毒性肝炎（HEV）　与甲肝相似，死亡率高达 15% ~ 25%。

6. 输血传播病毒引起的肝炎　又称己型肝炎。

7. 庚型肝炎（HGV）　可发生母婴传播。

【诊断】

一、病史

与病毒性肝炎患者有密切接触史，半年内有输血、注射血液制品史。一般均有一定的潜伏期。

二、临床表现

妊娠期出现不能用早孕反应或其他原因解释的消化系统症状，如食欲不振、恶心、呕吐、腹胀、肝区疼痛；继而乏力、畏寒、发热，有时可见皮肤巩膜黄染，尿色深黄。肝区叩击痛、肝大，但妊娠晚期因子宫增大肝脏极少被触及。

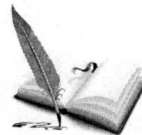

三、实验室及其他检查

（一）肝功能检查

血清转氨酶（ALT）增高；黄疸型肝炎血清总胆红素升高，达 $17\mu mol/L$（$1mg/dl$）以上；尿胆红素阳性、凝血酶原时间百分活度下降等，均可协助诊断。

（二）血清病原学检查

1. 甲型肝炎　检测血清 HAV 抗体及 HAV－RNA。HAV－IgM 阳性代表近期感染。

2. 乙型肝炎

（1）HBsAg　阳性提示 HBV 感染。

（2）抗－HBS　阳性提示曾经 HBV 感染。

（3）HBeAg　阳性表示肝细胞内有 HBV 活动性复制。如出现抗－HBe 则传染性减低。

（4）HBcAg　阳性表示 HBV 在体内复制，抗－HBc IgM 阳性确诊为急性乙型肝炎，抗－HBc IgG 阳性则为恢复期和慢性感染。

3. 丙型肝炎　HCV 抗体阳性可诊断为 HCV 既往感染。

4. 丁型肝炎　HDV－IgM 和 HDV－IgG 先后出现阳性应考虑为丁型肝炎。

5. 戊型肝炎　HEV－IgM 或 HEV－IgG 阳性可诊断。因 HEV 抗原检测困难，抗体出现较晚，即使抗体阴性也不能排除诊断。

（三）影像学检查

超声检查肝脾有助于鉴别诊断。

总之，妊娠期合并急性病毒性肝炎应根据病史、症状、体征及实验室检查综合进行判断。急性肝炎起病急，若为无黄疸型，则起病较慢，易被忽视。慢性活动性肝炎则病程较长，伴腹胀、面色灰暗、"蜘蛛痣""肝掌"、肝脾大、肝功能持续异常等。

妊娠合并重型肝炎的诊断要点为：症状，腹胀、腹水、黄疸明显加重，有肝臭气，肝脏进行性缩小；肝功能明显异常，胆酶分离，白/球蛋白倒置，血清总胆红素 $>17\mu mol/L$（$1mg/dl$），凝血功能障碍，全身出血倾向，PTA$<40\%$，迅速出现烦躁不安、嗜睡、昏迷等肝性脑病以及肝肾综合征引起的急性肾衰竭。

四、辨证要点

以妊娠后出现身目俱黄，恶心，呕吐，胁痛，乏力为主证。若身目俱黄，色鲜明如橘色，口苦咽干，为湿热蕴结；面目周身发黄，其色晦暗，体倦便溏，为湿邪困脾；身目发黄，极度乏力，高热烦渴，口有肝臭味，为热毒内陷。

【鉴别诊断】

鉴别项目	妊娠合并急性病毒性肝炎	妊娠期肝内胆汁淤积症	妊娠期急性脂肪肝	HELLP 综合征	妊娠剧吐引起的肝损害	药物性肝损害
发病情况	与病毒性肝炎患者有密切接触史	起病缓，可致围生儿死亡	起病急，病情重，病死率高	妊娠终止后迅速恢复	经治疗后迅速好转	有服用损害肝脏药物史

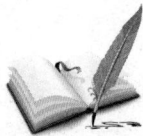

续表

鉴别项目	妊娠合并急性病毒性肝炎	妊娠期肝内胆汁淤积症	妊娠期急性脂肪肝	HELLP综合征	妊娠剧吐引起的肝损害	药物性肝损害
黄疸	皮肤巩膜黄染，尿色深黄	先痒后黄，痒重于黄	有	轻度黄疸	无	有
相关症状体征	食欲不振、恶心、呕吐、腹胀、肝区疼痛、乏力、肝区叩击痛、肝大	多于妊娠28周左右出现皮肤瘙痒	重症肝炎相似症状、出血倾向、肝肾衰竭、肝性脑病	妊娠中晚期高血压、水肿、尿蛋白，右上腹疼痛、出血倾向	严重呕吐	皮疹、皮肤瘙痒
肝功能检查	ALT增高；黄疸型肝炎总胆红素升高，尿胆红素阳性	ALT轻度增高，胆红素正常或升高	ALT升高，胆红素升高，尿胆红素多为阴性	肝酶升高、胆红素升高	ALT轻度升高	ALT轻度升高
血清胆酸、血尿常规	未见明显异常	胆酸明显升高	白细胞明显增高，血小板减少，严重低血糖	溶血性贫血和血小板减少，血细胞比容<0.30	尿酮体阳性	嗜酸性粒细胞增多
病毒学检查	阳性	阴性	阴性	阴性	阴性	阴性
肝脏B超及CT	B超见肝区内光点密集，边缘光滑，CT见肝脏肿大，低密度	未见明显异常	B超见强回声"亮肝"，CT见肝区大片密度减低区	可见肝脏肿大	未见明显异常	未见明显异常
肝活检	–	胆汁淤积	严重脂肪变性	–	–	–

【治疗】

一、治疗原则

妊娠期病毒性肝炎的处理原则与非孕期相同，卧床休息，避免过量活动；加强营养，高维生素、高蛋白、足量糖类、低脂肪饮食；应用中西药物，积极进行保肝治疗。产时严格消毒，积极预防、控制感染及各种并发症。孕期出现黄疸，立即住院，按重症肝炎处理。

二、中医治疗

证型	湿热蕴结证	湿邪困脾证	热毒内陷证
证候	妊娠期间身目俱黄，色鲜明如橘子色，右胁胀痛，发热口渴，恶心厌食，口苦咽干，胸闷痞满，倦怠乏力，舌质红，苔黄腻，脉弦滑或濡数	妊娠期面目周身发黄，其色晦暗；呕恶纳少，脘腹胀满疼痛，口淡乏味，体倦便溏，舌质淡，苔白腻，脉濡	妊娠期间突然出现身目发黄，极度乏力，口有肝臭味，或伴高热、神昏谵语、衄血、便血，心烦口渴，小便黄赤，大便秘结，舌质红绛，苔黄干燥，脉弦滑数或细数
治法	清热利湿安胎	健脾化湿，养血安胎	清热解毒，凉血退黄
主方	茵陈蒿汤（《伤寒论》）合五苓散（方见妊娠合并心脏病）去大黄、桂枝，加川楝子、柴胡、全瓜蒌、菟丝子	胃苓汤（《丹溪心法》）去桂枝，加菟丝子、桑寄生	犀角地黄汤（《千金要方》）合黄连解毒汤（《外台秘要》）去丹皮，加玄参、菟丝子、大小蓟、地榆
组成	茵陈、栀子、大黄	苍术、厚朴、陈皮、官桂、白术、泽泻、茯苓、猪苓、生姜、大枣、甘草	犀角（可用水牛角代）、生地、丹皮、芍药；黄连、黄芩、黄柏、栀子

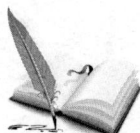

三、西医治疗

（一）孕前处理

感染 HBV 有抗病毒治疗指征的育龄期妇女应给予干扰素或核苷类药物治疗，应用干扰素治疗的妇女，停药后 6 个月，肝功能正常可考虑妊娠。

（二）产科处理

1. 妊娠期 妊娠早期积极治疗，酌情考虑继续妊娠或终止妊娠；妊娠中、晚期尽量避免终止妊娠，避免手术、药物对肝脏的影响，积极保肝、护肝、对症支持治疗，常用药物有葡醛内酯、腺苷蛋氨酸、多烯磷脂酰胆碱等。同时，加强胎儿监护，防治妊娠期高血压疾病，适时终止妊娠。

2. 分娩期 分娩前纠正凝血功能障碍，肌注维生素 K_1，每日 20～40mg。准备好新鲜血液，严格消毒，宫口开全行助产术，胎肩娩出后静滴缩宫素预防产后出血，尽量避免产道损伤和胎盘残留。经阴道分娩增加胎儿感染病毒几率，故主张剖宫产。重症肝炎积极控制 24 小时后剖宫产终止妊娠。术中尽可能减少出血及缩短手术时间。

3. 产褥期 注意休息及护肝治疗，随访肝功能。用头孢菌素或氨苄西林等对肝损害较小的广谱抗生素预防或控制感染，继续治疗肝炎。目前主张只要新生儿接受免疫，单纯 HBsAg 阳性产妇可以哺乳；一般认为 HBsAg、HBeAg、抗 - HBc 三项阳性及后两项阳性者及乳汁 HBV - DNA 阳性者不宜哺乳，应予中药生麦芽或乳房外敷芒硝回乳，避免使用雌激素。

（三）重型肝炎的处理

1. 保护肝脏 目的是预防肝细胞坏死，促进肝细胞再生，消退黄疸。高血糖素 1～2mg、胰岛素 6～12U 溶于 10% 葡萄糖 500ml 内静滴，2～3 周为一个疗程；人血白蛋白 10～20g 溶于 10% 葡萄糖液内静滴，每周 1～2 次；新鲜血浆 200～400ml，每周 2～4 次。门冬氨酸钾镁 40mg/d 溶于 10% 葡萄糖液 500ml 缓慢静滴。

2. 防治肝性脑病 控制蛋白质摄入量（每日 < 0.5g/kg），增加糖类摄入；保持大便通畅，减少氨及毒素的吸收；口服新霉素或甲硝唑抑制大肠杆菌、减少游离氨及其他毒素的形成；选用醋谷胺 600mg、精氨酸 15～20g 溶于 5% 葡萄糖液中静滴，六合氨基酸注射液 250ml 每日一次以降低血氨，改善脑功能。

3. 防治凝血功能障碍 常规检查凝血功能，酌情补充凝血因子，如输新鲜血浆、凝血酶原复合物、抗凝血酶Ⅲ和维生素 K_1。出现 DIC 酌情选用肝素治疗。产前 4 小时至产后 12 小时不宜使用肝素，以免引起产后出血。

4. 防治肾衰竭 严格限制入液量，一般每日为 500ml 加前一日尿量。呋塞米 60～80mg 静注，必要时 2～4 小时重复一次，2～3 次无效后停用。多巴胺 20～80mg 静滴，改善肾血流。注意防治高血钾。根据肾衰情况，酌情考虑血液透析。

5. 防止感染 注意无菌操作，口腔护理等，预防性使用广谱抗菌素。

（四）肝炎病毒的母婴传播阻断

1. 甲型肝炎 接触甲型肝炎后，孕妇应于 7 日内肌注丙种球蛋白 2～3ml，新生儿出生

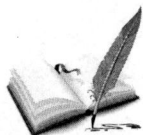

及出生后 1 周各注射 1 次丙种球蛋白可预防感染，急性期禁止哺乳。

2. 乙型肝炎　所有孕妇筛查夫妇双方的 HBsAg；妊娠中晚期 HBV – DNA 载量 $\geq 2 \times 10^6$ IU/ml，在孕妇知情同意后，可于妊娠 24～28 周予替诺福韦或替比夫定抗病毒治疗；分娩时应尽量缩短产程，避免产道裂伤和羊水吸入；新生儿尽早联合应用乙型肝炎免疫球蛋白和乙肝疫苗，阻断母婴传播。（图 19 – 10）

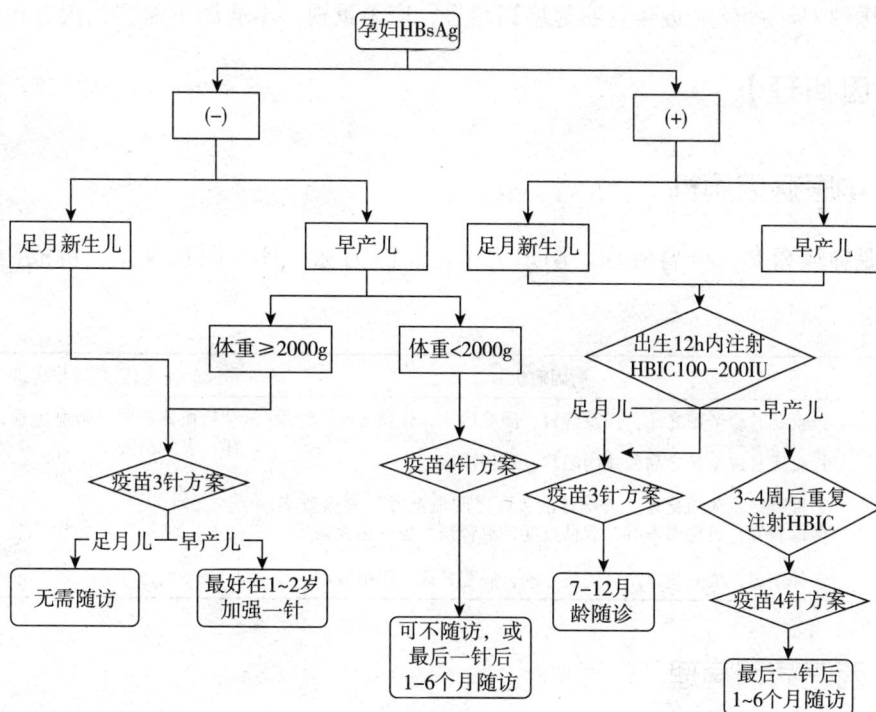

图 19 – 10　新生儿 HBV 母婴阻断方案

【预防与调护】

1. 加强围生期保健，重视孕期监护，常规检测肝功能及肝炎病毒血清学抗原抗体，并定期复查。

2. 板蓝根等中药煎服有一定预防作用。

3. 有乙肝接触史的孕妇，予免疫球蛋白注射，并行肝炎标志物筛查，3 项均阴性的孕妇可肌注乙型肝炎疫苗。

4. 目前尚无丙型肝炎特异的免疫方法，减少医源性感染是预防丙肝的重要环节。

5. 应用丙种球蛋白、免疫球蛋白对母儿有一定保护作用。

6. 患急性肝炎的育龄妇女均应严格避孕，最好待治愈两年后妊娠为宜。

【预后与转归】

肝炎发生于妊娠期预后较非孕期差，重症肝炎发病率及死亡率均高，对母、儿危险性增高。甲型肝炎积极治疗多能治愈，乙型、丙型肝炎则易转成慢性或病毒携带者，日久可引起肝硬化、肝癌。

（张　帆）

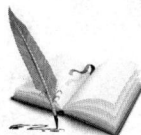

妊娠合并糖尿病

妊娠期间的糖尿病有两种情况：一种为妊娠前已有糖尿病的患者妊娠，又称糖尿病合并妊娠；另一种为妊娠前糖代谢正常或有潜在糖耐量减退，妊娠期才出现或发现糖尿病，又称为妊娠期糖尿病（GDM）。GDM 占90%以上，多数可在产后恢复，其发生率国外约1% ~ 14%，我国约1% ~5%，近年有明显增高趋势，应予重视。本病属中医"消渴"范畴。

【病因病理】

一、中医病因病机

主要是肺燥胃热，肝肾亏虚。阴虚为本，燥热为标，日久阴损及阳，可成阴阳两虚之候。

证型	病因病机	妇科病位与病机
肺热津伤	过食肥甘或辛辣之品，伤及脾胃，湿热内生，化燥伤阴	孕后血聚养胎，阴血更虚，耗阴伤津，发为消渴
胃热炽盛	过食肥甘或辛辣之品，体内酿热，灼伤津液	
肝肾亏虚	素性郁结，久而化火，消烁津液，肝之阴血愈亏，火热愈盛；素体肾亏，或房事不节，劳欲过度，致肾精亏虚，虚火内生	
肝肾阴虚	素体阴虚，或热灼津伤，阴液亏损，病程日久，阴损及阳	

二、西医病因病理

（一）妊娠期糖代谢的特点

通过胎盘从母体获取葡萄糖是胎儿能量的主要来源。在孕早中期，随胎儿对营养物质需求量的增加，由于：①胎儿从母体获取葡萄胎增加；②孕期肾血浆流量及肾小球滤过率均增加导致部分孕妇排糖量增加；③雌激素和孕激素增加母体对葡萄糖的利用。因此，孕妇空腹血糖低于非孕妇，易发生低血糖及酮症酸中毒。到孕中晚期，孕妇体内抗胰岛素样物质，如胎盘生乳素、雌激素、孕酮、皮质醇等增加，使孕妇对胰岛素的敏感性降低，故相应增加了胰岛素需求。部分孕妇不能代偿这一生理变化而使血糖升高，使原有糖尿病加重或出现 GDM。

（二）妊娠对糖尿病的影响

妊娠可使隐性糖尿病显性化，导致糖尿病患者病情加重；可使既往无糖尿病的孕妇发生 GDM。应用胰岛素治疗的孕妇在孕早期因空腹血糖低，易致低血糖，随妊娠进展和抗胰岛素样物质的增加，胰岛素用量将不断增加；分娩期体力消耗较大，进食量少，若不及时减少胰岛素用量易发生低血糖。产后因胎盘分泌的抗胰岛素物质迅速消失，应立即减少胰岛素用量。由于孕期糖代谢的复杂变化，治疗时应及时调整胰岛素用量，否则部分患者可出现血糖过低或过高，甚至导致低血糖昏迷及酮症酸中毒。

（三）糖尿病对妊娠的影响

1. 对孕妇的影响 高血糖可使胚胎发育异常，流产发生率达15% ~30%；妊娠期高血

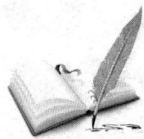

压疾病的发生率是非糖尿病孕妇的 2 ~4 倍；糖尿病孕妇极易并发感染，如外阴阴道假丝酵母菌病、肾盂肾炎、产褥感染及乳腺炎等，甚至败血症；因胎儿高血糖、高渗性利尿极易并发羊水过多；因巨大儿发生率明显增高，难产、产道损伤、手术产儿率增高，产程延长易致产后出血；易发生糖尿病酮症酸中毒，GDM 孕妇再次妊娠时，约 17% ~63% 的患者可发展为 2 型糖尿病。

2. 对胎儿及新生儿的影响 巨大儿增多，发生率高达 25% ~42% 。胎儿畸形率增高，严重畸形发生率为正常妊娠的 7 ~10 倍；胎儿生长受限发生率增高，约为 21%；妊娠早期流产增加，合并羊水过多、并发妊娠期高血压疾病、胎儿窘迫常致早产，其发生率为10% ~25%；胎儿窘迫和胎死宫内可因糖尿病酮症酸中毒引起。新生儿易发生低血糖，呼吸窘迫综合征发生率增高。

【诊断】

一、病史

糖尿病家族史、年龄 >30 岁、肥胖，原因不明的流产、早产、死胎、死产、巨大儿、羊水过多、畸形儿、新生儿死亡等不良孕产史。

二、临床表现

孕期有典型的多饮、多食、多尿症状，外阴阴道假丝酵母菌病反复发作。孕妇体重过大（>90kg），或伴有羊水过多、巨大儿者。

三、实验室检查

1. 孕前糖尿病（PGDM）的诊断 符合下列 2 项中的任何 1 项均可诊断 PGDM。

（1）妊娠前已确诊为糖尿病患者。

（2）妊娠前未进行血糖检查，但存在糖尿病高危因素，达到以下任何一项诊断为 PG-DM。

①空腹血糖测定 ≥7. 0mmol/L。

②葡萄糖耐量试验：口服葡萄糖 75g，服糖后 2 小时血糖 ≥11. 1mmol/L。

③伴有高血糖或高血糖危象症状，任意血糖 ≥11. 1mmol/L。

④糖化血红蛋白（HbAlc）≥6. 5% 。

2. 妊娠期糖尿病的诊断

（1）推荐医疗机构对所有尚未被诊断为 PGDM 或 GDM 的孕妇在妊娠 24 ~28 周及 28 周后首次就诊时行葡萄糖耐量试验。空腹及服糖后 1 小时、2 小时的血糖，分别 ≤5. 1、10. 0、8. 5mmol/L。其中任何一点血糖值达到或超过标准可诊断为 GDM。

（2）孕妇有 GDM 高危因素，妊娠 24 ~28 周首先检查空腹血糖，若 ≥5. 1mmol/L，可诊断为 GDM。

四、妊娠合并糖尿病的分期（White 分类法）

A 级：妊娠期出现或发现的糖尿病。

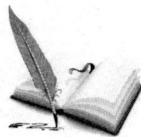

A1 级：经控制饮食，空腹血糖＜5.3mmol/L，餐后 2 小时血糖＜6.7mmol/L。

A2 级：经控制饮食，空腹血糖≥5.3mmol/L，餐后 2 小时血糖≥6.7mmol/L。

B 级：显性糖尿病，20 岁以后发病，病程＜10 年。

C 级：发病年龄 10～19 岁，或病程达 10～19 年。

D 级：10 岁前发病，或病程≥20 年，或合并单纯性视网膜病。

F 级：糖尿病性肾病。

R 级：眼底有增生性视网膜病变或玻璃体积血。

H 级：冠状动脉粥样硬化性心脏病。

T 级：有肾移植史。

五、辨证要点

以烦渴多饮、多食易饥、尿量频多、形体消瘦为主要症状，若烦渴多饮，口干舌燥多为肺热津伤；多食易饥，形体消瘦多为胃热炽盛；尿频量多，尿浊如膏脂多为肝肾亏虚；小便频多，面色黧黑，腰膝酸软，形寒畏冷，为阴阳两虚。

【治疗】

一、治疗原则

糖尿病患者妊娠前为 D、F、R 级糖尿病，对母儿危险均较大，故不宜妊娠，若已妊娠应及早终止。病变较轻、血糖控制良好，可在积极治疗、密切监护下，继续妊娠。中医以清热润燥、养阴生津为治疗大法。

二、中医治疗

证型	肺热津伤证	胃热炽盛证	肝肾亏虚证	阴阳两虚证
证候	妊娠期间，烦渴多饮，口干舌燥，尿频量多；舌边尖红，苔薄黄，脉滑数	妊娠期间，多食易饥，形体消瘦，口干多饮，大便秘结，苔黄燥，脉滑实有力	妊娠期间，尿频量多，尿浊如膏脂，或尿甜，口干舌燥，头晕耳鸣，皮肤干燥，腰膝酸软，舌红，少苔，脉细数	妊娠期间口渴思饮，小便频多，混浊如膏，甚则饮一溲二，面色黧黑，形寒肢冷，舌淡苔少，脉沉细无力
治法	清热润肺，生津止渴	清胃泻火，养阴生津	滋补肝肾，养阴清热	滋阴助阳
主方	消渴方（《丹溪心法》）去天花粉，加菟丝子、黄芩、玄参、芦根	玉女煎（《景岳全书》）去牛膝，加黄芩、黄连、芦根、菟丝子	六味地黄丸（《小儿药证直诀》）合生地黄饮子（《杂病源流犀烛》）去丹皮、茯苓，加菟丝子、桑螵蛸	右归丸（《景岳全书》）去肉桂、附子，加黄柏、知母、益智仁、桑螵蛸
组成	黄连、生地黄汁、藕汁、天花粉、姜汁、蜂蜜、人乳汁	熟地黄、石膏、知母、牛膝、麦冬	熟地黄、山药、山萸肉、茯苓、泽泻、牡丹皮；人参、黄芪、生地黄、熟地黄、石斛、天冬、麦冬、枳壳、枇杷叶、泽泻、甘草	熟地黄、山药、山萸肉、枸杞子、杜仲、当归、制附子、肉桂、菟丝子、鹿角胶

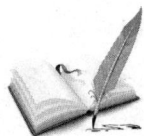

三、西医治疗

（一）孕妇的管理

注意合理饮食控制和适当运动治疗，保证热量和营养的正常需求，孕中期以后，每周热量增加 3% ~ 8%。GDM 患者控制餐前及餐后 1 小时血糖值分别为 ≤5.3mmol/L 和 6.7mmol/L。夜间血糖不低 3.3mmol/L；妊娠期 HbAlc 宜 <5.5%。PGDM 患者餐前、夜间血糖、空腹血糖值宜控制在 3.3 ~ 5.6mmol/L，餐后峰值血糖 5.6 ~ 7.1mmol/L，HbAlc 宜 <6.0%。

（二）药物治疗

1. 对饮食治疗不能控制的糖尿病　主要的药物是胰岛素，它不通过胎盘，较为安全，根据血糖值确定胰岛素剂量进行治疗。不宜使用口服降糖药。妊娠不同时期机体对胰岛素需求不同，应加强监护，一般应从小剂量开始，三餐前注射超短效或短效胰岛素，睡前注射长效胰岛素，并及时调整用量，力求控制血糖在正常水平。

2. 妊娠期糖尿病酮症酸中毒的处理　严密观察血气、血糖、电解质等。血糖过高者（>16.6mmol/L），予胰岛素 0.2 ~ 0.4U/kg 一次性静脉滴注；胰岛素持续静脉滴注，即胰岛素加入 0.9% 氯化钠注射液，按胰岛素 0.1U/（kg.h）或 4 ~ 6U/h 的速度输入；每 1 小时监测血糖一次；血糖 ≤13.9mmol/L，可将胰岛素加入 5% 葡萄糖氯化钠注射液中静滴，每 2 ~ 4g 葡萄糖加入 1U 胰岛素，至血糖降至 11.1mmol/L 以下，酮体转阴后可改为皮下注射。

（三）孕期母儿监护

孕早期每周检查一次直至妊娠第 10 周，孕中期每两周检查一次，妊娠 32 周后每周检查一次。定期测定肾功能、糖化血红蛋白，并进行眼底检查，妊娠 32 ~ 36 周胰岛素用量达到高峰，在严密监测胎儿情况下继续妊娠，必要时及早住院。

（四）产科处理

1. 分娩期处理

（1）分娩时机的选择　原则应尽量推迟终止妊娠的时间。血糖控制良好，孕晚期无合并症，胎儿宫内状况良好，应待至妊娠 39 周后近预产期终止妊娠。血糖控制不满意，有下列情况者随时终止妊娠：①伴血管病变或既往有不良产史者；②酮症酸中毒；③严重肝肾损害；④动脉硬化性心脏病；⑤胎儿生长受限；⑥严重感染；⑦胎儿宫内窘迫。终止妊娠前予地塞米松 10mg 静滴，每日 1 次，促进胎儿肺成熟，减少新生儿呼吸窘迫综合征的发生。

（2）分娩方式的选择　决定阴道分娩者，应制定分娩计划，严密观察血糖、宫缩、胎心变化，避免产程过长。有下列情况者，应选择剖宫产或放宽剖宫产指征：①胎盘功能不良；②巨大儿、胎位异常、胎儿宫内窘迫等；③糖尿病病程 >10 年，伴有视网膜病变及肾功能损害、重度子痫前期；④有死胎、死产史的孕妇。

（3）产时处理　①注意休息、镇静，给予适当饮食，严密监测血糖、尿糖、尿酮体的变化，将血糖控制在接近正常水平，避免酮症酸中毒、低血糖及电解质紊乱的出现，加强

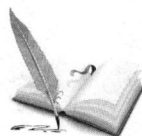

胎儿监护。阴道分娩产程中根据血糖值，静滴胰岛素加入 0.9% 氯化钠注射液中，动态调整输液速度。剖宫产手术日停用皮下注射胰岛素，监测血糖、尿酮体，根据血糖水平酌情调整剂量，改为小剂量静脉滴注，3~4g 葡萄糖加入 1U 胰岛素比例配置，胰岛素 2~3U/h 的速度输入，每 1~2 小时监测血糖一次，术中使血糖控制在 6.7~10.0mmol/L。②分娩后，少数仍需胰岛素治疗的患者产后 24 小时内胰岛素用量减少 1/3~1/2，根据产后空腹血糖值调整用量。

2. 新生儿处理 新生儿按高危儿处理，注意保温、吸氧，加强血糖、胰岛素、胆红素等监测，预防低血糖、低血钙、高胆红素血症的发生，出生 30 分钟开奶同时滴服 25% 葡萄糖液，必要时静滴。

【预防与调护】

做好孕前咨询，及时发现家族遗传病史。糖尿病合并有严重的心血管疾病、肾功能减退、视网膜病变者，均宜避孕。妊娠期严格进行饮食调控，将血糖控制在 5.6mmol/L 以下。适当补充维生素及微量元素，减少盐的摄入，避免辛辣肥甘厚味。保持心情舒畅。

【预后与转归】

本病预后与糖尿病病情轻重、发病年龄、病程长短、有无合并症等关系密切。妊娠期糖尿病患者在分娩后一定时期血糖可能恢复正常。但 GDM 患者中一半以上将在未来的 20 年内最终成为 2 型糖尿病患者，且其子代有发生肥胖与糖尿病的可能。

（张　帆）

妊娠合并贫血

贫血是妊娠期最常见的合并症，属高危妊娠范畴。其中以缺铁性贫血最常见，占妊娠期贫血的 95%。巨幼红细胞贫血较少见，再生障碍性贫血则更少见。中医属"虚劳""血虚""血枯""血证"等病证范畴。

【病因病理】

一、中医病因病机

证型	病因病机	妇科病位与病机
心脾两虚	忧思郁虑，暗耗营阴，脾失健运，或大病、久病、失血伤阴	孕后阴血聚养胎元，阴血益虚，心血不足，心神、空窍失养
肝肾阴虚	素体肝肾阴虚，肾阴不足，水不涵木，或大病、久病耗伤肝血	孕后阴血聚养胎元，肝肾阴虚益甚，精亏血少
气血两虚	素体脾胃虚弱，或饮食不节，或大病、久病失养损伤脾气	脾虚气血乏源，胚胎生长依赖气载血养，气血更虚
脾肾阳虚	素体脾肾不足，或脾虚日久及肾，或脾阳虚衰，不能温煦脾土，致脾肾阳虚	脾虚气血乏源，肾虚精不化血，胚胎生长依赖气载血养，气血更虚

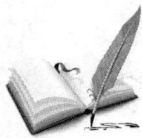

二、西医病因病理

（一）病因及分型

贫血根据其病因分为三型。

1. 缺铁性贫血　孕期铁需要增加，铁储备不足是发生缺铁性贫血的主要原因。妊娠期血容量增加需铁 650～750mg，胎儿生长发育需铁 250～350mg，故孕期需铁约 1000mg。孕妇每日需铁至少 4mg，而每日饮食中铁吸收率较低，仅为 1～1.5mg，不能满足需求，若不给予铁剂治疗，容易耗尽体内储存铁造成缺铁性贫血。

2. 巨幼红细胞性贫血　多由叶酸缺乏所致。少数患者因缺乏维生素 B_{12} 而发病，由于造血组织 DNA 合成障碍，红细胞核成熟延缓，核分裂受阻，细胞质中 RNA 大量聚集，RNA 与 DNA 比例失调，使细胞体积增大，而细胞核发育处于幼稚状态，形成巨幼细胞发生贫血。引起叶酸与维生素 B_{12} 缺乏的原因有：①妊娠后叶酸需要量明显增加，每日约需 300～400μg。②长期偏食，进食蔬菜、肉类不足，营养不良致摄入不足，烹调方法不当致大量叶酸丢失。孕妇有慢性消化道疾病，致叶酸和维生素 B_{12} 缺乏。③孕期肾血流量增加，叶酸排泄增多。

3. 再生障碍性贫血　病因不明，与服用药物、病毒感染、接触化学药品及放射线有关。

（二）贫血对妊娠的影响

贫血孕妇的抵抗力低下，对分娩、手术和麻醉的耐受能力降低，增加了孕妇在妊娠和分娩期间的风险。轻度贫血对妊娠影响不大，重度贫血则因心肌、胎盘缺氧引起贫血性心脏病、妊娠期高血压疾病或合并心脏病、胎盘早剥。因产妇抵抗力和对失血耐受性降低，引起产褥感染、败血症、失血性休克等。同时因胎盘供氧和营养物质不足以满足胎儿生长需要，容易造成胎儿生长受限、胎儿窘迫、胎儿畸形（叶酸缺乏引起神经管畸形）、早产、死胎。

【诊断】

一、病史

既往有月经过多、慢性失血、长期饮食偏嗜等病史，或孕早期呕吐等营养不良病史。

二、临床表现

多发生在妊娠中、晚期，轻者无明显症状，重者出现乏力、头晕、心悸、气短、食欲不振、腹胀腹泻、皮肤苍白、毛发干燥、舌炎、舌乳头萎缩、手足麻木等症状。再生障碍性贫血还可有进行性贫血、出血（皮下出血、鼻衄、齿衄，重者内脏出血）及反复感染。体征可见表情淡漠，全身皮肤黏膜苍白、干燥，水肿，脾大，甚至腹水。

三、实验室检查

（一）缺铁性贫血

外周血象为小细胞低血红蛋白性贫血，血红蛋白 $< 110g/L$，红细胞 $< 3.5 \times 10^{12}/L$，血细胞比容 < 0.33；骨髓象示红细胞增生活跃，以中、晚幼红细胞增生为主；细胞外铁明显减少，血清铁 $< 6.5\mu mol/L$。

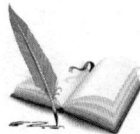

（二）巨幼红细胞性贫血

外周血象为大细胞性贫血，红细胞平均体积（MCV）>100fl。红细胞平均血红蛋白含量（MCH）>32Pg，细胞体积增大，核肿胀，网织红细胞、血小板常减少；骨髓象为巨幼细胞增生，核染色质疏松，可见核分裂；血清叶酸<6.8nmol/L、红细胞叶酸<227nmol/L。血清维生素 B_{12} <74pmol/L。

（三）再生障碍性贫血

贫血呈正细胞型、全血细胞和网织红细胞减少；骨髓象示造血功能显著减退或衰竭，多部位增生减低或严重减低，有核细胞甚少，幼粒细胞、幼红细胞、巨核细胞均减少或消失。

总之，根据病史、症状、体征，重点依据辅助检查结果进行贫血的诊断，根据外周血象特征、骨髓片及铁、叶酸含量测定确定贫血的类型。孕妇外周血血红蛋白<110g/L 及血细胞比容<0.33 可诊断为妊娠期贫血。妊娠期贫血分为 4 度：①轻度：RBC（3.0~3.5）× 10^{12}/L，Hb 100~109g/L。②中度：RBC（2.0~3.0）× 10^{12}/L，Hb 70~99g/L。③重度：RBC（1.0~2.0）× 10^{12}/L，Hb 40~69g/L。④极重度：RBC<1.0 × 10^{12}/L，Hb<40g/L。

四、辨证要点

以心悸、气短、头晕眼花、面色苍白为主证。伴面色萎黄，食欲不振，腹胀便溏为心脾两虚；伴口干咽燥，耳鸣心悸，腰膝酸软为肝肾阴虚。心悸气短，动则加剧为气血两虚；伴面色晦暗，面浮肢肿，畏寒肢冷，腰膝酸软为脾肾阳虚。

【治疗】

一、治疗原则

病因明确者应针对病因积极治疗，补充铁剂和去除病因，中西医结合可提高疗效。中医治疗当从脾、肾、肝三脏入手，气血阴阳并补。再障治疗以支持疗法为主。

二、中医治疗

证型	心脾两虚证	肝肾阴虚证	气血两虚证	脾肾两虚证
证候	孕期面色萎黄，心悸气短，头晕目眩，唇甲色淡，食欲不振，倦怠乏力，舌淡，苔白，脉细滑	妊娠期面色苍白，头晕眼花，口干咽燥，耳鸣心悸，腰膝酸软，五心烦热，或潮热盗汗，舌红，少津，脉细滑数	妊娠期面色㿠白或苍白，唇甲色淡无华，毛发不荣，倦怠乏力，头晕眼花，心悸气短，动则加剧，舌淡，苔薄，脉细滑无力	妊娠期间面色萎黄或㿠白，面浮肢肿，畏寒肢冷，精神萎靡，气短懒言，口唇淡白，爪甲无泽，腰膝酸软，纳呆便溏，舌质胖淡，苔白，脉沉滑无力
治法	健脾益气，养血安神	滋肾益肝，养血安胎	补气养血安胎	补肾助阳，健脾安胎
主方	归脾汤（《济生方》）	左归丸（《景岳全书》）去牛膝	八珍汤（《正体类要》）去川芎	右归丸（《景岳全书》）合四君子汤（《和剂局方》）去肉桂、制附子
组成	人参、黄芪、白术、当归、茯神、远志、龙眼肉、酸枣仁、木香、生姜、大枣、炙甘草	熟地黄、山药、山茱萸、枸杞子、菟丝子、鹿角胶、龟板胶、川牛膝	党参、白术、茯苓、甘草、当归、芍药、川芎、熟地黄	熟地黄、山药、山茱萸、枸杞子、杜仲、当归、炙附子、肉桂、菟丝子、鹿角胶；人参、白术、茯苓、炙甘草

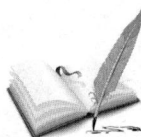

三、西医治疗

（一）病因治疗

1. 缺铁性贫血 口服铁剂，硫酸亚铁 0.3g，每日 3 次，同时口服维生素 C 0.3g 和 10% 稀盐酸 0.5~2ml，促进铁吸收；或 10% 枸橼酸铁铵 10~20ml，每日 3 次；或多糖铁复合物每次 150mg，每日 1~2 次。严重者可考虑改用注射铁剂，如右旋糖酐铁 25mg 或山梨醇铁 50mg 深部肌肉注射作为首剂，如无副反应，可加至 100mg，每日 1 次。

2. 巨幼红细胞性贫血 改变饮食习惯，加强营养；口服叶酸，有高危因素的孕妇，孕 3 个月起，每日 0.5~1mg，连用 8~12 周；确诊者每日 3 次，每次 5mg；或肌注，每日 1 次，每次 10~30mg，缺铁者应同时补给铁剂；维生素 B_{12} 肌注，每日 1 次，每次 100~200μg，连续两周后改每周 2 次，至血红蛋白值恢复正常。

3. 再生障碍性贫血 在病情未缓解之前应避孕，若已妊娠，在早期应行人工流产。若已至中、晚期，终止妊娠有较大危险，应加强支持治疗，注意休息，增加营养，间断吸氧，在严密监护下妊娠至足月分娩。有明显出血倾向予以泼尼松 10mg 口服，每日 3 次，或羟甲烯龙 5mg 口服，每日 2 次。

（二）输血

血红蛋白 <70g/L，可少量间断输新鲜血或成分血，如浓缩红细胞等。

（三）产时及产后的处理

1. 分娩期 中、重度贫血产妇临产后备血，严密监护，尽量缩短产程，防止产后出血，胎儿娩出后，给予缩宫素 10~20U 或麦角新碱 0.2mg 肌内注射或静脉滴注；出血多时应及时输血；严格无菌操作，产时产后给予抗生素预防感染。再生障碍性贫血者尽量经阴道分娩，第二产程防止用力过度，可适当助产，以免造成重要器官出血或胎儿颅内出血；有产科手术指征者，行剖宫产术时可一并将子宫切除，以免引起产后出血及产褥感染。

2. 产褥期 继续支持疗法，应用宫缩剂加强子宫收缩，预防产后出血，广谱抗生素预防感染。

【预防与调护】

孕前积极治疗失血性疾病，如月经过多，以增加铁的储备。加强孕期营养指导，改变不良饮食习惯，多食新鲜蔬菜、水果、瓜豆类、肉类、动物肝及肾等食物，以及含铁丰富的饮食，对胃肠道功能紊乱和消化不良予以对症处理等。

【预后与转归】

妊娠合并轻度贫血，尤其缺铁性贫血、巨幼红细胞性贫血对妊娠、分娩及孕产妇、新生儿影响不大，一般经过积极治疗，预后良好；但若合并中、重度贫血，流产、早产、胎儿生长受限、死胎、死产率均增高，对母儿危害较大。再生障碍性贫血合并妊娠预后不良。急性再障预后更差，多于发病半年内死亡。

（张　帆）

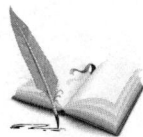

妊娠合并特发性血小板减少性紫癜

特发性血小板减少性紫癜（ITP）是一种自身免疫性疾病。主要表现为皮肤黏膜出血、月经过多，严重者可致内脏出血，甚至颅内出血而死亡。本病属中医"血证"范畴。

【病因病理】

一、中医病因病机

证型	病因病机	妇科病位与病机
心脾两虚	素体忧思郁虑，心脾两虚，气不摄血，血溢脉外	血溢脉外，离经之血为瘀，发为瘀斑
肝肾阴虚	素体肝肾阴虚，孕后阴血逾虚，虚火上炎，迫血妄行	
脾肾阳虚	素体虚损，脾肾不足，封藏失职，统摄无权，血溢脉外	

二、西医病因病理

（一）发病机制

尚不清楚，可能与自身免疫有关。80% ~ 90%患者可测到血小板相关免疫球蛋白，当结合了这些抗体的血小板经过脾脏和肝脏时，可被单核巨嗜细胞系统破坏，使血小板减少。分为急性型与慢性型，急性型好发于儿童，慢性型以成年女性多见。

（二）ITP与妊娠的相互影响

妊娠本身不影响本病病程和预后，故允许慢性ITP患者妊娠，但妊娠有使病情加重的倾向，使IIP患者出血的机会增多。ITP患者妊娠时，自然流产和母婴死亡率均高于正常孕妇。孕产妇存在出血倾向，易出现颅内出血、内脏出血、皮下出血、产道裂伤出血及血肿形成、手术切口出血；胎儿、新生儿可出现血小板减少、颅内出血。

【诊断】

一、临床表现

孕前可有月经过多，孕后皮肤黏膜出血和贫血，如皮肤瘀斑、鼻衄、齿衄等，重者可见消化道、生殖道、视网膜及颅内出血。脾脏轻度增大或不大。

二、实验室检查

血常规检查外周血血小板低于$100 \times 10^9/L$。骨髓检查见巨核细胞增多或正常，成熟型血小板减少。抗血小板抗体测定大部分为阳性。

三、辨证要点

本病以全身皮肤出现紫癜，或鼻衄、齿衄为主证。若起病缓慢，紫斑色淡而疏，心悸气短，为心脾两虚；紫斑色红，鼻衄，齿衄，便血尿血，量多色鲜红，手足心热，为肝肾阴虚；紫癜色淡暗、稀疏，病程长，起病缓，鼻衄，齿衄，便血尿血，量少色淡暗，为脾

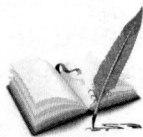

肾阳虚。

【治疗】

一、治疗原则

目前对于 ITP 西医尚无根治手段，若血小板计数 $> 50 \times 10^9/L$，全身出血表现不严重，采用中医治疗，以补脾益肾、益气养血为治疗大法；若血小板计数 $< 50 \times 10^9/L$，临床症状严重者，应中西医结合，积极抢救。

二、中医治疗

证型	心脾两虚证	肝肾阴虚证	脾肾阳虚证
证候	妊娠期出现紫癜，起病缓慢，紫斑色淡而疏，反复出现，齿衄，量少色淡；头晕乏力，心悸气短，活动后明显；舌淡，苔白，脉细滑无力	妊娠前即出现紫癜，妊娠后反复发作，紫斑色红，鼻衄，齿衄，便血尿血，量多色鲜红；伴手足心热，口干思饮，头晕耳鸣，腰腿酸软；舌红或红绛，苔少，脉细滑数	妊娠前、妊娠期出现紫癜，色淡暗、稀疏，病程长，起病缓，鼻衄，齿衄，便血尿血，量少色淡暗；伴畏寒肢冷，腰腿酸软，肢体浮肿；舌胖大有齿痕，脉沉迟
治法	健脾益气，养血止血	滋阴清热，凉血止血	温肾补脾，填精补血
主方	归脾汤（《济生方》）加阿胶、菟丝子	大补阴丸（《丹溪心法》）合二至丸（《医方集解》）加茜草、侧柏叶	右归丸（《景岳全书》）去附子、肉桂、当归，加补骨脂、巴戟天
组成	人参、黄芪、白术、当归、茯神、远志、龙眼肉、酸枣仁、木香、生姜、大枣、炙甘草	熟地黄、龟甲、黄柏、知母、猪脊髓；女贞子、旱莲草	熟地黄、山药、山茱萸、枸杞子、杜仲、当归、制附子、肉桂、菟丝子、鹿角胶

三、西医治疗

（一）妊娠期处理

一般不必终止妊娠，当严重血小板减少未缓解，在妊娠 12 周前须用肾上腺皮质激素治疗者可考虑终止妊娠。

1. 糖皮质激素 是治疗首选药物。有或无出血倾向，但血小板计数 $< 50 \times 10^9/L$，泼尼松口服，每日 $40 \sim 100mg$，连用 $2 \sim 4$ 周，待病情缓解后逐渐减量到每日 $10 \sim 20mg$ 维持。

2. 大剂量丙种球蛋白 每日 $400mg/kg$ 静滴，$5 \sim 7$ 天为 1 个疗程，可迅速增加血小板数。

3. 脾切除 激素治疗无效，有严重出血倾向，血小板 $< 10 \times 10^9/L$，可考虑在妊娠 $12 \sim 24$ 周间行脾切除。

4. 血小板 因可刺激机体产生更多抗体，加快血小板的破坏，故多不主张于妊娠期输血小板。只有当血小板 $< 10 \times 10^9/L$、有出血倾向、为防止重要器官出血（脑出血）或手术、分娩时应用。应输新鲜血或血小板悬液。

（二）分娩期处理

1. 分娩方式 原则上以阴道分娩为主。剖宫产指征可适当放宽，如血小板 $< 50 \times 10^9/L$ 并有出血倾向，或有脾切除史。

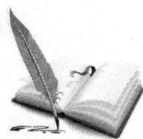

2. 产时处理 分娩前纠正血小板减少，产前或术前应用大剂量糖皮质激素，氢化可的松 500mg 或地塞米松 20～40mg 静脉注射，作好输新鲜血或血小板悬液准备。防止产道裂伤，仔细缝合伤口。

3. 产后的处理 孕期应用糖皮质激素治疗者，产后继续应用。给予宫缩剂预防出血，并预防感染。是否母乳喂养可视母亲病情和新生儿血小板情况而定。

【预防与调护】

孕前患 ITP 者应积极治疗，待病情平稳再妊娠。妊娠后加强产前检查，定期复查血小板计数，严密监测母儿状况。给予支持治疗，如维生素 C、维生素 B_{12}、叶酸、铁剂等。避免跌仆损伤及感染。

【预后与转归】

孕前已患 ITP，病情平稳者，妊娠期多无并发症，亦很少发生严重出血。若 ITP 病情严重，在孕早期即需应用激素者，则不宜继续妊娠，以免引起胎儿畸形。近年来由于合理治疗，孕产妇死亡率及新生儿死亡率均有下降趋势。

（张　帆）

妊娠合并急性肾盂肾炎

急性肾盂肾炎是妊娠期常见的合并症，发生率约为孕妇的 7%，可造成早产、败血症，甚至诱发急性肾功能衰竭。本病属中医"子淋"范畴。，

【病因病理】

一、中医病因病机

证型	病因病机	妇科病位与病机
膀胱湿热	外阴不洁，湿热入侵或脾胃失健运，湿热内生	热移膀胱，气化失司，或热伤血络，灼伤津液，发为本病
心火偏亢	孕后过食辛热助阳、肥甘之品致心火偏亢，热移小肠	
阴虚津亏	素体阴虚，孕后阴血养胎，虚火更旺	

二、西医病因病理

1. 病因 肠道革兰氏阴性杆菌、变形杆菌、肺炎杆菌、粪链球菌、葡萄球菌为主要致病菌。多由泌尿系上行感染而致。

2. 妊娠期易患泌尿系统感染的因素

（1）妊娠期大量雌激素使输尿管、膀胱肌层肥厚，大量孕激素使输尿管、膀胱平滑肌松弛，蠕动减弱，膀胱过度充盈，残余尿增多，细菌易繁殖。

（2）增大而右旋的子宫压迫输尿管，致肾盂、输尿管扩张积尿，尤以右侧为重。

（3）子宫及胎先露将膀胱向上推移变位，排尿不畅，出现尿潴留。

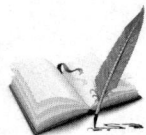

（4）妊娠期尿中葡萄糖、氨基酸等营养物质增多，有利于细菌繁殖。

3. 急性肾盂肾炎对妊娠的影响　可引起高热，诱发流产、早产、胎儿畸形，严重者可发生败血症、中毒性休克（发生率可达3%），妊娠期高血压疾病的危险性是正常孕妇的2倍。

【诊断】

一、临床表现

孕后可有阴部不洁、饮水不足等诱因。突发高热（体温可达40℃）、寒战、头痛、周身酸痛、恶心、呕吐等全身症状，并有尿频、尿急、尿痛、腰痛、排尿未尽感、排尿时下腹痛等膀胱刺激症状。肋腰点（腰大肌外缘与第12肋骨交叉处）有压痛，肾区叩击痛阳性。

二、实验室检查

尿常规检查白细胞增多，尿沉渣见成堆白细胞或脓细胞。可有蛋白尿、血尿及管型尿。尿培养细菌阳性；血培养可能阳性。

三、辨证要点

以尿频、尿急、尿痛、淋沥不爽为主证，伴面色黄赤，身热心烦，口干不欲饮为膀胱湿热；伴发热面赤，口舌生疮，为心火偏亢；腰膝酸软，五心烦热，心烦不寐，为阴虚火旺。

【鉴别诊断】

鉴别项目	妊娠合并急性肾盂肾炎	无症状菌尿症	急性膀胱炎
症状	突发高热、寒战、头痛等，并有尿频、尿急、尿痛、腰痛、排尿时下腹痛	无泌尿系统感染症状	膀胱刺激征，偶有血尿，不伴全身症状
体征	肋腰点有压痛，肾区叩击痛阳性	无	无
尿常规及尿培养	白细胞增多，尿沉渣见成堆白细胞或脓细胞。可有蛋白尿、血尿及管型尿。尿培养细菌阳性，血培养可能阳性	未见异常　杆菌细菌数≥10^5/ml及球菌细菌数≥200/ml	白细胞增多，亦可有红细胞。尿培养细菌超过正常值

【治疗】

一、治疗原则

中西医结合治疗效果好，西医以抗生素针对病原治疗效佳，中医则对恢复功能、清除毒素有很好的疗效，治疗应以清润为主，不宜过用苦寒、滑利之品，以免伤胎。

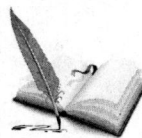

二、中医治疗

证型	膀胱湿热证	心火偏亢证	阴虚津亏证
证候	妊娠期间，尿频、尿急、灼热疼痛，量少黄赤，艰涩不利，面色黄赤，身热心烦，口干口苦，大便秘结，舌红，苔黄腻，脉滑数	妊娠期间，尿频、尿急、灼热疼痛，量少色深或尿血，发热面赤，口舌生疮，心烦易怒，舌尖红，苔黄而干，脉细滑数	妊娠期间，小便频数，淋沥不爽，灼热刺痛，五心烦热，头晕耳鸣，口干口渴，舌红，苔少或薄黄，脉细滑数
治法	清热利湿通淋	清心泻火，润燥通淋	滋阴益肾，清热通淋
主方	加味五淋散（《医宗金鉴》）去木通、滑石，加菟丝子、白术	导赤散（《小儿药证直诀》）合增液汤（《温病条辨》）去木通，加菟丝子、车前草、黄连	知柏地黄丸（《医宗金鉴》）去丹皮，加菟丝子
组成	赤茯苓、栀子、当归、白芍、黄芩、甘草梢、生地黄、泽泻、木通、车前子、滑石	生地黄、淡竹叶、甘草梢、木通；生地、玄参、麦冬	知母、黄柏、熟地黄、山药、山萸肉、茯苓、泽泻、丹皮

三、西医治疗

（一）一般治疗

加强孕期卫生宣教，密切监测，保持外阴清洁，休息时以侧卧为主，减少子宫对输尿管的压迫。多饮水或补充足量液体，保持每日尿量在 2000ml 以上。

（二）抗生素治疗

抗感染及防止中毒性休克，首选对革兰阴性杆菌有效而对胎儿、新生儿无不良影响的药物，如：氨苄西林、头孢菌素类药物，随后根据药物敏感试验应用抗生素，4 周为 1 个疗程，无症状性菌尿 2 周为 1 个疗程。

【预防与调护】

应加强孕期卫生宣教，节制性生活，饮食宜清淡，忌辛辣腻燥，保持外阴清洁，勤换内裤。如已发病应多饮水，左侧卧位或左右轮换，减少子宫对输尿管的压迫，使尿液通畅。

【预后与转归】

本病经抗生素治疗后，大多患者在 2～3 日内消除症状，但尿内细菌可持续多日，故体温正常后，仍需持续用药 10 日以上，完成治疗后 7～10 天复查尿培养，多预后良好。若治疗不彻底，可转为慢性肾盂肾炎，甚至影响肾功能。

（张　帆）

扫码"练一练"

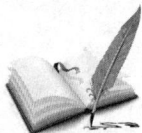

第二十章 胎儿窘迫与胎膜早破

第一节 胎儿窘迫

扫码"学一学"

胎儿窘迫（fetal distress）是指胎儿在子宫内因急、慢性缺氧危及其健康和生命的综合症状，发生率为 2.7% ~ 38.5%。急性胎儿窘迫常发生在分娩期；慢性胎儿窘迫多发生在妊娠晚期，但在临产后常表现为急性胎儿窘迫。

【病因病理】

一、病因

（一）胎儿急性缺氧

1. 急性失血 如前置胎盘、胎盘早剥。

2. 子宫胎盘血运受阻 急产或不协调子宫收缩等，缩宫素使用不当引起过强子宫收缩；产程延长，特别是第二产程延长；子宫过度膨胀，如羊水过多和多胎妊娠，胎膜早破等。

3. 脐带血运受阻 如脐带脱垂、扭转、绕颈等。

4. 宫缩异常 缩宫素使用不当，造成过强及不协调宫缩，宫内压长时间超过母血进入绒毛间隙的平均动脉压。

5. 孕妇呼吸抑制 如麻醉药及镇静剂应用过量。

（二）胎儿慢性缺氧

1. 母体血液含氧量不足 如妊娠合并心功能不全、慢性肺功能不全、大面积肺部感染、重度贫血等。

2. 胎盘组织细胞变性、坏死 如过期妊娠、妊娠期高血压疾病等，胎盘绒毛上皮细胞可发生广泛变性、纤维蛋白沉积、钙化，甚至大片梗死。

3. 子宫胎盘血管硬化、狭窄 如妊娠期高血压疾病、妊娠合并糖尿病、慢性肾炎等。

4. 胎儿运输及利用氧能力降低 如胎儿患有严重的先天性心血管疾病、颅内出血，母儿血型不合及胎儿宫内感染等。

二、病理

胎儿窘迫的基本病理是缺氧引起的一系列变化。胎儿缺血缺氧可引起全身血流重新分配，分流血液到心、脑及肾上腺等重要器官。缺氧早期，二氧化碳蓄积及呼吸性酸中毒可引起交感神经兴奋，肾上腺儿茶酚胺及肾上腺素分泌增加，致血压升高、胎心率加快。缺氧进一步加重可转为迷走神经兴奋，心功能失代偿，心率由快而慢。无氧糖酵解增加，丙酮酸及乳酸堆积，胎儿血 pH 值下降，出现混合性酸中毒。乳酸堆积并出现胎儿重要器官尤其是脑和心肌的进行性损害，若不及时给予干预可造成严重及永久性损害，如缺血性脑病，

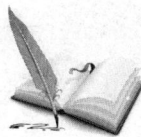

甚至胎死宫内。重度缺氧可致胎儿呼吸运动加深，羊水吸入，出生后可出现新生儿吸入性肺炎。

妊娠期慢性缺氧使胎盘血流灌注下降，导致胎儿生长受限，肾血流减少引起羊水减少。脐带因素导致的胎儿缺氧常表现为胎心突然下降或出现反复重度变异减速，可出现呼吸性酸中毒，如不解除诱因，则可发展为混合性酸中毒，造成胎儿损害。

【诊断】

一、病史

1. 急性胎儿窘迫　主要发生在分娩期。多因脐带异常、胎盘早剥、宫缩过强、产程延长及休克等引起。

2. 慢性胎儿窘迫　主要发生在妊娠晚期，常延续至临产并加重。常伴有妊娠期高血压疾病、妊娠合并慢性肾炎、过期妊娠、妊娠期肝内胆汁淤积症、妊娠合并糖尿病、羊水过少、胎儿宫内发育迟缓、妊娠合并严重贫血等病史。

二、临床表现

主要为胎心率异常或胎心监护异常、羊水粪染、胎动减少或消失。

三、实验室及其他检查

（一）急性胎儿窘迫

1. 胎心率异常　产时胎心率变化是急性胎儿窘迫的重要征象。产时应定期进行胎心听诊或进行连续电子胎心监护。胎心听诊应在一次宫缩后进行，并持续60秒，产时电子胎心监护的结果判读应采用三级判读系统。当出现胎心率基线无变异并且反复出现晚期减速或变异减速或胎心率基线<110次/分，即Ⅲ类电子胎心监护图形时，提示胎儿严重缺氧。

2. 羊水胎粪污染　胎儿宫内缺氧可促发胎儿排出胎粪，造成羊水胎粪污染。羊水污染分3度：Ⅰ度浅绿色；Ⅱ度黄绿色、混浊；Ⅲ度稠厚、呈棕黄色。出现羊水胎粪污染时，若胎心监护正常，则不需要特殊处理；若胎心监护异常，存在宫内缺氧的情况，会引起胎粪吸入综合征。

3. 胎动异常　缺氧初期胎动频繁，继而减少甚至消失。

4. 酸中毒　取胎儿头皮血进行血气分析，pH值<7.2（正常值7.25~7.35），PO_2<10mmHg（正常值15~30mmHg）及PCO_2>60mmHg（正常值35~55mmHg）可诊断为胎儿酸中毒。

（二）慢性胎儿窘迫

1. 胎动减少或消失　胎动次数<10次/2小时或减少50%，是胎儿缺氧的重要表现之一。临床上常见胎动消失24小时后胎心突然消失，应予警惕。

2. 胎儿电子监护异常　NST表现为无反应型；在无胎动与宫缩时，胎心率>180bpm或<110bpm持续10分钟以上；胎心率基线变异频率<5bpm；OCT可见频繁变异减速或晚期减速。

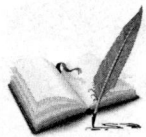

3. 胎儿生物物理评分低　根据 B 型超声监测胎动、胎儿呼吸运动、胎儿肌张力、羊水量，加之胎儿电子监护 NST 结果综合评分（每项 2 分），≤4 分提示胎儿缺氧，5~6 分为可疑胎儿缺氧。

4. 胎儿生长受限　持续慢性缺氧，使胎儿生长受限，各器官体积减小，胎儿体重低，表现为宫高、腹围低于同期妊娠第 10 百分位数，B 超测得双顶径、股骨长、头围、腹围等径线小于相同胎龄胎儿平均值 2 个标准差。

5. 胎儿多普勒超声血流异常　胎儿脐动脉多普勒血流可表现为 S/D 比值升高，提示胎盘灌注不足；若脐动脉舒张末期血流缺失或倒置和静脉导管反向 "a" 波，提示随时有可能胎死宫内。

6. 胎盘功能低下　24 小时尿雌三醇 <10mg 或连续测定下降 >30%；随意尿中雌激素/肌酐比值 <10 均提示胎盘功能不良，胎儿缺氧；胎盘生乳素、妊娠特异 β_1 糖蛋白降低，晚期妊娠时血清胎盘生乳素 <4mg/L、妊娠特异 β_1 糖蛋白 <100mg/L，提示胎盘功能不良。

【治疗】

一、急性胎儿窘迫

应及时紧急处理。

（一）对因治疗

改变体位可纠正仰卧位低血压，并可缓解脐带受压，在电子胎心监护下观察体位变化后的图形变化，以保持最合适的体位，并不局限于左侧卧位；若孕产妇有严重摄入不足，水电解质紊乱或酸中毒时，应予以纠正；因缩宫素使用不当引起者，应立即停用缩宫素，必要时使用抑制宫缩药物，以改善子宫血流灌注；阴道检查以排除脐带脱垂；纠正因使用麻醉镇痛药所致的低血压。

（二）吸氧

面罩或鼻导管持续给氧，每分钟流量 10L，能明显提高母血含氧量，使胎儿血氧分压提高。

（三）尽快终止妊娠

根据产程进展，决定分娩方式。无论剖宫产或阴道分娩，均需做好新生儿抢救准备。

宫口未开全时若出现下列情况之一者，应立即剖宫产：①胎心率持续低于 110bpm 或高于 180bpm，伴羊水污染Ⅱ度；②羊水污染Ⅲ度，伴羊水过少；③胎儿电子监护 CST、OCT 出现频繁晚期减速或重度变异减速；④胎儿头皮血 pH 值 <7.2。

宫口开全时，若骨盆各径线正常，胎头双顶径已过坐骨棘平面以下，一旦诊为胎儿窘迫，即应尽快经阴道助产。

二、慢性胎儿窘迫

根据妊娠合并症或并发症特点及其严重程度，结合孕周、胎儿成熟度及胎儿窘迫严重程度综合判断，制定处理方案。

（一）一般处理

卧床休息，取左侧卧位，定时低流量吸氧，每日 2~3 次，每次 30 分钟，积极治疗妊

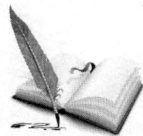

娠合并症及并发症。

（二）期待疗法

孕周小、估计胎儿娩出后存活可能性小，须根据当地医疗条件，尽量采取保守治疗，以期延长孕龄；同时促胎肺成熟，争取胎儿成熟后终止妊娠。

（三）终止妊娠

妊娠近足月者胎动减少或 OCT 出现频繁晚期减速、重度变异减速，或胎儿生物物理评分≤3 分时，需终止妊娠，分娩方式以剖宫产为宜。

【预后与转归】

针对胎儿窘迫的病因采取及时有效的治疗，不但可降低新生儿窒息的发生率，而且也可避免因围生儿缺氧窒息引起的后遗症。

第二节　胎膜早破

临产前胎膜自然破裂称胎膜早破（premature rupture of membranes，PROM），中医称为"胞衣先破"或"胎衣早破"。发生在妊娠满 37 周后，称足月胎膜早破，足月单胎胎膜早破发生率为 8%；发生在妊娠不满 37 周者，称足月前胎膜早破，单胎发生率为 2%~4%。胎膜早破的妊娠结局与破膜时孕周有关。孕周越小，围产儿预后越差。

扫码"学一学"

【病因病理】

一、中医病因病机

证型	病因病机	妇科病位与病机
气血虚弱	母体气血不足，气虚下陷	脾肾亏虚，胞衣脆弱
气滞血瘀	妊娠后期外力或房事损伤、产程指导不当，用力过早或过猛及接产检查不慎损伤胞衣	气血运行不畅，胞衣脆弱
感染邪毒	摄生不慎或房事不洁，感染邪毒，侵袭胞宫，导致胞衣破损	邪毒侵袭胞宫，胞衣破损

二、西医病因

（一）生殖道感染

是引起胎膜早破的主要原因。生殖道上行性感染所致的胎膜感染，可使胎膜局部张力下降，而致胎膜早破。

（二）羊膜腔压力增高

双胎以及多胎妊娠、羊水过多和突然加于子宫的外力等均可使宫腔内压力增高引起胎膜早破。

（三）胎膜受力不均

头盆不称和胎位异常等可致宫腔内压力不均，或宫颈内口松弛，前羊膜囊易于楔入，

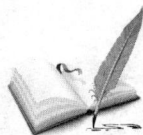

使该处的羊膜囊受压不均，加之此处胎膜最接近阴道，缺乏宫颈黏液保护，容易受到病原微生物感染，造成胎膜早破。

（四）创伤与机械性刺激

羊膜腔穿刺不当、多次阴道检查和人工破膜引产、妊娠晚期的性生活刺激、腹部撞击等均可能诱发胎膜早破。

（五）营养因素

锌、铜等微量元素及维生素的缺乏，影响胎膜胶原纤维与弹力纤维的合成，导致胎膜抗张能力下降，引起胎膜早破。

【诊断】

一、胎膜早破诊断

（一）临床表现

孕妇突然自觉阴道流液，一般为持续性，开始量较多，随后为阵发或间断少量阴道流液。腹压增加或体位变动、活动时阴道流液量可增加。流出液中可能混有胎粪或胎脂，呈黄绿色。患者在流液后，常很快出现宫缩及宫口扩张。

（二）辅助检查

1. 窥阴器检查 见液体自宫颈口流出或后穹隆积液中混有胎脂是胎膜早破的直接证据。

2. B超检查 提示羊水量较破膜前减少。

3. 阴道液 pH 值测定 阴道液 pH≥6.5 时支持胎膜早破的诊断。但阴道液被血、尿、精液、滑石粉及细菌性阴道病所致的大量白带污染时可产生假阳性。

4. 阴道液涂片检查 如阴道后穹隆积液涂片中见到羊齿植物状结晶即为羊水；阴道液涂片用 0.5% 硫酸尼罗蓝染色，显微镜下可见橘黄色胎儿上皮细胞和毳毛；用苏丹Ⅲ染色见到黄色脂肪小粒，均可确定为羊水。

5. 宫颈阴道液生化检查 检测宫颈阴道液中的胰岛素样生长因子结合蛋白 -1、可溶性细胞间黏附分子 -1、胎盘 α 微球蛋白 -1 对诊断胎膜早破具有较高的敏感性及特异性，且不受精液、尿液、血液或阴道感染的影响。

二、绒毛膜羊膜炎的诊断

1. 临床表现

（1）母体体温≥38℃。

（2）阴道流出液有臭味。

（3）胎心率增快（胎心率基线≥160 次/分）或母体心率增快（心率≥100 次/分）。

（4）母体外周血白细胞计数≥15×10⁹/L。

（5）子宫呈激惹状态、宫体压痛。

母体体温升高的同时伴有上诉 2~5 项中任何一项表现可诊断绒毛膜羊膜炎。

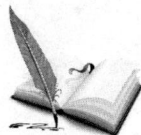

2. 辅助检查

（1）经腹羊膜腔穿刺检查　抽出羊水检查微生物感染情况，确定有无羊膜腔合并感染。

①羊水细菌培养：是诊断羊膜腔感染的金标准。但费时间，难以快速诊断。

②羊水白介素6（IL－6）测定：羊水中 IL－6≥7.9ng/mL，提示急性绒毛膜羊膜炎。该方法对预测新生儿并发症如肺炎、败血症等有帮助。

③羊水涂片革兰染色检查：如找到细菌，则可诊断绒毛膜羊膜炎。

④羊水涂片计数白细胞：若≥30 个白细胞/μl，提示绒毛膜羊膜炎。如羊水涂片革兰染色未找到细菌，而涂片白细胞计数增高，应警惕支原体、衣原体感染。

⑤羊水葡萄糖定量检测：如羊水葡萄糖＜10mg/dL，提示绒毛膜羊膜炎。

（2）胎盘、胎膜或脐带组织的病理学检查　若结果提示感染或炎症，有助于诊断绒毛膜羊膜炎。

三、辨证要点

胞衣先破，羊水流出；若阵痛微弱，肢倦神疲，气短乏力，心悸眠差者多为气血虚弱；若阵痛难忍，产程过长，烦躁不安，胸闷脘胀者多为气滞血瘀。

四、对母儿的影响

（一）对母体的影响

1. 感染　可造成孕妇产前、产时感染，感染程度和破膜时间有关。

2. 胎盘早剥　足月前胎膜早破可引起胎盘早剥，其确切机制尚不清楚。

3. 剖宫产率增加　羊水减少致脐带受压、宫缩不协调和胎儿窘迫需要终止妊娠时引产不易成功，导致剖宫产率增加。

（二）对围产儿的影响

1. 早产　胎膜早破容易引起早产，导致新生儿呼吸窘迫综合征、胎儿及新生儿颅内出血、坏死性小肠炎等并发症，围生儿死亡率增加。

2. 感染　胎膜早破并发绒毛膜羊膜炎时，易引起新生儿吸入性肺炎、败血症、颅内感染等。

3. 脐带异常　主要表现为脐带脱垂和脐带受压。脐带脱垂常见胎先露未衔接者破膜后；脐带受压主要是随着羊水不断流出，羊水过少所致，严重者造成胎儿窘迫。

4. 胎肺发育不良及胎儿受压　破膜时孕周越小，胎肺发育不良风险越高。羊水过少程度重、时间长，可出现胎儿受压表现，胎儿骨骼发育异常如铲形手、弓形腿及胎体粘连等。

【鉴别诊断】

应与尿失禁、阴道炎溢液鉴别。此外，孕晚期阴道分泌物量异常增多，质地清稀，有时可与胎膜早破相混淆，通过阴道 pH 值测定可以鉴别。

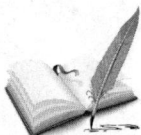

【治疗】

一、中医治疗

证型	证候	治法	主方	组成
气血虚弱证	临产前或刚临产，胞衣先破，阴道流水，质清稀，阵痛微弱，神疲乏力，心悸气短；舌淡，苔薄，脉虚大或细弱	益气养血，固摄胞宫	蔡松汀难产方（《中医妇科学讲义》）	黄芪、当归、茯神、党参、白芍、枸杞子、川芎、龟甲
气滞血瘀证	临产前或刚临产，孕妇自觉胎水外流，质稠，或气秒，腹痛难忍，烦躁不安，胸闷脘胀；舌暗红，苔薄白，脉弦大或至数不匀	行气化瘀，滑胎催产	济生汤（《达生篇》）	枳壳、香附、甘草、当归、苏子、川芎、大腹皮
感染邪毒证	临产前或刚临产，胞衣先破，阴道流水，质稠味臭秒，小腹阵痛，发热，口苦咽干，小便黄，大便干结，舌红苔薄黄，脉滑数	清热解毒，滑胎催生	五味消毒饮（《医宗金鉴》）合济生汤（《达生篇》）	金银花、野菊花、蒲公英、紫花地丁、紫背天葵；枳壳、香附、甘草、当归、苏子、川芎、大腹皮

二、西医治疗

（一）未足月胎膜早破治疗

应充分评估孕周、母胎状况、当地新生儿救治水平及孕妇和家属的意愿综合考虑；若终止妊娠的益处大于期待治疗，则应考虑终止妊娠。注意破膜后宫腔内感染的机会明显增加，继续延长孕周则发生严重感染并发症的危险性增加，应尽量避免阴道及肛门指诊。

1. 期待疗法 妊娠 24 ~ 27^{+6} 周，要求期待治疗者，应充分告知风险，慎重抉择；妊娠 28 ~ 33^{+6} 周无继续妊娠禁忌者可行期待治疗。

（1）一般处理 保持外阴清洁，避免不必要的肛查和阴道检查；应密切观察孕妇的体温、母胎心率、阴道流液量和性状、宫缩、白细胞计数、C - 反应蛋白等变化；定期复查羊水量、胎心监护和超声检查等；以便及早发现感染征象和胎儿窘迫，及早治疗。

（2）抗生素治疗 可明显推迟分娩发生；降低胎儿及新生儿发生肺部感染、败血症及颅内出血的几率；减少绒毛膜羊膜炎及产后子宫内膜炎的发生。治疗初期可以根据经验选择 FDA 分类为 B 类的抗生素，待细菌培养结果回报后再做调整。通常 5 ~ 7 日为一疗程。B 族链球菌检测阳性者，首选青霉素治疗。

（3）抑制宫缩 无继续妊娠禁忌证者可以应用宫缩抑制剂如 β - 受体激动剂或硫酸镁等药物进行治疗。

（4）促胎肺成熟 妊娠 35 周前的胎膜早破，应给予倍他米松 12mg 静脉滴注，每日 1 次，共 2 次；或地塞米松 10mg 静脉滴注，每日 1 次，共 2 次。

（5）纠正羊水过少 若孕周小，羊水明显减少者，可以进行羊膜腔输液补充羊水，帮助胎肺发育及缓解脐带受压。

（6）保护胎儿神经系统 妊娠 <32 周前早产风险者，给予硫酸镁静脉滴注，预防早产儿脑瘫的发生。

2. 终止妊娠 胎肺成熟或有明显感染征象者，在抗感染同时，立即终止妊娠。胎位异常或宫颈不成熟，缩宫素引产不成功者，应考虑剖宫产或更换引产方法。

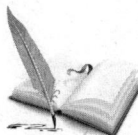

（二）足月胎膜早破治疗

应评估母胎状态，观察母体体温、心率、宫缩、流出羊水情况（量、性状、气味），必要时行 B 型超声检查了解羊水量，胎儿电子监护进行宫缩应激试验，了解胎儿宫内情况。破膜超过 12 小时，给予抗生素预防感染，尽量避免频繁的阴道检查。若无明确剖宫产指征，宜在破膜后 2～12 小时内积极引产，宫颈成熟者首选缩宫素引产。宫颈不成熟且无阴道分娩禁忌证者，可前列腺素制剂促宫颈成熟，试产过程中密切监测母胎情况。有明确剖宫产指征时宜行剖宫产终止妊娠。

【预后与转归】

胎膜早破的妊娠结局与破膜时孕周有关。孕周越小，围生儿预后越差，常引起早产及母婴感染。胎膜早破的诊断和治疗手段仍有争议，且处理方式主要取决于分娩风险与期待治疗风险（如感染、胎盘早剥、脐带意外）的权衡。

（肖新春）

扫码"练一练"

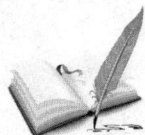

第二十一章　异常分娩

第一节　产力异常

扫码"学一学"

　　子宫收缩力是临产后贯穿于分娩全过程的主要动力，具有节律性、对称性、极性及缩复作用等特点。任何原因使上述特点发生改变，如失去节律性、极性倒置、收缩过弱或过强，均称为子宫收缩力异常，简称产力异常（abnormal uterine action）。子宫收缩力异常临床上分为子宫收缩乏力（简称宫缩乏力）和子宫收缩过强（简称宫缩过强），每类又分为协调性子宫收缩异常和不协调性子宫收缩异常（图21-1）。本病属中医妇科学"难产"或"产难"范围。

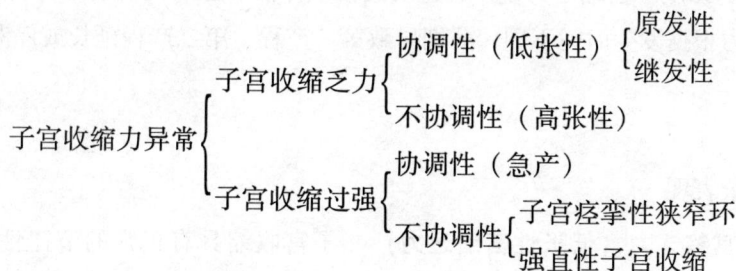

图 21-1　子宫收缩力异常的分类

一、子宫收缩乏力

【病因病理】

（一）中医病因病机

证型	病因病机	妇科病位与病机
气血虚弱	素体元气不足，或临产用力过早，耗伤气力，或临产胞浆早破	水干液涸，致气血虚弱或气血运行不畅，碍胎外出，滞涩难产
气滞血瘀	临产过度紧张，忧惧恐怖，或产前过度安逸	

（二）西医病因病理

　　1. 头盆不称或胎位异常　由于胎头下降受阻，胎儿先露部不能紧贴子宫下段及宫颈内口，不能刺激子宫收缩。

　　2. 子宫因素　如多胎妊娠、巨大儿、羊水过多等使子宫肌纤维过度伸展，失去正常收缩能力；或子宫发育畸形、子宫肌瘤等引起子宫收缩乏力；或多次妊娠、分娩、高龄产妇、宫内感染、子宫肌纤维变性等，引起宫缩乏力。

　　3. 精神因素　产妇恐惧分娩，或精神过度紧张，或临产睡眠不足等可造成大脑皮质功能紊乱，导致子宫收缩乏力。

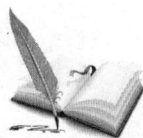

4. 内分泌失调 临产后，产妇体内缩宫素、前列腺素分泌不足，缩宫素受体量少，导致宫缩乏力。

5. 药物影响 临产后大量或多次使用镇静剂及麻醉剂，如吗啡、氯丙嗪、硫酸镁、哌替啶、苯巴比妥钠等，可使子宫收缩受到抑制，导致宫缩乏力。

【对母儿及产程的影响】

1. 对产妇的影响 产程延长产妇休息不好，精神与体力消耗，呻吟和过度换气，进食减少，可出现精神疲惫、乏力、排尿困难及肠胀气。严重者引起产妇脱水、酸中毒或低钾血症，最终影响子宫收缩，手术产率增加。因产道受压过久致产后排尿困难、尿潴留，甚至发生生殖道瘘。同时易导致产后出血、产褥感染。

2. 对胎儿的影响 不协调性宫缩乏力，收缩间期子宫壁不能完全松弛，子宫胎盘循环不良，易发生胎儿窘迫。产程延长使胎头及脐带等受压时间增加，手术助产机会增加，易发生新生儿产伤，使新生儿窒息、颅内出血及吸入性肺炎等。

3. 对产程的影响 宫缩乏力使产程进展缓慢或停滞。原发性宫缩乏力引起潜伏期延长，继发性宫缩乏力根据发生时间不同，分别导致第一产程、第二产程延长或停滞。

【诊断】

（一）临床表现

1. 协调性宫缩乏力（低张性宫缩乏力） 子宫收缩具有正常的节律性、对称性和极性，但收缩力弱，收缩强度弱，宫内压力低（＜15mmHg），持续时间短，间隔时间长（＜2次/10分钟）。根据宫缩乏力发生时间，分为原发性宫缩乏力（产程开始即见宫缩乏力）和继发性宫缩乏力（第一产程活跃期后期或第二产程后出现宫缩乏力）。协调性宫缩乏力多为继发性宫缩乏力。

2. 不协调性宫缩乏力（高张性宫缩乏力） 指子宫收缩失去正常的节律性、对称性和极性，甚至极性倒置，宫缩的兴奋点不是起自两侧宫角部，而是来自子宫下段一处或多处，节律不协调，子宫下段收缩强于宫底部并持久。间歇期子宫不能很好地放松，使宫口扩张受限，胎先露下降慢或停滞，呈无效宫缩。产妇自觉宫缩强，下腹持续疼痛拒按，烦躁不安，胎位触之不清，胎心不规律。此种宫缩多为原发性宫缩乏力。

（二）辨证要点

产力异常分虚实两证，虚者表现为宫缩时间缩短，间歇时间长，宫缩时腹部也软，宫口不能如期扩张；实者子宫收缩不协调，自觉宫缩很强，持续性疼痛拒按。

【治疗】

影响子宫收缩的原因比较复杂，不可能在分娩前或分娩刚开始就能预见，只能在分娩进展中严密观察产程，找出主导因素，通过检查有无头盆不称与胎位异常，阴道检查了解宫颈扩张和胎先露部下降情况等才能作出判断，正确处理。

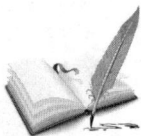

（一）中医治疗

证型	证候	治法	主方	组成
气血虚弱证	临产阵痛轻微，宫缩时间缩短而弱，间歇长，产程进展慢，或下血量多，色淡或胎膜早破，面色无华，神疲肢软，心悸气短，舌淡，苔薄，脉大而虚或沉细而弱	补气养血，润胎催产	蔡松汀难产方（《中医妇科学讲义》）	黄芪、当归、茯神、党参、龟甲、白芍、枸杞、川芎
气滞血瘀证	产时腰腹疼痛剧烈，间歇不匀，宫缩虽强但无规律，产久不下，下血量少，精神紧张，心情烦躁，时欲呕恶，面色紫暗，舌暗，苔薄，脉弦大	行气化瘀，滑胎催产	催生饮（《济阴纲目》）加益母草	当归、川芎、大腹皮、枳壳、白芷

（二）西医治疗

1. 协调性宫缩乏力　寻找病因，检查有无头盆不称与胎位异常，阴道检查了解宫颈扩张和胎先露部下降情况等才能作出判断，正确处理。若估计不能经阴道分娩者，及时行剖宫产术。无头盆不称和胎位异常，无胎儿窘迫征象，估计可经阴道分娩者，加强宫缩。

（1）第一产程

1）一般处理：消除精神紧张，多休息，多进食，注意营养与水分的补充，排尿困难者先行诱导法，无效时及时导尿。潜伏期宫缩乏力者可强镇静剂如吗啡10mg或哌替啶100mg肌注。绝大多数可经充分休息后自然转入活跃期。

2）加强宫缩

①人工破膜：适用于无头盆不称、胎露已衔接、宫口扩张≥3cm以上而产程缓慢者，破膜后使胎头紧贴宫颈，引起反射性宫缩，加速产程进展，破膜时必须检查有无脐先露，时机选择在宫缩间歇期。破膜后宫缩无改善者可考虑应用缩宫素加强宫缩。

②缩宫素的应用：适用于协调性宫缩乏力、胎心良好、胎位正常、头盆相称者。缩宫素2.5U加入0.9%生理盐水500ml，静脉滴注，从1~2mU/分开始，根据宫缩情况进行调整。调整间隔时间15~30分钟，每次增加1~2mU/分，最大给药量通常不超过20mU/分，维持宫缩时宫腔压力达50~60mmHg，宫缩间隔2~3分钟，持续40~60秒。必须专人观察宫缩、胎心音、血压变化，如宫缩过强，10分钟内宫缩>5次，宫缩维持1分钟以上或胎儿心率异常，应立即停药。

（2）第二产程　若无头盆不称，于第二产程出现宫缩乏力时也应加强宫缩，给予缩宫素静脉滴注促进产程进展。若胎头双顶径已通过坐骨棘平面，等待自然分娩，或行会阴后-斜切开，胎头吸引术或产钳术助产；若胎头仍未衔接或伴有胎儿窘迫征象，应行剖宫产术。

（3）第三产程　当胎儿前肩娩出时，可立即给予缩宫素10~20U加入25%葡萄糖液20ml静脉推注，以预防产后出血，对于产程长，破膜时间久及手术产者应予以抗生素预防感染。

2. 不协调性宫缩乏力　处理原则首先是调节子宫不协调收缩，恢复其正常的节律性和极性。可予以哌替啶100mg或吗啡10mg肌内注射，使产妇充分休息，多数能恢复为协调性宫缩。若不协调性宫缩经处理转为协调性宫缩，但宫缩仍弱，可按协调性宫缩乏力的方法处理。在未恢复为协调性宫缩以前，严禁应用宫缩剂。若伴有胎儿窘迫征象、头盆不称，或应用镇静剂后宫缩仍不协调，应考虑行剖宫产术。

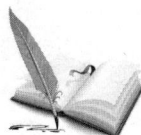

二、子宫收缩过强

【诊断及临产表现】

1. 协调性子宫收缩过强　子宫收缩的节律性、对称性及极性均正常，仅子宫收缩力过强、过频。若产道无阻力，产程常短暂，初产妇总产程 <3 小时分娩者，称急产。若存在产道梗阻或瘢痕子宫，宫缩过强可发生病理性缩复环甚至子宫破裂。

2. 不协调性子宫收缩过强

（1）强直性子宫收缩　子宫收缩失去节律性、间歇期短或无间歇，呈持续性强直性收缩，常见于缩宫素使用不当。产妇因持续性腹痛常见烦躁不安，腹部拒按，胎心听不清，不易查清胎位。若合并产道梗阻，亦可出现病理性缩复环、血尿等先兆子宫破裂征象。

（2）子宫痉挛性狭窄环　子宫局部平滑肌持续不放松，痉挛性不协调收缩形成的环形狭窄。多因精神紧张，过度疲劳和不适当使用缩宫素或粗暴实施阴道内操作所致。狭窄环多位于胎体狭窄部及子宫上下段交界处，也可在胎体某一狭窄部，以胎儿颈部、腰部常见，不随宫缩上升，与病理性缩复环不同。产妇可出现持续性腹痛，烦躁不安，胎心时快时慢，宫颈扩张缓慢，胎先露下降停滞，手取胎盘时可在宫颈内口上方直接触到此环，第三产程常造成胎盘嵌顿。

【对产程及母儿的影响】

1. 对产妇的影响　协调性子宫收缩过强可致急产，易造成软产道裂伤，甚至子宫破裂，因接产时来不及消毒可致产褥感染。不协调性子宫收缩过强形成子宫痉挛性狭窄环或强直性子宫收缩，可导致产程异常、胎盘嵌顿、产后出血、产褥感染及手术产的概率增加。

2. 对胎儿的影响　子宫收缩过强使子宫胎盘血流少，子宫痉挛性狭窄环使产程延长，均易发生胎儿窘迫、新生儿窒息甚至死亡。胎儿娩出太快，胎儿在产道内压力解除过快，致使新生儿颅内出血。接产准备不充分，新生儿易发生感染、骨折及外伤。

【治疗】

1. 协调性子宫收缩过强　提前做好接产及抢救新生儿窒息的准备。有急产史者（包括家族有急产史）应提前待产，临产后慎用缩宫素及各种加强宫缩的措施，如灌肠、破膜等。对急产来不及消毒，或新生儿直接坠地者，可予抗生素预防感染，肌注维生素 K1 10mg 预防颅内出血。产后仔细检查宫颈、阴道、外阴等，若有撕裂，应及时缝合。

2. 不协调性子宫收缩过强

（1）强直性子宫收缩　及时给予宫缩抑制剂，25% 硫酸镁 20ml 加入 5% 葡萄糖 20ml 内缓慢静推（不小于 5 分钟）。或肾上腺素 1mg 加入 5% 葡萄糖 250ml 内静脉滴注。如为梗阻性原因引起，则应立即行剖宫产术。

（2）子宫痉挛性狭窄环　寻找导致子宫痉挛性狭窄环的原因，予以纠正。禁止粗暴的宫腔操作及阴道内检查。掌握缩宫素使用的适应证及禁忌证。若无胎儿窘迫，给予吸氧的同时使用宫缩抑制剂，如 25% 硫酸镁 20ml 加入 5% 葡萄糖 20ml 内缓慢静推，或哌替啶 100mg 或吗啡 10mg 肌注（适用于胎儿 4 小时内不会娩出者）。若宫缩恢复正常，则等待自

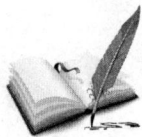

然分娩或阴道助产；若宫缩不缓解，已出现病理性缩复环而宫口未开全，胎头位置较高或出现胎儿窘迫征象，立即行剖宫产手术；若胎死宫内，宫口已开全，使用药物缓解宫缩，随后以不损害母体为原则，阴道处理死胎。

【预防与调护】

加强孕期保健，消除孕妇对分娩的顾虑、恐惧，积极处理孕期高危因素，促使产妇和医生主动配合。待产环境舒适安静，消除一切不良因素，排除产妇之间的互相干扰。分娩前鼓励进食高热量饮食，补充营养，并保证充足休息。及时排空膀胱、直肠。摄入量不足时给予补液，以免发生水电解质紊乱、酸中毒。避免过多使用镇静药物。加强产时监护，检查有无头盆不称，指导孕妇"睡、忍痛、慢临盆"。

【预后与转归】

产后宫缩乏力影响胎盘剥离、娩出和子宫壁的血窦关闭，容易引起产后出血。产程延长增加手术产机会，对胎儿不利，且新生儿神经系统异常的并不少见。此外，使用缩宫素时子宫破裂发生率增高。

（韩　璐）

第二节　产道异常

扫码"学一学"

产道异常可使胎儿娩出受阻，包括骨产道异常及软产道异常，以骨产道异常多见。

一、骨产道异常

骨盆径线过短或骨盆形态异常，致使骨盆腔容积小于胎先露部可通过的限度，阻碍胎先露部下降，影响产程顺利进展，称为狭窄骨盆。

【分类】

（一）骨盆入口平面狭窄

扁平型骨盆最常见，以骨盆入口前后径狭窄为主。以对角径为主，分为3级（表21 - 1）。根据形态变异将扁平骨盆分为两种：

表21 -1　骨盆三个平面狭窄的分级

分级	入口平面狭窄	中骨盆平面狭窄		出口平面狭窄	
	对角径	坐骨棘间径	坐骨棘间径 + 中骨盆后矢状径	坐骨结节间径	坐骨结节间径 + 出口后矢状径
Ⅰ级（临界性）	11.5cm	10cm	13.5cm	7.5cm	15.0cm
Ⅱ级（相对性）	10.0～11.0cm	8.5～9.5cm	12.0～13.0cm	6.0～7.0cm	12.0～14.0cm
Ⅲ级（绝对性）	≤9.5cm	≤8.0cm	≤11.5cm	≤5.5cm	≤11.0cm

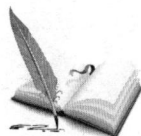

（1）单纯扁平骨盆（simple flat pelvis）　骨盆入口呈横扁圆形，骶岬向前下突出，骨盆入口前后径缩短而横径正常（图21-2）。

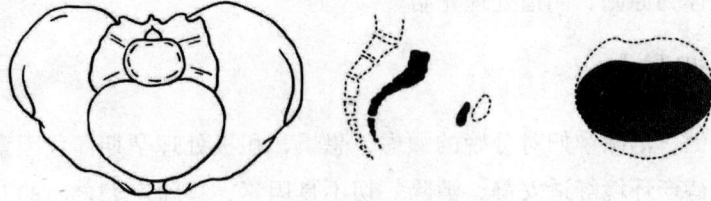

图21-2　单纯扁平骨盆

（2）佝偻病性扁平骨盆（rachitic flat pelvis）　骨盆入口呈横的肾形，骶岬向前突出，骨盆入口前后径短，骶骨变直向后翘，尾骨呈钩状突向骨盆出口平面。由于坐骨结节外翻，耻骨弓角度增大，骨盆出口横径变宽（图21-3）。

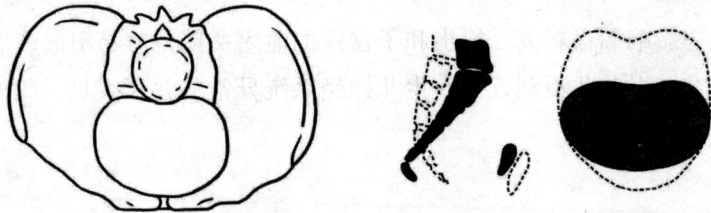

图21-3　佝偻病性扁平骨盆

（二）中骨盆平面狭窄

较入口平面狭窄更常见。主要见于男型骨盆及类人猿型骨盆。以坐骨棘间径及中骨盆后矢状径狭窄为主，分为3级（表21-1）。

（三）骨盆出口平面狭窄

常与中骨盆平面狭窄相伴行，常见于男型骨盆。根据坐骨结节间径与骨盆出口后矢状径之和，分3级（表21-1）。

中骨盆平面和出口平面的狭窄常见以下两种类型：

（1）横径狭窄骨盆　骨盆各平面横径均狭短，入口平面呈纵椭圆形，常因中骨盆及出口平面横径狭窄导致难产。与类人猿型骨盆相似（图21-4）。

（2）漏斗型骨盆　骨盆入口各径线值正常，状如漏斗。由于骨盆侧壁内收及骶骨平直使坐骨切迹 <2 横指、耻骨弓角度 <90°，坐骨结节间径加出口后矢状径 <15cm，常见于男性骨盆（图21-5）。

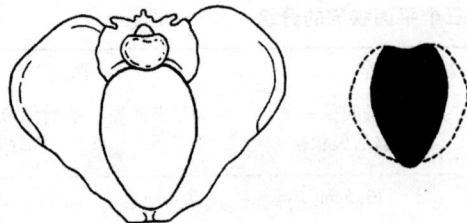

图21-4　横径狭窄骨盆　　　　**图21-5　漏斗型骨盆**

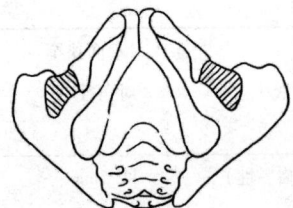

(四) 骨盆三个平面狭窄

骨盆外形属正常女性骨盆，但骨盆三个平面各径线均比正常值小 2cm 或更多且骨盆形态正常时，称为均小骨盆，常见于身材矮小、体形匀称的妇女（图 21-6）。

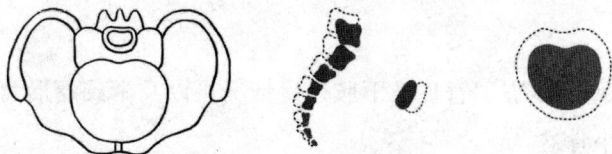

图 21-6 均小骨盆

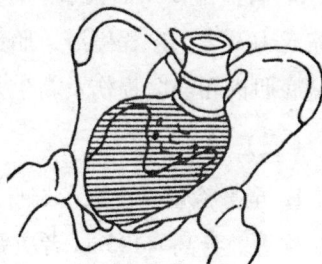

图 21-7 偏斜骨盆

(五) 畸形骨盆

骨盆失去正常形态及对称性。包括跛行及脊柱侧凸所致的偏斜骨盆和骨盆骨折所致的畸形骨盆（图 21-7）。

【诊断】

(一) 病史

询问产妇既往是否患佝偻病、脊柱和髋关节结核、脊髓灰质炎及骨外伤等，经产妇更应详细询问既往分娩史，如有无难产及其原因等。

(二) 临床表现

1. 骨盆入口平面狭窄

（1）胎先露及胎方位异常 狭窄骨盆孕产妇异常胎位如臀先露、肩先露或面先露等发生率明显高于正常骨盆者。临产后，胎头迟迟不入盆。检查胎头跨耻征阳性；偶有胎头仍未衔接、胎头已抵达盆底的假象，此时在耻骨联合上方仍可触及胎头双顶径，多见于单纯型扁平骨盆且盆腔较浅时。

（2）产程进展异常 因骨盆入口平面狭窄而致相对性头盆不称时，常见潜伏期及活跃期早期产程延长。经充分试产，一旦胎头衔接则后期产程进展相对顺利。绝对性头盆不称时，胎头不能入盆，常导致宫缩乏力及产程停滞，甚至出现梗阻性难产。

（3）其他 胎膜早破及脐带脱垂等分娩期发病率增高。偶有狭窄骨盆伴有宫缩过强者，因产道梗阻使产妇出现腹痛拒按、排尿困难，甚至尿潴留等症状。检查可见产妇下腹压痛明显、耻骨联合分离、宫颈水肿，甚至出现病理性缩复环、肉眼血尿等先兆子宫破裂征象。若未及时处理则可发生子宫破裂。

2. 中骨盆平面狭窄

（1）胎方位异常 当胎头下降至中骨盆平面时，由于中骨盆横径狭窄致使胎头内旋转受阻，双顶径受阻于中骨盆狭窄部位，易导致持续性枕后（横）位，使经阴道分娩受阻。

（2）产程进展异常 胎头多于宫口近开全时完成内旋转，因持续性枕后（横）位引起继发性宫缩乏力，多导致第二产程延长或停滞。

（3）其他 胎头受阻于中骨盆，强行通过以及手术助产矫正胎方位等易导致胎头变形、

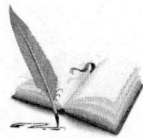

软组织水肿，产瘤较大，严重者发生胎儿颅内出血、头皮血肿及胎儿窘迫等。阴道助产则可导致严重的会阴、阴道损伤和新生儿产伤。中骨盆严重狭窄、宫缩又较强，可发生子宫破裂。

3. 骨盆出口平面狭窄　骨盆出口平面狭窄常常与中骨盆平面狭窄并存，易导致继发性宫缩乏力及第二产程停滞，胎头双顶径不能通过骨盆出口。强行阴道助产，会导致软产道、骨盆底肌肉和会阴损伤及新生儿产伤。

（三）体征

1. 全身检查　注意产妇身高、体型、步态、脊柱及下肢残疾情况，以及米氏菱形窝是否对称等。身高 <145cm 者应警惕均小骨盆。

2. 腹部检查　初产妇呈尖腹、经产妇呈悬垂腹者，往往提示可能有骨盆入口平面狭窄。尺测子宫高度、腹围，并查清胎位。临产后还应充分估计头盆关系，行胎头跨耻征检查。方法：产妇排尿后仰卧，两腿伸直，检查者一手放在耻骨联合上方，另一手向骨盆腔方向推压胎头，如胎头低于耻骨联合平面，称胎头跨耻征阴性，表示头盆相称；若胎头与耻骨联合在同一平面，称胎头跨耻征可疑阳性，表示头盆可能不称；若胎头高于耻骨联合平面，称胎头跨耻征阳性，表示头盆不称（图21-8）。

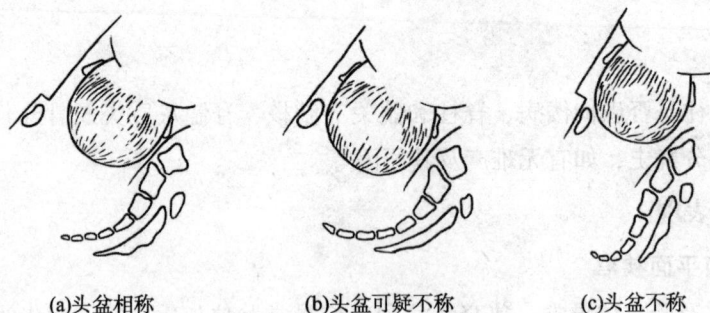

(a)头盆相称　　(b)头盆可疑不称　　(c)头盆不称

图21-8　检查头盆相称程度

3. 骨盆测量　检查内容包括测量对角径、中骨盆前后径、出口前后径、出口后矢状径、坐骨结节间径及耻骨弓角度等。检查骶岬是否突出、坐骨切迹宽度、坐骨棘凸出程度、骶凹程度及骶尾关节活动度等。如骨盆各平面径线值小于正常值2cm或以上为均小骨盆；对角径 <11.5cm，骶岬突出为骨盆入口平面狭窄，属扁平骨盆；通过测量坐骨结节间径、出口后矢状径、耻骨弓角度、坐骨棘凸出程度以及坐骨切迹宽度，间接判断中骨盆狭窄程度；坐骨结节间径 <8.0cm、耻骨弓角度 <90°、坐骨结节间径与出口后矢状径之和 <15.0cm、坐骨切迹宽度 <2横指时，诊断为漏斗型骨盆。

4. 实验室及其他检查　B超检查测量胎儿双顶径、头位、腹围等参数估计胎儿体重。

【对产程及母儿影响】

（一）对产程的影响

狭窄骨盆可使产程延长及停滞。骨盆入口狭窄可使潜伏期及活跃期均延长或停滞；中骨盆狭窄可使胎头下降延缓、胎头下降停滞、活跃期及第二产程延长；骨盆出口狭窄可使第二产程延长及胎头下降阻滞。

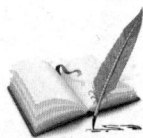

（二）对产妇的影响

骨盆入口平面狭窄，影响胎先露部衔接，易发生胎位异常；中骨盆狭窄者，影响胎头内旋转，易发生持续性枕横位或枕后位。胎先露部下降受阻多导致继发性宫缩乏力，产程延长，使手术及产后出血增多；产道受压过久，可形成尿瘘或粪瘘；个别情况下伴宫缩过强形成病理性缩复环，可致子宫破裂；因滞产行阴道检查次数增多，产褥感染机会增加。

（三）对胎儿的影响

骨盆入口狭窄使胎头高浮或胎膜早破，使脐带先露及脐带脱垂机会增多，容易发生胎儿窘迫及胎儿死亡；胎头内旋转及下降受阻，在产道受压过久，或强行通过狭窄产道或手术助产，易引起颅内出血及其他新生儿产伤、感染等疾病。

【分娩处理】

必须根据狭窄骨盆的类型、程度，产力、胎儿大小、胎方位、胎头变形程度以及胎心等因素，同时结合年龄、产次、既往分娩史进行综合分析、判断，决定分娩方式。

（一）骨盆入口平面狭窄的处理

1. 绝对性骨盆入口狭窄 对角径≤9.5cm，应行剖宫产术。

2. 相对性骨盆入口狭窄 对角径10.0～11.0cm，若胎儿大小适宜，产妇一般状况好，产力、胎位及胎心均正常，可在严密监护下阴道试产。胎膜未破者可在宫口扩张≥3cm时行人工破膜。若破膜后宫缩较强，产程进展顺利，多数能经阴道分娩。试产过程中若出现宫缩乏力，可用缩宫素静脉滴注加强宫缩。试产后，胎头仍迟迟不能入盆，宫口扩张缓慢，或伴有胎儿窘迫征象，应及时行剖宫产术结束分娩。

（二）中骨盆平面狭窄的处理

若宫口开全，胎头双顶径已达坐骨棘水平或以下，可经阴道徒手旋转胎头为枕前位，待其自然分娩。若胎头双顶径仍在坐骨棘水平以上，或伴有胎儿窘迫征象，应行剖宫产术。

（三）骨盆出口平面狭窄的处理

骨盆出口平面狭窄阴道试产应慎重。当坐骨结节间径与出口后矢状径之和＞15cm时，多数可经阴道分娩。若两者之和≤15cm时，足月胎儿不能经阴道分娩，应行剖宫产术。

（四）骨盆三个平面均狭窄的处理

在胎儿小、产力好、胎位及胎心正常，头盆相称的情况下可试产；若胎儿较大，合并头盆不称以及出现胎儿窘迫征象时，均应行剖宫产术。

（五）畸形骨盆的处理

应根据畸形骨盆种类、狭窄程度、胎儿大小及产力等情况具体分析。畸形严重、头盆明显不称者，应及时行剖宫产术。

二、软产道异常

软产道由子宫下段、宫颈、阴道及骨盆底软组织构成。软产道异常造成的难产较少见。

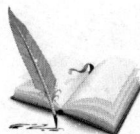

1. 外阴异常

（1）会阴坚韧　多见于高龄初产妇。由于组织坚韧，缺乏弹性，会阴伸展性差，在第二产程常出现胎先露部下降受阻，强行分娩易造成会阴严重裂伤。分娩时，应作预防性会阴切开。

（2）外阴水肿　重度妊娠期高血压疾病、严重贫血、心脏病及慢性肾炎孕妇在全身水肿的同时，可伴外阴水肿，分娩时妨碍胎先露部下降。在临产前，可局部应用50%硫酸镁液湿热敷；临产后可在严格消毒下进行多点针刺皮肤放液。产后加强局部护理，预防感染。

（3）外阴瘢痕　外伤、药物腐蚀或炎症后遗症瘢痕挛缩，可使外阴及阴道口狭小。若瘢痕范围不大，分娩时可作会阴切开。若瘢痕过大，应行剖宫产术。

2. 阴道异常

（1）阴道横隔　若阴道横隔影响胎先露下降，当横隔被撑薄，此时可在直视下自小孔处将横隔做X型切开。待分娩结束后再切除剩余的横隔，用可吸收线间断或连续锁边缝合残端。若横隔高且坚厚，阻碍胎先露部下降，需行剖宫产术。

（2）阴道纵隔　若纵隔薄可自行断裂，分娩无阻碍。若纵隔厚阻碍胎先露部下降时，须在纵隔中间剪断，待分娩结束后，再切除剩余的隔，用可吸收线间断或连续锁边缝合残端。

（3）阴道包块　阴道壁囊肿较大时，阻碍胎先露部下降，可行囊肿穿刺抽出其内容物，待产后再选择时机进行处理。阴道内肿瘤阻碍胎先露部下降而不能经阴道切除者，应行剖宫产术，原有病变待产后再行处理。较大或范围广的尖锐湿疣阻塞产道，宜行剖宫产手术。

3. 宫颈异常

（1）宫颈粘连和瘢痕　宫颈粘连和瘢痕易致宫颈性难产。轻度的宫颈膜状粘连可试行粘连分离、机械性扩展或宫颈放射性切开，严重的宫颈粘连和瘢痕应行剖宫产手术。

（2）宫颈水肿　多见于扁平骨盆、持续性枕后位或潜伏期延长，宫口未开全过早使用腹压，可引起宫颈水肿。轻者可抬高产妇臀部，减轻胎头对宫颈压力，也可于宫颈两侧各注入0.5%利多卡因5~10ml或地西泮10mg静脉推注，待宫口近开全，用手将水肿的宫颈前唇上推，使其逐渐越过胎头，即可经阴道分娩。若经上述处理无明显效果，宫口不继续扩张，可行剖宫产术。

（3）宫颈坚韧　常见于高龄初产妇，宫颈成熟不良，缺乏弹性或精神过度紧张使宫颈挛缩，宫颈不易扩张。此时可静脉推注地西泮10mg。也可于宫颈两侧各注入0.5%利多卡因5~10ml，若不缓解，应行剖宫产术。

（4）宫颈癌　子宫颈癌使宫颈质硬而脆，若经阴道分娩易发生大出血、裂伤、癌肿扩散等危险，应行剖宫产术。

4. 子宫异常

（1）子宫畸形　子宫畸形易出现子宫收缩乏力、产程异常、宫颈扩张慢和子宫破裂。临产后应密切观察，适当放宽剖宫手术指征。

（2）瘢痕子宫　剖宫产术后再次妊娠阴道分娩应根据前次剖宫产术式、指征、术后有无感染、术后再孕间隔时间、既往剖宫产次数、有无紧急剖宫产的条件以及本次妊娠胎儿大小、胎位、产力及产道情况等综合分析决定。若在阴道试产过程中，发现子宫破裂的征象，应紧急剖宫产同时修补子宫破口，必要时切除子宫。

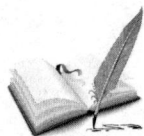

5. 盆腔肿瘤

（1）子宫肌瘤　较小的肌瘤无阻塞产道可经阴道分娩，待分娩结束后再行处理。子宫下段及宫颈部位的肌瘤可占据盆腔或阻塞骨盆入口，阻碍胎先露部下降，宜行剖宫产术。

（2）卵巢肿瘤　卵巢肿瘤位于骨盆入口阻碍胎先露衔接者，应行剖宫产术。

（韩　璐）

第三节　胎位异常

扫码"学一学"

胎位异常包括头先露、臀先露及肩先露，是造成难产常见的因素。

持续枕后位、枕横位

正常分娩过程中，胎头以枕后位或枕横位衔接，经充分试产后，胎头枕部仍位于母体骨盆后方或侧方，致使分娩发生困难者，称为持续性枕后位或持续性枕横位（图21-9）。国外报道发生率约占分娩总数的5%左右。

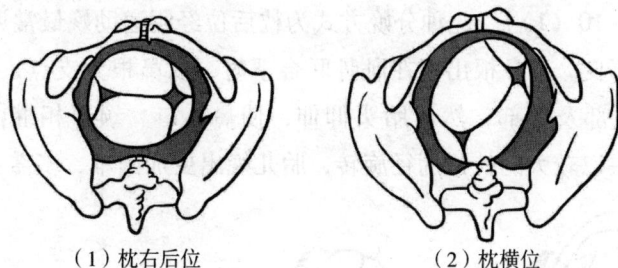

（1）枕右后位　　　　　（2）枕横位

图21-9　持续性枕后位及枕横位

【病因】

1. 骨盆异常与胎头俯屈不良　常发生于男型骨盆和类人猿型骨盆，这两种类型的骨盆多伴有中骨盆狭窄，阻碍胎头内旋转，容易发生持续性枕后位或枕横位。

2. 其他　宫颈肌瘤、子宫收缩乏力、头盆不称、前置胎盘、胎儿过大或过小以及胎儿发育异常等均可影响胎头俯屈及内旋转，形成持续性枕横位或枕后位。

【诊断】

1. 临床表现　分娩发动后，胎头衔接较晚及俯屈不良及下降缓慢，宫颈不能有效扩张及反射性刺激内源性缩宫素的释放，易致协调性宫缩乏力，第二产程延迟。当出现持续性枕后位时，初产妇的分娩时间平均增加2小时，而经产妇平均增加1小时。若枕后位，因枕骨持续位于骨盆后方压迫直肠，产妇自觉肛门坠胀及排便感，致使宫口尚未开全时过早使用腹压，容易导致宫颈前唇水肿和产妇疲劳，影响产程进展。持续性枕后位、枕横位常致活跃期晚期及第二产程延长。若在阴道口虽已见到胎发，历经多次宫缩时屏气却不见胎头继续下降时，应想到可能是持续性枕后位。

2. 体征

（1）腹部检查　前腹壁容易触及胎儿肢体，胎背偏向母体后方或侧方，且胎心多易在

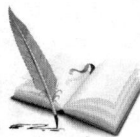

胎儿肢体侧闻及。

（2）阴道检查及肛门检查　枕后位时盆腔后部空虚。若胎头矢状缝位于骨盆左斜径上，前囟在骨盆右前方，后囟（枕部）在骨盆左后方则在枕左后位，反之为枕右后位。检查时胎头矢状缝位于骨盆横径上，后囟在骨盆左侧方，则为枕左横位，反之为枕右横位。当出现胎头水肿、颅骨重叠、囟门触不清时，需行阴道检查借助胎儿耳廓及耳屏位置及方向判定胎位，若耳廓朝向骨盆后方，诊断为枕后位；若耳廓朝向骨盆侧方，诊断为枕横位。

3. 超声检查　通过超声探测胎头枕部及眼眶位置，能准确探清胎头位置。

【分娩机制】

无头盆不称的情况，大多数枕横位及枕后位在强有力的缩宫素作用下，可使胎头枕部向前旋转90°～135°成枕前位。在分娩过程中，若不能转成枕前位时，其分娩机制如下：

1. 枕后位　胎头枕部到达中骨盆向后行45°内旋转，使矢状缝与骨盆前后径一致，胎儿枕部朝向骶骨成正枕后位，其分娩方式有：

（1）胎头俯屈较好　胎头继续下降，前囟先露抵达耻骨联合下时，以前囟为支点，胎头继续俯屈，使顶部及枕部自会阴前缘娩出，继之胎头仰伸，相继由耻骨联合下娩出额、鼻、口、颏〔图21-10（1）〕。此种分娩方式为枕后位经阴道助娩最常见的方式。

（2）胎头俯屈不良　当鼻根出现在耻骨联合下时，以鼻根为支点，胎头先俯屈，从会阴前缘娩出前囟、顶部及枕部，然后胎头仰伸，使鼻、口、颏部相继由耻骨下娩出〔图21-10（2）〕。因胎头以较大的枕额周径旋转，胎儿娩出更加困难，多需手术助产。

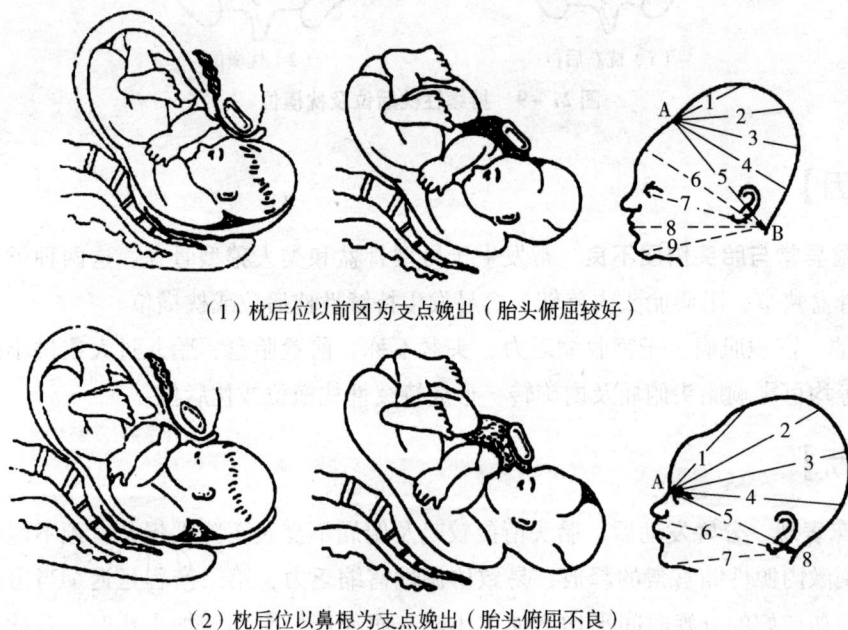

（1）枕后位以前囟为支点娩出（胎头俯屈较好）

（2）枕后位以鼻根为支点娩出（胎头俯屈不良）

图21-10　枕后位分娩机制

2. 枕横位　部分枕横位于下降过程中无内旋转动作，或枕后位的胎头枕部仅向前旋45°成为持续性枕横位，持续性枕横位虽能经阴道分娩，但多数需用手或行胎头吸引术将胎头转成枕前位娩出。

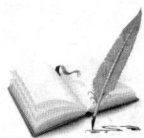

【治疗】

持续性枕后位、枕横位在骨盆无异常、胎儿不大时，可以试产。试产时应严密观察产程，注意胎头下降、宫口扩张程度、宫缩强弱及胎心有无改变。

1. 第一产程

（1）潜伏期 需保证产妇充分营养与休息。若有情绪紧张、睡眠不好可予哌替啶，让产妇向胎腹的方向侧卧，以利胎头枕部转向前方。若宫缩欠佳，应尽早静脉滴注缩宫素。

（2）活跃期 宫口开全之前不宜过早用力屏气。如果在试产过程中，出现胎儿窘迫征象或经人工破膜、静脉滴注缩宫素等处理效果不佳，每小时宫口开大 <0.5cm 或无进展时，则应剖宫产结束分娩。

2. 第二产程 若第二产程进展缓慢，初产妇已近 2 小时，经产妇已近 1 小时，应行阴道检查。若 S≥+3（双顶径已达坐骨棘及以下），可先行徒手旋转胎头至枕前位，或向后转成正枕后位，从阴道自然分娩或助产。若以枕后位娩出时，需行较大的会阴后－侧切开，以免造成会阴裂伤。若第二产程延长而胎头双顶径仍在坐骨棘及以上或若 S≤+2，或伴胎儿窘迫时，应考虑行剖宫产术。

3. 第三产程 因产程延长，容易发生产后宫缩乏力，胎盘娩出后应立即静脉注射或肌注子宫收缩剂，以防发生产后出血。有软产道裂伤者，应及时修补。新生儿应重点监护。凡行手术助产及有软产道裂伤者，产后应给予抗生素预防感染。

胎头高直位

胎头呈不屈不仰姿势，以枕额径衔接于骨盆入口，其矢状缝与骨盆入口前后径一致，称为胎头高直位。胎头枕骨向前靠近耻骨联合者称为胎头高直前位，又称枕耻位（图 21－11）；胎头枕骨向后靠近骶岬者称为胎头高直后位，又称枕骶位（图 21－12），对母儿危害较大，应妥善处理。

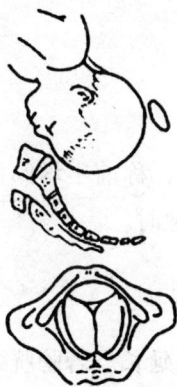

图 21－11 胎头高直前位（枕耻位）　　　图 21－12 胎头高直后位（枕骶位）

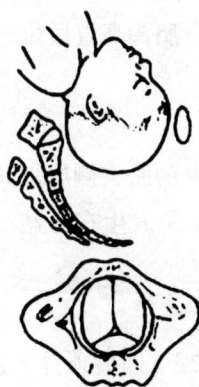

【病因】

胎头高直位的病因尚不清楚，可能与头盆不称、腹壁松弛及腹直肌分离、胎膜早破等因素有关。

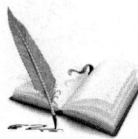

【诊断】

1. 临床表现 由于临产后胎头不俯屈，进去骨盆入口的胎头径线增大，入盆困难，活跃期早期宫口扩张延缓或停滞。若胎头不能衔接，表现活跃期停滞。高直后位时，胎头不能通过骨盆入口，胎头不下降，先露部高浮，活跃期早期延缓或停滞，即使宫口开全，由于胎头高浮也易发生滞产、先兆子宫破裂或子宫破裂。

2. 腹部检查 胎头高直前位时，胎背靠近腹前壁，不易触及胎儿肢体，胎心位置稍高，在近腹中线听得最清楚；胎头高直后位时，胎儿肢体靠近腹前壁，有时在耻骨联合上方可清楚触及胎儿下颏。

3. 阴道检查 后囟在耻骨联合后，前囟在骶骨前，为胎头高直前位，反之为胎头高直后位。

4. 超声检查 高直前位及高直后位的胎头双顶径均与骨盆入口横径一致。高直后位时可在耻骨联合上方探及胎儿眼眶反射；高直前位时可在母腹壁正中探及胎儿脊柱反射。

【分娩机制】

胎头高直前位临产后，胎头极度俯屈，以胎头枕骨在耻骨联合后方为支点，使前囟和额部先后沿骶岬下滑入盆衔接、下降，双顶径达坐骨棘平面以下时，待胎头极度俯屈的姿势纠正后，胎头不需内旋转，可按正枕前位分娩或仅转45°，以枕前位分娩。相反，高直后位临产后，胎头枕部及胎背与母体腰骶部贴近，较长的胎头矢状缝置于较短的骨盆入口前后径上，妨碍胎头俯屈及下降，使胎头高浮无法入盆，即使完成入盆也难以旋转180°变成枕前位，因而很难经阴道分娩。

【治疗】

胎头高直前位时，若无骨盆狭窄、胎儿正常大小、产力强，应给予充分试产机会，加强宫缩同时指导其侧卧或半卧位，促进胎头衔接、下降。若试产失败或伴明显骨盆狭窄，应行剖宫产术。胎头高直后位一经确诊应行剖宫产术。

前不均倾位

枕横位入盆的胎头侧屈以其前顶骨先入盆的一种异常胎位，称前不均倾位。发生率为 0.5% ~0.8%，易发生在头盆不称、骨盆倾斜度过大、腹壁松弛时。

【诊断】

1. 临床表现 因后顶骨入盆困难，使胎头下降停滞，产程延长。若膀胱颈受压于前顶骨与耻骨联合之间，产妇可能会出现排尿困难、尿潴留等。

2. 腹部检查 随前顶骨入盆，后顶骨不能入盆，胎头折叠于胎肩之后，在耻骨联合上方不易触及胎头，形成胎头已衔接入盆的假象。

3. 阴道检查及肛门检查 胎头矢状缝与骨盆入口横径方向一致，矢状缝向后移靠近骶岬侧，后顶骨的大部分尚在骶岬之上，致使盆腔后半部空虚；而前顶骨紧嵌于耻骨联合后方，宫颈前唇因受压出现水肿，尿道亦因受压导致插入导尿管困难。可借助肛门检查了解

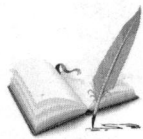

骨盆后部情况，协助确定胎方位。

【分娩机制】

前不均倾位时，因耻骨联合后面直而无凹陷，前顶骨紧紧嵌顿于耻骨联合后，使胎头不能正常衔接入盆，故需剖宫产术。

【处理】

尽量避免胎头以前不均倾位衔接临产，产程早期产妇宜取坐位或半卧位，以减小骨盆倾斜度。一旦发现前不均倾位，除个别胎儿小、骨盆宽大、宫缩强、给予短时间试产外，均应尽快以剖宫产结束分娩。

面先露

面先露指胎头以极度仰伸的姿势通过产道，使胎枕部与胎背接触，以颜面为先露，多于临产后发现，发病率为 0.08% ~ 0.27%，经产妇多于初产妇。面先露以颏骨为指示点，有颏左（右）前、颏左（右）横、颏左（右）后 6 种胎位，以颏左前及颏右后位较多见。

【病因】

骨盆入口狭窄、头盆不称致临产后胎头衔接受阻、脐带过短或脐带绕颈、先天性甲状腺肿等造成胎头俯屈困难，胎头极度仰伸，易形成面先露。经产妇腹壁松弛悬垂腹时胎背向前反曲，胎儿颈椎及胸椎仰伸或胎儿畸形如无脑儿因无顶骨，可自然形成面先露。

【诊断】

1. 临床表现　胎头不易入盆，常有第一产程延长。

2. 体征

（1）腹部检查　因胎头极度仰伸入盆受阻，胎体伸直，宫底位置较高。颏前位时，耻骨联合上方为过度伸展的颈部，胎头轮廓不清，在孕妇腹前壁容易扪及胎儿肢体，因胸部向前挺，胎心由胸部传出，故在胎儿肢体侧的下腹部听得清楚。颏后位时，于耻骨联合上方可触及胎儿枕骨隆突与胎背之间有明显凹沟，胎心较遥远而弱。

（2）阴道检查　触诊胎儿口腔及下颏的位置可确诊胎方位。

3. 超声检查　根据胎头眼眶及枕部的位置，可明确区分面先露与臀先露，并确定胎方位。

【处理】

面先露均在临产后发生。如出现产程延长及停滞时，应及时行阴道检查，尽早确诊。颏前位时，如产力强，无头盆不称，胎心正常，应给予阴道试产。因继发宫缩乏力，可人工破膜和静脉滴注缩宫素。如第二产程延长，可产钳助产，但要做较大的会阴切开。颏前位伴头盆不称或出现胎儿窘迫征象，或持续性颏后位，均应行剖宫产术。个别情况下，如颏后位胎儿过小或胎死宫内，欲阴道分娩时也必须转为颏前位。否则，对母儿双方都会造成较大损伤。

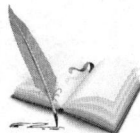

臀先露

臀先露是最常见的异常胎位，占妊娠足月分娩总数的 3% ~ 4%，围生儿死亡率较枕先露增高。臀先露以骶骨为指示点，有骶左（右）前、骶左（右）横、骶左（右）后 6 种胎位，胎龄愈小臀先露发生率愈高，如晚期流产儿及早产儿臀先露高于足月产儿。臀先露多于妊娠 28 ~ 32 周间转为头先露，并相对固定胎位。胎儿活动空间过大或受限均可导致臀先露。双胎及多胎妊娠时，发生率远高于单胎妊娠。

【分类】

1. 单臀先露或腿直臀先露　胎儿双髋关节屈曲，双膝关节直伸，以臀部为先露，最多见。

2. 完全臀先露或混合臀先露　胎儿双髋关节及双膝关节均屈曲，有如盘膝坐，以臀部和双足为先露，较多见。

3. 不完全臀先露　以一足或双足、一膝或双膝、一足一膝为先露。膝先露是暂时的，产程开始后转为足先露，较少见。

【诊断】

1. 临床表现　孕妇常感肋下有圆而硬的胎头。先露部胎臀不能紧贴子宫下段及宫颈内口，常导致宫缩乏力，宫口扩张缓慢，致使产程延长。

2. 体征

（1）腹部四步触诊　宫底部可触及圆而硬的胎头，按压时有浮球感，背侧胎心听诊响亮，衔接后胎心听诊以脐下最明显。

（2）阴道检查　胎膜已破及宫颈扩张 3cm 以上可直接触及胎臀，包括肛门、坐骨结节及骶骨等。触及肛门、坐骨结节时应与面先露相鉴别，准确触诊胎儿的骶骨对明确胎方位很重要。在完全臀先露时可触及胎足，通过足趾的方位可帮助判断是左足还是右足；触及胎足时需与胎手相鉴别（图 21 - 13）。胎足趾短而平齐，且有足跟，而胎手指长，指端不平齐。胎臀进一步下降后尚可触及外生殖器，当不完全臀先露触及胎儿下肢时应注意有无与脐带同时脱出。

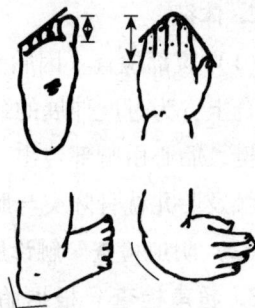

3. 超声检查　能准确探清臀先露类型以及胎儿大小、胎头姿势、胎儿畸形等。

图 21 - 13　胎手与胎足区别

【治疗】

一、妊娠期

于妊娠 30 周前，臀先露多能自行转为头先露。若妊娠 30 周后仍为臀先露应予矫正。常用的矫正方法有：

1. 胸膝卧位　让孕妇排空膀胱，松解裤带，胸膝卧位的姿势如下（图 21 - 14）所示，

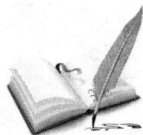

每日 2~3 次，每次 15 分钟，连做 1 周后复查。

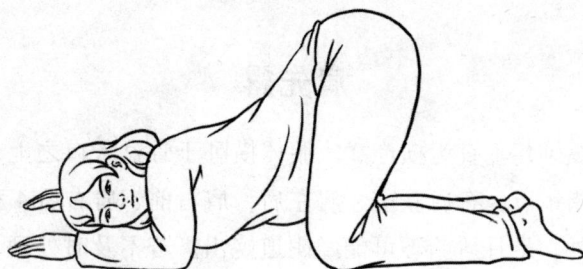

图 21 -14　胸膝卧位

2. 激光照射或艾灸至阴穴（足小趾外侧趾甲角旁 0.1 寸）　近年多用激光照射两侧至阴穴，也可用艾灸条，每日 1 次，每次 15~30 分钟，1~2 周为 1 个疗程。

3. 外转胎位术　应用上述矫正方法无效者，于妊娠 36~37 周时，可行外转胎位术，因有发生胎盘早剥、脐带缠绕等严重并发症的可能，应用时要慎重。

二、分娩期

应根据产妇年龄、胎产次、骨盆类型、胎儿大小、胎儿是否存活、臀先露类型以及有无合并症，于临产初期作出正确判断，决定分娩方式。

（一）剖宫产的指征

狭窄骨盆、软产道异常、胎儿体重大于 3500g、瘢痕子宫、胎儿生长受限、胎儿窘迫、妊娠合并症、高龄初产、有难产史、不完全臀先露等，均应行剖宫产术结束分娩。

（二）经阴道分娩

1. 第一产程　产妇应侧卧，不宜站立走动，少做肛查，不灌肠，尽量避免胎膜破裂。一旦破膜，应立即听胎心。若胎心变慢或变快，应行肛查，必要时行阴道检查，了解有无脐带脱垂。若有脐带脱垂，胎心尚好，宫口未开全，为抢救胎儿，需立即剖宫产术。若无脐带脱垂，可严密观察胎心及产程进展。当宫口开大 4~5cm 时，胎足即可经宫口脱出至阴道。为了使宫颈和阴道充分扩张，消毒外阴之后，使用"堵"外阴

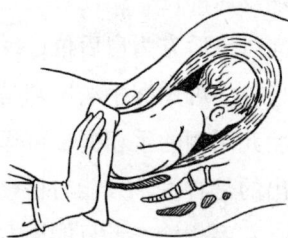

图 21 -15　用手掌堵住外阴

促使胎臀下蹲方法。当宫缩时用无菌巾以手掌堵住阴道口，让胎臀下降，避免胎足先下降，待宫口及阴道充分扩张后才让胎臀娩出，此法有利于后出胎头的顺利娩出（图 21 -15）。在"堵"的过程中，应每隔 10~15 分钟听胎心一次，并注意宫口是否开全，宫口已开全再堵易引起胎儿窘迫或子宫破裂。宫口近开全时，要做好接产和抢救新生儿窒息的准备。

2. 第二产程　接产前应导尿、排空膀胱，初产妇应行会阴后-侧切开术。有 3 种分娩方式：①自然分娩：胎儿自然娩出，不作任何牵拉。极少见，仅见于经产妇、胎儿小、宫缩强、骨盆腔宽大者。②臀位助产：当胎臀自然娩出至脐部后，胎肩及后出胎头由接产者协助娩出。③臀牵引术：胎儿全部由接产者牵拉娩出。此种手术对胎儿损伤大，一般情况下应禁止使用。

3. 第三产程　产程延长易并发子宫收缩乏力性出血。胎盘娩出后，应肌注缩宫素或前

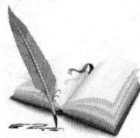

列腺素制剂，防止产后出血。行手术操作及有软产道损伤者，应及时检查并缝合，并预防感染。

肩先露

胎体纵轴与母体纵轴相垂直为横产式。胎体横卧于骨盆入口之上，先露部为肩，称为肩先露。以肩胛骨为指示点，有肩左前、肩左后、肩右前、肩右后 4 种胎位。除死胎及早产儿胎体可折叠娩出外，足月活胎不可能经阴道娩出。若不及时处理，易致子宫破裂，威胁母儿生命。

【病因】

常见病因包括未足月胎儿，尚未转至头先露时；胎盘前置、羊水过多、骨盆狭窄、子宫畸形或肿瘤、经产妇所致腹壁过度松弛。

【诊断】

1. 腹部检查　子宫呈横椭圆形，子宫底高度低于妊娠周数，子宫横径宽，宫底部及耻骨联合上方较空虚，在母体腹部一侧触到胎头，另侧触到胎臀。肩前位时，胎背朝向母体腹壁，触之宽大平坦；肩后位时，胎儿肢体朝向母体腹壁，触及不规则的小肢体。胎心在脐周两侧最清楚，根据腹部检查多能确定胎位。

2. 阴道检查　肩先露的判断需在胎膜已破、宫口开大的情况下行阴道检查。横位临产时胎膜多已破，阴道检查可触及胎儿肩胛骨或肩峰、肋骨及腋窝等，腋窝尖端指向胎儿头端及肩部位，据此可决定胎头在母体左侧或右侧。肩胛骨朝向母体后方为肩后位，反之为肩前位。若胎手已脱出于阴道口外，可用握手法鉴别是胎儿左手或右手，因检查者只能与胎儿同侧的手相握。可运用前反后同原则：如肩左前位时脱出的是右手，只能与检查者的右手相握；肩左后位时脱出的是左手，检查者只能用左手与之相握；同样可依次类推。

3. 超声检查　能准确探清肩先露，并能确定具体胎位。

图 21－16　嵌顿性肩先露

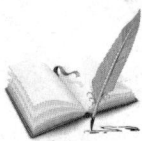

【治疗】

1. 妊娠期　妊娠后期发现肩先露应及时纠正，纠正方法同臀先露。若纠正未遂，应提前住院待产。

2. 分娩期　根据胎产次、胎儿大小、胎儿是否存活、宫口扩张程度、胎膜是否破裂、有无并发症等，决定分娩方式。

（1）足月活胎初产妇无论宫口扩张程度及胎膜是否破裂，应行剖宫产术。经产妇首选剖宫产术。若宫口开大 5cm 以上，破膜不久，羊水未流尽，可在全身麻醉或硬膜外麻醉下行内转胎位术，转成臀先露，待宫口开全助产娩出。双胎妊娠足月活胎，第二胎儿为肩先露，可行内转胎位术。

（2）出现先兆子宫破裂或子宫破裂征象，无论胎儿死活，均应立即行剖宫产术。术中

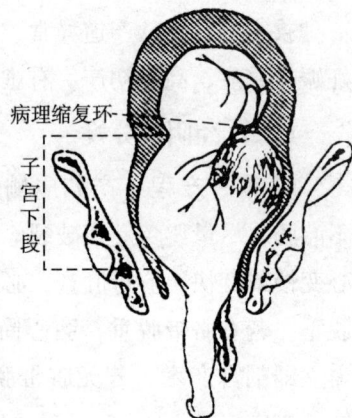

若发现宫腔感染严重，应将子宫一并切除。

（3）胎儿已死亡，无先兆子宫破裂征象，若宫口近开全，在全麻下行断头术或碎胎术。术后应常规检查子宫下段、宫颈及阴道有无裂伤。若有裂伤应及时缝合。注意产后出血，给予抗生素预防感染。

复合先露

胎先露部（胎头或胎臀）伴有肢体（上肢或下肢）同时进入骨盆入口，称为复合先露。发生率0.08%～0.1%。临床以一手或一前臂沿胎头脱出最常见，多发生于早产者。

【病因】

胎先露部不能完全充填骨盆入口，或在胎先露部周围有空隙均可发生。以经产妇腹壁松弛者、临产后胎头高浮、骨盆狭窄、胎膜早破、早产、双胎妊娠及羊水过多等为常见原因。

【诊断】

当产程进展缓慢时，行阴道检查发现复合显露。

【治疗】

发现复合先露，首先应查清有无头盆不称。若无头盆不称，让产妇向脱出肢体的对侧侧卧，肢体常可自然缩回。脱出肢体与胎头已入盆，待宫口近开全或开全后上推肢体，将其回纳，然后经腹部下压胎头，使胎头下降，以产钳助娩。若头盆不称明显或伴有胎儿窘迫征象，应尽早行剖宫产术。

（韩 璐）

扫码"练一练"

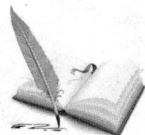

第二十二章 分娩期并发症

第一节 产后出血

胎儿娩出后 24 小时内，阴道分娩者出血量≥500ml 者，剖宫产者≥1000ml，称为产后出血（postpartum hemorrhage，PPH）。其中以胎儿娩出后至胎盘娩出出血量最多，占产后 24 小时总出血量的 69.27%，产后 2 小时内出血量占 80.46%。产后出血为分娩期严重并发症，居我国产妇死亡原因的首位，但绝大多数产后出血是可以避免的，故应高度重视。本病的发病率为 5%~10%，由于收集和测量血量的主观因素较大，通常估计的失血量仅为实际失血量的 50%，故实际发病率更高。产后出血属于中医妇科学"产后血晕"的范畴，产后血晕是指产妇分娩后，突然头晕眼花，不能坐起，或心胸满闷，恶心呕吐，痰涌气急，心烦不安，甚则昏不知人者。

【病因病理】

一、中医病因病机

证型	病因病机	妇科病位与病机
血虚气脱	素体气血不足，或产时失血过多，致血虚气脱	血虚气脱，心神失养，神明不守，致令产后血晕之脱证
血瘀	素体阳气不足，或感受寒邪，致寒凝血瘀；或素有瘀滞；或产时过度紧张，致气滞血瘀	血瘀气逆，并走于上，扰乱心神，致令产后血晕之闭证
产伤	产伤损伤脉络，致阴血暴亡	阴血暴亡，血虚气脱，心神失养，神明不守，致令产后血晕之脱证

二、西医病因

引起产后出血的主要原因是子宫收缩乏力、软产道裂伤、胎盘因素和凝血功能障碍。它们可共存、相互影响或互为因果。

（一）子宫收缩乏力

为产后出血的主要原因，约占产后出血总数的 70%~75%。由于全身、产科、子宫和药物因素导致子宫不能正常的收缩和缩复，致使胎盘剥离面的血窦不能关闭而大量出血。

（二）软产道裂伤

胎儿过大、阴道手术助产、急产、软产道组织弹性差、软产道静脉曲张、外阴水肿，尤其会阴保护不当时，均可使会阴、阴道、子宫颈撕裂，甚至使阴道穹窿、子宫下段破裂而引起出血。

（三）胎盘因素

主要包括胎盘滞留、胎盘植入、胎盘部分残留。胎盘滞留指胎儿娩出 30 分钟后胎盘尚

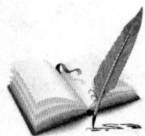

未娩出者，具体原因有胎盘剥离不全、胎盘嵌顿和膀胱充盈，使剥离后的胎盘滞留于宫腔；胎盘植入指胎盘绒毛穿入子宫壁肌层，根据侵入深度分为粘连性、植入性和穿透性胎盘植入；胎盘残留指部分胎盘小叶或副胎盘残留于宫腔，影响子宫收缩而出血。

（四）凝血功能障碍

为产后出血少见的原因。任何原发或继发的凝血功能异常，都可引起产后出血。

【诊断】

一、病史

素体气血不足史；或曾有慢性消耗性疾病、血液病史；或产时过度紧张，难产、急产、滞产等病史。

二、临床表现

（一）症状

产后出血症状的轻重取决于出血量的多少和出血的速度，以及产妇对失血的耐受性。出血量少、速度慢时，机体可代偿，全身症状不明显；若出血量多、速度快，机体不能代偿时即出现口渴、呵欠、眩晕、烦躁不安、胸闷气短、出冷汗、面色苍白等，继而会出现休克甚至死亡。不同原因所致出血的特点如下：

1. 子宫收缩乏力　多在分娩过程中有所表现，延续至胎儿娩出后。胎盘娩出前常无出血，或出血不多；当胎盘娩出后突然大量出血，或子宫收缩时出血量少，松弛时出血量多或持续少量出血；也可为阴道无出血或出血不多，在挤压或按摩宫底时，有大量血液及血凝块排出。

2. 软产道损伤　胎儿娩出后一段时间内，持续不断出血，量或多或少，色鲜红。

3. 胎盘因素　引起出血较多见的是胎盘滞留和残留。其出血呈持续性，可发生在胎盘娩出前或娩出后，出血量或多或少。

4. 凝血功能障碍　多发生在胎盘娩出后，表现为持续出血，量多不凝。常伴皮下瘀斑、手术创面出血等。

（二）体征

出血多而速度快时，产妇常呈贫血貌，甚者可出现休克。不同原因出血体征有一定的差异：

1. 子宫收缩乏力　腹部检查时宫体松软，轮廓不清，子宫底升高；阴道流出暗红色血液。

2. 软产道损伤　腹部检查时宫缩良好，宫体多硬；阴道检查可见宫颈、阴道、会阴等部位不同程度的裂伤。

3. 胎盘因素　腹部检查时宫体多软、收缩较差；胎盘滞留超时不下；检查胎盘、胎膜排出不完整。

4. 凝血功能障碍　腹部检查时宫缩较好，宫体多硬；检查胎盘排出完整；可见全身多部位出血、渗血及皮下瘀斑。

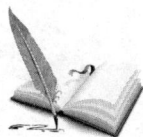

三、实验室及其他检查

血常规及凝血功能检查。

四、辨证要点

本病主要是根据阴道出血及全身伴随症状以辨其虚实。阴道出血量多，色鲜红，头晕目眩，心悸怔忡，气短懒言，面色苍白，重者昏不知人，眼闭口开，手撒肢冷，冷汗淋漓者，多属血虚气脱；阴道出血量多，夹有血块，小腹疼痛拒按，血块下后腹痛减轻，多属血瘀；阴道出血量多，色鲜红，持续不止，软产道有裂伤者，多属产伤。

【鉴别诊断】

鉴别项目	产后出血	急性子宫翻出	产后血循环衰竭
病史	胎儿娩出后24小时内	有牵拉脐带或用手在下腹部推子宫底史	多见于并发妊娠期高血压疾病产妇
产程	胎儿娩出后	第三产程	分娩结束后
阴道流血	大量阴道流血	有	临床表现与阴道出血量不符
腹痛	无	有	无
生命体征	失血性休克现象，如血压下降、冷汗淋漓、脉搏细弱	无异常	循环衰竭现象，如面色苍白、血压下降、脉搏细弱等，甚至意识丧失

【治疗】

一、治疗原则

本病属产后的急重症，根据"急则治其标，缓则治其本"的原则，采用中西医结合的方法，针对出血原因，迅速止血；补充血容量，纠正失血性休克；防止感染。

二、中医治疗

应以急救止血为先，或益气固冲，或回阳救逆，或行血逐瘀；要分清虚实；危重者宜中西医结合治疗。

证型	主证	兼证	治法	方药	加减
血虚气脱证	新产后，突然阴道大量出血，血色鲜红	头晕目眩，心悸怔忡，气短懒言，面色苍白，重者昏不知人，眼闭口开，手撒肢冷，冷汗淋漓。舌淡苔少，脉微欲绝或浮大而虚	益气固脱	独参汤（《十药神书》；人参	若面色苍白，冷汗淋漓，四肢厥逆者，急用参附汤回阳救逆；冲任失固，出血不止者加姜炭、荆芥炭固冲止血
血瘀证	新产后，突然阴道大量出血，夹有血块，小腹疼痛拒按，血块下后腹痛减轻	胸闷喘促，神昏口噤，不省人事，两手握固，牙关紧闭。舌淡暗，或有瘀斑，脉沉涩	行血逐瘀	夺命散（《妇人大全良方》）合佛手散（《普济本事方》）；没药、血竭末、当归、川芎	若面色苍白，神疲乏力者，加黄芪、党参益气固脱；血块多，腹痛剧者，加益母草、炒茜草化瘀止血；胸闷喘促甚者，加姜半夏、陈皮化痰除满

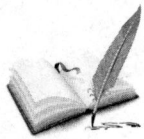

续表

证型	主证	兼证	治法	方药	加减
产伤证	新产后，软产道有裂伤，突然阴道大量出血，血色鲜红，持续不止	面色苍白，心悸征忡，气短懒言，头晕目眩，重者昏不知人，眼闭口开。舌淡，苔薄，脉细弱	益气摄血，生肌固冲	牡蛎散（《证治准绳》）；煅牡蛎、川芎、熟地黄、白茯苓、龙骨、续断、当归、炒艾叶、人参、五味子、地榆、甘草	

三、西医治疗

针对出血原因积极止血；同时输液、输血以补充血容量，面罩给氧以提高循环血液氧含量；血止后，应用抗生素预防感染。针对出血原因处理如下：

（一）子宫收缩乏力出血

1. 应用宫缩剂　缩宫素 10U 肌注或经腹直接注入子宫体肌层或宫颈注射，或 10U 加入 25% 葡萄糖注射液 20ml 静脉缓慢推注，或加入 0.9% 氯化钠注射液 500ml 内静脉滴注，根据子宫收缩情况，调节滴速。缩宫素效果不理想时，可加用前列腺素类、麦角新碱等加强子宫收缩。

2. 按摩子宫

（1）经腹壁按摩子宫　左手在耻骨联合上方将子宫上推，右手置于子宫底部，拇指在前，其余四指在后，先将子宫腔内积血挤出，然后均匀有节律地按摩子宫，直至宫缩恢复正常。

（2）腹部阴道双手压迫按摩子宫　一手带无菌手套握拳置于阴道前穹窿，顶住子宫前壁，另一手在腹壁按压子宫后壁，使子宫体前屈，两手相对紧压并均匀有节律的按摩子宫，直至宫缩恢复正常。

3. 子宫腔纱布填塞法　用手或卵圆钳将无菌纱布条送入子宫腔内，纱条必须从子宫底开始由内向外紧塞宫腔，使子宫腔不留空隙，24h 后取出。取出前静脉滴注缩宫素 10U，并给予抗生素预防感染。此法目前已少用，在无输血、无手术条件下可作为应急措施。

4. 手术治疗　上述止血措施无明显效果时，可在输血、抗休克同时，结扎双侧子宫动脉上行支止血；如子宫下段或子宫颈出血，结扎髂内动脉；如产妇生命体征平稳，可行髂内动脉或子宫动脉栓塞；如经上述方法仍不能有效止血，应行子宫次全切除或子宫全切除术，以挽救产妇生命。

（二）软产道裂伤出血

在确定裂伤部位后立即进行修补手术，按解剖层次逐层缝合裂伤。必要时做宫腔探查，排除子宫破裂；如有破裂，立即剖腹手术。

（三）胎盘因素出血

1. 导尿排空膀胱，使用缩宫素，加强子宫收缩止血。

2. 一手先按摩子宫，促使子宫收缩，轻压子宫底，另一手轻轻牵拉脐带协助胎盘娩出；若不成功，行人工剥离胎盘术。

3. 胎盘嵌顿在子宫狭窄环以上，可在乙醚麻醉下，松解子宫内口的痉挛收缩，并徒手

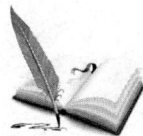

扩张宫口，取出胎盘。

4. 胎盘部分粘连，或已娩出的胎盘有缺损，可试行徒手剥离胎盘后取出。

5. 若为植入性或穿透性胎盘植入，切忌强行剥离，根据出血情况及胎盘剥离面积行保守治疗或子宫切除术。

（四）凝血功能障碍出血

先给予缩宫素减少出血；同时按疾病诊断，选择适宜的治疗药物：高凝状态用抗凝药物，纤溶状态用抗纤溶药物；输新鲜血以补充血容量及凝血因子，提高纤维蛋白原；若并发 DIC 应按 DIC 处理。

（五）出血性休克处理

估计出血量，判断休克程度；针对出血原因进行止血，同时建立静脉通道，补充血容量，吸氧，纠正酸中毒，应用升压药物和肾上腺皮质激素改善心、肾功能；应用广谱抗生素预防感染。

【预防与调护】

1. 加强产前保健

（1）有凝血功能障碍和相关疾病者，应积极治疗后再怀孕。

（2）做好计划生育工作，减少人工流产次数。

（3）积极治疗各种妊娠病与妊娠合并症，如妊娠期高血压疾病等。

（4）有产后出血危险的孕妇，应到有抢救条件的医院提早住院待产。

（5）已确诊为胎盘早期剥离或死胎者，应及早处理，防止凝血功能障碍。

2. 正确处理产程

（1）第一产程待产妇要保持良好的情绪，充足的休息和睡眠。

（2）第二产程要提高助产技术，避免软产道损伤；正确掌握会阴切开的适应证和时机；若子宫收缩乏力者，待胎肩娩出后，立即应用宫缩剂。

（3）第三产程胎盘娩出后应仔细检查胎盘及胎膜有无缺损，并继续留产房观察 2 小时；急产及阴道手术后，常规检查软产道。

（4）准确测量出血量，避免过低估计产后出血量。

【预后与转归】

本病若抢救及时，迅速止血，可挽救产妇的生命；若诊断不及时，延误抢救，可导致产妇死亡，或虽能挽回产妇生命，亦可致闭经等，影响患者的生活质量。

（陈林兴）

第二节　羊水栓塞

羊水栓塞（amniotic fluid embolism，AFE）是指分娩过程中羊水进入母体血液循环引起的肺动脉高压、过敏性休克、低氧血症、循环衰竭、弥散性血管内凝血（DIC）以及多器

扫码"学一学"

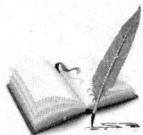

官功能衰竭等一系列病理生理变化的过程。其发病急、病情险恶、难以预测，死亡率达80%以上；也可发生在中期妊娠流产，但情况远较缓和，死亡少见。

羊水栓塞属于中医"产后三冲""产后血晕"的范畴，因"产后血晕"在"产后出血"中已详细介绍。因此，本节以西医内容为主，中医内容参照"产后出血"。

【病因病理】

一、病因

迄今为止还不十分清楚，可能与下列因素有关：

（一）血窦开放

子宫存在血管开放性情况，如宫颈裂伤、子宫破裂、剖宫产、前置胎盘、胎盘早剥等使羊水通过血管进入母体循环。

（二）羊膜腔内压力过高

宫缩过强或强直性收缩，包括缩宫素使用不当，使羊膜腔内压力过高，明显超过静脉压时，羊水可能被挤入破损的微血管而进入血循环。

（三）胎膜破裂

大部分羊水栓塞发生在胎膜破裂以后，羊水从子宫蜕膜或宫颈管破损的小血管进入母体循环中。

二、病理生理

羊水除含有毳毛、胎脂、角化上皮细胞及胎粪等内容物可直接形成栓子外，羊水本身为一强凝物质，能促使血液凝固而形成纤维蛋白栓，进入母体血循环后通过阻塞肺毛细血管，引起变态反应并导致凝血机制异常，发生一系列病理、生理改变。目前尚不十分清楚，可能的发病机制有：

（一）肺动脉高压

栓子阻塞肺毛细血管，同时由于反射性迷走神经兴奋引起肺毛细血管痉挛、冠状血管痉挛及支气管痉挛，结果流入左心血量及左心排出量突然减少，周围循环衰竭；肺动脉压突然升高引起急性肺水肿、急性肺心病及右心衰竭；肺内微血管换气与血流灌注失调导致缺氧血症，使全身各组织及重要器官如脑、肾严重缺氧，患者可以迅速死亡。

（二）过敏性休克

羊水有形物质成为致敏原作用于母体，引起 I 型变态反应导致的过敏性休克，多在羊水栓塞后立即出现血压骤降甚至消失；休克后可有心肺功能衰竭表现。

（三）弥漫性血管内凝血（DIC）

妊娠时母血呈高凝状态，羊水中含大量促凝物质，进入母血后易在血管内产生大量的微血栓，消耗大量的凝血因子及纤维蛋白原，发生 DIC。DIC 时，由于大量凝血物质消耗和纤溶系统激活，产妇血液系统由高凝状态迅速转变为纤溶亢进，血液不凝固，发生严重产

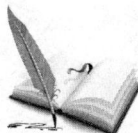

后出血及失血性休克。同时，DIC病理变化使全身多脏器受损。

（四）炎症损伤

羊水栓塞所致的炎性介质系统的突然激活，引起类似于全身炎症反应综合征。

【诊断】

一、病史

存在羊水栓塞的诱发因素，如宫颈裂伤、子宫裂伤、子宫破裂、剖宫产、前置胎盘、胎盘早剥及缩宫素使用不当等。

二、临床表现

大多发病突然，病情凶险，变化急骤。多发生于分娩过程中，尤其是胎儿娩出的短时间内。骤然出现的低氧血症、低血压（血压与失血量不相符）、凝血功能障碍为羊水栓塞三联征。典型羊水栓塞临床表现可分为以下三个时期：

（一）急性休克期

常先有烦躁不安、寒战、呕吐等前驱症状，继则突然出现呛咳，呼吸困难，胸痛，紫绀，抽搐，昏迷，血压下降，脉搏细数等征象。听诊时心率快，肺部出现湿性啰音。发病急骤者，惊呼一声或打一哈欠后即进入昏迷状态，甚至迅速死亡。

（二）出血期

一部分患者度过急性休克期后，出现子宫流血持续不止，血液不凝，全身皮肤、黏膜、胃肠道、泌尿道及手术伤口均有出血，即进入凝血功能障碍阶段，产妇可死于失血性休克。

（三）急性肾功能衰竭期

出现少尿、无尿和尿毒症征象。主要为循环功能衰竭引起的肾缺血及DIC前期形成的血栓堵塞肾内小血管，引起缺血、缺氧，导致肾脏器质性损害。

上述三个时期通常按顺序出现，有时也可不完全出现，或出现的症状不典型。

三、实验室及其他检查

根据上述临床表现，即可初步诊断并立即进行抢救。在抢救过程中，可进行必要的检查。

1. X线摄片 见双肺弥漫性点片状浸润阴影，沿肺门周围分布，轻度肺不张，右心扩大。

2. 心电图或心脏彩色多普勒超声检查 示右心房、右心室扩大，心肌劳损。

3. 血涂片 可查到羊水内容物。

4. 取上腔或下腔静脉血 沉淀后取上层物质做涂片、染色，镜检如见到鳞状上皮细胞、黏液、毳毛等为阳性结果，具有确诊价值。

5. 与DIC有关的实验室检查

6. 尸检证实 在肺小动脉或毛细血管内有羊水成分的栓塞。

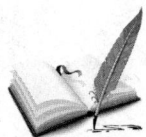

【鉴别诊断】

鉴别项目	病史	临床表现
羊水栓塞	存在羊水栓塞的诱发因素	烦躁不安、寒战、呕吐、呛咳、呼吸困难、胸痛、紫绀、抽搐、昏迷、血压下降、DIC 等
子痫	妊娠期高血压疾病	子痫前期基础上发生的不能用其他原因解释的抽搐
血栓性肺栓塞、空气栓塞、脂肪栓塞	无	突然发作烦躁不安，呼吸困难，紫绀，但均有剧烈胸背疼痛，心前区压抑感

【治疗】

一、治疗原则

应采取紧急措施，立即抢救。纠正呼吸循环功能衰竭，改善低氧血症、抗过敏、抗休克、防治 DIC 和急性肾功能衰竭等。

二、西医治疗

（一）纠正呼吸循环衰竭

1. 纠正呼吸困难　取半卧位，保持呼吸道通畅，面罩给氧或加压给氧，必要时气管切开，减轻肺水肿，改善心、脑、肾等重要脏器的缺氧。

2. 缓解肺动脉高压　推荐使用磷酸二酯酶 - 5 抑制剂、一氧化氮及内皮素受体拮抗剂等特异性舒张肺血管平滑肌的药物。也可考虑给予盐酸罂粟碱、阿托品、氨茶碱、酚妥拉明等药物。如有心衰可用西地兰 0.4mg 加入 10% 葡萄糖注射液 25ml 内静脉推注。

3. 抗过敏　使用大量肾上腺糖皮质激素，地塞米松 20～40mg，或氢化可的松 500～1000mg 静脉滴注。

4. 补充血容量　首选低分子右旋糖酐，24 小时输入量 500～1000ml。

（二）防治 DIC

可用抗纤溶药物和补充凝血因子。肝素治疗羊水栓塞 DIC 的争议很大，由于 DIC 早期高凝状态难以把握，使用肝素治疗弊大于利，因此不推荐肝素治疗。

（三）防治急性肾功能衰竭

积极治疗休克、疏通微循环，禁用血管收缩剂。休克纠正后，如出现少尿，用速尿、甘露醇静脉滴注；如尿量无增加，表示肾功能衰竭，按肾功能衰竭处理。

（四）预防感染

选用肾毒性小的广谱抗生素。

（五）产科处理

在改善母体呼吸循环功能、控制病情的同时做产科处理。若发生在第一产程，可以行剖宫产术结束分娩；于第二产程发病者，可行阴道助产结束分娩；对无法控制的子宫出血，可在抗休克同时切除子宫。

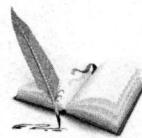

【预防与调护】

1. 注意诱发因素，如胎儿宫内窒息、过期妊娠在分娩时发现羊水浑浊。

2. 前置胎盘、胎盘早剥等实行人工破膜时要使羊水缓慢流出。

3. 使用缩宫素时应避免宫缩过强，实行人工破膜时应选择在宫缩间歇期。

【预后与转归】

本病发病急，病情重，一旦发生死亡率高，因此，重在预防。

（陈林兴）

第三节　子宫破裂

扫码"学一学"

　　妊娠晚期或分娩期，子宫体部或子宫下段发生破裂称为子宫破裂（rupture of uterus）。绝大多数发生于梗阻性分娩，偶见于妊娠晚期，是产科最严重的并发症之一。若未能及时诊治，可导致胎儿及产妇死亡，故应以预防为主。在我国，由于高度重视和不断加强妇女保健工作，大力推行计划生育，子宫破裂的发生率已明显降低；国外报道其发生率为 0.005% ~ 0.08%。本病在中医妇科学的医籍中未见明确记载。因此，本节以西医内容为主。

【病因病理】

一、病因

（一）自发性破裂

1. 先露部下降受阻　骨盆狭窄、头盆不称、胎位异常、胎儿异常、软产道阻塞（瘢痕、畸形或肿瘤导致）等，使胎先露下降受阻，常引起子宫收缩增强以克服阻力，使子宫下段变薄、变长超过最大限度，受阻的胎先露将子宫下段的最薄弱处撑破而发生子宫破裂。

2. 子宫收缩药物使用不当　在胎儿娩出前使用大量缩宫素或前列腺素栓剂等，使子宫骤然猛烈收缩，胎先露下降受阻，将子宫的薄弱处撑破而发生子宫破裂。

3. 瘢痕子宫　以往剖宫产、子宫肌瘤剔除术等留下的手术瘢痕，即使愈合良好，亦留下弱点；在妊娠晚期子宫伸展，尤其在分娩过程中，当子宫收缩使子宫腔内压力显著升高时，可引起瘢痕破裂。

4. 其他　多产妇肌纤维退行性变，子宫发育不良，子宫畸形等影响子宫肌纤维的伸展性，或多次宫腔操作局部肌层菲薄，引起子宫破裂。

（二）创伤性破裂

　　阴道助产手术过程中，子宫下段常变得相当菲薄，尤其是内倒转术时，或行产钳术、臀牵引术等手术不当直接损伤子宫而致子宫破裂；或毁胎术、穿颅术，可因器械、胎儿骨片损伤子宫导致破裂。

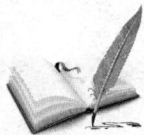

二、分类

根据原因分为自发性破裂和创伤性破裂；根据部位分为子宫体部破裂和子宫下段破裂；根据程度分为不完全性破裂（子宫肌层部分或全层破裂，但浆膜层完整）和完全性破裂（子宫三层全部破裂）。

【诊断】

一、病史

多产妇或经产妇，有剖宫产、子宫肌瘤剥除术等子宫手术史；妊娠晚期突然腹部剧痛，如撕裂状，而后迅速进入休克状态；子宫收缩频繁强烈而产程进展慢，胎先露不下降；或临产后不恰当使用缩宫剂等。

二、临床表现

（一）症状

1. 先兆破裂　常见于产程延长，先露部下降受阻的产妇；表现为烦躁不安，下腹剧痛难忍，呼叫不已，少量阴道流血，排尿困难及血尿。

2. 子宫破裂

（1）完全性子宫破裂　经过先兆破裂的表现，产妇突然感到子宫强烈收缩停止，疼痛缓解，但很快又感到全腹持续性疼痛（因血液、羊水、胎儿进入腹腔刺激腹膜），伴面色苍白，呼吸急促，脉搏细数，血压下降等休克征象，腹腔内出现内出血。

（2）不完全性子宫破裂　常无先兆破裂症状，仅在不全破裂处有明显压痛、腹痛等症状。

3. 并发症　子宫破裂导致大量内出血，引起产妇休克，甚至死亡；同时，胎儿亦死亡。

（二）体征

1. 先兆破裂　呼吸急促，脉搏加快；腹部检查时发现子宫上、下段之间出现病理性缩复环，局部环形凹陷，子宫外形呈葫芦状，并上升达脐平或脐以上，子宫压痛明显。同时，胎儿触不清，胎动活跃，胎心率加快或减慢或听不清；膀胱因受压出现尿潴留或血尿。

子宫病理缩复环形成、下腹部压痛、胎心率异常和血尿，是先兆子宫破裂的四大临床表现。

2. 子宫破裂

（1）完全性子宫破裂　全腹压痛和反跳痛，叩诊有移动性浊音；子宫缩小，腹壁上可清楚地摸到胎儿肢体，胎心胎动消失；阴道检查宫口回缩，胎先露上升。部分产妇可扪及宫颈及子宫下段裂口。

（2）不完全性子宫破裂　子宫轮廓清，破裂口处压痛明显；若破裂口累及两侧子宫血管可致急性大出血或形成阔韧带血肿，检查时子宫一侧触及逐渐增大、边界不清且有压痛的包块，多有胎心率异常。

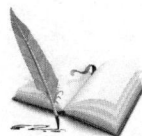

三、实验室及其他检查

B 型超声检查能协助确定破口部位及胎儿与子宫的关系。

【鉴别诊断】

鉴别项目	子宫破裂	胎盘早剥	难产并发腹腔感染
病史	多产妇、经产妇，剖宫产、子宫肌瘤手术史	妊娠期高血压疾病或外伤史	产程长，多次阴道检查史
症状	腹痛、阴道流血、血尿	腹痛、阴道流血	腹痛、发热
体征	病理性缩复环，脉搏加快、血压下降等内出血休克表现	脉搏加快，血压下降等内出血休克表现	体温升高
超声检查	可确定破口部位及胎儿与子宫位置	有胎盘后血肿	胎儿在宫腔内
子宫	缩小	呈板状强直	与正常孕周相符
胎体	触及	触不清	触及
胎心音	消失	消失	可正常
阴道检查	宫颈口回缩，胎先露上升，可触及宫颈及子宫下段裂口	宫颈口无回缩，经宫颈口可触及胎先露，宫颈无裂口	宫颈口无回缩，胎先露无上升

【治疗】

一、治疗原则

本病为产科严重并发症，若出现先兆子宫破裂症状时，应立即抑制宫缩，迅速行剖宫产术；若子宫破裂，则根据子宫破裂程度、破裂时间长短及有无感染等，在积极抢救休克的同时，采用子宫修补术或切除术。

二、西医治疗

1. 先兆子宫破裂

（1）立即抑制子宫收缩，肌注哌替啶 100mg，或静脉全身麻醉。

（2）吸氧、输液、配血，做好手术前准备，立即行剖宫产术，结束分娩。

2. 子宫破裂

（1）吸氧、输血、输液、纠正休克。

（2）静脉滴注广谱抗生素，以控制感染。

（3）无论胎儿是否存活，均应尽快手术治疗。手术方式根据患者一般情况、子宫破裂程度、破裂时间长短及有无感染而定。破裂时间短，裂口整齐，无明显感染，需保留生育能力者，可行破口修补术。破裂时间超过 6 小时，破裂口大，边缘不整齐，有感染可能发生者，应行子宫次全切除术；裂口延及子宫颈者，应行全子宫切除术。

【预防与调护】

1. 加强计划生育工作，避免多次人工流产。

2. 加强产前检查，建立完善的孕产妇保健手册，及早发现胎位、胎儿异常及骨盆狭窄。

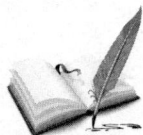

凡有子宫手术瘢痕史、剖宫史者，提前1～2周住院待产。

3. 密切观察产程，及时发现异常情况；出现先兆子宫破裂症状时，必须立即抑制宫缩，迅速行剖宫产术。

4. 严格掌握缩宫素应用指征及首次剖宫产指征，尽量采用子宫下段剖宫产术。

5. 严格遵守阴道助产手术指征、手术条件及操作常规。

【预后与转归】

子宫破裂一旦发生，处理困难，可危及孕产妇及胎儿生命。因此，重在预防，要认真进行产前检查，正确处理产程，提高产科质量。

（陈林兴）

扫码"练一练"

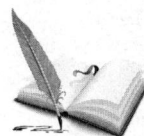

第二十三章　产后病与产褥异常

扫码"学一学"

第一节　产褥感染

产褥感染是指分娩及产褥期生殖道受病原体侵袭，引起的局部或全身感染，发病率约6%。产褥病率是指分娩24小时以后的10日内，每日测量体温4次，间隔时间4小时，有2次体温≥38℃。产褥病率常由产褥感染导致，但也可由生殖道以外感染，如急性乳腺炎、上呼吸道感染等原因引起。产褥感染是导致孕产妇死亡的四大原因之一。本病属中医"产后发热"感染邪毒型，该病传变迅速，归属中医温热病的范畴，因此中医产后发热的范围较产褥感染要广。

【病因病理】

一、中医病因病机

病机分型	病因病机	妇科病位与病机
感染邪毒	产时产创出血，元气耗损，血室正开，如接生不慎，或产褥不洁，或不禁房事，邪毒乘虚侵入	稽留于冲任、胞脉，正邪交争
热入营血	感染邪毒不解，火热炽盛，加之产后元气大伤，邪毒内陷，热入营血，与血搏结，损伤营阴	毒瘀聚胞，热灼营血
热陷心包	营分失治，热毒深陷，内闭心包，蒙蔽清窍	
毒瘀阻脉	热毒与湿邪瘀阻经脉肌肤，血行受阻	

二、西医病因病理

（一）病因

1. 感染诱因　产妇体质虚弱、营养不良、贫血、妊娠晚期性生活、胎膜早破、慢性疾病、产科手术操作、产程延长、产前产后出血过多等，因分娩降低或破坏了女性生殖道防御功能和自净作用，在机体免疫力与病原体毒力及数量之间平衡失调时导致感染发生。

2. 病原体种类　包括需氧菌、厌氧菌、支原体、衣原体、淋病奈瑟菌、假丝酵母菌等。

（1）需氧型链球菌　是外源性产褥感染的主要致病菌。β-溶血性链球菌致病性最强，能产生致热外毒素与溶组织酶，使病变迅速扩散导致严重感染。其特点为发热早、寒战、体温>38℃、心率快、腹胀、子宫复旧不良、子宫旁或附件区触痛，甚至并发败血症。

（2）厌氧革兰阳性球菌　当产道损伤、胎盘残留、局部组织坏死缺氧时，正常存在于阴道内的消化链球菌和消化球菌迅速繁殖，若与大肠杆菌混合感染，发出异常恶臭气味。

（3）大肠杆菌属　大肠埃希菌与其相关的革兰阴性杆菌、变形杆菌常寄生于阴道、会阴、尿道口周围，能产生内毒素，是菌血症和感染性休克最常见的病原菌。

（4）葡萄球菌　主要致病菌是金黄色葡萄球菌和表皮葡萄球菌。前者多为外源性感染，

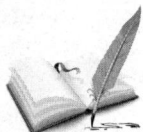

容易引起伤口严重感染，因能产生青霉素酶，易对青霉素耐药。后者存在于阴道菌群中，引起感染较轻。

（5）类杆菌属　为一组厌氧的革兰阴性杆菌，有加速血液凝固的特点，可引起感染邻近部位的血栓性静脉炎。

（6）厌氧芽孢梭菌　主要是产气荚膜梭菌，产生的外毒素可溶解蛋白质而产气及溶血。该菌引起感染，轻者为子宫内膜炎、腹膜炎、败血症，重者可引起溶血、黄疸、血红蛋白尿、急性肾衰竭、循环衰竭、气性坏疽而死亡。

（7）支原体　解脲支原体及人型支原体均可在女性生殖道内寄生，引起生殖道感染，其感染多无明显症状，临床表现轻微。

此外，衣原体、淋病奈瑟菌、病毒等均可导致产褥感染。

3. 感染途径

（1）外源性感染　通过医务人员消毒不严或被污染衣物、用具、各种手术器械及产妇临产前性生活等途径侵入机体。

（2）内源性感染　寄生于正常孕妇生殖道的病原体多数不致病，当抵抗力弱或细菌数量、毒力增加等感染诱因出现时，可转变为致病菌，导致产褥感染。

（二）病理

1. 急性外阴、阴道、宫颈炎　伤口呈炎性或化脓反应。

2. 急性子宫内膜炎、子宫肌炎　病原体由胎盘剥离面入侵，扩散蔓延至子宫蜕膜层及子宫肌层，甚则形成肌壁间脓肿。

3. 急性盆腔结缔组织炎、急性附件炎　病原体沿宫旁淋巴和血行达阔韧带、腹腔后组织，并累及输卵管、卵巢。局部充血、水肿，可发生盆腔脓肿。

4. 急性盆腔腹膜炎及弥漫性腹膜炎　炎症扩散至子宫浆膜，形成盆腔腹膜炎，继而发展为弥漫性腹膜炎。腹膜面分泌大量渗出液，纤维蛋白覆盖引起肠粘连，亦可在直肠子宫陷凹形成局限性脓肿。

5. 血栓静脉炎　胎盘附着面的血栓感染及产后盆腔内感染可引起盆腔内血栓静脉炎和下肢血栓静脉炎。

6. 脓毒血症及败血症　感染血栓脱落进入血循环可引起脓毒血症，随后可发生感染性休克和迁徙性肺脓肿、肾脓肿。若细菌大量进入血循环并繁殖可造成败血症。

【诊断】

一、临床表现

（一）症状

1. 发热　一般出现在产后 3~7 天，子宫内膜炎或子宫肌炎时，表现为高热、头痛、白细胞增高等；急性盆腔结缔组织炎时，可出现寒战、高热、腹胀、下腹痛，脓肿形成者则高热不退；弥漫性腹膜炎时，体温高达 40℃；盆腔内血栓性静脉炎表现为寒战、高热，可持续数周并反复发作；下肢血栓性静脉炎表现为弛张热。

2. 腹痛　当感染延及子宫、输卵管、盆腔结缔组织或盆腔腹膜时，均可出现不同程度

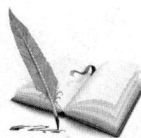

的腹痛，从下腹部开始，逐渐波及全腹。腹膜炎时，往往疼痛剧烈并伴有恶心呕吐。

3. 恶露异常 轻度子宫内膜炎时恶露多正常。重度子宫内膜炎及子宫肌炎患者恶露可明显增多，混浊，或呈脓性，有臭味。

4. 其他 下肢血栓静脉炎可见下肢持续性疼痛、肿胀，站立时加重，行走困难。如形成脓毒血症、败血症，则可出现持续高热、寒战、谵妄、昏迷、休克，甚至死亡。

（二）体征

1. 体格检查 体温升高，脉搏增快，下腹部可有压痛，炎症波及到腹膜时可出现腹肌紧张及反跳痛。下肢血栓静脉炎患者局部静脉压痛，或触及硬索状，下肢水肿，皮肤发白，习称"股白肿"。

2. 妇科检查 外阴感染时，会阴切口或裂伤处可见红肿，触痛，或切口化脓，裂开。阴道与宫颈感染时黏膜充血、溃疡，脓性分泌物增多。如为宫体或盆腔感染，双合诊检查子宫有明显触痛，大而软，宫旁组织明显触痛，增厚或触及包块，有脓肿形成时，肿块可有波动感。

二、实验室及其他检查

（一）辅助检查

B 超、彩色超声多普勒、CT、磁共振成像等检测手段监测子宫的大小及复旧情况，了解宫腔内有无残留物，对感染形成的炎性包块、脓肿做出定位及定性诊断。检测血清 C-反应蛋白 >8mg/L，有助于早期诊断感染。

（二）确定病原体

通过宫腔分泌物、脓肿穿刺物、后穹窿穿刺物做细菌培养和药物敏感试验，必要时做血培养和厌氧菌培养，可以作为快速确定病原体的方法。

三、辨证要点

应根据发热、恶露、腹痛等症状特点及伴随症状、舌脉辨其虚实。若高热寒战，伴小腹疼痛拒按，恶露有臭气，为感染邪毒；高热神昏，惊厥，为热陷心包。

【鉴别诊断】

症状	产褥感染	产褥中暑	产后菌痢	产褥期上呼吸道感染	乳腺炎	产褥期泌尿系感染
恶露	轻者正常，重者恶臭	正常	正常	正常	正常	正常
腹痛	轻者无腹痛，重者腹痛剧烈	正常	可有	正常	正常	正常
乳房	正常	正常	正常	正常	乳房红肿热痛	正常
上呼吸道	正常	正常	正常	咽部充血、扁桃体红肿化脓	正常	正常
小便	正常	正常	正常	正常	正常	尿频、尿急、尿痛

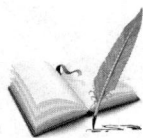

续表

症状	产褥感染	产褥中暑	产后菌痢	产褥期上呼吸道感染	乳腺炎	产褥期泌尿系感染
大便	正常	正常	腹泻、里急后重、脓血便	正常	正常	正常
实验室检查	血常规白细胞及中性粒细胞↑	红细胞压积↑，血红蛋白、白细胞↑	大便常规镜下可见红细胞、白细胞或脓细胞	血白细胞及中性粒细胞↑	血白细胞及中性粒细胞↑	小便常规镜下可见红细胞、白细胞

【治疗】

一、治疗原则

产褥感染是产科危重症，治疗不当或延误治疗可导致脓毒血症、败血症、休克，甚至危及生命。应以中西医结合方法积极进行治疗。在采用静脉给予恰当、合理的抗生素控制感染的同时，配合中药治疗。如有局部较大脓肿形成时，应考虑后穹窿切开引流或剖腹探查去除原发感染灶。

二、西医治疗

（一）抗生素的应用

一旦确诊，原则上应给予广谱、足量、有效抗生素，开始可根据临床表现及临床经验选用广谱抗生素，待细菌培养和药敏试验结果出来再作调整。中毒症状严重者，短期加用肾上腺皮质激素，提高机体应激能力。

（二）清除胎盘、胎膜残留

有效抗感染同时，可行宫内感染组织钳夹术，在感染彻底控制前应避免清宫，以防引起感染扩散。

（三）手术治疗

会阴部感染应及时拆除伤口缝线以利引流通畅；会阴及腹部伤口感染，应切开引流；对外阴、阴道的脓肿可切开排脓引流；盆腔脓肿者，可经腹及后穹窿切开引流。

（四）抗凝治疗

血栓静脉炎，在大量应用抗生素同时，可加用肝素钠治疗，还可口服双香豆素、阿司匹林等其他抗凝药物。

三、中医治疗

证型	感染邪毒证	热入营血证	热陷心包证	毒瘀阻络证※
主证	产后高热寒战，小腹疼痛拒按，恶露量多或少，色紫暗如败酱，气臭秽，烦躁，口渴引饮，尿少色黄，大便燥结；舌红，苔黄而干，脉数有力	产后高热持续不降，心烦汗出，皮肤斑疹隐隐；恶露或多或少，色暗臭秽；小腹疼痛拒按，大便秘结，小便黄少，舌质红绛，苔黄燥，脉细弦数	高热持续不退，神昏谵语，甚则昏迷，面色苍白，四肢厥冷；恶露或多或少，色紫红臭秽；小腹疼痛，舌质紫绛，脉细微而数	产后1~2周寒战、高热反复发作，下肢肿胀发硬、皮肤发白，小腿腓肠肌与足底疼痛、压痛，甚者痛不可着地，舌质暗，脉弦

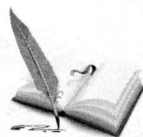

续表

证型	感染邪毒证	热入营血证	热陷心包证	毒瘀阻络证※
治法	清热解毒，凉血化瘀	解毒清营，凉血救阴	凉血托毒，回阳救逆	清热解毒，活血化瘀，祛湿通络
主方	五味消毒饮（《医宗金鉴》）合失笑散（《太平惠民和剂局方》）加丹皮、赤芍、鱼腥草、益母草。如气津两伤合白虎加人参汤（《伤寒论》）	清营汤（《温病条辨》）加败酱草、紫花地丁、益母草	清营汤（《温病条辨》）送服安宫牛黄丸（《温病条辨》）或紫雪丹（《温病条辨》）	抵当汤（《金匮要略》）合四妙勇安汤（《验方新编》）加黄柏、牛膝
组成	蒲公英、金银花、野菊花、紫花地丁、天葵子、蒲黄、五灵脂；人参、石膏、知母、粳米	水牛角、玄参、生地黄、麦冬、金银花、连翘、竹叶心、黄连、丹参	水牛角、玄参、生地黄、麦冬、金银花、连翘、竹叶心、黄连、丹参；牛黄、郁金、水牛角、黄连、黄芩、栀子、朱砂、雄黄、冰片、麝香、珍珠、金箔衣；寒水石、石膏、磁石、滑石、羚羊角、水牛角、沉香、玄参、青木香、升麻、丁香、硝石、麝香、甘草、朴硝、朱砂	水蛭、虻虫、桃仁、大黄；金银花、玄参、当归、甘草

※毒瘀阻络型为盆腔血栓性静脉炎，是产褥感染的严重并发症，中医可按"脉痹"论治。

【预防与调护】

注意孕期保健，保持外阴清洁，妊娠晚期避免盆浴及性交，加强营养，增强体质。预防胎膜早破、滞产、产道损伤与产后出血。产时严格无菌操作，减少不必要的阴道检查和手术操作。产后严密观察，对可能发生产褥感染者，可预防性应用抗生素。

【预后与转归】

一般轻证经积极治疗可痊愈。如病情严重或未及时治疗抢救，可发展为脓毒血症、败血症、中毒性休克，甚至危及生命。

（朱鸿秋）

第二节　产褥发热

产褥期内恶寒发热，或突然高热，或持续性低热不退，或伴有其他症状者，称为"产褥发热"。

若产后1~2天内，由于阴血骤虚，虚阳浮越，营卫不和，常有轻微的发热，不兼有其他症状，短期内能自行退热者，属生理性发热；产后3~5天内，泌乳期间乳络将通未通而有低热者，俗称"蒸乳"，短期内会自然消失，亦不属病理范围。

早在东汉《金匮要略》就有记载："产后风续之数十日不解，头微痛，恶寒，时时有热，心下闷，干呕、汗出虽久，阳旦证续在耳，可与阳旦汤；产后中风，发热，面正赤，喘而头痛，竹叶汤主之"。隋代《诸病源候论》"产后病诸候"列有"产后虚热候"及"产

扫码"学一学"

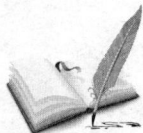

后寒热候"论述病因及证候。唐代《千金翼方》载有五首方剂治疗产后烦热。宋代《陈素庵妇科补解》"产后众疾门"有多篇产后发热专论，对病因病机的论述较为全面，但辨证论治略欠不足。以后历代医家对本病的病因病机及辨证论治内容不断充实，均有各自独到的经验。

因产褥感染属产褥期急重症，本教材已单独介绍，本节以中医内容为主，重点介绍外感发热、产褥中暑和内伤发热。

【病因病机】

证型	病因病机	妇科病机与病位
外感风寒	产妇摄生不慎，风寒之邪侵袭肌表，正邪交争，营卫不和	产后多虚多瘀，风寒袭表，邪盛正虚而发热轻、恶寒重
外感风热	产妇摄生不慎，风热之邪侵袭肺卫，正邪交争，营卫不和	产后多虚多瘀，风热袭表，邪盛正虚而发热重，恶寒轻
外感暑热	产时正值炎夏酷暑季节，暑热之邪入侵，直接损伤气分，正邪交争	产后多虚多瘀，暑热入侵，邪盛正虚而高热、神昏
气血两虚	产后亡血伤津，元气虚弱，阴血骤虚，阳无所附，浮散于外	产后阴血骤虚，阳无所附，浮散于外而低热不退
瘀血阻滞	产后恶露排出不畅，瘀血停滞胞宫，气机受阻，气血郁遏，营卫不调	产后恶露停滞胞宫，气机受阻，气血郁遏而持续低热

【诊断】

一、临床表现

1. 病史　素体虚弱，或素有贫血、营养不良等病史，或产时失血过多，产后恶露排出不畅，或摄生不慎感受六淫外邪。

2. 症状和体征　以产褥期发热为主症，尤以新产后为多见。或突然高热不减，或持续低热不退，体温超过38℃。可伴见恶寒、头痛、食欲减退、小腹疼痛、恶露异常及全身不适。妇科检查局部无明显红肿、化脓及伤口裂开；子宫软或轻压痛；双侧附件无明显增厚、触痛或肿块形成。

二、实验室及其他检查

1. 血常规检查　白细胞总数及中性粒细胞比例升高，或淋巴细胞比例升高；或红细胞总数及血红蛋白降低。检测血清C-反应蛋白升高，有助于早期诊断产褥感染。

2. B超检查　了解产后子宫恢复情况，宫内有无妊娠组织残留等。

三、辨证要点

本病以发热为主症，常伴有恶露异常及腹痛，辨证应根据发热特点，参考恶露的量、色、质、味及腹痛性质，结合兼症、舌脉辨其虚实寒热。若发热恶寒，头痛身痛，鼻塞流涕，为外感风寒或风热引起的发热；若发病急，身热多汗，突然头晕胸闷，甚至昏迷不省人事，为外受暑邪发热；若产后失血过多，低热不退，恶露量多或少，色淡质稀，为气血

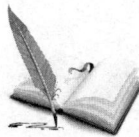

两虚发热；若寒热时作，或低热不退，恶露不畅，色紫暗有块，小腹疼痛拒按，为瘀血阻滞发热。

【鉴别诊断】

病症	病因与病位	临床特征	实验室检查
产褥发热	六淫邪气袭表或犯肺卫，或气血两虚、瘀血阻滞而营卫不和	发热恶寒，头痛身痛，鼻塞流涕；或身热多汗，头晕胸闷；或低热不退，恶露色淡或紫暗有块	血白细胞及中性细胞升高，或淋巴细胞升高；或红细胞血红蛋白降低
产褥感染	生殖道局部或全身感染，脓毒血症及败血症	寒战、高热、腹痛，感染性休克；查体腹部压痛或反跳痛；恶露秽浊有如败酱	血白细胞、中性粒细胞明显增多；血清C-反应蛋白>8mg/L
产后淋证	泌尿系统感染	发热，尿频、尿急、尿痛，或伴小腹疼痛	尿检可见红细胞、白细胞
产后乳痈	急性乳腺炎	发热，乳房胀痛、乳房局部红肿、灼热，甚至破溃化脓	血白细胞、中性粒细胞明显增多
产后痢疾	产后菌痢	发热、大便次数增多，脓血样大便，里急后重，或有腹痛，肛门灼热	大便化验可见红细胞、白细胞或脓细胞

【治疗】

证型	证候	治法	主方	组成	加减
外感风寒证	产后恶寒重，发热轻，头痛身痛，项背强痛，无汗，鼻塞流涕，咳嗽，咯痰清稀；舌苔薄白，脉浮紧	益气和营，解表散寒	人参败毒散（《小儿药证直诀》）去独活，加荆芥	人参、羌活、独活、柴胡、前胡、桔梗、茯苓、川芎、枳壳、薄荷、生姜、甘草	若证见往来寒热，口苦咽干，纳呆作呕，胸胁痞满，舌苔白润，脉细弦，为邪在半表半里，宜和解表里，调和营卫。用小柴胡汤合桂枝汤（《伤寒论》）
外感风热证	发热汗出，微恶风寒，头痛，口干咽痛；舌尖红，苔薄白，脉浮数	辛凉解表，疏风清热	银翘散（《温病条辨》）	银花、连翘、竹叶、荆芥穗、牛蒡子、薄荷、桔梗、淡豆豉、甘草、芦根	若头额昏痛，加川芎、白芷、蔓荆子疏风活血止痛；咽干痛加射干、玄参解毒利咽
外感暑热证	产时正值长夏酷暑，身热多汗，心烦口渴，头昏重胀痛，体倦少气，尿黄少，舌红少津，脉虚细数	清暑益气，养阴生津	清暑益气汤（《温热经纬》）+针灸穴位	西洋参、石斛、麦冬、黄连、竹叶、荷梗、知母、甘草、粳米、西瓜翠衣；针刺人中、合谷、涌泉，配内关、少商；灸百会、关元、神阙	若身热汗出不爽，头昏重倦怠，胸闷欲呕，舌红，苔黄腻，脉濡数，为暑热夹湿证，治宜清暑祛湿，和中解表，方用新加香薷饮（《温病条辨》）。香薷、扁豆花、金银花、厚朴、连翘。若症见壮热口渴，背微恶寒，心烦面赤，汗多气粗，头晕痛，脉洪大而芤，甚则出现神昏、斑疹，为暑热伤气、邪陷心营之证，应清热开窍，镇静安神，立即采用以下方法救急：清开灵注射液20~30ml，稀释于10%葡萄糖液500ml或生理盐水500ml内，静脉滴注；或肌内注射，每次2~4ml，每日2次。密切观察有无不良反应，必要时中西医结合治疗，以免贻误病情
气血两虚证	产时产程延长或失血较多，产后低热不退，动则汗出，头晕眼花，心悸失眠，恶露量多或少，色淡质稀，小腹绵绵作痛，喜按；舌淡红，脉细无力	补血益气，甘温除热	补中益气汤（《脾胃论》）	生地、白芍、麦冬、熟地、知母、地骨皮、甘草	若症见午后潮热，两颧发红，口渴欲饮，便干溲黄，舌质红少津，脉细数，为血虚阴亏，治宜养血滋阴清热，方用加减一阴煎（《景岳全书》）加银柴胡、牡丹皮

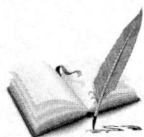

续表

证型	证候	治法	主方	组成	加减
瘀血阻滞证	产后寒热时作，恶露不畅量少，色紫暗有血块，小腹疼痛拒按，块下痛减，口干不欲饮；舌紫暗或有瘀点，脉弦细或细涩	活血化瘀，和解退热	加参生化汤（《傅青主女科》）加牡丹皮、益母草、柴胡、黄芩	人参、当归、川芎、桃仁、炮姜、甘草	

【预后与转归】

产后发热之预后，由于病因不同而各异。若属血虚、血瘀、一般外感发热者，病情较缓，经积极正确治疗可获痊愈。产褥中暑发热严重者属急重症，经及时抢救和合理治疗，一般预后良好；若失治、误治，病情传变，以致暑伤气津、热入营血，逆传心包，可因热深厥深而留下多器官功能损害，甚至危及生命，预后不良。

（吴克明）

第三节　晚期产后出血

扫码"学一学"

分娩24小时后，在产褥期内发生子宫大量出血，称为晚期产后出血（late puerperal hemorrhage）。本病多发生在产后1~2周内，也有在产褥末期，如产后2月余发病者。其主要表现为持续性或间断性少量或中量阴道流血，也可为急骤子宫大量出血，出血多时可导致贫血、休克，甚至危及生命。根据晚期产后出血的血势及病程，若出血量多势急属于中医"产后血晕""产后血崩"范畴，属产科危急重症；若出血持续不断，淋漓十余日未净者，则属中医"恶露不绝"的范畴。

【病因病理】

一、中医病因病机

证型	病因病机	妇科病位与病机
气虚	素体脾虚，复因分娩失血耗气；或产后操劳过早，劳倦伤脾，气虚下陷	冲任不固，不能摄血
血热	素体阴虚，复因产时伤血，阴血更亏，阴虚生内热；或产后过食辛热温燥之品；或因情志不畅，五志化火	热扰冲任，迫血妄行
血瘀	产后血室开放，寒邪乘虚而入致寒凝血瘀；或情志不舒，气滞血瘀；或胞衣残留	瘀阻冲任，血不归经

二、西医病因病理

（一）胎盘、胎膜残留

为阴道分娩晚期产后出血最常见的原因，多发生在产后10日左右，黏附在宫腔内的残留胎盘组织发生变性、坏死、机化，当坏死组织脱落时，暴露基底部血管，引起出血。

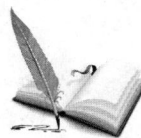

（二）蜕膜残留

因蜕膜剥离不全残留，影响子宫复旧，继发内膜炎症引起出血。

（三）子宫胎盘附着面复旧不全或感染

正常情况下胎盘娩出后其附着面血管即有血栓形成，继而血栓机化，出现玻璃样变，血管上皮增厚，管腔变窄堵塞。若胎盘附着面感染、复旧不全可引起血栓脱落，血窦重新开放导致出血。

（四）剖宫产术后子宫伤口裂开

多见于子宫下段剖宫产横切口两侧端。原因多为切口感染、切口位置选择不当、缝合技术不当、患者体质因素等。

（五）其他

产后子宫滋养细胞肿瘤、子宫黏膜下肌瘤、子宫颈癌等均可引起晚期产后出血。

【诊断】

一、临床表现

（一）症状

1. 阴道出血 胎盘组织残留及蜕膜残留引起的出血多发生在产后 10 天左右，出血量大，突然发生；子宫胎盘附着面感染或复旧不全引起的出血多发生在产后 2 周，出血量一般较少；子宫切口裂开的阴道出血常发生于术后 2 ~ 3 周，常是子宫突然大量出血，可导致失血性休克。

2. 腹痛及发热 反复出血并发感染者，可出现发热及下腹痛，伴发恶露恶臭。

（二）体征

1. 一般情况 继发性贫血，大量出血者可出现血压下降、冷汗淋漓、脉搏细弱不清，甚至意识丧失等失血性休克征象。

2. 盆腔检查 子宫口松弛，有时可触及残留组织和血块，双合诊可扪及子宫增大、变软，伴有感染者子宫有明显压痛。

二、实验室及其他检查

1. 血常规及凝血功能 了解贫血和感染情况，除外凝血机制障碍。

2. 超声检查 了解子宫复旧情况、宫腔内有无残留物及子宫切口愈合情况，是否合并黏膜下子宫肌瘤。

3. 血 hCG 测定 有助于诊断胎盘残留及产后滋养细胞肿瘤。

4. 病理检查 宫腔刮出物或切除子宫标本应送病理检查。

5. 病原体和药敏试验 适用于合并感染者，宫腔分泌物培养，发热时行血培养，有助于寻找病原菌，选择抗菌素。

三、辨证要点

临证根据恶露的量、色、质、气味的变化，结合体质、全身症状及舌脉辨其寒、热、

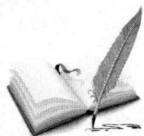

虚、实。如量多、色淡红、质稀、无臭气者，为气虚；色红或深红、质黏稠或臭秽者，为血热；色紫暗、有血块、小腹痛者，多为血瘀。

【鉴别诊断】

本病当与产褥期损伤性出血鉴别。产褥期损伤性出血因产后阴道黏膜菲薄，若产褥期性交或外伤，易导致阴道后穹窿裂伤而出血。

【治疗】

一、治疗原则

晚期产后出血属产科危急重症，治疗应急救为先，出血量多势急时，应采用宫缩剂及抗生素，并积极纠正贫血，补充血容量，同时查明病因。对于疑有胎盘、胎膜、蜕膜残留者，必要时行清宫术；子宫切口裂开者，应立即手术抢救治疗。中医配以独参汤、生脉散、参附汤固冲止血、益气养阴、回阳救逆。血势得到控制后，采取中西结合疗法，除继续促宫缩、抗感染之外，中医应辨证施治，虚者补之，热者清之，瘀者化之。

二、西医治疗

针对病因进行处理。

1. 少量或中等量阴道流血 应给予广谱抗生素、子宫收缩剂及支持疗法。

2. 疑有胎盘、胎膜、蜕膜残留或胎盘附着部位复旧不全 在输液、备血及准备手术的条件下刮宫，刮出物送病理检查，以明确诊断，术后继续给予抗生素及宫缩剂。

3. 疑剖宫产子宫切口裂开 应住院治疗，给予广谱抗生素及支持疗法，动态观察病情变化；若阴道流血较多，可行剖腹探查。若切口周围组织坏死范围小、炎症反应轻微，可行清创缝合及髂内动脉、子宫动脉结扎止血或行髂内动脉栓塞术。若组织坏死范围大，可行子宫次全切术或子宫全切除术。

4. 肿瘤引起的阴道出血 应按肿瘤性质、部位作相应处理。

三、中医治疗

针对本病基本病机，以调理气血、固摄冲任为主，注意产后特点，补虚不留瘀，祛邪不伤正，使气血调和，冲任功能正常。

证型	气虚证	血瘀证	血热证
主证	产后血性恶露量多或淋漓不净，血淡红，质稀薄，无臭气；精神倦怠，四肢无力，气短懒言，小腹空坠，面色㿠白；舌淡，苔薄白，脉细弱	产后血性恶露不止，量时多时少，或大量出血，色紫暗有块；小腹疼痛拒按，块下痛减；舌紫暗或舌边尖有瘀点瘀斑，苔白，脉弦涩或沉涩	产后血性恶露过期不止，量较多，色深红或鲜红，质黏稠，气臭秽；面色潮红，口干喜饮，小便黄，大便干；舌红，苔少，脉细数
治法	补中益气，固冲摄血	活血化瘀，调冲止血	清热凉血，安冲止血
主方	补中益气汤（《脾胃论》）加补骨脂、乌贼骨	生化汤（《傅青主女科》）合失笑散（《太平惠民和剂局方》）加益母草	保阴煎（《傅青主女科》）加益母草、炒地榆、炒贯众

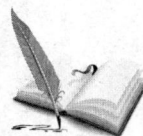

续表

证型	气虚证	血瘀证	血热证
组成	人参、黄芪、白术、甘草、陈皮、当归、升麻、柴胡	川芎、炮姜、桃仁、当归、炙甘草；炒蒲黄、五灵脂	生地黄、熟地黄、白芍、山药、续断、黄芩、黄柏、甘草
加减	若出血量多，去当归，加焦艾叶、炒贯众、阿胶止血；如恶露夹血块，伴腹痛，属气虚夹瘀，加益母草、炒蒲黄、三七活血化瘀止血	若小腹有空坠感，加党参、黄芪；若瘀血久留，蕴积化热，症见发热、口苦、咽干、恶露臭秽，加丹皮、红藤、败酱草、蒲公英、茜草清热化瘀止血	若症见心悸、气短、汗出口渴，证属气阴两虚，加黄芪、太子参益气止血
推荐中成药	补中益气丸 3g~6g，2 次/日	益母膏 10ml/次，3 次/日；新生化冲剂 10g/次，2 次/日；云南白药胶囊 0.5g/次，3~4 次/日	宫血宁胶囊 0.13g~0.26g/次，3 次/日
备注	–	因本型患者有可能为胎盘、胎膜或蜕膜残留，如出血量多，B 超检查确诊，应当尽早刮宫	因本型患者有可能合并感染，临证应注意根据分泌物培养加药敏试验结果配合广谱抗生素的应用

【预防与调护】

1. 正确处理第三产程，产后应仔细检查胎盘、胎膜，若有缺损，应行宫腔探查及时取出。

2. 剖宫产时合理选择切口，避免子宫下段横切口两侧角部撕裂及合理缝合，术后应用抗生素预防感染。

3. 产后注意休息及产褥卫生，避免感受风寒，增加营养，不宜过食辛燥之品，提倡做产后保健操。

4. 大力提倡母乳喂养，母婴同室，早期哺乳，促进宫缩以减少出血。

【预后与转归】

本病若能及时治疗，大多可愈。反之，出血日久可导致贫血，如有胎盘胎膜残留，可继发感染，严重者可因出血过多发生休克，应积极抢救。

（朱鸿秋）

第四节　产后二便异常

产后二便异常包括产后排尿异常和产后大便难。产后排尿异常主要为产后小便不通及小便频数与失禁，是产后常见并发症，以前者为多见。

产后小便不通

新产后产妇排尿困难，小便点滴而下，甚至闭塞不通，小腹胀急疼痛者，称"产后小便不通"，又称"产后癃闭"。多发生于产后 3 日内，亦可发生于产褥期中，以初产妇、滞产及手术产后多见。

扫码"学一学"

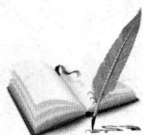

【病因病理】

一、中医病因病机

证型	病因病机	妇科病位与病机
气虚	素体虚弱，肺气不足，复因产时耗气伤血；或新产后忧思劳累过度，肺脾之气益虚	上虚不能制下，膀胱气化无力致小便不通
肾虚	素体肾虚气化不及，产时失血耗气致肾虚	膀胱气化失司而致溺不得出
血瘀	产程过长，滞产逼胯，膀胱受压过久，气血运行不畅	瘀血阻滞，膀胱气化不利，溺不得出

二、西医病因病理

1. 排尿反射功能失调　产程过长，胎先露持续长时间压迫膀胱，使黏膜充血水肿，严重的可累及膀胱底部三角区，使膀胱排尿反射功能失调。

2. 膀胱紧张度及感受性降低　产前膀胱过度充盈，未及时处理，进一步使膀胱进展及感受性降低甚至神经麻痹，从而使膀胱排尿反射功能消失。

3. 疼痛刺激　由于外阴伤口和尿道周围组织损伤，使尿道括约肌发生痉挛，精神紧张而不敢用力排尿。

4. 精神和心理因素　不习惯在床上排尿，或产后疲乏，情绪不佳，不愿活动等。

5. 产时使用各种麻醉药均可加重产后排尿困难

【诊断】

1. 症状与体征　常有产程过长及手术产病史。产后 6~8 小时或产褥期间，小便点滴而下或闭塞不通，小腹胀急疼痛。检查见下腹部膨隆，膀胱充盈而有触痛。

2. 实验室检查　尿常规多无异常。

3. 辨证要点　本病辨证重在全身症状及舌、脉以辨虚实。若产后小便不通兼见倦怠乏力、气短懒言，为气虚；若兼见头晕耳鸣、腰膝酸软，为肾虚；若有产伤史，尿色略混浊带血丝，为血瘀。

【鉴别诊断】

症状	产后小便不通、产后小便频数及失禁	产后小便淋痛
尿频、尿急、尿痛	无	有
恶寒发热	无	有
尿常规	正常	可见红细胞、白细胞

【治疗】

一、治疗原则

本病应以预防为先，一旦发生后可先采取一般处理方法诱导小便，辅之中药治疗，如经过上述治疗仍不能自解小便者，可进行西医处理方法，但后期仍需要中药治疗调理善后

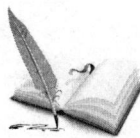

恢复膀胱气化功能。

二、一般治疗

（一）注意排尿

注意避免产时膀胱积尿或过度膨胀以及产程过长，产后 4 小时应及早鼓励产妇起床排尿，鼓励多饮水，引起尿意以利刺激排尿。卧床不能小便者，可嘱产妇起床排尿，排尿时尽量回避他人，减少精神紧张及心理压力。

（二）诱导法

用温开水冲洗外阴及尿道口，听流水声，以诱导排尿；或用热水熏蒸外阴，促使尿道括约肌放松引起排尿反射；置热水袋于下腹膀胱处，并用手指按摩、挤压，刺激和诱导膀胱收缩，促进排尿。

三、中医治疗

本病治疗以"通利小便"为总则，通利之法因虚实而不同，虚者当补气温阳以化之，实者宜疏利决渎以通之。但应考虑产后体质，不可滥用通利之品。

证型	气虚证	肾虚证	血瘀证
主证	产后小便不通，小腹胀急疼痛；倦怠乏力，气短懒言，面色无华；舌淡，苔薄白，脉缓弱	产后小便不通，小腹胀急疼痛；坐卧不宁，腰膝酸软，面色晦暗；舌淡，苔薄润，脉沉细无力	产时损伤膀胱，产后小便不通，尿色略混浊带血丝；小腹胀满刺痛，乍寒乍热；舌暗，苔薄白，脉沉涩
治法	益气生津，宣肺利水	补肾温阳，化气利水	活血化瘀，行气利水
主方	补气通脬饮（《女科辑要》）加桔梗、茯苓、党参	济生肾气丸（《济生方》）	加味四物汤（《医宗金鉴》）
组成	黄芪、麦冬、通草	炮附子、茯苓、泽泻、山茱萸、炒山药、车前子、牡丹皮、官桂、川牛膝、熟地黄	熟地、白芍、当归、川芎、蒲黄、瞿麦、桃仁、牛膝、滑石、甘草梢、木香、木通
推荐中成药	补中益气丸3g~6g，2次/日	济生肾气丸3g~6g，2次/日。金匮肾气丸3g~6g，2次/日	—

四、其他疗法

1. 针刺疗法 取关元、百会、膀胱俞、三阴交，针刺平补平泻；寒证用艾灸。

2. 热敷法 葱盐炒热，敷贴关元、气海；或用温水冲洗阴户，刺激排尿。

3. 掌揉小腹 掌根附着于腹部膀胱充盈处上方，用力斜向内下方，环转摩揉 5 分钟。

4. 艾灸 用盐填脐中，葱白十余根去粗皮，扎作一束，约切一指厚，置于脐上，用艾灸至患者感热气入腹内，小便可通。

五、西医治疗

1. 药物治疗 可用新斯的明 0.5~1mg 肌注，15 分钟后观察效果。必要时用抗生素预防感染。

2. 导尿术 尿潴留过久导致膀胱过度充盈，其他治疗均无效时，可用此法在无菌操作下留置导尿管。

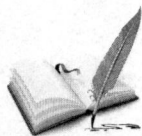

【预防与调护】

消除产妇紧张心理，加强第一产程护理，帮助进食进水，督促排尿，避免尿潴留。鼓励产妇产后多饮水，提醒和帮助产妇顺利地排出第一次小便。

【预后与转归】

该病经治疗后，大多可以治愈。药物、手法处理无效者，应尽快采取措施，以免膀胱破裂；若拖延日久，使膀胱肌肉失去收缩能力而难以恢复正常。

产后小便频数与失禁

产后排尿部分或完全失去控制，不能自主排出者为"产后小便频数与失禁"。

【病因病理】

一、中医病因病机

证型	病因病机	妇科病位与病机
气虚	素体虚弱，肺气不足，加之产时耗气伤血；或因产程过长，气随血脱，致肺气更虚	不能制约水道，膀胱失固而致小便频数或失禁
肾虚	素体先天不足，肾气亏虚，因产时损伤气血，使肾气更虚	肾虚开合不利，不能制约膀胱而致小便频数或失禁
产伤	产程过长，胎儿久压膀胱，致使被压部位气血亏少而失于濡养，继而成瘘；或因手术不慎损伤膀胱而成瘘	膀胱失约而小便失禁

二、西医病因病理

（1）分娩时胎先露通过产道，使盆底韧带及肌肉产生过度伸张，尤其是产钳助产，臀位牵引，胎头吸引器等直接损伤盆底软组织，使盆底支持组织松弛。

（2）产后持续性咳嗽，大便困难，或体力不佳，腹压增加，使膀胱、尿道、尿道括约肌的功能失调。

（3）产科手术损伤，子宫脱垂，阴道前壁、尿道膨出。

【诊断】

1. 临床表现 常有体虚，难产、产程过长及手术助产史；产后排尿次数增多，甚至日夜数十次，或尿液自行排出，不能自主控制。产伤者有尿液自阴道漏出，尿瘘损伤可探知。

2. 实验室检查 同生殖器官损伤的尿瘘。

3. 辨证要点 重在观察小便排出情况，如小便频数或失禁，其量昼夜相等，多属于气虚；如夜尿特多或遗尿，多属于肾虚；至于膀胱损伤者，多有产伤史，小便常挟有血液。

【鉴别诊断】

见"产后小便不通"。

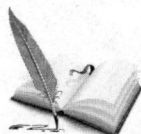

【治疗】

1. 治疗原则 仔细查找原因，促使其功能恢复，以中医治疗为主。如发生膀胱阴道瘘或尿道阴道瘘需手术修补。

2. 中医治疗 本病的治疗以补气温阳为主，并适当佐以固涩。

证型	气虚	肾虚	产伤
主证	产后小便频数或失禁；气短懒言，倦怠乏力，小腹下坠，面色不华；舌淡，苔薄白，脉缓弱	产后小便频数或失禁，夜尿尤多；头晕耳鸣，腰膝酸软，面色晦暗；舌淡，苔白滑，脉沉细无力	小便失禁，或从阴道漏出，或尿中带血，有难产、手术助产史；舌质正常，苔薄，脉缓
治法	益气固摄，缩尿	温阳化气，补肾固脬	益气养血，生肌补脬
主方	黄芪当归散（《医宗金鉴》）加山茱萸、益智仁	肾气丸（《金匮要略》）加益智仁、桑螵蛸	完胞饮（《傅青主女科》）
组成	黄芪、当归、人参、白术、白芍、甘草、猪尿脬	干地黄、山药、山茱萸、茯苓、丹皮、桂枝、泽泻、附子	人参、白术、茯苓、生黄芪、当归、川芎、桃仁、红花、益母草、白及、猪尿脬
推荐中成药	补中益气丸3g~6g，2次/日	金匮肾气丸3g~6g，2次/日	—

3. 西医治疗 产伤证型临床以手术治疗为主。

【预防与调护】

注意孕期及产褥期卫生，保持外阴清洁；加强产程护理，严格无菌操作，避免产程过长及产伤；对产妇及家属进行健康教育，宜饮食清淡，忌食肥甘辛辣，注意休息，保持心情舒畅。

【预后与转归】

本病预后与病情轻重相关，初期症状轻者及时治疗多数治愈；若产程损伤严重，伴有感染，治疗不及时容易日久不愈及反复发作。

产后大便难

妇女产后饮食正常而大便秘结艰涩，数日不解，或排便时干涩疼痛，难以排出者，称"产后大便难"，又称"产后便秘""产后大便不通""产后大便秘涩"。

【病因病理】

一、中医病因病机

证型	病因病机	妇科病位与病机
血虚津亏	素体阴血不足，产时用力汗出，产后失血过多或汗出不止，则津液亏损	肠道失于濡润，致大便艰涩，数日不解
脾肺气虚	素体气虚，产时、产后失血耗气，脾肺之气益虚，脾气虚则升降无力，肺气虚则升降失司	大肠传送无力，致大便不解或难解

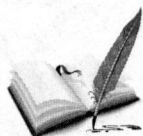

二、西医病因病理

多由产妇产后过多卧床，活动减少，腹肌及盆底肌肉松弛，肠蠕动减弱，导致大便秘结。

【诊断】

一、症状与体征

产后或产褥期饮食正常，大便难，数日不解或干结疼痛，或大便不坚，努责难出。检查腹软无压痛，或可触及肠型。

二、辨证要点

重在辨其在气、在血。大便干燥，艰涩难下者，多属血虚；大便不坚，努责难解者，多属气虚。

【鉴别诊断】

应与其他病变引起的便秘相鉴别，如痔疮、肛裂，该病多在孕前已患病，孕后及产后加重，检查肛门有痔疮、肛裂征象。

【治疗】

一、治疗原则

采取中西医结合法治疗，大便通畅后，无需再用药物治疗。

二、中医治疗

应针对产后体虚津亏的特点，中医治疗以养血润肠为主。不可妄用苦寒通下。

证型	血虚津亏	脾肺气虚
主证	产后大便干燥或数日不解，腹部无胀痛，饮食正常；面色萎黄，皮肤不润，头晕心悸；舌淡红，苔薄白，脉细弱	产后大便数日不解，或时有便意，临厕努责乏力，大便不坚，气短出汗，疲乏；舌淡，苔薄白，脉虚缓
治法	养血润燥，润肠通便	补脾益肺，润肠通便
主方	四物汤（《合剂局方》）加肉苁蓉、柏子仁、生首乌、麻仁	润燥汤（《万氏妇人科》）
组成	当归、川芎、熟地黄、炙甘草	人参、甘草、归身、生地黄、枳壳、火麻仁、桃仁泥、槟榔汁
中成药	麻子仁丸，9g/次，1～2次/日	补中益气丸，3g～6g，2次/日

三、西医治疗

开塞露塞肛，肥皂水灌肠，或口服缓泻剂。

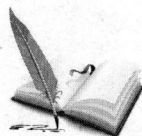

【预防与调护】

鼓励产妇多饮水；饮食清淡，忌食肥甘辛辣；适当运动，保持心情愉悦。

【预后与转归】

本病为新产后疾病，及早注意饮食及生活习惯的调养则预后良好，若未予重视可继发肛肠疾病。

（朱鸿秋）

扫码"学一学"

第五节　产褥期抑郁症

产妇在产褥期持续和严重的情绪低落以及一系列症候，如动力减低、易激惹、恐怖、焦虑、沮丧和对自身及婴儿健康过度担忧，常失去生活自理及照料婴儿的能力，有时还会陷入错乱或嗜睡状态，若不及时诊治，产妇甚可伤害婴儿或自杀。产褥期抑郁症是产褥期精神综合征最常见的一种类型。多在产后2周内出现症状，产后4~6周时症状明显，平均持续6~8周，甚则长达数年。本病相当于中医"产后抑郁"范畴。

【病因病理】

一、中医病因病机

证型	病因病机	病位与病机
心脾两虚	产后思虑过度，心血暗耗，脾气受损，气血生化不足；或产时失血耗气，阴血亏虚	血不养心，心神失养
肝气郁结	素性抑郁，产后气血亏虚，血虚肝木失养，肝失藏血	血不摄魂，魂不守舍
瘀阻气逆	产后元气虚弱，复因劳倦，气虚运血无力，或寒邪内侵，血为寒凝，瘀滞不行	产后胞脉瘀滞，恶露不下，瘀阻气逆，败血扰心

二、西医病因病理

1. 神经内分泌因素　妊娠后期体内雌激素、黄体酮显著增高，皮质类固醇、甲状腺素增加，分娩后这些激素突然迅速撤退，导致体内儿茶酚胺减少，从而影响高级神经活动。

2. 社会因素　家庭经济状况、夫妻感情不合、住房困难、婴儿性别及健康状况等都是重要的诱发因素。

3. 心理因素　对母亲角色不适应、性格内向、保守固执的产妇好发此病。

【诊断】

一、临床表现

抑郁多于产后2周内发病，产后4~6周症状明显。

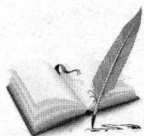

1. 情绪改变　心情压抑，沮丧，焦虑恐惧，感情淡漠。

2. 自我评价降低　自罪感和无价值感，对生活、家庭缺乏信心，有厌倦情绪，悲观，丧失兴趣及愉快感，甚至出现伤婴或自杀行为。

3. 主动性降低　注意力不集中，疲劳感增加。

4. 其他非特异性表现　对事物反应迟钝，食欲不振，睡眠障碍，性欲减退，或伴有头晕、头痛，胃部不适，心率、呼吸加快，便秘等。

二、实验室及其他检查

体格检查和妇科检查一般无异常。

三、辨证要点

本病主症是心神失养，情志失其常度，以虚为本，虚实相兼。应根据患者体质、情志变化结合脉症辨其阴阳虚实。

【鉴别诊断】

鉴别项目	产褥期抑郁症	产后抑郁综合征	产后抑郁性精神病
发病时间	产后2周，产后4~6周症状明显	产后7天内，产后3日内发病较多	产后2周
病程	平均持续6~8周	短	较长
主要表现	情绪低落、精神抑郁	短暂的阵发哭泣及忧郁状态	有精神分裂症状

【治疗】

一、治疗原则

本病的治疗，应包括心理治疗和药物治疗。采用中西医方法，结合医学心理学、社会学知识，解除患者抑郁状态。

二、心理治疗

为重要的治疗手段。通过心理咨询，以解除致病的心理因素（如婚姻关系不良、子女性别不理想、既往有精神障碍史等）。对产妇多给予关心和无微不至的照顾，调整好家庭关系，指导其养成良好睡眠习惯，采用暗示疗法等心理治疗。

三、中医治疗

本病主要注意调理心、肝、脾三脏的功能，使其恢复常态。治疗以宁神解郁为主，虚者佐以养血益阴，实者佐以活血化瘀。

证型	心脾两虚证	肝气郁结证	瘀阻气逆证
主证	产后焦虑，忧郁，夜寐不安，神志恍惚，悲伤欲哭，不能自主；神疲乏力，面色萎黄，纳少便溏，脘闷腹胀；舌淡红，苔薄白，脉细弱	精神郁闷，心烦易怒，头痛，失眠多梦，善太息，胸胁乳房胀痛，呕恶痰涎；恶露量或多或少，色紫暗有块；苔薄白，脉弦	产后抑郁寡欢，默默不语，惊悸怔忡，失眠多梦；胸闷胁胀，小腹疼痛；恶露色暗有块面色晦暗；舌暗或有瘀点瘀斑，苔白，脉弦或涩

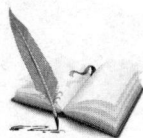

续表

证型	心脾两虚证	肝气郁结证	瘀阻气逆证
治法	健脾益气，养心安神	疏肝解郁，镇静安神	活血逐瘀，解郁安神
主方	甘麦大枣汤（《金匮要略》）合归脾汤（《济生方》）加柏子仁	逍遥散（《和剂局方》）加香附、郁金、石菖蒲	安神生化汤（《傅青主女科》）去益智仁，加合欢皮、琥珀
组成	甘草、小麦、大枣；人参、炒白术、炒黄芪、龙眼肉、茯神、当归、远志、酸枣仁、木香、炙甘草、生姜、大枣	柴胡、当归、白芍、白术、茯苓、甘草、煨姜、薄荷	当归、川芎、炮姜、桃仁、甘草、陈皮、柏子仁、茯神、人参、益智仁
推荐中成药	归脾丸浓缩丸，8丸/次，3次/日	逍遥丸，8丸/次，3次/日	血府逐瘀口服液，10ml/次，3次/日

四、西医治疗

应尽量选用不进入乳汁的抗抑郁药，并在医师指导下用药为宜。

1. 5 – 羟色胺再吸收抑制剂

（1）帕罗西汀　起始口服剂量20mg/d，逐渐增至50mg/d。

（2）舍曲林　起始口服剂量50mg/d，逐渐增至100mg/d。

（3）氟西汀　起始口服剂量20mg/d，逐渐增至80mg/d。

2. 三环类抗抑郁药

阿米替林　起始口服剂量50mg/d，逐渐增至150～300mg/d。

【预防与调护】

加强围生期保健，普及有关妊娠、分娩常识，减轻孕妇对妊娠、分娩的紧张、恐惧心情，完善自我保健。因分娩疼痛对产后抑郁影响较大，可开展陪伴分娩及分娩镇痛，重视丈夫参与对产妇的积极作用。帮助调节家庭中的人际关系，缓解孕妇对分娩的"不安期待"，减轻产后的应激压力。

【预后与转归】

本病属精神情志一时紊乱的功能性病症，一般预后良好。但再次妊娠有20%复发率。

（朱鸿秋）

第六节　产后身痛

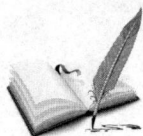

扫码"学一学"

产妇在产褥期，出现肢体关节酸楚、疼痛、麻木、重着肿胀等症，称为"产后身痛"，证候与"痹证"相似，但因其病在产后，且与产褥期生理密切相关，故又有所不同。西医的产后风湿、类风湿引起的关节痛、坐骨神经痛、多发性肌炎、产后血栓性静脉炎、骨质增生等病出现类似症状可参考本病施治。

【病因病理】

一、中医病因病机

证型	病因病机	病位与病机
血虚	素体血虚，产时、产后失血多，阴血亏虚，四肢百骸空虚	经脉、关节失之濡养，不荣则痛
外感	产后百节空虚，卫表不固，腠理不密，加之生活起居不慎，风寒湿邪乘虚而入，经脉痹阻	风寒湿邪客于经络、关节、肌肉，气血运行不畅，不通则痛
血瘀	产后余血未净；或因难产手术，伤及气血，或因寒、因热致瘀	瘀血留滞于经络、筋骨之间，血行不畅，不通则痛
肾虚	素体肾虚，复因产伤扰动肾气，	女子腰肾，胞脉所系，胞脉失养，不荣则痛

二、西医病因病理

妊娠后期及分娩时，由于骨盆各关节的活动性增加，关节松弛，耻骨联合及骶髂关节轻度分离等，可致产后肢体关节疼痛，产后休息不当，过早持久的活动或端坐，致使松弛的关节韧带不能恢复，造成劳损，或增加骶髂关节囊的损伤机会而致病。

妊娠、产后均需大量钙质供应，若母体营养未能满足，必然动用其体内长骨中储存的钙质来补充，因而也引起肢体骨骼疼痛不适症状。

【诊断】

一、临床表现

1. 症状　产褥期出现肢体关节酸楚、麻木、重着、疼痛，甚至屈伸不利；或痛处游走不定，或关节刺痛，或腰腿疼痛。

2. 体征　关节活动度减低，或关节肿胀，病久不愈者可见肌肉萎缩，关节变形。

二、实验室及其他检查

血沉、抗"O"均正常。必要时可检查血钙、X线摄片、类风湿因子等。

三、辨证要点

本病辨证主要以疼痛的部位、性质为主要依据，结合兼证与舌脉。肢体麻木、酸楚者，多属血虚；若痛有定处，疼痛按之加重者，多属血瘀；痛处走窜不定者，多属风；冷痛而喜热者，多属寒；重着而痛者，多属湿。

【鉴别诊断】

鉴别项目	产后身痛	痹证	萎证
发病时间	产褥期	任何时候	任何时候
肢体关节疼痛	有	有	无
肢体痿弱、肌肉瘦削	无	无	有

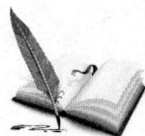

【治疗】

一、治疗原则

本病中医治疗以养血活血，通络止痛为主，辅以适当休息、锻炼，配合理疗、针灸、推拿等传统疗法，综合治疗效果极佳。

二、中医治疗

证型	血虚证	外感证	血瘀证	肾虚证
主证	产褥期遍身疼痛，关节酸楚，肢体麻木，面色萎黄，肌肤不泽，头晕心悸，气短乏力。舌淡红，苔薄白，脉细弱	产褥期四肢关节刺痛，关节屈伸不利，或痛处游走不定，或肢体关节肿胀、麻木、重着，恶风怕冷。舌淡红，苔白或白腻，脉浮紧	产后遍身疼痛，或四肢关节刺痛，屈伸不利，或伴小腹疼痛拒按，恶露色暗红、排出不畅。舌质紫暗，脉弦涩	产后腰背疼痛，或足跟痛，腿脚无力，头晕耳鸣，夜尿多；舌淡暗，苔薄白，脉沉细
治法	补血益气，活血通络	养血祛风，散寒除湿	养血活血，通络止痛	补肾通络，温经止痛
主方	黄芪桂枝五物汤（《金匮要略》）加丹参、秦艽、当归、鸡血藤	独活寄生汤（《备急千金要方》）	身痛逐瘀汤（《医林改错》）	养荣壮肾汤（《叶氏女科证治》）加秦艽、熟地
组成	黄芪、芍药、桂枝、生姜、大枣	独活、桑寄生、秦艽、防风、细辛、白芍、川芎、地黄、杜仲、牛膝、茯苓、桂枝、当归、人参、甘草	秦艽、川芎、桃仁、红花、甘草、羌活、没药、当归、五灵脂、香附、牛膝、地龙	桑寄生、川断、杜仲、独活、当归、防风、肉桂、生姜、川芎
加减	若关节疼痛较重兼有外邪者，加穿山甲、威灵仙、羌活、独活疏风活络止痛	若关节疼痛、屈伸不利，加青风藤、伸筋草宣络止痛	若小腹疼痛拒按，加益母草、炮姜温经通络，化瘀止痛	若关节疼痛恶风，游走无定者，加羌活以祛风通络

三、针刺疗法

选次髎、风市、足三里、悬钟、环跳、阿是穴，中等刺激，留针 15～20 分钟，每日 1次。风、寒、湿邪所致者，可用温针灸。

【预防与调护】

加强产褥期护理，注意保暖，避免居住在潮湿寒冷的环境感受风寒；适当运动，加强营养，心情愉悦，增强体质。

【预后与转归】

及时治疗预后良好。若失治、误治使本病日久不愈，则易转为虚实夹杂之证经久难愈，重者导致关节肿胀变形或肌肉萎废不用，发展成痹症或痿证，导致身体残疾。

（朱鸿秋）

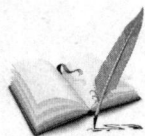

第七节　缺乳与乳汁自出

缺乳

产后乳汁甚少或全无，不足以喂养婴儿者，称为"缺乳"。又称"乳汁不足""乳汁不行"。多发生在产后 2~3 天或半个月内，也可发生在整个哺乳期。

【病因病理】

一、中医病因病机

证型	病因病机	妇科病位与病机
气血虚弱	素体气血亏虚，或脾胃素弱，复因分娩失血耗气，致气血亏虚	乳汁无源可化，故无乳可下
肝郁气结	产后情志不遂，肝失条达，气机不畅	乳脉不通，致乳汁不行

二、西医病因病理

哺乳期间，若发生贫血、营养不良，恐惧、抑郁、焦虑，劳累或疼痛，年龄过大等，均可直接影响丘脑下部，使儿茶酚胺量增多，导致催乳素抑制因子（PIF）分泌增加，PRL 减少，因而缺乳或乳汁过少。

【诊断】

一、临床表现

1. 症状　产妇哺乳时，无乳汁分泌或泌乳甚少，不足以喂养婴儿。

2. 体征　乳房柔软，不胀不痛，或稍有胀痛，加压乳房，不见有乳汁排出或排出甚少。

二、辨证要点

本病应根据乳汁清稀或质稠、乳房有无胀痛，结合脉证以辨虚实。乳房柔软，乳汁清稀多属气血虚弱证；乳房胀硬或疼痛，乳汁浓稠则为肝郁气结证。

【鉴别诊断】

与乳痈相鉴别：乳痈初起有乳房局部红肿热痛，恶寒发热，继之化脓成痈，一般单侧发病。

【治疗】

一、治疗原则

针对本病基本病机，临证以调理气血，通络下乳为主，无论虚实均应佐以通络下乳之

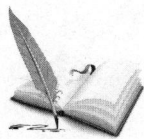

品，以助乳汁分泌。

二、中医治疗

证型	气血虚弱证	肝郁气结证
主证	产后乳少或全无，乳汁稀薄，乳房柔软，无胀感；面色少华，神疲乏力，食欲不振，或心悸头晕；舌淡，苔薄白，脉细弱	产后乳汁甚少或全无，乳汁浓稠，乳房胀硬或疼痛；伴胸胁胀满，情志抑郁，或有微热，食欲不振；舌质正常或暗红，苔薄黄，脉弦或弦数
治法	补气养血，佐以通乳	疏肝解郁，通络下乳
方药	通乳丹（《傅青主女科》）去木通，加通草	下乳涌泉散（清太医院配方）
组方	人参、黄芪、当归、麦冬、木通、桔梗、猪蹄	当归、白芍、川芎、生地黄、柴胡、青皮、天花粉、漏芦、通草、桔梗、白芷、穿山甲、王不留行、甘草
加减	若食欲不振，大便溏泄者，加茯苓、山药、扁豆健脾益气；腰酸腿软者加紫河车、鹿角胶、巴戟天、熟地黄补肾填精	若身热加黄芩、蒲公英清热；乳房胀痛甚者，加橘络、丝瓜络、路路通通络止痛
中成药	十全大补丸，9g/次，3次/日	加味逍遥丸，6g，2次/日

三、中医特色治疗

（一）耳穴贴压

选取内分泌、胸、乳腺穴，气血虚弱者加胃、脾、心、肾穴，肝气郁滞者加肝、神门、胆、三焦穴，每穴各用一粒干燥王不留行籽贴压。

（二）针灸疗法

取穴：乳根、膻中、少泽、足三里；虚证配三阴交；实证配期门。采用提插补泻手法，实证用泻法，虚证用补法。

（三）局部按摩乳房

能疏通乳管，配合按摩全身其他经穴能益气养血、疏肝理气、化痰理气以治本病之本。

【预防与调护】

1. 孕期做好乳头护理，若乳头凹陷，嘱孕妇经常将乳头向外牵拉或做乳头"十"字保健操。哺乳结束后，防止乳头皲裂。提倡早吸吮，按需哺乳，母婴同室；掌握正确的哺乳方法，积极刺激乳头，加快乳腺排空，促进乳汁分泌。

2. 适当锻炼，加强营养，食物要清淡而富含蛋白质及新鲜蔬菜，忌辛辣酸咸，补充汤水。保证产妇充足的睡眠，加强产妇在分娩前后的心理护理，保持心情舒畅，气血调和。避免紧张、焦虑甚至悲伤情绪。纠正孕期贫血，预防产后出血。

【预后】

本病经及时治疗，调理脾胃气血，则乳汁可下；但先天乳腺发育不良者，效果较差；若为乳汁壅滞，乳汁排出不畅，治疗不及时，可转化为乳痈。

乳汁自出

产后乳汁不经婴儿吸吮而自然流出者，称产后乳汁自出（postpartum leaking milk），

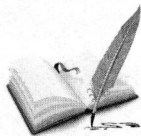

又称"漏乳""产后乳汁血溢""产后乳汁自漏"等。西医学无此病名。如乳母体格健壮，乳汁丰富，乳胀或授乳时间乳汁自行溢出，或断乳之初，乳汁难断而自出者，均不为病。

【病因病理】

一、中医病因病机

证型	病因病机	妇科病位与病机
气虚失摄	分娩耗气，中气不足，或饮食劳倦伤脾，脾胃虚弱，中气不足	乳房属足阳明胃经，胃气失固不能摄纳乳汁，而致乳汁自出
肝经郁热	产后情志抑郁，郁久化火，或恚怒伤肝，肝火亢盛	乳头属足厥阴肝经所主，疏泄太过，迫乳外溢

二、西医病因病理

产后乳汁自出的产妇多因脑垂体分泌催乳素及催产素旺盛，乳腺管粗，致使在没有吮吸乳头刺激的情况下乳汁自动流出。

【诊断】

一、症状与体征

哺乳期中，乳汁不经婴儿吮吸或挤压而自然溢出，乳汁质地正常；尤其在哺乳时，吮吸一侧乳头而另一侧乳头乳汁自溢。可见双侧或一侧乳头有乳汁点滴而下，渗湿衣襟；乳头未见皲裂，乳房松软，无结块。

二、辨证要点

主要根据乳汁多少、质地和乳房情况结合脉证辨虚实。若乳汁清稀，乳房柔软者，多属气虚失摄；若乳汁浓稠，乳房胀满而痛者，多属肝经郁热。

【鉴别诊断】

鉴别项目	产后乳汁自出	乳泣	闭经溢乳综合征	乳腺癌
发生时间	哺乳期内	孕期	停止哺乳后	中老年多见
溢出物	白色乳汁	乳白色或黄白色	乳汁	血性分泌物
局部体征	乳房柔软	乳房无结节	无阳性体征	乳房有肿块，边界不清，质硬

【治疗】

一、治疗原则

本病中医治疗以敛乳为原则，虚者补气摄乳，实者清热敛乳。并注意加强营养，调畅情志，有利于乳汁的生化与蓄溢。注意每次哺乳结束后，手挤、用吸奶器或奶泵将乳房内的乳汁排空，减少乳汁流出。

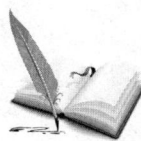

二、中医治疗

证型	气虚失摄证	肝经郁热证
主证	乳汁自出，量少，质清稀，乳房柔软；神疲乏力，面色无华；舌淡，苔薄白，脉细弱	乳汁自出，量多，质浓稠，乳房胀硬疼痛；胸胁胀满，烦躁易怒，口苦，尿黄，大便秘结；舌红，苔薄黄，脉弦数
治法	健脾益气，固摄敛乳	舒肝解郁，清热敛乳
主方	补中益气汤（《脾胃论》）加芡实、五味子	丹栀逍遥散（《女科撮要》）去煨姜，加生地、夏枯草、生牡蛎
组成	人参、黄芪、甘草、当归、陈皮、升麻、柴胡、白术	丹皮、炒栀子、当归、白芍、柴胡、白术、茯苓、甘草
中成药	补中益气丸，3g~6g，2次/日	加味逍遥丸，6g，2次/日

【预防与调护】

注意产褥保健，解除对哺乳的思想负担。节制饮食，控制饮量。必要时暂不直接哺乳，可将溢出之乳，装于瓶内喂哺婴儿，注意乳汁和奶瓶的清洁。

【预后与转归】

本病一般预后良好。若溢出血性液，应进一步检查以排除乳房肿瘤。

附：回乳

产后不欲哺乳，或因乳母体质虚弱或有疾不适宜授乳，或已到断乳之时，可予回乳。乳汁不多的妇女，应逐渐减少哺乳次数，不能挤乳或用吸乳器吸乳，以免刺激泌乳，乳汁会渐渐减少以至停止分泌。另外，回乳时要注意预防乳痈的发生。回乳的方法有：

1. 麦芽煎　炒麦芽200g、蝉蜕5g，煎汤顿服。

2. 免怀散（《济阴纲目》）　红花、赤芍、当归尾、川牛膝，水煎服，连服7剂。

3. 朴硝外敷　朴硝250g装于布袋，排空乳汁后，敷于乳部，湿后更换。

4. 溴隐亭　5mg/次，2次/日，连服7天。

扫码"练一练"

（朱鸿秋）

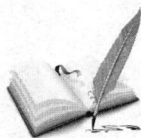

第四篇

不孕症与计划生育

第二十四章　不孕症与辅助生殖技术

第一节　不孕症

扫码"学一学"

　　不孕症（infertility）是指育龄期妇女，婚后夫妇同居1年以上，性生活正常，未采取避孕措施，而未能受孕者。若从未有过妊娠者，为原发性不孕；若曾经有过妊娠，之后未避孕又1年未孕者，为继发性不孕。

　　据统计资料报道，婚后1年内的初孕率为87.7%，2年内的初孕率为94.6%；由此可见，夫妇双方只要生殖功能正常，绝大多数在婚后1年内即可妊娠；此外，随着晚婚、晚育夫妇逐渐增多，为不延误治疗时机，将不孕年限确定为1年较为合适。世界卫生组织编印的《不育夫妇标准检查与诊断手册》（1995）中也将不孕症临床标准定为1年。

　　目前，我国不孕症的发病率约占育龄夫妇的7%～10%，原发性不孕多于继发性不孕，且近年来有逐渐增高的趋势。

　　中医有关不孕症的记载，最早见于《周易》："妇三岁不孕"。《备急千金要方》将原发性不孕称为"全不产"，继发性不孕称为"断绪"。《广嗣纪要》将女性不孕归纳为"五不女"，即螺、纹、鼓、角、脉，除脉以外，其余主要属先天生殖器官畸形，非药物治疗所能奏效；但随着中西医学在不孕症治疗中的取长补短，一部分夫妇也能获得妊娠。

【病因病理】

　　根据流行病学调查显示，不孕夫妇中，女方因素占60%～70%，男方因素占10%～30%，男女双方因素占20%～30%，不明原因的占10%～20%。

一、中医病因病机

证型	病因病机	妇科病位与病机
肾虚	先天禀赋不足，肾气不充；或房事不节，多产众产，久病及肾	肾阳虚不能温煦子宫，有碍子宫发育或不能触发氤氲乐育之气，冲任虚衰不能摄精成孕；肾阴虚天癸乏源，冲任血海空虚，不能摄精成孕
肝郁	素多抑郁；或情志不畅；或焦虑不安；或盼子心切，久致肝气郁结	肝失疏泄，气血不和，冲任不能相资，以致不孕
痰湿	素体肥胖，痰湿内盛；或恣食膏粱厚味，致脾虚不运，痰湿内生	痰湿阻滞气机，冲任、胞脉受阻，不能摄精成孕
血瘀	经期产后余血未净之际，感受寒邪，寒凝血瘀；或不禁房事，精血瘀阻；或气机不畅，气滞血瘀	瘀滞冲任、胞脉，两精不能结合，以致不孕

二、西医病因

　　引起不孕的原因包括女方因素、男方因素和男女双方的因素。

（一）女方因素

以排卵障碍和输卵管因素居多。

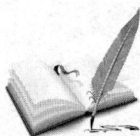

1. 排卵障碍　约占女性不孕的 25%～35%。导致排卵障碍的因素，有卵巢本身的病变，如先天性卵巢发育不良、多囊卵巢综合征、卵巢功能早衰、功能性卵巢肿瘤、卵巢子宫内膜异位囊肿和卵巢不敏感综合征等；也有性腺轴功能紊乱，包括下丘脑、垂体器质性病变或功能障碍。全身性疾病，如重度营养不良、甲亢等，均可导致卵巢不排卵。

2. 输卵管因素　是引起不孕症诸多因素中最常见的病因，如慢性输卵管炎（淋病奈瑟菌、结核分枝杆菌、沙眼衣原体等）导致输卵管黏膜破坏、管腔阻塞，或伞端闭锁，使精子、卵子不能相遇而致不孕。其他如输卵管发育不全、盆腔炎性疾病后遗症、子宫内膜异位症等，也可导致输卵管性不孕。

3. 子宫因素　如子宫畸形、子宫黏膜下肌瘤、宫腔粘连、子宫腺肌病、子宫内膜息肉等导致不孕；或因子宫内膜炎、子宫内膜结核、子宫内膜分泌反应不良等，使受精卵不能着床而致不孕。

4. 宫颈因素　可因雌激素不足或宫颈管炎症，使宫颈黏液性状异常，不利于精子穿透；若宫颈有息肉或肌瘤堵塞宫颈管，也会影响精子的穿行而致不孕。

5. 阴道因素　除先天性无阴道、阴道横膈、无孔处女膜等影响性交并阻碍精子的进入而难于受孕外；严重的阴道炎，其阴道内环境不利于精子的存活，也可导致不孕。

6. 免疫因素　有些不孕妇女血清中存在着多种自身抗体，可能阻止精子与卵子结合而影响受孕。

（二）男方因素

常见于精子生成障碍和精子输送障碍。

1. 精液异常　性功能正常，先天或后天原因导致精液异常，表现为无精、弱精、少精、精子发育异常、畸形或液化不全等。

2. 性功能异常　外生殖器发育不良、勃起障碍、早泄、不射精等使精子不能正常射入阴道内，均可造成男性不育。

3. 免疫因素　在男性生殖道免疫屏障被破坏的条件下，精子、精浆在体内产生抗精子抗体（antisperm antibody，AsAb），使精子产生凝集而不能穿过宫颈黏液，导致不孕。

（三）男女双方因素

1. 性生活不能或不正常

2. 精神因素　精神高度紧张，盼子心切，正如《沈氏女科辑要》曰："子不可以强求也，求子之心愈切而得之愈难"。

3. 免疫因素　一是同种免疫，精子、精浆或受精卵抗原物质进入循环，产生抗体，使精子与卵子不能结合或受精卵不能着床。二是自身免疫，有些不孕妇女血清中存在多种自身抗体，可能阻止精子与卵子结合而致不孕。

（四）不明原因的不孕

经临床全面检查仍不能确定不孕原因。

【诊断】

通过对男女双方进行全面检查，查找不孕的原因，是诊断不孕症的关键。

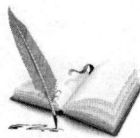

一、男方诊断

（一）病史

包括不育时间、性生活史、性交频率和时间，有无勃起和（或）射精障碍，近期不育相关检查及治疗经过；既往发育史、疾病史及相关治疗史、手术史，个人职业和环境暴露史，吸烟、酗酒、吸毒史，药物治疗史及家族史。

（二）体格检查

包括全身体格检查和局部生殖器检查，观察外生殖器发育情况，有无畸形、感染和病变。

（三）精液常规检查

是不孕症夫妇首先的检查项目。根据《世界卫生组织人类精液检查与处理实验室手册》（第5版）进行，需行2~3次检查，以明确精液质量。

二、女方诊断

（一）病史

详细询问与不孕有关的病史，如结婚年龄、不孕时限、健康状况，近期心理、情绪、体重等改变情况，月经史、性生活、避孕及白带情况，既往生育史（流产、引产、异位妊娠、足月产等），既往史（有无结核、阑尾炎、甲状腺病、妇科炎性疾病等）、手术史、家族史等；注意有无痛经史或性交痛史。

（二）临床表现

1. 症状　不同原因引起的不孕伴有不同的症状。因卵巢内分泌功能失调导致不孕者，可有月经紊乱、闭经、多毛、肥胖等症状；因子宫内膜异位导致的不孕者，可有痛经、月经过多、经期延长、性交痛等症状；因生殖系统炎症导致的不孕，可有下腹部疼痛、白带异常等症状；因生殖器官发育异常导致的不孕，可有痛经、闭经等症状；因宫腔、宫颈粘连导致的不孕，可有周期性下腹痛、闭经或经量减少等症状；也有部分妇女，无明显的临床症状。

2. 体征　因致病原因不同，体征也各不相同。因子宫内膜异位导致的不孕，可触及子宫骶韧带痛性结节或卵巢囊肿；因输卵管炎症导致的不孕，可触及增厚的附件或附件包块，有压痛；因盆腔炎性疾病导致的不孕，子宫触压痛，活动受限，一侧或双侧附件增厚、压痛，甚至可触及炎性肿块；因生殖器官发育不良导致的不孕，常有子宫偏小或幼稚子宫；因全身性疾病，如结核、甲状腺、肾上腺、垂体的病变导致的不孕，可查见患者过度消瘦或肥胖，或有多毛，或第二性征发育差等。

（三）实验室及其他检查

1. 卵巢功能测定

（1）连续月经周期测基础体温。

（2）宫颈黏液性状与结晶的变化。

（3）排卵期前后B超监测卵泡成熟及排卵。

（4）诊断性刮宫：月经来潮12小时内诊刮，取子宫内膜做组织形态学分析。

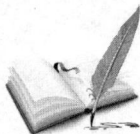

（5）女性激素水平的测定：如卵泡刺激素（FSH）、黄体生成素（LH）、雌二醇（E_2）、催乳素（PRL）、睾酮（T）、孕酮（P）等。测定孕酮应在黄体中期进行，了解是否排卵和黄体功能；测定 FSH 等在月经周期第 2~3 日进行，了解卵巢功能基础状态。

2. 输卵管通畅试验

（1）输卵管通液术　准确性差，诊断价值有限。

（2）子宫输卵管超声造影　对诊断宫腔占位敏感性较高，但其临床意义尚有争议。

（3）子宫输卵管碘油造影术　能明确子宫及输卵管的内腔形态，明确阻塞部位，是目前应用最广、诊断价值最高的方法；同时，对一些轻微的输卵管粘连具有分离粘连的治疗作用。

3. 宫腔镜检查　了解宫腔内情况，可能发现宫腔粘连、内膜息肉、子宫畸形、黏膜下肌瘤等。

4. 腹腔镜检查　可与宫腔镜手术同时进行，直接观察子宫、输卵管、卵巢及盆腔的情况，有无病变或粘连；可直视下行输卵管通亚甲蓝液，确定输卵管是否通畅；可发现子宫内膜异位病灶。

5. 其他试验

（1）性交后试验　选择排卵期前的 3 天，避免性生活，同时避免做阴道内的冲洗、用药及其他操作。排卵日性交，性交后 2~8 小时，取宫颈黏液检查，每个高倍视野中有 20 个活动精子为正常。此试验临床意义尚有争议，还不能证明与不孕的关系。

（2）磁共振成像　对女性生殖道形态和畸形导致的不孕有较好的诊断价值。

三、辨证要点

不孕症与月经病的关系较为密切。因此，不孕症的辨证，主要是依据月经的变化、全身症状及舌脉象等，进行综合分析，以明确脏腑、气血、寒热、虚实。一般而言：不孕伴月经初潮迟至，或月经稀发、闭经，腰膝酸冷，性欲淡漠，小便清长或夜尿频多，多属肾阳虚；不孕伴月经量少，形体消瘦，咽干口燥，五心烦热，多属肾阴虚；不孕伴月经先后不定，经来不畅，情志抑郁，胸闷烦躁，胸胁、乳房、少腹胀痛，多属肝郁；不孕伴月经延后，甚或闭经，形体肥胖，胸闷泛恶，多属痰湿；不孕伴月经量多，或月经量少，色紫黑、夹血块，经行腹痛，或平时少腹胀痛，经前经期加重，多属血瘀。

【鉴别诊断】

不孕症的鉴别诊断，主要是病因的诊断。

由于不孕症涉及的病因较多，因此，凡涉及可能影响生殖的各种疾患，都与本病密切相关，明确诊断相关疾病可为诊断不孕症提供依据，并可针对病因进行治疗，以提高治愈率。

【治疗】

一、治疗原则

不孕症与年龄的关系密不可分。因此，选择治疗方案应充分考虑女性卵巢的生理年龄，

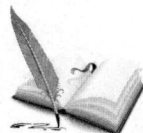

采用自然、安全、科学的方案，以期达到合理性和有效性的统一。要教会患者预测排卵期，在排卵期性交，以增加受孕机会。中西医结合可提高本病的治愈率。

二、中医治疗

本病的治疗历代医家都十分重视"调经种子"，又因"肾主生殖"，故不孕症的治疗原则主要是温养肾气，调理冲任、气血，使经调病除，胎孕乃成。

证型	主证	兼证	治法	方药	加减
肾阳虚证	婚久不孕，伴月经初潮迟至，或月经错后，或月经稀发，甚至闭经，量少色淡，带下清冷如水，淋漓不断	面色晦暗，腰膝酸冷，性欲淡漠，神疲嗜睡，小便清长或夜尿频多，大便不实；舌质淡，苔白润，脉沉迟或沉弱	温肾填精，补益冲任	温胞饮（《傅青主女科》）；巴戟天、补骨脂、菟丝子、肉桂、附子、杜仲、白术、山药、芡实、人参	若大便稀溏者，加吴茱萸补肾健脾止泻；若腰腹冷痛甚者，加艾叶温肾暖宫止痛；若带下清冷量多者，加金樱子收涩止带；小便频数、夜尿多者，加益智仁、桑螵蛸补肾缩小便；若性欲淡漠者，加淫羊藿、仙茅、肉苁蓉温肾填精；若子宫发育不良者，加紫河车、鹿茸补肾益精
肾阴虚证	婚久不孕，伴月经提前，量少色红，质黏稠，或经闭不行	形体消瘦，咽干口燥，五心烦热，腰膝酸软，或心悸失眠，阴中干涩；舌质红，少苔，脉细数	滋肾益阴，调冲益精	养精种玉汤（《傅青主女科》）；当归、熟地黄、山茱萸、白芍	若月经提前，量少色红，质黏稠，与两地汤（《傅青主女科》）合用以滋阴清热凉血；若形体消瘦、五心烦热甚者，加地骨皮、牡丹皮、龟板、知母以滋阴降火，滋润填精；若心悸失眠，加酸枣仁、夜交藤养心安神；若带下量少，阴中干涩，加麦冬、玄参、何首乌滋阴养血润燥
肝郁证	婚久不孕，或曾有妊娠，之后不孕，伴月经先后不定，经量时多时少，色暗有块，经行腹痛	经前抑郁，或烦躁，或乳房、胁肋、少腹胀痛，平素多愁善感，郁郁寡欢；舌暗红，苔薄白，脉细弦	疏肝解郁，养血调经	开郁种玉汤（《傅青主女科》）；当归、白芍、白术、茯苓、天花粉、牡丹皮、香附	若乳房、胁肋胀痛者，去白术，加炒柴胡、佛手、青皮疏肝理气宽胸；若经行不畅，小腹胀痛甚者，加桃仁、红花、土牛膝活血化瘀止痛；若经来量多夹块，小腹胀痛甚者，加生蒲黄、五灵脂、益母草化瘀止血、止痛
痰湿证	婚久不孕，形体肥胖，伴月经错后，或经来量少，甚或闭经，色淡，质黏腻	平素带下量多，色白，绵绵不绝；面色白，胸闷泛恶，头晕心悸，口淡无味；舌体胖，苔白腻，脉滑	燥湿化痰，理气调经	苍附导痰丸（《叶天士女科诊治秘方》）；茯苓、法半夏、苍术、陈皮、甘草、香附、胆南星、枳壳、生姜、神曲	若月经量少色淡者，加当归、川芎、鸡血藤养血行血；带下量多色白者，加白术、淮山药、芡实健脾除湿止带；若胸闷泛恶甚者，加厚朴、枳壳、竹茹宽中降逆化痰；若心悸甚者，加远志化痰宁心安神
血瘀证	婚久不孕，或曾有妊娠，或曾有异位妊娠，月经量多或少，经色多紫黑、夹血块	伴经行腹痛，或平时少腹胀痛，经前加重，或有肛门坠胀疼痛；舌质紫暗，或舌边有瘀点，脉细弦或弦涩	活血化瘀，理气调经	少腹逐瘀汤（《医林改错》）；小茴香、干姜、延胡索、没药、当归、川芎、官桂、赤芍、蒲黄、五灵脂	若为寒凝血瘀者，加桂枝、艾叶温经散寒；若为气滞血瘀者，加香附、枳壳、川楝子理气行滞；若气虚血瘀者，加党参、黄芪健脾益气；若经行腹痛甚，或肛门坠胀疼痛明显者，加血竭、丹参化瘀止痛；若平时少腹胀痛，经前加重者，加红藤、败酱草清热除湿止痛；若输卵管阻塞者，加地龙、甲珠、路路通、丝瓜络行气通络；若癥瘕积聚者，加三棱、莪术、浙贝母软坚散结消癥

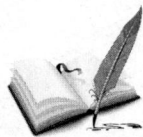

三、西医治疗

1. 器质性疾病

（1）摘除肿瘤或切开阴道横膈。

（2）宫颈扩张术纠正宫颈口狭窄或粘连。

（3）子宫纵隔、粘膜下肌瘤、内膜息肉、宫腔粘连等，可用宫腔镜进行切除、粘连分离或矫形手术；较大子宫肌瘤应手术剔除。

（4）输卵管成形术　对输卵管不同部位粘连或阻塞可行腹腔镜下输卵管造口术、整形术、吻合术等，达到输卵管再通的目的。

（5）输卵管内注药　用庆大霉素4万U，地塞米松5mg，加入0.9%氯化钠注射液20ml，在150mmHg压力下，每分钟1ml速度缓慢注入。月经干净后2~3天开始，每2天1次，直至排卵期前，连用2~3个周期。此法能减轻局部充血、水肿，抑制纤维组织形成，达到溶解或软化粘连的目的。但输卵管间质部炎症及阻塞不宜应用。

（6）子宫内膜异位症　应进行腹腔镜下治疗，但对于复发性内异症或卵巢功能明显减退的患者应慎重手术。

2. 炎症性疾病

（1）积极治疗生殖系统炎症及生殖器结核，用药期间应避孕。

（2）严格妇产科手术的无菌观念，避免和减少生殖器炎症的发生。

3. 排卵障碍　主要是诱发排卵。

（1）克罗米芬（clomiphene）　于月经周期第5天开始，每日口服50mg（最大剂量可达150mg），连服5天，3个周期为1个疗程。适用于体内有一定雌激素水平和下丘脑-垂体-卵巢轴反馈机制健全的患者。此法排卵率高达80%，但受孕率仅20%~30%。

（2）促性腺激素

①绒促性素（hCG）：常用于促排卵周期卵泡成熟后，加用hCG 5000U~10000U一次肌注，促进排卵及维持排卵后黄体功能。

②尿促性素（hMG）：75U制剂中理论上含FSH和LH各75U，可促进卵泡生长发育成熟。自月经周期第2~3日天开始，每日或隔日肌注1支，用药中需监测卵泡发育，一旦卵泡成熟即停用。加用hCG 5000U~10000U肌注，促进排卵及黄体形成。

（3）黄体生成激素释放激素（LHRH）　适用于下丘脑性无排卵。可采用微泵脉冲式静脉注射，也可皮下注射，脉冲间隔为90分钟。剂量有大小两种，用药为17~20天，可获得较好的排卵率和妊娠率。

（4）溴隐亭　能抑制垂体分泌催乳素，适用于无排卵而伴有高催乳素血症者。一般从小剂量开始，每日1.25mg，每日2次，用药1周；若无反应，改为2.5mg，每日2次。一般连续服用至垂体催乳素正常后，再继续用药1~2年，每3~6个月复查PRL水平，恢复排卵率可达75%~80%，妊娠率60%。

4. 免疫性不孕　抗精子抗体阳性目前缺乏肯定有效的治疗方法和疗效判断指标。对抗磷脂抗体综合征阳性的自身免疫性不育患者，可用泼尼松10mg，每日3次，阿司匹林每日80mg，在怀孕前和孕中期长期口服，可防止反复流产和死胎的发生。

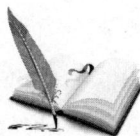

5. 其他

（1）若为排卵后黄体功能不足而致不孕者　于月经周期第 15 天开始，每日肌注 hCG 1000U～2000U；或第 20 天开始，每日肌注黄体酮 10～20mg，连用 5 天，以促进或补充黄体分泌功能。

（2）若为宫颈黏液不利于精子穿透而致不孕者　于月经周期第 5 天开始，口服戊酸雌二醇 1mg，每日 1 次，连服 10 天，以促使宫颈黏液变得稀薄而有利于精子穿透。

【预防与调护】

1. 提倡婚前检查，以发现先天性生殖器官畸形，对于可纠正者宜婚前治疗。

2. 婚后暂无生育要求者，应采取避孕措施，避免人工流产，防止生殖系统炎症，或输卵管粘连、阻塞。

3. 患结核、阑尾炎或生殖道感染者，应采取积极有效的治疗，以免造成盆腔感染。

4. 增强体质，有利于不孕症患者恢复生育能力。

5. 培养良好的生活方式，戒烟、戒毒、不酗酒，按时作息，饮食规律。

6. 调畅情志，保持良好的心态，避免紧张、焦虑、烦躁、抑郁等。

【预后与转归】

不孕症的预后与患者的年龄、发育情况、不孕原因、病程长短等密切相关。若患者年龄较轻，发育正常，功能性不孕，病程短者，则疗效较好，预后亦较好；反之，年龄大，发育异常，器质性病变而致不孕，病程长者，则疗效较差，预后亦较差。

（杨丽娟）

第二节　辅助生殖技术

扫码"学一学"

　　人类辅助生殖技术（assisted reproductive techniques，ART）是 20 世纪 70 年代兴起的一种治疗不孕不育症的新方法，是运用医学技术和方法对配子、合子、胚胎进行人工操作，以达到受孕目的的技术，也就是用人工方法辅助自然过程的某一或全部环节来完成生育的方法。上世纪 60 年代末，英国妇科学家 Steptoe 和胚胎学家 Edwards 开始了人类试管婴儿的合作研究工作。至 1978 年终于诞生世界上第一例试管婴儿 Louise Brown，从此揭开了人类辅助生殖研究的序幕。目前常用的辅助生殖技术包括：人工授精（Artificial insemination，AI）、体外受精－胚胎移植（In vitro fertilization and embryo transfer，IVF－ET）、卵细胞浆内单精子注射（Intracytoplasmic sperm injection，ICSI）、胚胎植入前遗传学诊断（Preimplantation genetic diagnosis，PGD）、未成熟卵母细胞体外成熟培养、赠卵（IVF－ET）及其他衍生技术。

一、宫腔内人工授精

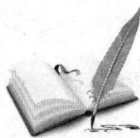

　　宫腔内人工授精（Intrauterine Insemination，IUI）的原理是为了减少妨碍精子前进的因素，如阴道的酸性环境和宫颈黏液的干扰，并使经过浓缩的、活力高、形态正常的精子尽

可能的接近卵子，从而易于受孕。人工授精（AI）这个概念囊括了一系列的受精方式，可通过阴道、宫颈、宫腔、输卵管、卵泡和腹腔等多种方式进行授精。人工授精既可用于自然周期也可用于诱导排卵周期（OI），宫腔内人工授精的方法是通过激素测定、超声监测排卵等手段确定排卵时间，于排卵前后，将经洗涤或优选后的精子通过专用的宫腔内人工授精导管送入子宫腔内的技术。OI-IUI 周期目的是为了提高疗效并增加排卵数，同时增加受精的卵子数，从而提高妊娠率。依据精子的来源分丈夫精液人工授精（Artificial Insermination with Husband's Sperm. AIH）和用供精者精子人工授精（Artificial Insrmination by Donor. AID）。

（一）夫精宫腔内人工授精术（AIH）

1. 适应证

（1）男方因素　①性交困难或性交后精液不能进入阴道者，如射精障碍、严重尿道下裂、严重早泄、阳痿、不射精或逆行射精症；②男性免疫性不育，如夫妇一方或双方抗精子抗体阳性，且性交后实验异常；③轻度男性因素不孕，如少精症、弱精症、畸精症和少弱畸精症；

（2）女方因素　①宫颈因素，宫颈锥切术后、宫颈烧灼术后、严重宫颈裂伤后导致宫颈狭窄、宫颈黏液黏稠或稀少，不利于精子穿透及生存；②排卵障碍多次诱导排卵治疗而未孕者；③子宫内膜异位症不孕（轻、中度）；④免疫性不孕，女性抗精子抗体阳性（宫颈、血液）；子宫内膜异位症；⑤不明原因的不孕症，夫妻双方经常规不孕不育检查均未发现异常。

2. 禁忌证

（1）男女一方患有生殖泌尿系统急性感染或性传播疾病。

（2）女方患有不宜妊娠或妊娠后会导致病情加重的全身性疾病。

（3）女方生殖器官发育不全或畸形，或有严重炎症。

（4）夫妻一方患有严重的遗传、精神和躯体疾病。

（5）夫妻一方接触致畸量的射线、毒物、药物并仍处于作用期。

（6）夫妻一方有吸毒等严重的不良嗜好。

（7）女方双侧输卵管均不通畅。

（二）供精人工授精（Artificial insemination by donor，AID）

供精人工授精是指通过非性交方式，用供精者精液进行人工授精，已达到受孕的一种辅助生殖技术。在我国，AID 所用的精子必须来自卫生部批准的精子库，并严格按照国家相关条例执行。

适应证为：①男方绝对性不育，如各种原因导致的男方无精子症。②男方严重的少弱畸精症。③男方患有家族或遗传性疾病不宜生育者，如精神病、癫痫、严重智力低下、血友病、近亲结婚或已经生育畸形儿且性染色体检查有异常者。④夫妻双方因特殊血型导致严重母婴血型不合经治疗无效者。⑤经其他辅助生殖技术（IVF/ICSI）治疗过程中发现因男方因素导致不受精、胚胎发育异常，多个周期治疗失败者。⑦男性的感染性疾病，如HIV感染。

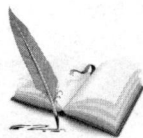

（三）人工授精的方法

分为自然周期和促排卵周期，B超监测卵泡发育情况及子宫内膜厚度；IUI的精液处理使其达到人工授精要求的精子密度和容量，减少或去除精浆内的前列腺素、免疫活性细胞、抗精子抗体、细菌及碎片，减少精液的黏稠度，促进精子获能，改善精子受精能力。人工授精时机的选择是成功受孕的关键，普遍认为人工授精的时间在排卵前24～48小时和排卵后12小时内妊娠率最高。根据授精部位不同分为六类：

1. 阴道内授精（Intra - vaginal insemination，IVI） 直接将液化后的整份精液或经处理后的精子悬液注入女方阴道穹隆部和宫颈外口。主要适用于女方生育无障碍，男方精液检查正常但性交困难，或女方阴道痉挛等原因导致不能性交者。

2. 宫颈管内人工授精（Intra - cervical insemination，ICI） 直接将液化后的整份精液或经处理后的精子悬液注入宫颈管内。适用于宫腔内人工授精困难、性交困难、精液不液化，或性交时不能射精者。

3. 宫腔内人工授精（IUI） 将处理后的精子悬液0.3～0.5ml通过一次性的IUI管顺着宫腔曲度进入宫腔，距宫底1cm处缓慢注入。适用于少弱畸形精子症、精液不液化、免疫性不孕、宫颈因素不孕症、原因不明不孕症等，因操作简便，妊娠率高，目前应用最为广泛。

4. 直接腹腔内人工授精（Direct intra - peritoneal insemination，DIPI） 用19G长针将处理后的精子悬液0.5～1ml经阴道后穹隆注入子宫直肠窝，由输卵管伞端将其捡拾至输卵管内受精。适用于原因不明不育、男性因素不育及宫颈因素不孕者，成功率较低。

5. 直接卵泡内人工授精（DIFI） B超检测卵泡直径≥18mm时，在超声引导下，将处理过的精子悬液50μl通过阴道后穹隆处穿刺至卵泡内。适用于少弱精症、宫颈因素不孕症、排卵障碍性不孕症尤其是卵泡不破裂者。

6. 经阴道输卵管内人工授精（TITI） 将处理后的精子悬液用特殊导管通过宫腔插至输卵管。适用于输卵管伞端有轻度粘连，无实施IVF的条件，但此法操作复杂，可能引起输卵管损伤或子宫内膜异位症，临床较少用。

二、体外受精与胚胎移植

体外受精与胚胎移植（in vitro fertilization and embryo transfer，IVF - ET）是将不孕症患者夫妇的卵子与精子取出体外，在体外培养系统中受精并发育成胚胎后将优质胚胎移植入患者宫腔内，以实现妊娠的技术，俗称"试管婴儿"。近20多年来，IVF - ET技术水平逐渐提高，目前其临床妊娠率达到25%～60%. 其中有10%～20%流产，2.4～9.6%异位妊娠，多胎妊娠率达25%～50%。

（一）常规IVF - ET的适应证

女方因输卵管阻塞、积水、结核或切除，先天输卵管发育不良及严重的盆腔粘连等导致的不孕；排卵障碍经反复促排治疗或宫腔内人工授精失败，未破裂卵泡黄素化综合征经多次药物治疗或卵泡穿刺未孕；重度子宫内膜异位症经药物治疗和手术治疗未孕，轻中度子宫内膜异位症经药物或手术治疗，经3次以上的促排及宫腔内人工授精未孕；男方少、弱精子症；不明原因的不孕；免疫性不孕以及经各种常规治疗仍然不孕的也可采用

IVF – ET。

（二）常规 IVF – ET 治疗的过程

1. 术前准备　IVF – ET 治疗之前，夫妻双方须完成全面的不孕症检查、常规体格检查及病原体检查，同时排除不能耐受促排及妊娠的内、外科疾病和肿瘤等。

2. 控制性超排卵（controlled ovarian hyperstimulation，COH）　是指在可控制的范围内通过使用外源性的促性腺激素，刺激多个卵泡同时生长发育和成熟，以获得更多高质量卵子，增加妊娠机会。

3. 取卵　待 B 超监测卵泡发育成熟后，在 B 超引导下经阴道穿刺成熟卵泡，抽吸卵泡液并从中获得卵母细胞。

4. 体外受精　获得的卵母细胞与经过梯度离心法或上游法处理的精子在取卵后 2 ~ 6 小时，按约 50000 ~ 100000 精子/卵子的密度进行体外受精。

5. 黄体支持　取卵后常伴黄体功能不全，通常采用 Human chorionic gonadotropin，hCG 肌注或黄体酮针剂、栓剂或口服药物进行黄体支持治疗。

6. 胚胎移植　一般在取卵后 72 小时、胚胎在 8 细胞期阶段进行胚胎移植，也可以在囊胚期或取卵后 48 小时移植。35 岁以下第一个治疗周期移植胚胎数目不得超过 2 个，。

7. 随诊　胚胎移植后 14 天查血 β – hCG，确定是否妊娠，如阴性等待月经来潮，如阳性继续用孕酮或 hCG 至妊娠 10 ~ 12 周。移植术后 28 ~ 35 天 B 超检查，看见妊娠囊为临床妊娠，否则为生化妊娠。如为多胎妊娠，应行减胎术。

经 IVF – ET 技术妊娠者均视为高危妊娠，要加强后续的临床追踪及产前保健，预防流产及妊娠合并症的发生。

三、卵细胞浆内单精子注射技术

卵细胞浆内单精子注射技术（intracytoplasmic sperm injection，ICSI）的成功是男性不育症治疗的一项突破。1992 年布鲁塞尔自由大学的 Palermo 等在显微镜下将单个精子直接注射到卵细胞胞浆内，使卵母细胞受精，并获得世界上首例卵细胞浆内单精子注射婴儿。

适应证：严重的少弱畸精子症，不可逆的梗阻性无精子症，排除遗传疾病所致的生精功能障碍，免疫性不育，精子顶体异常，种植前遗传学诊断治疗周期，不成熟卵体外成熟培养治疗周期。

四、胚胎植入前遗传学诊断

胚胎植入前遗传学诊断（preimplantation genetic diagnosis，PGD）是指从体外受精的胚胎取出部分细胞或从卵子取出极体进行染色体和（或）基因学检测，将无遗传病的胚胎移植入宫腔，可以避免反复的选择性流产或引产和遗传性疾病患儿的出生。

PGD 的主要应用范围：目前 PGD 主要针对有高风险生育染色体病、性连锁隐形遗传病、基因病后代的夫妇。包括：①常染色体隐性遗传病，如地中海贫血、镰状细胞贫血、纤维囊性疾病、脊柱性肌萎缩、家族性自主神经失调症等。②常染色体显性遗传病，常见的有早发性原发性扭转肌张力障碍和腓骨肌萎缩症。③X 连锁疾病，包括 X 连锁显性遗传病，如遗传性肾炎、家族性低磷酸血症佝偻病；X 性连锁隐性遗传病，如血友病、色盲、

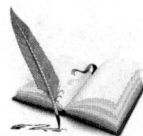

假肥大型肌营养不良等。

五、未成熟卵母细胞体外成熟培养

未成熟卵母细胞体外成熟培养（In vitro maturation，IVM）技术是指不使用超促排卵，或少量应用促性腺激素（Gn）后从卵巢中获取未成熟卵，在适宜的条件下进行体外成熟培养，使卵母细胞成熟并具备受精能力。

适应证包括：患者不宜接受超促排卵，如乳癌或卵巢癌术后，COH 高反应、低反应，卵巢抵抗综合征。

六、卵细胞胞浆置换或卵细胞核移植技术

通过与年轻女性的卵细胞胞浆置换或直接将卵细胞生殖泡核移植到年轻女性的去除生殖泡核的卵细胞浆中，使高龄不孕妇女获得优质的胚胎而妊娠。

七、生殖冷冻技术

人类精子和卵子、胚胎包括卵巢组织冷冻获得成功，不仅使长期保存生殖细胞或生殖组织成为可能，还能为肿瘤患者在实施手术、化疗或放疗治疗前"储存生育力"。胚胎冷冻可以将患者多余胚胎保存起来，以利选择合适的时机移植。

八、卵子赠送

1984 年 Lutjen 等实施了世界首例应用捐赠卵子进行 IVF - ET 技术，使一位卵巢早衰患者成功妊娠并分娩正常正常新生儿。1994 年我国首例卵子赠送新生儿在中山大学附属第一医院出生。接受赠卵的指征包括卵巢功能衰竭，女方患有严重遗传疾病或基因携带者，卵巢解剖位置异常，无法取卵，绝经期妇女。

九、辅助生殖技术并发症

（一）卵巢过度刺激综合征（ovarian hyperstimulation syndrom，OHSS）

OHSS 常发生于控制性超排卵的患者，是由于促性腺激素（Gn）刺激卵泡发育较多，卵巢增大，并产生过多的卵巢激素或激素前体所致的一种综合征，可引起一系列病理生理改变，导致水盐电解质紊乱、血管壁通透性异常增加而导致血管内液体的渗出，引起胸水、腹水和弥漫性水肿等，严重者出现器官功能障碍，甚至危及生命。体外受精 - 胚胎移植（IVF - ET）时 OHSS 轻度发生率为 20 ~ 33%，中度 3 ~ 6%，重度 0.1 ~ 2%，在妊娠周期中，OHSS 发生率约为非妊娠周期的 4 倍。

（二）多胎妊娠

促排卵药物的使用或多个胚胎的移植可导致多胎妊娠的发生。多胎妊娠可增加母婴并发症、流产和早产的发生率、围产儿患病率和死亡率。

（三）其它并发症

体外受精技术穿刺取卵时可能损伤邻近肠管、输尿管、膀胱甚至血管等。其流产率、早产率、异位妊娠率、宫内外同时妊娠率与自然妊娠比较稍高。

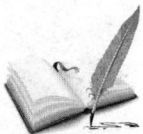

十、中医药在辅助生殖技术上发挥的优势

（一）改善精子、卵子质量

中药可通过调节下丘脑－垂体－性腺轴（睾丸、卵巢）功能及免疫功能对精子、卵子质量产生影响。

（二）超促排卵

在 IVF－ET 过程中，需要获得多个卵细胞，但临床中常会遇到部分患者卵巢反应不良，或即使获得了较多数量的卵细胞，但其质量及随后受精和胚胎发育的效果仍然不理想。中药可调节机体的内分泌环境，改善机体的内分泌功能，从而改善卵巢功能，以获得较好的胚胎。

（三）改善子宫内膜容受性

子宫内膜的容受性是影响 IVF－ET 成功的重要因素，然而在超促排卵过程中由于使用了较多的促性腺激素，对子宫内膜的容受性可能会有一定的影响。通过中药可改善子宫内膜的容受性，有利于受精卵的着床和发育。

（四）防治 IVF－ET 术后并发症

卵巢过度刺激综合征是 IVF－ET 的常见并发症，西医仅对症支持治疗。对卵巢过度刺激综合征患者在西医对症治疗基础上，结合中医辨证施治可取得很好的效果。

（杨丽娟）

扫码"练一练"

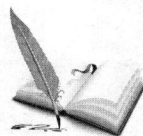

扫码"学一学"

第二十五章　计划生育

计划生育（family planning）是为了实现人口与经济、社会、资源、环境的协调发展而实施的生育调节。国家推行计划生育，夫妻双方有实行计划生育的义务。实行计划生育以避孕为主，选择安全、有效、适宜的避孕措施。本章主要介绍避孕、绝育及避孕失败补救措施。

第一节　避　孕

避孕（Contraception）是应用科学手段使妇女暂时不受孕，是计划生育的重要部分。主要控制生殖过程中的三个环节：一是抑制精子与卵子产生；二是阻止精子与卵子结合；三是使子宫环境不利于精子获能、生存，或者不适宜受精卵着床和发育。常见的避孕方法有：避孕药、避孕套、避孕膜、安全期避孕法、体外排精避孕法和手术避孕法等。

一、激素避孕

激素避孕（hormonal contraception）是指用女性甾体激素避孕。20世纪50年代末口服避孕药的问世，给节育技术带来深刻变革，打破以往只能靠手术绝育以及药具外用避孕等方法，改变了整个节育技术及计划生育状况。

1. 激素避孕临床应用种类　甾体激素避孕药分为口服避孕药、注射避孕针、缓释系统避孕药及避孕贴剂（表25-1）。

2. 激素避孕机制　甾体激素避孕药的作用是多环节的，根据药物种类、剂量、剂型、给药途径、用药方法的不同，其作用环节亦有所不同。主要是抑制排卵；改变宫颈黏液性状、改变子宫内膜的形态与功能、改变输卵管的功能。

3. 激素避孕禁忌证

（1）严重心血管疾病不宜使用。

（2）急、慢性肝炎或肾炎。

（3）血液病或血栓性疾病。

（4）内分泌疾病：如糖尿病需用胰岛素控制者、甲状腺功能亢进症者。

（5）恶性肿瘤、癌前病变、子宫或乳房肿块患者。

（6）哺乳期不宜使用：因避孕药中的雌激素可抑制乳汁分泌，影响乳汁质量。

（7）月经稀少或年龄 >45 岁者。

（8）原因不明的阴道异常流血。

（9）精神病生活不能自理者。

（10）年龄 >35 岁的吸烟妇女服用避孕药，增加心血管疾病发生率，不宜长期使用。

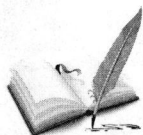

表 25 - 1　甾体激素避孕药

类别			名称	成分		剂型	给药途径
				雌激素含量（mg）	孕激素含量（mg）		
口服避孕药	短效片	单相片	复方炔诺酮片（口服避孕片 1 号）	炔雌醇 0.035	炔诺酮 0.6	薄膜片	口服
			复方甲地孕酮片（口服避孕片 2 号）	炔雌醇 0.035	甲地孕酮 1.0	片	口服
			复方左旋诺孕酮片	炔雌醇 0.03	左炔诺孕酮 0.15	片	口服
			妈富隆（marvelon）单相片	炔雌醇 0.03	去氧孕烯 0.15	片	口服
			敏定偶（minulet）	炔雌醇 0.03	孕二烯酮 0.075	片	口服
			优思明（yasmin）	炔雌醇 0.03	屈螺酮 3.0	片	口服
			优思悦	炔雌醇 0.02	屈螺酮 3.0	片	口服
		双相片	★去氧孕烯双相片				
			第一相（第 1~7 片）	炔雌醇 0.04	去氧孕烯 0.25	片	口服
			第二相（第 8~21 片）	炔雌醇 0.03	去氧孕烯 0.125	片	口服
		三相片	左炔诺孕酮三相片				
			第一相（第 1~6 片）	炔雌醇 0.03	左炔诺孕酮 0.05	片	口服
			第二相（第 7~11 片）	炔雌醇 0.04	左炔诺孕酮 0.075	片	口服
			第三相（第 12~21 片）	炔雌醇 0.03	左炔诺孕酮 0.0125	片	口服
	★★长效片		复方炔诺孕酮二号片（复甲 2 号）	炔雌醚 2.0	炔诺酮 10.0	片	口服
			复方炔雌醚片	炔雌醚 3.0	氯地孕酮 12.0	片	口服
			三合一炔雌醚片	炔雌醚 2.0	氯地孕酮 6.0 炔诺酮 6.0	片	口服
	探亲避孕片		炔诺酮探亲避孕片		炔诺酮 5.0	片	口服
			甲地孕酮探亲避孕片 1 号		甲地孕酮 2.0	片	口服
			炔诺孕酮探亲避孕片		炔诺孕酮 3.0	片	口服
			C53 号抗孕药		双炔失碳酯 7.5	片	口服
长效针	单方		醋酸甲羟孕酮避孕针（De - po - Provera）		甲羟孕酮 150.0	针	肌注
	复方		庚炔诺酮注射液		庚炔诺酮 200.0	针	肌注
			复方己酸孕酮	戊酸雌二醇 2.0)	己酸羟孕酮 250	针（油剂）	肌注
			复方甲地孕酮避孕针	17 - β 雌二醇 5.0	甲地孕酮 25	针（混悬剂）	肌注
			复方庚炔诺酮避孕针	戊酸雌二醇 5.0)	庚炔诺酮 50	针	肌注
			复方甲羟孕酮注射针	环戊丙酸雌二醇 5.0	醋酸甲羟孕酮 25	针	肌注
缓释避孕药	皮下埋植		左炔诺孕酮硅胶棒Ⅰ型	左炔诺孕酮 36×6		皮下埋植	
			左炔诺孕酮硅胶棒Ⅱ型	左炔诺孕酮 75×2		皮下埋植	
	缓释阴道避孕环		甲硅环	甲地孕酮 250 或 200		阴道放置	
			庚炔诺酮微球针		庚炔诺酮 65 或 100	针	
	皮下注射避孕针		左炔诺孕酮微球针剂		左旋炔诺孕酮 50	针	皮下注射
			芴高诺酮微囊针剂		芴高诺酮 50	针	皮下注射
	避孕贴剂		Ortho Evra	炔雌醇 0.75	17 —去酰炔芴酯 6	贴片	皮肤外贴

注：★国内尚无此产品．★★将淘汰

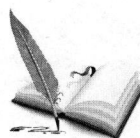

（11）有严重偏头痛，反复发作者。

4. 激素避孕副反应 类早孕反应；阴道流血又称突破性出血；停经或月经过少；体重增加；色素沉着；其他，如头痛、乳房胀痛、食欲增强、皮疹、瘙痒等。

二、宫内节育器具

宫内避孕（IUC）包括宫内节育器（IUD）和宫内节育缓释器具（IUS），因其安全、有效、简便、经济、可逆性的节育效果，深受广大妇女的欢迎。据统计，我国占世界使用IUD避孕总人数的80%，是世界上使用IUD最多的国家。

（一）种类

临床应用IUD大致可分为两大类。

1. 惰性IUD（第一代IUD） 由惰性原料如金属、硅胶、塑料或尼龙等制成。国外主要为Lippes蛇形和Dulkon盾形节育器；国内主要为不锈钢圆环，已于1993年淘汰。

2. 活性IUD（第二代IUD） 其内含有活性物质如铜离子、激素、药物及磁性物质等，藉以提高避孕效果，减少副反应。

（1）带铜IUD 带铜节育器在子宫内持续释放具有生物活性的铜离子，而铜离子具有较强的抗生育作用，避孕效果随着铜的表面积增大而增强，但表面积过大时，副反应也相应增多。①带铜宫形节育器：以不锈钢圆环热处理呈宫腔形。在钢丝螺旋腔内加入铜丝，表面积200～300mm^2，具有妊娠率、脱落率低，可长期存放的优点，是国内首先推荐的一种。②带铜T形宫内节育器（TCu－IUD）：是我国目前临床常用的IUD，按宫腔形态设计制成。③母体乐IUD：国外引进，塑料支架，呈伞状，半月形两侧臂带有小棘，纵臂绕有铜丝，表面积375mm^2，带有尾丝。④无支架IUD，即固定式铜套串（吉妮IUD）：外科尼龙线上串有6个铜套，顶端有小结可固定在宫底部肌层内，使IUD悬挂在宫腔中，减少对内膜压迫和损伤，以减少出血反应。⑤其他：还有带铜的V形节育器，金塑铜环等多种，也是我国常用的IUD。

（2）药物缓释宫内节育器 ①含孕激素T形IUD：采用T形支架，缓释药物储存在纵杆药管中，管外包有聚二甲基硅氧烷膜，控制药物释放。孕激素使子宫内膜变化不利于受精卵着床，带器妊娠率较低；孕激素促使子宫肌静息，故脱落率也低。②含消炎痛的带铜IUD：常用的产品有药铜环165、活性γ型节育器，药铜宫腔形节育器等。其特点是妊娠率、脱落率低而且出血率低、继续存放率高。其他有吲哚美辛－VCu220、鲁T药铜IUD等。③含其他活性物的IUD：如含锌、磁、其他止血药如抗纤溶药物等。

（二）避孕机制

避孕机制至今尚未完全明了，一般认为惰性宫内节育器的抗生育作用是多方面的，子宫内膜长期受异物刺激引起无菌性炎症反应，白细胞和巨噬细胞增多，阻止受精卵着床；异物反应也可损伤子宫内膜而产生前列腺素，前列腺素又可改变输卵管蠕动，使受精卵的运行与子宫内膜发育不同步，影响着床过程，另外子宫内膜受压缺血，激活纤溶酶原，局部纤溶活性增强，致使囊胚溶解吸收。而且随着IUD的材料不同，其引发的组织反应也不相同，带铜宫内节育器所致异物反应更强，长期缓慢释放的铜被子宫内膜吸收，局部浓度增高后改变子宫内膜依锌酶系统活性，并影响DNA合成、糖原代谢及雌激素的摄入，使子

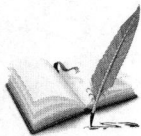

宫内膜细胞代谢受到干扰，不利于受精卵着床和囊胚发育，同时还能影响精子获能，增强避孕效果。含孕激素的宫内节育器释放出的孕酮会引起子宫内膜腺体萎缩和间质蜕膜化，不利于受精卵着床，同时孕激素使宫颈黏液变得黏稠不利于精子通过，并对精子代谢产生影响。

（三）适应证与禁忌证

1. 适应证 已婚育龄妇女自愿要求以 IUD 避孕而无禁忌证。

2. 禁忌证

（1）妊娠或妊娠可疑。

（2）生殖器官炎症（阴道炎、急性或亚急性宫颈炎、急慢性盆腔炎、性传播疾病等，未经治疗或未治愈者）。

（3）术前测体温两次均在 37.5℃ 以上者。

（4）生殖器官肿瘤；3 个月内月经频发、月经过多或不规则阴道流血。

（5）子宫颈内口过松、重度撕裂、重度狭窄以及重度子宫脱垂。

（6）生殖器官畸形（如双角子宫、纵膈子宫、双子宫等）。

（7）宫腔 <5.5cm 或 >9cm（人工流产时，剖宫产术后，正常产后和有剖宫产史者放置铜固定式宫内节育器例外）。

（8）较严重的全身急、慢性疾患（如患有严重的心、肺、肝、肾及血液系统疾病者）。

（9）各种性病未治愈。

（10）盆腔结核。

（11）人工流产后子宫收缩不良，可能有妊娠组织残留或有感染可能。

（12）产时或剖宫产时胎盘娩出后放置，有潜在感染或出血可能。

（13）有铜过敏史者，不能放置载铜节育器。

（四）IUD 常规放置时间

（1）月经干净后 3~7 天为宜。

（2）月经延期或哺乳期闭经者应排除妊娠后才可放置。

（3）产后 42 天恶露已净，会阴伤口已愈合，子宫恢复正常。

（4）人工流产后，排除残留、宫缩不良等因素后可立即放置。。

（5）自然流产正常转经后，药物流产两次月经正常后再放置。

（6）剖宫产后半年放置。

（五）宫内节育器放置方法

（1）受术者排空膀胱，取膀胱截石位，常规消毒外阴、阴道后铺巾。

（2）做双合诊检查，核实子宫的位置、大小及附件的情况。

（3）阴道窥器充分暴露宫颈，常规消毒宫颈及颈管。

（4）宫颈钳夹持宫颈前唇，子宫探针探测宫腔的深度及宫底的宽度，以选择合适的节育器。

（5）放置 T 型节育器 将节育器纵杆放置入套管内，节育器横臂露在套管外，尾丝折叠在套管外，再将放置器的中轴套芯插入套管内，使其顶端触及节育器的下端，将装好节育器的套管从宫口沿子宫腔方向送到子宫底，将中轴套芯固定位置后，套管轻轻后退，节

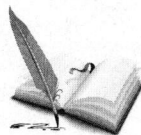

育器即自然安置在子宫腔内，取出套芯及套管。在距宫口 2cm 处剪短尾丝。也可将横臂插入套管内用上述方法推送放置。

（6）放置 V 型环　将节育器横臂中部的尾丝向下牵引，使两侧角折叠，置入套管式的放置器中，再将套芯插入套管器，使其顶端触及节育器的下端，沿宫腔方向送入放置器到达宫底，固定套芯位置后将外套管轻轻向后退出。在外套管刚退出 V 型节育器时，再用放置器的顶芯顶住 V 型节育器末端向宫底轻轻推送，以保证节育器横臂贴放在宫腔底部，最后取出套管和套芯，在距离宫口 2cm 处剪断尾丝。

（六）放置的注意事项

（1）严格遵守无菌操作，放置 IUD 时的器械避免接触外阴及阴道。

（2）放置 IUD 时不能任意扭转放置器的方向，防止节育器在宫腔内变形。

（3）哺乳期放置节育器，因子宫较软易发生穿孔，操作时应特别小心。

（4）IUD 放置术后 2 周内避免性生活及盆浴，以免引起盆腔感染，1 周内避免重体力劳动。

（5）带铜节育器可放置 5 年左右。旧式的不锈钢节育环，可放置 20 年左右，建议在绝经期半年到一年内取出。含孕激素的宫内节育器，如曼月乐可放置 5 年。

（七）IUD 放置后随访

常规随访时间为放置后 3、6、12 个月及以后每年 1 次直至停用，特殊情况随时就诊。随访内容为了解有无不良反应，妇科检查 IUD 尾丝，若不见尾丝，应做透视或超声检查明确节育器是否异位或脱落。

（八）IUD 取出适应证和禁忌证

1. 适应证

（1）到期根据实情需要更换。

（2）围绝经期停经半年后或月经紊乱。

（3）不需要再避孕，如离异、丧偶等。

（4）要求改用其他避孕方法或绝育。

（5）因副反应治疗无效及并发症需取器。

（6）带器妊娠，包括宫内妊娠和宫外妊娠。

2. 禁忌证

（1）生殖器官及盆腔急性感染。

（2）全身情况不良，不能耐受手术或疾病的发作期。

3. 取器时间

（1）月经净后 3~7 日为宜。

（2）因出血多而取器，随时可取。

（3）带器妊娠者，可在人工流产时取出。

4. 取环手术步骤

（1）尾丝牵出法　受术者排空膀胱，取膀胱截石位，常规消毒外阴阴道，铺巾，阴道窥器充分暴露宫颈，消毒宫颈及穹窿部，用血管钳钳夹住尾丝轻轻的向外牵出宫内节育器。牵引时用力不宜过大过猛，如在牵引过程中发生尾丝断裂，可改用取环钩取出。

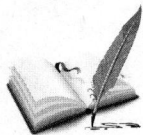

（2）取环钩钩取法 排空膀胱，外阴阴道常规消毒铺巾，充分暴露宫颈，消毒宫颈及颈管，宫颈钳钳夹固定宫颈，用子宫探针探测宫腔大小及位置并感测节育环的位置，一般不需扩张宫颈，如有困难可酌情将宫颈管扩大到 5~6 号，取环钩沿着子宫方向深入宫腔底部，触及节育环，钩住环下缘，轻轻向外牵出。

（3）钳取法 如遇尾丝断裂或钩取困难，可将宫颈扩大到 7 号，用长弯钳将节育器取出，也可在 B 超指引下取出。

（4）宫腔镜下取环术 取器困难时如果发现 IUD 部分残留宫腔、IUC 断裂或合并嵌顿，可在宫腔镜下行取环术。

（七）放置宫内节育器的不良反应及并发症

1. 不良反应 包括月经异常、下腹部及腰骶部疼痛及白带增多，前两种情况须明确诊断后处理，而后者多数不需治疗，一般于数月后自行减少。

2. 并发症 IUC 的并发症有术时出血，子宫穿孔，心脑综合反应（极少见），术后感染，铜过敏或 IUD 异位、断裂、变形、脱结及下移，有时可见 IUD 尾丝消失。

（1）子宫穿孔 放置或取出 IUD 均可能发生子宫穿孔，但发生率低，多与子宫本身存在高危因素有关系（如哺乳期、子宫过度倾屈、未诊断的子宫畸形、多次人工流产或近期人工流产史等），也跟手术者技术不熟练、术前未查清子宫位置和大小或操作粗暴有关。

①临床表现：穿孔时术者会有器械落空感，探针再次探查宫腔时常超过原探查深度，若为取环钩损伤时，有时钩子难以取出；受术者多在术中突然感到剧痛、撕裂样疼痛，偶见无痛感者，若术后因出血致感染者则出现持续性隐痛、钝痛或胀痛。出血量与子宫穿孔部位、有无损伤血管有关，如损伤大血管，可出现休克，如未及时处理，后果严重。

②治疗原则：发现或疑子宫穿孔须立即停止手术，如为探针穿孔，尚未放入 IUD，无出血症状及腹膜刺激征，一般情况良好，应住院观察血压、脉搏、体温、阴道流血及腹痛情况，一般观察 5~7 天，同时应用缩宫素及抗生素预防出血及感染。若穿孔面积小，而 IUD 已放到子宫外（进入盆腹腔），可在腹腔镜下取出 IUD，同时对穿孔处进行电凝止血。如穿孔较大，特别是取器钩穿孔，症状严重，腹膜刺激症状加重，出现休克等，应及时开腹探查。子宫穿孔如合并脏器损伤，应立即开腹手术，视损伤情况进行子宫修补及损伤脏器修补等手术。

（2）术中出血 放、取 IUD 术后 24 小时内出血量超过 100ml 或术后数日内出血量增加超过 100ml。

①临床表现：24 小时内出血者多见于子宫穿孔、宫壁损伤或宫颈管损伤；放置数日后再出血多因局部内膜受压迫坏死、感染所致，若为人工流产同时放置 IUD 者，应排除妊娠组织残留或感染引起。

②治疗原则：术中出血者，首选止血药及缩宫剂，出血多者必要时补充血容量，怀疑子宫损伤者，必要时行腹腔镜检查协助诊断，损伤严重者行开腹探查术。放置数日后出血者首先给予止血抗感染治疗，无效者取出 IUD 并行诊断性刮宫送病理检查，并予缩宫素止血。

（3）术后感染 常见原因为原有的生殖道炎症未治愈；无菌操作不严格；手术时合并

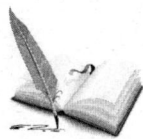

子宫穿孔，邻近脏器损伤；因持续出血导致继发感染等。

①临床表现：术后出现流血、下腹疼痛及腰酸，分泌物脓性伴有臭味，体温升高；严重感染时子宫附件压痛，出现子宫内膜炎、输卵管卵巢脓肿、盆腔腹膜炎等；感染严重导致败血症或脓毒血症时，可出现全身中毒症状。

②治疗原则：一旦出现感染，应积极抗感染治疗，控制感染后取出 IUD；发生盆腔脓肿时，先用药物治疗，如无效者应手术切开引流；

（4）IUD 异位　一般无症状，多在随访、取器或带环妊娠时才发现，临床可表现为腰骶部酸痛、下腹坠胀不适或不规则阴道流血，若 IUD 异位至腹腔，可引起相应的症状或体征；IUD 下移、断裂或接头处脱结可有下腹坠痛、赤带等表现。临床可通过超声检查（是首选的 IUD 定位方法）、放射线检查及宫腹腔镜检查来明确 IUD 宫内嵌顿和子宫外异位的状态。

处理原则：尾丝消失，但超声或放射线检查证实 IUD 仍在宫腔内，位置正常，可以继续存放；若 IUD 位置异常，应及时取出；IUD 变形、下移易发生带器妊娠，一旦发现及时经宫颈取出；若 IUD 异位于子宫直肠凹陷，可切开后穹隆取出；如发生 IUD 部分残留宫腔或断裂合并嵌顿，宜在宫腔镜下取出；异位于腹腔内，可在腹腔镜下取出；若大部分或全部嵌入肌层，经上述方法仍难以取出者，可开腹探查；IUD 已穿入肠管或膀胱内，应请普外科或泌尿外科医师协助处理。

3. IUD 的远期安全性　可见异位妊娠和盆腔炎发生。目前认为带器妊娠中异位妊娠的发生率与未使用者相比其异位妊娠的发生率并不增高；而感染则可能与原潜在的感染或术时带入微生物引发有关。

三、其他避孕方法

（一）外用避孕药具

常用的有阴茎套、女用避孕套及阴道杀精剂。

1. 阴茎套（condom）　也称男用避孕套，是由乳胶或其他材料制成的袋状男用避孕工具。性生活前套在阴茎上，射精时让精液排在阴茎套前端的小囊内，阻断精液进入阴道，起物理性屏障作用，达到避孕目的。这是世界上最常用、最无害的男用避孕法。不但可以避孕，而且可防止性传播疾病的感染。阴茎套的直径有 29mm、31mm、33mm、35mm 4 种。射精后检查一下避孕套有无破裂，如有破裂，应采取紧急避孕措施。

2. 女用避孕套（female condom）　简称阴道套（vaginal pouch），是一种由聚氨酯（或乳胶）制成的柔软、宽松袋状物，长 15～17cm，开口处连一直径为 7cm 的柔韧"外环"，套内有一直径为 6.5cm 的游离"内环"。女用避孕套既能避孕，又能预防性传播疾病（STD）和艾滋病（AIDS）。使用禁忌证：阴道过紧、阴道中隔、阴道前壁松弛、子宫过度倾屈或脱垂，宫颈有重度炎症、泌尿道反复感染，对乳胶或杀精剂过敏者禁用。

3. 阴道隔膜、宫颈帽和阴道避孕囊　阴道隔膜用乳胶制成，宫颈帽和避孕囊用乳胶制成。三者均需医护人员配置，选择大小合适、经学习后妇女自己掌握的机械屏障避孕方法。

4. 阴道杀精剂（vaginal spermicides）　是性交前置入女性阴道，具有对精子灭活作用的一类化学避孕制剂。目前常用的有避孕栓、胶冻剂、片剂（泡腾片）和避孕药膜。均以

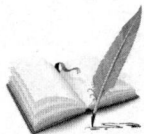

壬苯醇醚为主药和惰性基质制成。

（二）自然避孕法

自然避孕法（natural family planning，NFP），又称安全期避孕法，是指不用任何药物、工具或手术方法，而是顺应自然的生理规律，利用妇女月经周期中生理上产生的不同自然信号来识别其处于月经周期的"易受孕期"或"不易受孕期"，从而选择性交日期，以达到避孕的目的。

日历表法、哺乳期闭经避孕法、基础体温测量法、宫颈黏液观察法均属自然避孕法。卵子自卵巢排出后可存活1~2日，而受精能力最强时间是排卵后24小时内；精子进入女性生殖道可存活3~5日。因此，排卵前后4~5日内为易孕期，其余的时间不易受孕视为安全期。采用安全期避孕的，但可能发生额外排卵。因此，安全期避孕法并不十分可靠，失败率达20%。

（三）其他避孕法

人工合成的黄体生成激素释放激素类似药LHRHa的作用。

抗生育疫苗指选择生殖系统或生殖过程的抗原成分改造制成疫苗，如抗精子疫苗、抗卵透明带疫苗、抗绒毛膜促性腺激素疫苗、LHRH疫苗等。

生物技术避孕方法均在研究中，其临床应用前景还有待于生物基础学科某些研究领域的突破。

（杨丽娟）

第二节　输卵管绝育术

通过手术或手术配合药物等人工方法，于输卵管部位阻止精子与卵子相遇而达到绝育的目的，称为输卵管绝育术（tubal sterilization operation）。其方法有输卵管结扎切断、电凝、输卵管夹、环套、药物粘堵及栓堵输卵管管腔。输卵管绝育术是一种安全、永久性节育措施；如要求复孕时行输卵管吻合术，可逆性高。其手术途径有开腹、经腹腔镜及经阴道三种。目前常规为开腹输卵管结扎术（tubal ligation），有条件的医疗机构可选择腹腔镜绝育术，经阴道绝育极少施行。

一、开腹输卵管结扎术

1. 适应证　①自愿接受绝育手术而无禁忌证者。②患有严重全身疾病不宜生育而行治疗性绝育术。

2. 禁忌证　①急、慢性盆腔感染，腹壁皮肤感染等，应在感染治愈后再行手术。②24小时内有两次间隔4小时的体温在37.5℃或以上者。③全身情况不良不能耐受手术者，如产后出血、贫血、休克、心力衰竭和其他疾患的急性阶段。④严重的神经官能症。

3. 术前准备

（1）手术时间选择　非孕妇结扎时间最好选择在月经干净后3~7日。人工流产后、中期妊娠终止后即可进行手术；足月顺产后，一般情况良好，产后6小时即可施行手术，院

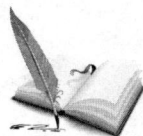

外顺产者，需住院观察 1~2 天，情况正常方可施行；难产或疑产时感染者需住院观察 3 日或以上无异常情况再施行手术；剖宫产和小型剖宫产或施行其他经腹手术（有感染的手术除外），可同时行输卵管结扎术；哺乳期或闭经妇女则应排除早孕后再行结扎术。

（2）解除受术者思想顾虑，作好解释和咨询。

（3）详细询问病史，进行全身体格检查及妇科检查，检验血尿常规、出凝血时间、肝功能及白带常规等。按妇科腹部手术前常规准备

4. 麻醉 以局部浸润麻醉为主，酌情选用其他麻醉。

5. 手术步骤 ①排空膀胱，取仰卧臀高位，常规消毒、铺巾。②切口：下腹正中耻骨联合上 4cm 处作 2~3cm 纵切口，产妇则在宫底下 2~3cm 处作纵切口。③提取输卵管：术者可用指板或输卵管吊钳或无齿弯头卵圆钳沿宫底后方滑向一侧，达到卵巢或输卵管处后，提取输卵管。④辨认输卵管：用鼠齿钳夹持输卵管系膜并追溯到输卵管伞端，证实为输卵管，并检查卵巢。⑤结扎输卵管：目前我国多采用抽心近端包埋法。在输卵管峡部背侧切开浆膜层，游离出该段输卵管约 2cm，钳夹远、近两端，剪除其间的输卵管 1~1.5cm，两端结扎后缝合浆膜层，将近端包埋于输卵管系膜内，远端留于系膜外。同法处理对侧输卵管。⑥检查无出血，清点纱布、器械无误，按层缝合腹壁。

6. 术时注意事项 ①找到输卵管后，须追溯到输卵管伞端，以免误扎。结扎线松紧适宜，以免出现输卵管瘘或滑脱，结扎部位以输卵管峡部为宜。②操作过程要稳、准、轻、细，不可盲目追求小切口，术中要防止损伤输卵管系膜、血管、肠管、膀胱或其他脏器。

7. 术后并发症

（1）出血或血肿 系术中过度牵拉、钳夹而损伤输卵管或其系膜造成，或因创面血管结扎松弛所致。

（2）感染 包括腹壁伤口、盆腔及全身感染。可因体内原有感染灶未控制致术后发生内源性感染；或因手术器械、敷料消毒不严或手术操作无菌观念不强所致。

（3）脏器损伤 膀胱、肠管损伤多因解剖关系辨认不清或操作粗暴。

（4）绝育失败 绝育方法本身缺陷，施术时技术误差引起，其结果多发生宫内妊娠，尚需警惕输卵管妊娠的可能。

8. 术后护理及随访 术后鼓励早期下地活动；保持手术部位清洁卫生，2 周内禁房事，流产后或产后绝育者 1 个月内不宜房事；术后短期内不宜进行剧烈运动或体力劳动。术后 3 个月内随访 1 次，以后可结合妇科普查进行随访。

二、经腹腔镜输卵管绝育术

（一）适应证

要求接受腹腔镜绝育术的健康妇女，夫妻双方签署知情同意书；因有某种疾病不宜生育且无禁忌证者。

（二）禁忌证

1. 绝对禁忌证 多次腹腔镜手术或腹腔广泛粘连；心肺功能不全；有血液病或出血倾向；急性盆腔炎或全腹膜炎；过度肠胀气、肠梗阻；严重神经症；过度肥胖。

2. 相对禁忌证 既往有腹部手术史，估计无严重腹腔粘连；有局限性腹膜炎史；妊娠

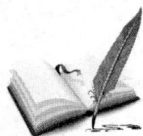

≥3 个月或腹部存在巨大肿块者。

（三）手术时机

非妊娠期，月经干净后 2~5 日施行手术；人工流产后或取环后，可立即施行手术；产后或中期妊娠引产后，子宫复旧至小于妊娠 2 个月时，可施行手术；哺乳期转经者可在月经干净 2~5 日施行手术，哺乳期闭经者需排除早期妊娠后方可手术。

（四）手术方式

腹腔镜绝育术可分为电凝绝育和机械性绝育两大类。单极电凝不够安全，现已经基本不用，双极电凝失败率高，故也很少用。机械性绝育法中，近年来以输卵管圈和夹绝育术应用较多，操作方便、迅速、安全，其中以硅橡胶圈价格低，应用最广。

（杨丽娟）

第三节　避孕失败的补救措施

无论激素避孕、非激素避孕或绝育术，都有一定的失败率。应用者与医务工作者都不应忽视，宜及早发现、及早处理。避孕失败补救措施主要用于避孕失败后妊娠及预防妊娠。亦可用于母亲患严重疾病不宜继续妊娠，或检查发现胚胎异常需终止妊娠。避孕失败后妊娠的补救措施有人工终止妊娠（简称人工流产），避孕失败预防妊娠的方法为紧急避孕。

一、人工流产

人工流产（artificial abortion）分为早期人工流产和中期妊娠引产。凡在妊娠 3 个月内采用人工或药物方法终止妊娠称为早期妊娠流产。早期人工流产可分为手术流产与药物流产两种方法。手术流产又分为负压吸引术与钳刮术。人工流产仅作为避孕失败的补救措施，不能作为常用的节育方法。

（一）手术流产（surgical abortion）

1. 手术流产方法

（1）负压吸引术　适用于妊娠 10 周以内自愿要求终止妊娠而无禁忌证，或因某种疾病（包括遗传性疾病）不宜继续妊娠者，禁忌证包括各种疾病的急性阶段、生殖器炎症、术前两次体温在 37.5℃以上及全身健康状况不良，不能承受手术。

其手术步骤如下：①体位：受术者排空膀胱，取膀胱截石位。常规消毒外阴、阴道，铺盖无菌洞巾。做双合诊复查子宫位置、大小及附件情况。用阴道窥器暴露宫颈并消毒。②探测宫腔：宫颈钳夹持宫颈前唇后，用子宫探针探测子宫屈向和深度。③扩张宫颈：宫颈扩张器扩张宫颈管，一般扩张至大于准备用的吸管半号或 1 号。④吸管负压吸引：吸引前，需进行负压吸引试验。无误后，按孕周选择吸管粗细及负压大小，负压不宜超过500mmHg。一般按顺时针方向吸引宫腔 1~2 周，即可将妊娠物吸引干净。当感觉宫腔缩小、宫壁粗糙、吸头紧贴宫壁、移动受阻时，表示已吸净，然后慢慢取出吸管。⑤检查宫腔是否吸净：用小号刮匙轻刮宫腔，尤其要注意宫底及两侧宫角部。全部吸出物用纱布过滤，检查有无绒毛、胚胎或胎儿组织，有无水泡状物。肉眼观察发现异常者，即送病理

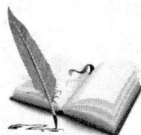

检查。

（2）钳刮术　适用于妊娠 10～14 周之间自愿要求终止妊娠而无禁忌证，或因某种疾病（包括遗传性疾病）不宜继续妊娠者或其他流产方法失败。禁忌证同负压吸引术。妊娠 12 周或以上者必须住院。近年来由于米非司酮、前列腺素等药物的应用，钳刮术将逐渐被药物引产取代。为保证钳刮术顺利进行，应先作扩张宫颈准备。术前扩张宫颈管的方法有：①橡皮导尿管扩张宫颈管：于术前 12 小时将 16 号或 18 号导尿管缓慢插入宫颈，次日行钳刮术时先取出导尿管。②术前可口服、肌注或阴道放置前列腺素制剂以使宫颈软化、扩张。③宫颈扩张棒扩张宫颈管：钳刮术中应充分扩张宫颈管，先夹破胎膜流尽羊水再酌情用子宫收缩药；钳夹胎盘与胎儿组织；必要时搔刮宫腔一周，观察有无出血，若有出血加用宫缩剂；术后注意预防宫腔积血和感染。

2. 手术流产的并发症　子宫穿孔；人工流产综合反应；吸宫不全；漏吸；术中出血；术后感染；栓塞；宫颈裂伤以及远期并发症。

（二）药物流产

药物流产是指早期妊娠应用药物终止妊娠的方法。其优点是方法简便，不需宫内操作，为无创伤性。药物流产以米非司酮与米索前列醇配伍为目前常用方案。

1. 适应证　妊娠 <49 日，本人自愿要求使用药物终止妊娠的 18～40 岁健康妇女；手术流产的高危对象，如疤痕子宫、多次人工流产及严重骨盆畸形等；对手术流产有顾虑或恐惧心理者。

2. 禁忌证　患过或现患心血管（心脏病、高血压）、呼吸、消化、内分泌、泌尿生殖、神经系统疾病；有使用米非司酮或前列腺素禁忌者（米非司酮：肾上腺疾病、与甾体激素有关的肿瘤、肝肾功能异常、妊娠期瘙痒症、血栓病等；前列腺素：如心脏病、青光眼、贫血、哮喘、高血压、低血压等）；带环受孕者；宫外孕或疑似宫外孕者；妊娠剧吐；明显过敏体质者；嗜酒或吸烟超过每日 10 支者。

3. 用药方法

（1）先服用米非司酮后应用前列腺素；服用米非司酮前后应禁食 1～2 小时。

（2）米非司酮服用方法及剂量可任选以下 1 种：

①米非司酮当日首剂量 50mg，8～12 小时后服 25mg，次日再服 25mg，每 12 小时 1 次，连续 3 次，总量 150mg，不能漏服，第 3 日末次服药后 1 小时加用前列腺素。

②米非司酮每次服 25mg，每日 2 次（间隔 12 小时），连服 3 天，总量 150mg，不能漏服，第 4 日早上服前列腺素。

③米非司酮 200mg，单次口服，服药后第 3 天或第 4 天早晨给予前列腺素。

（3）前列腺素用法可任选以下 1 种：

①米索前列醇 3 片（0.6mg）顿服。

②卡孕栓：1mg（1 枚），用阴道窥器扩开阴道置入后穹隆，卧床休息 2 小时。

4. 用药后观察及随访

用药后大小便应在痰盂或便盆内，注意有无组织物排出。应用 PG 若出血过多，可行阴道窥视，若宫颈口有组织物堵塞或嵌顿，可局部消毒后用卵圆钳取出以减少出血，如有活动性出血，应及时清宫。用药后 8 日尚未见绒毛排出者须到医院随访，行 B 超检查了解病

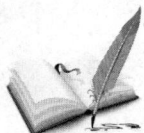

情，必要时手术清宫；第 15 日，全部用药对象均应到医院复查，重点了解出血情况，如出血量多于月经量，应 B 超检查排除不全流产，酌情刮宫或观察。

药物流产副反应轻，仅有恶心、呕吐、下腹痛和乏力，但其远期副反应尚需进一步观察。

二、紧急避孕

紧急避孕（emergency contraception）是指在无保护性生活，或避孕失败（如阴茎套破裂、阴茎套滑脱）或特殊情况性交（如被强奸）后 3 日内，妇女为防止非意愿妊娠而采用的避孕方法。其目的是预防非意愿妊娠，以减少不必要的人工流产。这是一项保护妇女健康、降低因流产所致的孕产妇死亡率的重要预防措施。

1. 紧急避孕药 有甾体激素类和非甾体激素类，应用甾体激素类药物紧急避孕只能对这一次无保护性生活起保护作用；在本周期内不应再有性生活，除非采用避孕套避孕。一般应在无保护性生活后 3 日内口服紧急避孕药。药物紧急避孕的副反应：可能出现恶心、呕吐、不规则阴道流血。米非司酮的副反应少而轻，一般无需特殊处理。

表 25 - 2　紧急避孕药物剂量与方案

名称	成分	含量（mg）	每次片数	服用次数	给药时间
复方左炔诺孕酮片	LNG EE	0.150.03	4	2	无保护性生活后 72 小时内首次，12 小时后重复一次
左炔诺孕酮片	LNG	0.75	1	2	同上
米非司酮	米非司酮	10 或 25	1	1	无保护性生活后 120 小时内服用 1 次

2. 紧急放置带铜宫内节育器 可以用作紧急避孕方法，特别适合希望长期避孕且符合放环的妇女。一般应在无保护性生活后 5 日（120 小时）之内放入带铜 IUD，其妊娠率 <1%。

（杨丽娟）

第四节　计划生育措施的选择

避孕节育知情选择，计划生育工作者应根据每对夫妇的具体情况，指导其选择最适宜的避孕方法，以达到节育的目的。

一、新婚夫妇

新婚夫妇较年轻，避孕要求短期，可选择下述方法：①男用避孕套，偶有避孕套脱落或破裂，立即用紧急避孕法；②女用外用避孕药，一般暂不选择宫内节育器，不宜口服避孕药。

二、已育有子女且无生育要求的夫妇

应长期避孕，方法有：①宫内节育器是首选方法；②适于新婚夫妇的各种方法；③长

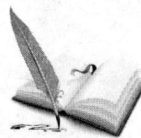

效避孕药（口服或注射）或皮下埋植法。一般暂不行节育手术。

三、哺乳期妇女避孕方法

可选用宫内节育器、避孕套。哺乳期卵巢功能低下，多有闭经，子宫小而软，为不影响内分泌功能，不宜选用甾体激素避孕药。

四、围绝经期妇女避孕方法

可选用宫内节育器、避孕套或外用避孕药。45 岁以后禁用口服避孕药或避孕针。

（杨丽娟）

扫码"练一练"

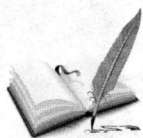

第二十六章　妇产科常用特殊检查及特殊用药

第一节　妊娠试验

妊娠试验是利用绒毛膜促性腺激素（hCG）的生物学或免疫学特点，检测受试者体内hCG水平，协助诊断早孕及与妊娠有关的疾病。

一、放射免疫测定法（RIA）

具有特异性强，灵敏度高的优点。目前采用 β –hCG放免测定。

二、酶免疫测定法（EIA）

该法特异性强，灵敏度高，试剂廉价，操作简单。目前应用早早孕诊断试纸，即单克隆抗体早孕检测，应用胶体金标记抗体，加入金标记后直接在试纸上显示红色，更方便快捷。一般在停经35天尿妊娠试验就会呈阳性反应。

第二节　女性生殖道脱落细胞学检查

女性生殖道细胞通常是指阴道、子宫颈管、子宫及输卵管的上皮细胞。检查生殖道脱落细胞既可反映体内性激素水平，又可协助诊断生殖道不同部位的恶性肿瘤及观察其治疗效果。

一、生殖道细胞学检查取材、制片及相关技术

采集标本前24小时内禁止性生活，阴道检查，阴道灌洗及用药，取标本的用具必须无菌干燥。

（一）阴道涂片

主要目的是了解卵巢或胎盘功能。有性生活的女性，一般在阴道侧壁上1/3处轻轻刮取黏液及细胞作涂片。对无性生活的妇女，可将消毒棉签先浸湿，然后伸入阴道在其侧壁上1/3处轻卷后取出棉签，涂片后固定。

（二）子宫颈刮片

是子宫颈癌筛查的重要方法。取材应在宫颈外口鳞－柱状上皮交接处轻轻刮取一周。若白带过多，先用无菌干棉球轻轻擦净黏液，再刮取标本，然后均匀地涂布于玻片上。

（三）子宫颈刷片

将"细胞刷"置于宫颈管内，达宫颈外口上方10mm左右，在宫颈管内旋转数圈后取出，旋转"细胞刷"将附着于小刷子上的标本均匀地涂片于玻片上或立即固定或洗脱于保

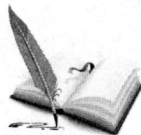

存液中。

（四）宫腔吸片

疑宫腔内有恶性病变时，可采用宫腔吸片，较阴道涂片及诊刮阳性率高。

二、生殖道脱落细胞在内分泌检查方面的应用

临床上常用 4 种指数代表体内激素水平，即成熟指数，致密核细胞指数，嗜伊红细胞指数和角化指数。

（一）成熟指数（maturation index，MI）

计算阴道上皮 3 层细胞百分比。按底层/中层/表层顺序写出。如底层 5、中层 60、表层 35，MI 应写成 5/60/35。通常在低倍显微镜下观察计数 300 个鳞状上皮细胞，求得各层细胞的百分率。若底层细胞百分率高称左移，提示雌激素水平低落；若表层细胞百分率高称右移，表示雌激素水平升高。

（二）致密核细胞指数（karyopyknotic index，KI）

计算鳞状上皮细胞中表层致密核细胞的百分率。指数越高，表示上皮越成熟。

（三）嗜伊红细胞指数（eosinophilic index，EI）

计算鳞状上皮细胞中表层红染细胞的百分率。通常在雌激素影响下出现红染表层细胞，用以表示雌激素水平。指数越高，提示上皮细胞越成熟。

（四）角化指数（cornification index，CI）

是指鳞状上皮细胞中表层（最成熟细胞层）嗜伊红致密核细胞的百分率，用以表示雌激素水平。

三、生殖道脱落细胞涂片用于妇科疾病诊断

（一）闭经

阴道涂片检查显示有周期性变化，提示闭经原因在子宫及其以下部位，如子宫内膜结核、宫颈或宫腔粘连等。涂片见中层和底层细胞多，表层细胞极少或无，无周期性变化，提示病变在卵巢，如卵巢早衰。涂片表现不同程度雌激素低落，或持续雌激素轻度影响，提示垂体或下丘脑或其他全身性疾病引起的闭经。

（二）异常子宫出血

1. 无排卵性异常子宫出血　涂片显示中至高度雌激素影响，但也有较长期处于低至中度雌激素影响。雌激素水平高时 MI 右移显著，雌激素水平下降时出现阴道流血。

2. 排卵性月经失调　涂片显示有周期性变化，MI 明显右移，排卵期出现高度雌激素影响，EI 可达 90%。但排卵后细胞堆积和皱褶较差或持续时间短，EI 虽有下降但仍偏高。

（三）流产

1. 先兆流产　由于黄体功能不足引起的先兆流产表现为 EI 于早孕期增高，经治疗后 EI 稍下降提示好转。若再度 EI 增高，细胞开始分散，流产可能性大。若先兆流产而涂片正常，表明流产并非黄体功能不足引起，用孕激素治疗无效。

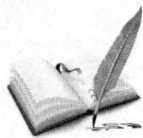

2. 稽留流产　EI 升高，出现圆形致密核细胞，细胞分散，舟形细胞少，较大的多边形细胞增多。

（四）生殖道感染性炎症

1. 细菌性阴道病　涂片中见线索细胞，表现为阴道脱落的表层细胞边缘附着颗粒状物，即加德纳菌等各种厌氧菌，细胞边缘不清。

2. 衣原体性宫颈炎　在宫颈涂片上可见化生的细胞质内有球菌样物及嗜碱性包涵体，感染细胞肥大多核。

3. 病毒感染　常见的有单纯疱疹病毒（HSV）Ⅱ型和人乳头状瘤病毒（HPV）。

（1）HSV 感染　早期表现为感染细胞的核增大，染色质结构呈"水肿样"退变，染色质很细，散布在整个胞核中，呈淡的嗜碱性染色，均匀，犹如毛玻璃状，细胞多成集结状，有许多胞核。晚期可见嗜伊红染色的核内包涵体，周围可见一清亮晕环。

（2）HPV 感染　在涂片标本中见挖空细胞，不典型角化不全细胞及反应性外底层细胞即提示有 HPV 感染。典型的挖空细胞表现为上皮细胞内有 1~2 个增大的核，核周有透亮空晕环或致密的透亮区。

四、生殖道脱落细胞用于妇科肿瘤诊断

（一）癌细胞特征

主要表现在细胞核、细胞及细胞间关系的改变。

1. 细胞核改变　表现为核增大，核浆比例失常；核大小不等，形态不规则；核深染且深浅不一；核膜明显增厚、不规则，染色质分布不均，颗粒变粗或凝聚成团；核分裂异常；核仁增大变多以及出现畸形裸核。

2. 细胞形态改变　细胞大小不等，形态各异。细胞质减少，若变性其内出现空泡。

3. 细胞间关系改变　癌细胞可单独或成群出现，排列紊乱。早期癌涂片背景干净清晰，晚期癌涂片背景较脏，见成片坏死细胞、红细胞及白细胞等。

（二）子宫颈/阴道细胞学诊断的报告形式

报告形式主要为分级诊断及描述性诊断两种。推荐应用 TBS 分类法及其描述性诊断。

1. 巴氏分类法　巴氏Ⅰ级：正常。巴氏Ⅱ级：炎症。巴氏Ⅲ级：可疑癌。巴氏Ⅳ级：高度可疑癌。巴氏Ⅴ级：癌。

2. TBS 分类法及其描述性诊断内容

（1）未见上皮内病变细胞和恶性细胞

1）病原体：①原虫：滴虫或阿米巴原虫阴道炎。②细菌：球杆菌占优势，发现线索细胞，提示细菌性阴道病；还可见放线菌；③假丝酵母菌，多数由白色假丝酵母菌引起，其余是由其他真菌引起。涂片中可见假菌丝和孢子及上皮细胞被菌丝穿捆。④单纯疱疹病毒：感染生殖道的主要是疱疹Ⅱ型病毒。⑤衣原体：细胞学对衣原体诊断的敏感性和可重复性有争议，有更特异的检查方法如培养，酶联免疫和 PCR。

2）非瘤样发现：①反应性细胞学改变：包括与炎症、放疗有关的以及与宫内节育器相关的反应性细胞改变。②子宫切除术后的腺细胞。③萎缩（有或无炎症）。

3）其他：子宫内膜细胞出现在 40 岁以上妇女的涂片中，未见上皮细胞不正常。

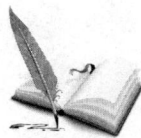

（2）上皮细胞异常

1）鳞状上皮细胞异常：①不典型鳞状细胞（atypical squamous cells，ASC）：包括无明确诊断意义的不典型鳞状细胞（atypical squamous cell of undetermined significance，ASC－US）和不能排除高级别鳞状上皮内病变不典型鳞状细胞（atypical squamous cells－cannot exclude HIS，ASC－H）；②低级别鳞状上皮细胞内病变（low－grade intraepitheliallesion，LSIL）：与 CINI 术语符合；③高级别鳞状上皮内病变：包括 CIN2，CIN3 和原位癌；④鳞状细胞癌：若能明确组织类型，应按下述报告：角化型鳞癌；非角化型鳞癌；小细胞型鳞癌。

2）腺上皮细胞改变：①不典型腺上皮细胞（AGC）：包括宫颈管细胞 AGC 和子宫内膜细胞 AGC；②腺原位癌（AIS）；③腺癌：若可能，则判断来源是子宫颈管、子宫内膜或子宫外。

3）其他恶性肿瘤：原发于子宫颈和子宫体的不常见肿瘤及转移癌。

（三）PAPNET 电脑抹片系统

即计算机辅助细胞检测系统（computer－assisted cytology test，CCT），其原理是 PAPNET 系统将电脑及神经网络软件结合，可以识别特定图案，识别方法与人脑接近，即通过经验来鉴别正常与不正常的巴氏涂片。

第三节　子宫颈黏液检查

一、检查方法

取材前先观察宫颈黏液性状，用棉球拭净宫颈及阴道穹窿的分泌物。用干燥长钳伸入宫颈管内 1cm 夹取黏液，缓慢分开钳柄，观察其拉丝度，再将黏液置于玻片上，待其干燥后，低倍显微镜下观察。宫颈黏液结晶的检查，应结合月经周期，多次取材观察其动态变化。

二、临床应用

（一）预测排卵期

用以指导避孕及受孕。

（二）诊断妊娠

若月经过期，宫颈黏液出现椭圆体持续 2 周以上，可能为妊娠；若早孕检查见到不典型结晶，提示孕激素不足，有可能发生先兆流产。

（三）诊断闭经

若闭经患者宫颈黏液出现正常周期性变化，提示卵巢功能良好，闭经原因在子宫；若无周期性变化，则闭经原因在卵巢或卵巢以上部位。

（四）诊断异常子宫出血

了解有无排卵。异常子宫出血患者若在流血前见到羊齿植物叶状结晶，提示无排卵。

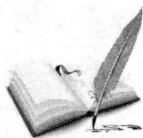

第四节　基础体温测定

基础体温（BBT）是机体处于最基础状态下的体温。

一、测量方法

每晚睡前将体温表水银柱甩至36℃以下后放置床旁。清晨醒后，不讲话，不活动，取体温表放于舌下，测口腔温度5分钟。需连续测量，至少3个月经周期以上。

二、临床应用

指导避孕与受孕；协助诊断妊娠；协助诊断月经失调。

第五节　常用激素测定

测定下丘脑－垂体－卵巢轴各激素水平，对于某些疾病的诊断，疗效的观察，预后的估计以及生殖生理和避孕药物作用机制的研究具有重要意义。

一、下丘脑促性腺激素释放激素测定

目前测定下丘脑促性腺激素释放激素主要采用GnRH刺激试验（也称垂体兴奋试验）、氯米芬试验。

（一）GnRH刺激试验

1. 方法　上午8时静脉注射LHRH 100μg（溶于0.9%氯化钠溶液5ml中），于注射前和注射后15分钟，30分钟，60分钟和90分钟分别取静脉血2ml，测定LH值。

2. 结果分析　①正常反应：静注LHRH后，LH值比基值升高2~3倍，高峰出现在15~30分钟。②活跃反应：高峰值比基值升高5倍。③延迟反应：高峰出现时间迟于正常反应出现时间。④无反应或低弱反应：注入GnRH后LH值无变动，一直处于低水平或稍有上升但不足2倍。

3. 临床意义

（1）青春期延迟　GnRH兴奋试验呈正常反应。

（2）垂体功能减退　希恩综合征、垂体肿瘤、空蝶鞍综合征等引起垂体组织遭到破坏的疾病，GnRH兴奋试验呈无反应或低弱反应。

（3）下丘脑功能减退　可能出现延迟反应或正常反应，多见于下丘脑性闭经。

（4）卵巢功能不全　卵泡刺激素（follicle stimulating hormone，FSH）、LH基值均＞25U/L，GnRH兴奋试验呈活跃反应。

（5）多囊卵巢综合征　LH/FSH比值≥2~3，GnRH兴奋试验呈现活跃反应。

（二）氯米芬试验

1. 方法　月经周期第5日口服氯米芬50~100mg，连服5日，分别在服药第1、3、5日测LH、FSH，第3周或经前抽血测孕酮。服药后LH可增加85%，FSH增加50%。停药

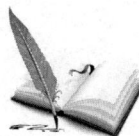

后 LH、FSH 即下降。若以后再出现 LH 上升达排卵期水平，诱发排卵为排卵性反应，排卵一般出现在停药后的第 5~9 日。若停药后 20 日不再出现 LH 上升为无反应。

2. 临床意义

（1）下丘脑病变　对 GnRH 兴奋试验有反应，而对氯米芬试验无反应。

（2）青春期延迟　通过 GnRH 兴奋试验判断青春期延迟是否为下丘脑、垂体病变所致。

二、垂体促性腺激素测定

（一）正常值

垂体促性腺激素正常值见表 26-1。

表 26-1　垂体促性腺激素参考值（U/L）

测定时间	参考范围	
	血 FSH（U/L）	血 LH（U/L）
卵泡期、黄体期	1~9	1~12
排卵期	6~26	16~104
绝经期	30~118	16~66

（二）临床应用

1. 协助判断闭经原因　FSH 及 LH 水平低于正常值，提示闭经原因在腺垂体或下丘脑。FSH 及 LH 水平均高于正常，病变在卵巢。

2. 测定 LH 峰值　可以估计排卵时间及了解排卵情况，有助于不孕症的治疗及研究避孕药物的作用机制。

3. 测定 LH/FSH 比值　如 LH/FSH≥2~3 表明 LH 呈高值，FSH 处于低水平，有助于诊断多囊卵巢综合征。

4. 诊断性早熟　真性性早熟患者 FSH 及 LH 呈周期性变化。假性性早熟的 FSH 及 LH 水平较低，且无周期性变化。

5. 卵巢早衰　FSH>40U/L，间隔 1 个月内至少 2 次升高者，可确诊。

三、垂体催乳激素测定

（一）正常值

不同时期血 PRL 正常范围：非妊娠期<1.14mmol/L；妊娠早期<3.64mmol/L；妊娠中期<7.28mmol/L；妊娠晚期<18.20mmol/L。

（二）临床应用

（1）闭经、不孕及月经失调者无论有无泌乳均应测 PRL，以除外高泌乳素血症。

（2）垂体肿瘤患者伴 PRL 异常增生时，应考虑有垂体催乳素瘤。

（3）PRL 水平升高还见于性早熟、原发性甲状腺功能低下、卵巢早衰、黄体功能欠佳、长期哺乳、神经精神刺激、药物作用（如氯丙嗪、避孕药、大量雌激素、利血平等）因素等；PRL 水平降低多见于垂体功能减退、单纯性催乳激素分泌缺乏症等。

（4）多囊卵巢综合征　10%~15% 的患者可表现为催乳素轻度升高，可能与雌激素持

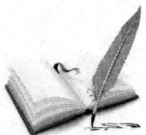

续刺激有关。

四、雌激素测定

（一）正常值

雌激素正常值见表 26 − 2 和表 26 − 3。

表 26 − 2　血 E_2、E_1 参考范围（pmol/L）

测定时期	E_2 参考范围	E_1 参考范围
青春前期	18.35 ~ 110.1	62.90 ~ 162.8
卵泡期	92.0 ~ 275.0	125.0 ~ 377.4
排卵期	734.0 ~ 2200.0	125.0 ~ 377.4
黄体期	367.0 ~ 1101.0	125.0 ~ 377.4
绝经后	< 100.0	——

表 26 − 3　血 E_3 参考值（nmol/L）

测定时期	E_3 参考范围
成人（女，非妊娠状态）	< 7
妊娠 24 ~ 28 周	104 ~ 594
妊娠 29 ~ 32 周	139 ~ 763
妊娠 32 ~ 36 周	208 ~ 972
妊娠 37 ~ 40 周	278 ~ 1215

（二）临床应用

1. 监测卵巢功能

（1）判断闭经原因

①激素水平符合正常的周期变化：考虑为子宫性闭经。

②雌激素水平偏低：闭经原因可能在卵巢，也可见于下丘脑 − 垂体功能失调、高泌乳激素血症等。

（2）诊断排卵功能　雌激素无周期性变化，常见于无排卵性异常子宫出血、多囊卵巢综合征、某些绝经后子宫出血。

（3）监测卵泡发育　应用药物诱导排卵时，测定血中 E_2 作为监测卵泡发育、成熟的指标之一，用以指导 hCG 用药及确定取卵时间。

（4）女性性早熟　临床多以 8 岁以前出现第二性征发育诊断性早熟，血 E_2 水平 > 275pmol/L 为诊断性早熟的激素指标之一。

2. 监测胎儿 − 胎盘单位功能　正常妊娠 29 周尿 E_3 迅速增加，正常足月妊娠 E_3 排出量平均为 88.7nmol/24h 尿。妊娠 36 周后尿中 E_3 排出量连续多次均 < 37nmol/24h 尿或骤减 > 30% ~ 40%，提示胎盘功能减退。E_3 < 22.2nmol/24h 尿或骤减 > 50%，提示胎盘功能显著减退。

五、孕激素测定

（一）正常值

孕激素正常值见表 26 − 4。

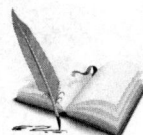

表 26 - 4　血孕酮正常范围（nmol/L）

测定时期	正常范围（nmol/L）
卵泡期	<3.2
黄体期	9.5~89
妊娠早期	63.6~95.4
妊娠中期	159~318
妊娠晚期	318~1272
绝经后	<2.2

（二）临床应用

1. 监测排卵　血孕酮水平 >15.9nmol/L，提示有排卵。若孕酮水平符合有排卵，而无其他原因的不孕患者，需配合 B 型超声检查观察卵泡发育及排卵过程，以除外黄素化未破裂卵泡综合征（luteinized unruptured follicle syndrome，LUFS）。原发性或继发性闭经、无排卵性月经或无排卵性异常子宫出血、多囊卵巢综合征、口服避孕药或长期使用 GnRH 激动剂，均可使孕酮水平下降。

2. 了解黄体功能　黄体期血孕酮水平低于生理值，提示黄体功能不足；月经来潮 4~5 日血孕酮仍高于生理水平，提示黄体萎缩不全。

3. 异位妊娠的辅助诊断　异位妊娠时孕酮水平较低，如孕酮水平 >78.0nmol/L（25ng/ml），基本可以除外异位妊娠。

4. 辅助诊断先兆流产　孕酮水平在妊娠 12 周内低，早期流产风险高。先兆流产时，孕酮值若有下降趋势有可能流产。

5. 观察胎盘功能　妊娠期胎盘功能减退时，血中孕酮水平下降。单次血清孕酮水平 ≤15.6nmol/L（5ng/ml），提示为死胎。

6. 孕酮替代疗法的监测　孕早期切除黄体侧卵巢后，应用天然孕酮替代疗法时应监测血清孕酮水平。

六、雄激素测定

（一）正常值

性激素正常值见表 26 - 5。

表 26 - 5　血总睾酮正常范围（nmol/L）

测定时间	正常范围
卵泡期	<1.4
排卵期	<2.1
黄体期	<1.7
绝经后	<1.2

（二）临床应用

1. 卵巢男性化肿瘤　可在短期内出现进行性加重的雄激素过多症状，往往提示肿瘤。

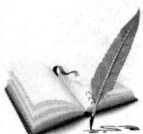

2. 多囊卵巢综合征　睾酮水平通常不超过正常范围上限 2 倍，雄烯二酮常升高，脱氢表雄酮正常或轻度升高。同时血清雄激素水平也可作为评价疗效的指标之一。

3. 肾上腺皮质增生或肿瘤　血清雄激素异常升高。

4. 两性畸形的鉴别　男性假两性畸形及真两性畸形，睾酮水平在男性正常范围内；女性假两性畸形则在女性正常范围内。

5. 女性多毛症　测血清睾酮水平正常时，多系毛囊对雄激素敏感所致。

6. 药物影响　应用雄激素制剂或具有雄激素作用的内分泌药物，如达那唑等，用药期间需做雄激素测定。

7. 高催乳激素血症　有雄激素过多症状和体征，但雄激素测定在正常范围者，应测定血清催乳激素水平。

七、人绒毛膜促性腺激素测定

（一）正常值

β - hCG 正常值见表 26 - 6。

表 26 - 6　不同时期血清 β - hCG 浓度（U/L）

期别	范围
非妊娠妇女	<3.1
妊娠 7 ~ 10 日	>5.0
妊娠 30 日	>100
妊娠 40 日	>2000
滋养细胞疾病	>100000

（二）临床应用

1. 诊断早期妊娠　血 hCG 定量免疫测定 <3.1μg/L 时为妊娠阴性，血浓度 >25U/L 为妊娠阳性。

2. 异位妊娠　血 β - hCG 维持在低水平，间隔 2 ~ 3 日测定无成倍上升，应怀疑异位妊娠。

3. 妊娠滋养细胞疾病的诊断和监测

（1）葡萄胎　血 β - hCG 浓度经常 >100kU/L，且子宫 ≥妊娠 12 周大，hCG 维持高水平不降，提示葡萄胎。

（2）妊娠滋养细胞肿瘤　在葡萄胎块清除后 hCG 呈大幅度下降，若 hCG 下降缓慢或下降后再次上升；或足月产、流产和异位妊娠后，hCG 持续高水平，在排除宫腔残留和再次妊娠后，可诊断妊娠滋养细胞肿瘤。hCG 下降也与妊娠滋养细胞肿瘤治疗有效性一致，因此，也可作为评价治疗效果的指标。

4. 性早熟和肿瘤　最常见的是下丘脑或松果体胚细胞的绒毛膜瘤或肝胚细胞瘤以及卵巢无性细胞瘤、未成熟畸胎瘤分泌 hCG 导致性早熟，血清甲胎蛋白升高是肝胚细胞瘤的标志。分泌 hCG 的肿瘤尚见于肠癌、肝癌、卵巢腺癌、胰腺癌、胃癌、肺癌。

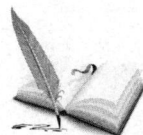

八、人胎盘生乳素测定

（一）正常值

人胎盘生乳素正常值见表26 - 7。

表26 - 7 不同时期血 HPL 正常范围（mg/L）

时期	正常范围
非妊娠期	<0.5
妊娠22周	1.0～3.8
妊娠30周	2.8～5.8
妊娠40周	4.8～12.0

（二）临床应用

1. 监测胎盘功能 于妊娠35周后多次测定血清 HPL 值均 <4mg/L 或突然下降50% 以上，提示胎盘功能减退。

2. 糖尿病合并妊娠 HPL 水平与胎盘大小成正比，如糖尿病合并妊娠时胎盘较大，HPL 值可能偏高。但临床应用时还应配合其他监测指标综合分析，以提高判断的准确性。

3. 胎盘部位滋养细胞肿瘤 血清 HPL 轻度升高。

第六节 超声检查

一、B 型超声检查

（一）经腹壁超声检查

检查前适度充盈膀胱，便于观察盆腔内脏器和病变。探测时患者取仰卧位，暴露下腹部，检查区皮肤涂耦合剂。检查者手持探头，以均匀适度压力滑行探测观察。

（二）经阴道超声检查

检查前常规消毒探头，套上一次性使用的橡胶套，套内外涂耦合剂。患者排空膀胱后取膀胱截石位，将探头轻柔地放入患者阴道内。

二、彩色多普勒超声检查

在妇产科领域中用于评估血管收缩期和舒张期血流状态的3个常用指标为阻力指数（resistance index，RI）、搏动指数（pulsation index，PI）和收缩期/舒张期（systolic phase/diastolic phase，S/D）。

三、三维超声诊断法

三维超声诊断法（3 - dimension ultrasound imaging，3 - DUI）可显示超声的立体图像。三维立体成像使胎儿表面结构显示更直观、清晰，有助于诊断胎儿面部异常、神经管缺陷、胎儿肿瘤和骨骼畸形。

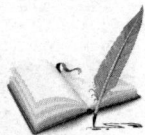

四、超声检查在产科领域中的应用

通过超声检测胎儿发育是否正常，有无胎儿畸形，可测定胎盘位置和成熟度以及羊水量等。

（一）早期妊娠

最早可在孕 5 周时做出诊断，经阴道超声较经腹壁超声可提前 5~7 天确诊妊娠。正常早期妊娠的超声图像：①妊娠囊；②卵黄囊；③胚芽及原始心管搏动；④测量顶臀长（crown-rump length，CRL），以估计胎儿的孕周，即孕周 = CRL + 6.5；⑤对于妊娠 11~13^{+6}周的超声可以评价胎儿解剖结构，测量 NT，还可以对孕妇双侧子宫动脉血流进行评估。

（二）中晚期妊娠

1. 胎儿主要的生长径线测量　表示胎儿生长发育的径线有双顶径（biparietal diameter，BPD）、胸径（thoracal diameter，TD）、腹径（abdominal diameter，AD）和股骨长度（femur length，FL）等。其中 BPD 表示胎儿总体发育情况，FL 表示胎儿长骨发育情况，AD 表示胎儿软组织的发育。

2. 估计胎儿体重　是判断胎儿成熟度的一项重要指标。超声估测胎儿体重的方法有很多，如胎儿腹围（abdominal circumference，AC）预测法、BPD 与 AC 联合预测法、FL 和 AC 联合预测法。

3. 胎盘定位和胎盘成熟度检查　胎盘位置判断对临床有指导意义。如行羊膜腔穿刺术时可避免损伤胎盘和脐带，协助判断前置胎盘和胎盘早剥等。根据胎盘的绒毛板、胎盘实质、胎盘基底层 3 部分结构变化，将胎盘成熟度分级：0 级为未成熟，多见于中孕期；Ⅰ级为开始趋向成熟，多见于孕 29~36 周；Ⅱ级为成熟期，多见于孕 36 周以后；Ⅲ级为胎盘已成熟并趋向老化，多见于孕 38 周以后。

4. 探测羊水量　最大羊水暗区垂直深度≥8cm 时为羊水过多；≤2cm 为羊水过少。若用羊水指数法（Amnioticfluid index，AFI）测量 4 个象限最大羊水深度相加之和，≥25cm 为羊水过多；≤5cm 为羊水过少。

（三）异常妊娠

1. 葡萄胎　典型的完全性葡萄胎声像特点是子宫增大，多数大于孕周；宫腔内无胎儿及其附属物；宫腔内充满弥漫分布的蜂窝状大小不等的无回声区，其间可见边缘不整、境界不清的无回声区，为合并宫腔内出血图像；当伴有卵巢黄素囊肿时，可在子宫一侧或两侧探到大小不等的单房或多房的无回声区。

2. 鉴别胎儿是否存活　胚胎停止发育则妊娠囊变形，不随孕周增大反缩小；胚芽枯萎；超声探查原有胎心，复诊时胎心搏动消失。胎死宫内声像图表现为胎体萎缩，胎儿轮廓不清，颅骨重叠，无胎心及胎动，脊柱变形，肋骨排列紊乱，胎儿颅内、腹内结构不清，羊水暗区减少等。

3. 判断异位妊娠　宫腔内无妊娠囊，附件区探及边界不清、形状不规则包块；若在包块内探及圆形妊娠囊，其内有胚芽或原始心管搏动，则能在流产或破裂前确诊；若已流产或破裂时，直肠子宫陷凹或腹腔内可见液性暗区。

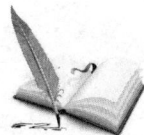

4. 判断前置胎盘 胎盘组织部分或全部覆盖宫颈内口。

5. 判断胎盘早剥 胎盘与子宫肌壁间出现形状不规则的强回声或无回声区。

6. 探测多胎妊娠 早期见两个或多个妊娠囊或胚芽，中晚期可见两个或多个胎头光环，两条或多条脊椎像或心脏冲动像。

（四）探测胎儿畸形

1. 脑积水 胎头双顶径与头围明显大于孕周，头体比例失调，头围大于腹围；侧脑室与颅中线的距离大于颅骨与颅中线距离的1/2，颅中线偏移，颅内大部分为液性暗区。

2. 无脑儿 在胎儿颈部上方探不到胎头光环；胎头轮廓可呈半月形弧形光带；眼眶部位可探及软组织回声，似青蛙眼；常伴羊水过多或脊柱裂。

3. 脊柱裂 超声扫查脊柱时，应注意脊柱的连续性与生理性弯曲。开放性脊柱裂可见两排串珠状回声，但不对称，或一字排开，或串珠样回声形状不规则，不清晰或中断。纵切时，脊柱裂部位呈不规则"八"字型，横切呈"V"字型。

4. 多囊肾 多为双侧，肾体积明显增大，外形不规则呈多囊状，肾实质内见多个大小不等的蜂窝状无回声区，看不清正常结构，可合并羊水过少，膀胱不显示。另一种多囊肾为弥漫性小囊，肉眼看不清，B超不显示，显微镜下方能诊断。

五、B型超声检查在妇科领域的应用

（一）子宫肌瘤

肌瘤常为低回声、等回声或中强回声，边界清晰。如肌瘤发生变性，则内部回声不均匀。肌瘤假包膜内血管呈半环状或环状分布。肌壁间肌瘤可挤向宫腔，使子宫内膜移位或变形；黏膜下肌瘤可见子宫增大，轮廓光滑，但肌瘤突向宫腔，子宫内膜被肌瘤压迫及推移。浆膜下肌瘤则突出于浆膜下。

（二）子宫腺肌病和腺肌瘤

子宫腺肌病的声像特点是子宫均匀性增大，子宫断面回声不均；子宫腺肌瘤时子宫呈不均匀增大，其内散在小蜂窝状无回声区。

（三）盆腔炎性疾病

盆腔炎性包块与周围组织粘连，境界不清；积液或积脓时为无回声或回声不均。

（四）卵巢肿瘤

其声像图为卵巢增大，内为单房或多房的液性无回声区或混合性回声团；若肿块边缘不整齐，欠清楚，囊壁上有乳头，内部回声强弱不均或无回声区中有不规则强回声团，常累及双侧卵巢并伴腹水者，应考虑为卵巢癌。经阴道超声发现盆腔深部小肿块，在显示其内部细微结构方面有明显优势，已成为早期筛选卵巢癌的重要辅助项目。

（五）盆腔子宫内膜异位症

可显示大小不等囊性肿物，囊壁厚薄不一，囊内可见颗粒状细小回声或细密光点回声，无血流信号。边界是否清晰与周围组织粘连程度有关。

（六）子宫内膜癌

表现为子宫增大或正常大小。病变早期，内膜仅表现为不规则增厚，回声不均匀。当

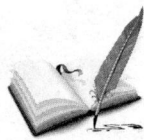

癌组织进一步侵袭肌层，肌层回声不均。彩色多普勒显示血管分布紊乱，宫腔扩张。

（七）子宫肉瘤

表现为子宫增大，形态不规则；内膜回声消失，肿瘤与肌层界限不清。彩色多普勒显示肉瘤组织内部血流丰富，RI 偏低，血管分布紊乱。

（八）子宫颈癌

宫颈膨大，失去正常形态，内部血流丰富。

（九）监测卵泡发育

通常自月经周期第 10 日开始监测卵泡大小，正常卵泡每日增长 1.6mm，排卵前卵泡约达 20mm。

（十）探测宫内节育器

扫查子宫体能准确显示宫内节育器形状和在宫腔内位置；可诊断节育器位置下移、嵌顿、穿孔或子宫外游走；嵌顿的节育器最好在超声引导下取出。

（十一）介入超声的应用

阴道超声引导下对成熟卵泡进行采卵，对盆腔囊性肿块进行穿刺，判断囊肿性质，并可注入药物进行治疗。随助孕技术不断发展，介入超声还可用于减胎术。

六、彩色多普勒超声检查在妇科领域的应用

利用彩色多普勒超声能判断盆、腹腔肿瘤的边界以及肿瘤内部血流分布，尤其是滋养细胞肿瘤及卵巢恶性肿瘤，其内部血流信息明显增强，有助于诊断。

七、三维超声扫描技术在妇科领域的应用

利用三维超声分析手段对盆腔脏器结构及可能的病变组织进行三维重建，可以较清晰地显示组织结构或病变的立体结构，有助于诊断盆腔脏器疾患，特别是良、恶性肿瘤的诊断和鉴别诊断。

第七节　宫颈活组织检查

一、适应证

（1）阴道镜诊断为子宫颈 HSIL 或可疑癌者。

（2）阴道镜诊断为子宫颈 LSIL，但细胞学为 ASC－H 及以上或 AGC 及以上，或阴道镜检查不满意等。

（3）肉眼检查可疑癌。

二、方法

（1）排空小便，患者取膀胱截石位，阴道窥器暴露宫颈，用干棉球拭净宫颈黏液及分泌物，局部消毒。

（2）活检时，用活检钳在病变最严重区域多点或单点取材。

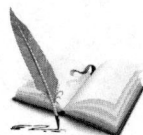

（3）当病变延伸至子宫颈管或细胞学 AGC 及以上或 3 型转化区时，应同时行子宫颈管搔刮术（endocervical curettage，ECC）。

（4）取得的组织立即分别装入标本瓶内，送病理检查。

（5）用带尾纱布压迫出血点，尾端留在阴道口外，嘱患者 24 小时后自行取出。如出血多，随时复诊。

第八节　诊断性刮宫

诊断性刮宫简称诊刮，是诊断宫腔疾病最常采用的方法。其目的是刮取宫腔内容物做病理检查协助诊断。如果怀疑有宫颈病变时，需要对宫颈管及宫腔分步进行诊断性刮宫，简称分段诊刮。

一、一般诊断性刮宫

1. 适应证

（1）异常子宫出血或阴道排液需证实或排除子宫颈管癌、子宫内膜癌及其他病变如流产、子宫内膜炎等。

（2）判断月经失调类型。

（3）不孕症行诊断性刮宫有助于了解有无排卵，并能发现子宫内膜病变。

（4）怀疑有子宫内膜结核者。

（5）宫腔内有组织残留，或异常子宫出血量多时，彻底刮宫有助于诊断，并达到止血目的。

2. 禁忌证　滴虫、假丝酵母菌感染所致急性阴道炎、急性宫颈炎、急性或亚急性盆腔炎性疾病。

3. 方法

（1）排空膀胱后，患者取膀胱截石位，双合诊查明子宫大小及位置。

（2）常规消毒外阴、阴道，铺洞巾。阴道窥器暴露子宫颈，再次消毒子宫颈及子宫颈外口。

（3）以子宫颈钳钳夹子宫颈前唇或后唇，用探针探查子宫位置和宫腔深度。

（4）小刮匙依次刮取前、后、侧壁组织。收集全部刮出物固定于 4% 甲醛溶液中送病理检查。对于宫腔占位病变的诊断，多在宫腔镜引导下进行诊刮。

二、分段诊断性刮宫

适应于异常子宫出血可疑子宫内膜癌者，或者用于区分子宫颈管癌和子宫内膜癌。分段诊刮前，先不探查宫腔深度，用小刮匙自宫颈内口至外口顺序刮宫颈管一周，将所刮取组织置纱布上，然后刮匙进入宫腔刮取子宫内膜。刮出宫颈管黏膜及宫腔内膜组织分别装瓶、固定，送病理检查。

三、诊刮时注意事项

（1）不孕症或异常子宫出血患者应选在月经前或月经来潮 6 小时内刮宫，以判断有无

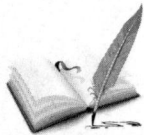

排卵或黄体功能不良。

（2）分段诊刮时，若肉眼观察刮出物为可疑癌组织，无需彻底刮宫，只要刮出组织足以组织学诊断即可，以避免子宫穿孔、出血及癌扩散。若肉眼观察未见明显癌组织时，应全面刮宫，以防漏诊。

（3）出血、子宫穿孔、感染是刮宫的主要并发症。有些疾病可能导致刮宫时大出血。应术前输液、配血并做好开腹准备。哺乳期、绝经后及子宫患有恶性肿瘤者均应查清子宫位置并仔细操作，以防子宫穿孔。长期有阴道流血者宫腔内常有感染，刮宫能促使感染扩散，术前术后应给予抗生素，术中严格无菌操作。刮宫患者术后 2 周内禁止性生活及盆浴，以防感染。

（4）疑子宫内膜结核者，刮宫时要注意刮子宫两角部，因该部位阳性率较高。

（5）避免反复刮宫，伤及子宫内膜基底层，甚至刮出肌纤维组织，造成子宫内膜炎或宫腔粘连，导致闭经。

第九节　输卵管通畅性检查

一、输卵管通液术（hydrotubation）

是检查输卵管是否通畅的一种方法，并具有一定的治疗功效。

1. 适应证

（1）不孕症，男方精液正常，疑有输卵管阻塞者。

（2）检验或评价输卵管绝育术、输卵管再通术或成形术的效果。

（3）对输卵管黏膜轻度粘连有疏通作用。

2. 禁忌证

（1）内外生殖器急性炎症或慢性炎症急性或亚急性发作。

（2）月经期或有不规则阴道流血。

（3）可疑妊娠。

（4）严重的全身性疾病，如心、肺功能异常等，不能耐受手术。

（5）体温高于 37.5℃。

3. 方法

（1）月经干净 3~7 日，术前 3 日禁性生活。术前半小时肌内注射阿托品 0.5mg 解痉。患者排空膀胱。取膀胱截石位，双合诊了解子宫位置及大小，外阴、阴道常规消毒后铺无菌巾。

（2）放置阴道窥器充分暴露宫颈，再次消毒阴道穹窿及宫颈。

（3）将注射器与子宫输卵管造影管相连，并使造影管内充满 0.9% 氯化钠注射液或抗生素溶液（庆大霉素 8 万 U、地塞米松 5mg、透明质酸酶 1500U、注射用水 20ml，可加用 0.5% 利多卡因 2ml 减少输卵管痉挛）。排出空气后将子宫输卵管造影管置入宫腔并固定，缓慢推注液体。观察推注时阻力大小、经宫颈注入的液体是否回流、患者下腹部是否疼痛等。

（4）术毕取出宫颈导管，再次消毒宫颈、阴道，取出阴道窥器。

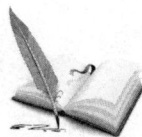

4. 结果评定

（1）输卵管通畅　顺利推注 20ml 液体无阻力，或开始稍有阻力，随后阻力消失，无液体回流，患者也无不适感，提示输卵管畅通。

（2）输卵管阻塞　勉强注入 5ml 即感有阻力，患者感下腹胀痛，停止推注后液体又回流至注射器内，表明输卵管阻塞。

（3）输卵管通而不畅　注射液体有阻力，再经加压注入又能推进，说明有轻度粘连已被分离，患者感轻微腹痛。

二、子宫输卵管造影

包括传统的子宫输卵管造影（hysterosalpingography，HSG）和超声下子宫输卵管造影（hysterosalpingo – contrast sonography，HyCoSy）。

1. 适应证

（1）了解输卵管是否通畅。

（2）了解宫腔形态。

（3）不明原因的反复自然流产。

2. 禁忌证

（1）内外生殖器急性炎症或慢性炎症急性或亚急性发作。

（2）严重的全身性疾病，不能耐受手术。

（3）妊娠期、月经期。

（4）产后、流产、刮宫术后 6 周内。

（5）碘过敏者禁用子宫输卵管碘油造影。

（6）造影当日体温高于 37.5℃。

3. 方法

（1）月经干净 3~7 日，术前 3 日禁性生活。碘试验阴性者，术前半小时肌内注射阿托品 0.5mg 解痉。患者排空膀胱。取膀胱截石位，双合诊了解子宫位置及大小，外阴、阴道常规消毒后铺无菌巾。

（2）放置阴道窥器充分暴露宫颈，再次消毒阴道穹窿及宫颈。探查宫腔，宫腔内置入子宫输卵管造影管。

（3）若进行子宫输卵管碘油造影时，徐徐注入碘化油，在 X 线监视下观察碘化油流经输卵管及宫腔情况并拍片。24 小时后再摄盆腔平片，以观察腹腔内弥散情况。若使用泛影葡胺液造影，推注造影剂后立即拍片，10~20 分钟后第二次摄片，观察泛影葡胺液流入盆腔情况。若进行超声下子宫输卵管造影，在缓慢注入超声微泡造影剂时，同时应用三维超声机观察并记录超声造影图像。

4. 结果评定

（1）正常子宫、输卵管　可见宫腔呈倒三角形，双侧输卵管显影，形态柔软，24 小时后摄片盆腔内可见造影剂弥散。超声下子宫输卵管造影时可实时观察到造影剂充盈宫腔，并从双侧输卵管流出并包绕同侧卵巢的图像。

（2）宫腔异常　患子宫内膜结核时内膜呈锯齿状不平，子宫失去原有的倒三角形态；患子宫黏膜下肌瘤时可见宫腔充盈缺损；子宫畸形时有相应显示。

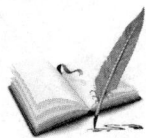

（3）输卵管异常　输卵管结核时，常表现为输卵管形态不规则、僵直或呈串珠状；输卵管积水时可见输卵管远端呈囊状扩张；输卵管发育异常时输卵管可表现为过长或过短、缺失、异常扩张、憩室；传统的子宫输卵管造影后 24 小时盆腔 X 线摄片未见造影剂在盆腔内弥散，提示输卵管不通；实时超声下子宫输卵管造影，未见造影剂从双侧输卵管流出，盆腔内未见造影剂，提示输卵管不通。

三、妇科内镜输卵管通畅检查

腹腔镜直视下输卵管通液检查（加用亚甲蓝染液）、宫腔镜下经输卵管开口插管通液检查、宫腔镜和腹腔镜联合检查等方法是输卵管通畅检查的新方法。其中腹腔镜直视下输卵管通液检查被认为是输卵管通畅检查的"金标准"，其准确率达 90% ~ 95%。但腹腔镜检查属于创伤性手术，治疗费用高，需要住院和麻醉，故不能作为常规检查方法广泛应用。

第十节　腹腔穿刺术

通过经腹壁腹腔穿刺术（abdominal paracentesis）可明确盆、腹腔积液的性质或查找肿瘤细胞。也可在超声引导下穿刺盆腔及下腹部肿块进行组织学活检。

1. 适应证　协助诊断腹腔积液的性质；鉴别贴近腹壁的肿物性质；穿刺放出部分腹水，使呼吸困难等症状暂时缓解，腹壁松软易于做腹部及盆腔检查；注入药物行腹腔化疗；注入二氧化碳气体，行气腹造影，盆腔器官可清晰显影。

2. 禁忌证　腹腔严重粘连，特别是晚期卵巢癌广泛盆、腹腔转移致肠梗阻者；巨大卵巢囊肿者；中晚期妊娠者；DIC 者；精神异常或不能配合者。

3. 方法

（1）经腹 B 型超声引导下穿刺，需膀胱充盈，确定肿块位置，然后排空膀胱，再进行穿刺；经阴道 B 超指引下穿刺，则在术前排空膀胱。

（2）腹腔积液量较多及囊内穿刺时，患者取仰卧位；液量较少取半卧位或侧斜卧位。

（3）穿刺点一般选择在脐与左髂前上棘连线中外 1/3 交界处，囊内穿刺点宜在囊性感明显部位。

（4）常规消毒穿刺区皮肤，铺无菌孔巾，术者需带无菌手套。

（5）一般不需要麻醉，对于精神过于紧张者，0.5% 利多卡因行局部麻醉，深达腹膜。

（6）将 7 号穿刺针从选定点垂直刺入腹腔，穿透腹膜时针头阻力消失，拔去针芯，见有液体流出，用注射器抽出适量液体送检。腹腔积液细胞学检验约需 100 ~ 200ml，其他检查需 10 ~ 20ml。若需放腹水则接导管，导管另一端连接器皿。放液量及导管放置时间可根据患者病情和诊治需要而定。若为查明盆腔内有无肿瘤存在，可放至腹壁变松软易于检查为止。

（7）操作结束，拔出穿刺针。局部再次消毒，覆盖无菌纱布，固定。若针眼有腹水溢出可稍加压迫。

4. 穿刺液体性质和结果判断

（1）血液　若为放置后迅速凝固的新鲜血液，为刺伤血管，应改变穿刺针方向，或重新穿刺；放置 10 分钟以上不凝固表明有腹腔内出血，多见于异位妊娠、卵巢黄体破裂或其

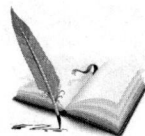

他脏器破裂如脾破裂等；小血块或不凝固陈旧性血液多见于陈旧性宫外孕；巧克力色黏稠液体镜下可见不成形碎片，多为卵巢子宫内膜异位囊肿破裂。

（2）脓液　呈黄色、黄绿色、淡巧克力色，质稀薄或浓稠、有臭味。提示盆腔及腹腔内有化脓性病变或脓肿破裂。脓液应行细胞学涂片、细菌培养、药物敏感试验。

（3）炎性渗出物　呈粉红色、淡黄色混浊液体，提示盆腔及腹腔内有炎症；应行细胞学涂片、细菌培养、药物敏感试验。

（4）腹腔积液　有血性、浆液性、黏液性等。应送常规化验，包括比重、总细胞数、红细胞数、白细胞数、蛋白定量、浆膜黏蛋白试验（Rivalta test）及细胞学检查。必要时检查抗酸杆菌、结核杆菌培养及动物接种；肉眼血性腹水，多疑为恶性肿瘤，应行癌细胞检查。

5. 注意事项

（1）穿刺前应注意患者的生命体征，测量腹围，检查腹部体征。

（2）严格无菌操作。

（3）控制针头进入深度，避免刺伤血管及肠管。

（4）腹腔积液少、移动性浊音阴性，或疑有腹腔广泛粘连者不宜行腹腔穿刺。

（5）腹腔积液量多者，每小时放液量不超过1000ml，一次放液量不超过4000ml。在放液过程中应注意患者的血压、脉搏、呼吸，随时控制放液速度及放液量。

（6）腹腔化疗时应注意过敏反应等。

（7）术后卧床休息8～12小时，必要时给予抗生素预防感染。

第十一节　阴道镜检查

阴道镜检查是将充分暴露的阴道和子宫颈局部放大5～40倍，利用阴道镜直接观察这些部位的血管形态和上皮结构，以发现与癌相关的病变，对可疑部位行定点活检。阴道镜检查也用于外阴、会阴体及肛周皮肤相应病变的观察，但对宫颈管内的鳞－柱移行带的观察受到限制。

（一）适应证

1. 子宫颈细胞学提示LSIL及以上、或ASCUS伴高危型HPV阳性或AGC者。

2. HPV检测16或18型阳性者，或其他高危型HPV阳性持续1年以上者。有接触性出血，肉眼观察宫颈无明显病变者。

3. 子宫颈锥切术前确定切除范围。

4. 肉眼观察可疑癌变，可疑病灶行定位活检。

5. 可疑外阴皮肤病变；可疑阴道鳞状上皮内病变、阴道恶性肿瘤。

6. 子宫颈、阴道及外阴病变治疗后复查和评估。

（二）检查方法

1. 检查前应除外阴道毛滴虫、假丝酵母菌、淋病奈瑟菌等阴道及子宫颈急性感染。检查前24小时避免阴道冲洗、双合诊和性生活。

2. 取膀胱截石位，阴道窥器充分暴露子宫颈阴道部，用棉球擦净子宫颈分泌物。

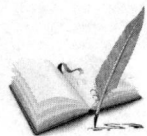

3. 打开照明开关，将物镜调至与被检部位同一水平，调整好焦距（一般物镜距被检物约为 20 cm），调至物像清晰为止。先在白光下用 10 倍低倍镜粗略观察被检部位。以宫颈为例，可粗略观察宫颈外形、颜色及血管等。

4. 用 3%～5% 醋酸棉球浸湿子宫颈表面 1 分钟，使上皮净化并肿胀，对病变的境界及其表面形态观察更清楚，需长时间观察时，每 3～5 分钟应重复涂擦 3%～5% 醋酸一次。精密观察血管时应加绿色滤光镜片，并放大 20 倍。最后涂以复方碘液（碘 30g、碘化钾 0.6g、加蒸馏水 100ml），在碘试验阴性区或可疑病变部位，取活检送病理检查。

5. 必要时用绿色滤光镜片并放大 20 倍观察，可使血管图像更清晰。

（三）结果判断

1. 正常宫颈阴道部鳞状上皮 上皮光滑呈粉红色，涂 3%～5% 醋酸后上皮不变色，碘试验阳性。

2. 宫颈阴道部柱状上皮 宫颈管内的柱状上皮下移，取代宫颈阴道部的鳞状上皮，临床称转化区外移；肉眼见表面绒毛状，色红；涂 3%～5% 醋酸后迅速肿胀呈葡萄状；碘试验阴性。

3. 转化区 即鳞状上皮与柱状上皮交错的区域，含新生的鳞状上皮及尚未被鳞状上皮取代的柱状上皮。阴道镜下见树枝状毛细血管；由化生上皮环绕柱状上皮形成的葡萄岛；开口于化生上皮之中的腺体开口及被化生上皮遮盖的潴留囊肿（宫颈腺囊肿）。涂 3%～5% 醋酸后化生上皮与圈内的柱状上皮明显对比。涂碘后，碘着色深浅不一。病理学检查为鳞状上皮化生。

4. 不正常的阴道镜图像 碘试验均为阴性，包括：

（1）白色上皮涂醋酸后色白，边界清楚，无血管。病理学检查可能为化生上皮、不典型增生。

（2）白斑白色斑片，表面粗糙隆起且无血管。不涂 3%～5% 醋酸也可见。病理学检查为角化亢进或角化不全；有时为 HPV 感染。在白斑深层或周围可能有恶性病变，应常规取活检。

（3）点状血管 旧称白斑基底。涂 3%～5% 醋酸后发白，边界清楚，表面光滑且有极细的红点（点状毛细血管）。病理学检查可能有不典型增生。

（4）镶嵌（mosaic） 不规则的血管将涂 3%～5% 醋酸后增生的白色上皮分割成边界清楚、形态不规则的小块状，犹如红色细线镶嵌的花纹。若表面呈不规则突出，将血管推向四周，提示细胞增生过速，应注意癌变。病理学检查常为不典型增生。

（5）异型血管 血管口径、大小、形态、分支、走向及排列极不规则，如螺旋形、逗点形、发夹形、树叶形、线球形、杨梅形等。病理学检查多为程度不等的癌变。

5. 早期宫颈癌 强光照射下表面结构不清，呈云雾、脑回、猪油状，表面稍高或稍凹陷。局部血管异常增生，管腔扩大，失去正常血管分支状，相互距离变宽，走向紊乱，形态特殊，可呈蝌蚪形、棍棒形、发夹形、螺旋形或线球形等改变。涂 3%～5% 醋酸后表面呈玻璃样水肿或熟肉状，常并有异形上皮。碘试验阴性或着色极浅。

（四）注意事项

1. 阴道镜只能用于观察局部上皮及血管形态学改变，只能提供可能病变部位，但不能

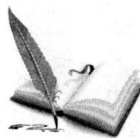

确诊病变性质。凡阴道镜检查可疑者均需在阴道镜指导下行局部活组织检查，根据病理学明确诊断。

2. 阴道镜检查联合宫颈刮片细胞学检查，对指导子宫颈活检、子宫颈癌早期诊断有重要意义。

第十二节　腹腔镜检查

腹腔镜（laparoscope）检查是将接有冷光源照明的腹腔镜置入腹腔，连接摄像系统，将盆、腹腔内脏器显示于监视屏幕上。术者即可通过屏幕检查诊断疾病，亦可在体外操纵经穿刺器进入盆、腹腔的手术器械，直视屏幕对疾病进行手术治疗。绝大多数疾病在腹腔镜探查后，随即进行手术治疗，很少有诊断腹腔镜单独使用。

（一）适应证

1. 诊断性腹腔镜

（1）是诊断子宫内膜异位症的金标准。

（2）了解腹盆腔肿块性质、部位或取活检诊断。

（3）不明原因急、慢性腹痛和盆腔痛。

（4）对不孕、不育患者可明确或排除盆腔疾病，判断输卵管通畅情况，明确输卵管阻塞部位，观察排卵状况，判断生殖器有无畸形。

（5）计划生育并发症的诊断　包括寻找及取出异位节育环，确诊吸宫术或取环术导致的子宫穿孔或腹腔脏器损伤。

2. 手术性腹腔镜

（1）输卵管妊娠行输卵管切开去除胚胎术或输卵管切除术或输卵管部分切除手术。

（2）输卵管系膜囊肿剔除。

（3）输卵管因素的不孕症行分离粘连整形、输卵管造口术，还可行绝育术后输卵管吻合术。

（4）卵巢良性肿瘤可行肿瘤剥离术、患侧卵巢或附件切除术，但巨大卵巢肿瘤不宜行腹腔镜手术。

（5）多囊卵巢综合征患者行卵巢打孔术。

（6）子宫肌瘤行肌瘤剥离术、子宫切除及腹腔镜辅助的阴式子宫切除等手术。

（7）盆腔子宫内膜异位症行病灶电凝或切除，剥离卵巢巧克力囊肿，分离粘连等。

（8）行盆腔囊肿引流，增加抗生素疗效，缩短应用抗生素的时间。

（9）双侧输卵管结扎术。

（二）禁忌证

1. 绝对禁忌证

（1）严重心肺功能不全者。

（2）凝血功能障碍。

（3）绞窄性肠梗阻。

（4）大的腹壁疝或膈疝。

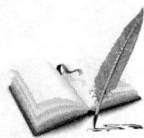

（5）腹腔内大出血。

2. 相对禁忌证

（1）盆腔肿块过大，超过脐水平。

（2）妊娠 >16 周。

（3）腹腔内广泛粘连。

（4）晚期或广泛转移的妇科恶性肿瘤。

（三）术前准备

1. 准确掌握诊断性或手术性腹腔镜指征

2. 术前检查 同一般妇科腹部手术。但对患者应进行腹腔镜手术前的心理指导，使其了解其优越性及局限性，取得必要时由腹腔镜转为剖腹手术的允诺。

3. 肠道、阴道准备 同妇科腹部手术。

4. 腹部皮肤准备 尤应注意脐孔的清洁。

5. 体位 在手术时需头低臀高并倾斜 15°~25°，使肠管滑向上腹部，以暴露盆腔手术野。

（四）操作步骤

1. 常规消毒腹部及外阴、阴道，放置导尿管和举宫器（无性生活史者不用举宫器）。

2. 人工气腹 患者先取平卧位，根据套管针外鞘直径切开脐孔下缘皮肤 10~12cm，用布巾钳提起腹壁，与腹部皮肤呈 90°沿切口穿刺气腹针进入腹腔，连接自动 CO_2 气腹机，以 1~2L/min 流速进行 CO_2 充气，当充气 1L 后调整患者体位至头低臀高位（倾斜度为 15°~25°），继续充气，使腹腔内压力达 12mmHg，拔去气腹针。

3. 放置腹腔镜 用布巾钳提起腹壁，与腹部皮肤呈 90°穿刺套管针，当套管针从切口穿过腹壁筋膜层时有突破感，去除套管针针芯，将腹腔镜自套管针鞘进入腹腔，连接好 CO_2 气腹机，以 20~30L/min 的气体流量进行持续腹腔内充气，整个手术过程维持腹腔内压在 12mmHg，打开冷光源，即可见盆腔视野。

4. 腹腔镜观察 按顺序常规检查盆腔。检查后根据盆腔疾病进行输卵管通液、卵巢活检或病灶活检等进一步检查。

5. 如需行腹腔镜手术，在腹腔镜的监测下，根据不同的手术种类选择下腹部不同部位的第 2、3 或 4 穿刺点，分别穿刺套管针，插入必要的器械操作。穿刺时应避开下腹部血管。

6. 手术操作基础

（1）用腹腔镜跟踪、暴露手术野。

（2）熟悉镜下解剖。

（3）熟悉镜下组织分离、切开、止血技巧。

（4）镜下套圈结扎。

（5）熟悉腔内或腔外打结及腔内缝合技巧。

（6）熟悉电器械的使用方法，其中单、双极电凝为最常用的电器械。

（7）用取物袋取出组织物的技巧。

7. 手术操作原则 遵循微创原则，按经腹手术的操作步骤进行镜下手术。

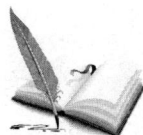

8. 手术结束 用0.9%氯化钠注射液冲洗盆腔，检查无出血，无内脏损伤，停止充入CO_2气体，并放尽腹腔内CO_2，取出腹腔镜及各穿刺点的套管针鞘，缝合穿刺口。

（五）并发症及预防处理措施

1. 出血性损伤

（1）腹膜后大血管损伤 应避免损伤腹主动脉、髂血管，一旦发生应立即开腹止血，修补血管。

（2）腹壁血管损伤 多发生于第二或第三穿刺部位，可在穿刺过程中使用腹腔镜透视法避开腹壁血管。若损伤，应及时发现并进行缝合，或用气囊导尿管压迫止血。

（3）术中出血 是手术性腹腔镜手术中最常见的并发症，特别是在子宫切除或重度子宫内膜异位症手术中容易发生。手术者应熟练手术操作和解剖，熟练掌握各种腹腔镜手术的能源设备及器械的使用方法。

2. 脏器损伤 主要指内生殖器官邻近脏器损伤，如膀胱、输尿管及肠管损伤，多因周围组织粘连导致解剖结构异常、电器械使用不当或手术操作不熟练等所致。

3. 与气腹相关的并发症 包括皮下气肿、气胸和气体栓塞等。

4. 其他并发症

（1）腹腔镜手术中电凝、切割等能量器械引起的相应并发症。

（2）体位摆放不当导致的神经损伤 如上肢过度外展导致臂丛神经损伤，或膝关节或髋关节过度伸展和硬物直接压迫引起腓神经和坐骨神经损伤等。

（3）腹腔镜切口疝，直径大于10mm的穿刺孔，其筋膜层应予以缝合。

第十三节 宫腔镜检查

宫腔镜检查（hysteroscopy）可在直视下观察宫颈管、宫颈内口、子宫内膜及输卵管开口，能够直接窥视宫腔内的生理与病理变化，以便针对病变组织直观准确取材送病理检查；同时也可以在直视下行宫腔内手术治疗。

（一）适应证

1. 宫腔镜检查适应证 异常子宫出血；疑宫腔粘连及子宫畸形；超声检查的异常宫腔回声及占位病变；宫内节育器异常；宫腔内异物；原因不明的不孕；子宫造影异常；复发性流产等。

2. 宫腔镜治疗适应证 子宫内膜息肉；子宫黏膜下肌瘤；宫颈粘连分离；子宫内膜切除；宫腔镜辅助下子宫热球内膜凝固剥离；子宫纵隔切除；子宫腔内异物取出等。宫腔镜引导下输卵管插管通液、注药及绝育术等。

（二）禁忌证

1. 绝对禁忌证 急性生殖道感染；心、肝、肾衰竭急性期及其他不能胜任手术者。

2. 相对禁忌证 体温>37.5℃；宫颈瘢痕，不能充分扩张者；近期（3个月内）有子宫穿孔史或子宫手术史者；浸润性子宫颈癌、生殖道结核未经系统抗结核治疗者。

（三）术前准备及麻醉

1. 检查时间 以月经净后1周内为宜。

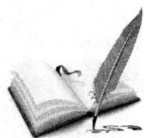

2. 体检及阴道准备 仔细询问病史，进行全身检查、妇科检查、宫颈脱落细胞学及阴道分泌物检查。

3. 术前禁食 患者术前禁食 6 ~ 8 小时。

4. 膨宫液的选择 使用单极电切或电凝时，膨宫液体必须选用非导电的 5% 葡萄糖液，双极电切或电凝则选用生理盐水，后者可减少过量低渗液体灌注导致的过度水化综合征。对合并糖尿病的患者可选用 5% 甘露醇膨宫。

5. 麻醉 宫腔镜检查无需麻醉或行宫颈局部麻醉；宫腔镜手术多采用硬膜腔外麻醉或静脉麻醉。

（四）操作步骤

受检者取膀胱截石位，常规消毒铺无菌巾，暴露宫颈，再次消毒阴道、宫颈，宫颈钳夹持宫颈，探针了解宫颈深度和方向，扩张宫颈至大于镜体外鞘直径半号。接通液体膨宫泵，调整压力至 120 ~ 150mmHg，排空灌流管内气体后，膨宫液膨开宫颈，宫腔镜直视下按其宫颈管轴径缓缓插入宫腔，冲洗宫腔内血液至液体清净，调整液体流量，使宫腔内压力达到所需压力，宫腔扩展即可看清宫腔和宫颈管。

先观察宫腔全貌，宫底、宫腔前后壁、输卵管开口，在退出过程中观察宫颈内口和宫颈管。将宫腔镜退出宫颈管。快速、简单的手术操作可在确诊后立即施行，如节育环嵌顿、易切除的内膜息肉、内膜活检等。需时间较长、较复杂的宫腔镜手术需在手术室麻醉下进行。

（五）并发症

主要包括子宫穿孔、泌尿系及肠管损伤、出血、过度水化综合征、盆腔感染、心脑综合征和术后宫腔粘连等。另外，人工流产术可能引起的常见副反应与并发症亦可见于宫腔镜检查中，宫腔镜检查有造成子宫内膜癌细胞播散的危险。

第十四节 羊膜镜检查

羊膜镜检查（amnioscopy）是在胎膜未破前应用羊膜镜观察妊娠期或分娩期的羊水情况，判断胎儿安危的检查。

一、适应证

主要用于高危妊娠以及出现胎儿窘迫征象或胎盘功能减退的孕产妇的检测；可疑过期妊娠；疑为胎膜早破但无羊水流出；羊膜穿刺术后疑有羊膜腔内出血等。

二、禁忌证

外阴、阴道有炎症，宫颈重度糜烂同时伴有活动性出血者、性传播疾病、子宫颈癌、子痫发作未控制或不稳定时、前置胎盘、先兆早产、臀先露，妊娠 < 37 周胎儿尚未成熟者均不宜进行羊膜镜检查。

三、操作方法

受检者排空膀胱，取膀胱截石位，常规消毒外阴并铺无菌孔巾。暴露宫颈，消毒宫颈

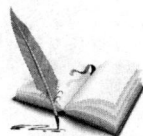

及阴道，擦去宫颈口及宫颈管内黏液。

置入羊膜镜，有两种方法置入：

1. 盲式放入法 在阴道检查的手指引导下，徐徐放入羊膜镜套管，进入子宫内口以30°角向骶骨方向放入子宫内口1cm，取出管芯，插入窥镜并稍向后退至水平位，打开光源，即可见羊膜囊下极。若有宫颈黏液或血液分泌物，可用抓钳夹持棉球擦拭干净。

2. 直接放入法 用阴道窥器协助扩张阴道，直视下放入羊膜镜。

四、镜下判断标准

1. 正常 羊水清亮，无色透明，可透见胎先露及胎发在羊水中呈束状微动并可见白色光亮的胎脂片

2. 可疑胎儿窘迫 羊水呈淡黄色，半透明，可见到胎脂，毛发隐约可见（羊水呈Ⅰ度浑浊）。

3. 胎儿窘迫 羊水呈黄色或黄绿色（羊水Ⅱ度浑浊），甚至深绿色（羊水呈Ⅲ度浑浊）。

4. 胎死宫内 羊水红褐色，浑浊如肉汁状。

5. 胎盘早剥 羊水为粉红色或鲜红色。

6. 母儿血型不合 胎儿宫内溶血症羊水呈黄色或金黄色。

7. 胎膜破裂 可直接看到胎儿先露部，前羊水囊塌陷，与胎儿先露部密接（前羊水消失），羊膜镜筒内有羊水溢出。

五、注意事项

1. 操作中注意

（1）严格无菌操作，以免引起宫内感染。

（2）动作宜慢、轻、稳，避免损伤胎膜及宫颈组织。保持胎膜完整，感染机会相对减少。

（3）若胎发较多，影响羊水的观察，可左右移动羊膜镜或将先露部上推，则可看清羊水情况。

（4）胎头高浮者应注意有无隐性脐带脱垂，以防万一胎膜破裂，脐带滑出，危及胎儿生命。

（5）如胎头已固定，前羊水虽很清晰，但因前后羊水此时不能互相交通，后羊水可能已被粪染，故需综合其他临床检查判断。

2. 可能出现的判断错误

（1）假阴性 ①胎儿消化道闭锁、畸形、胎粪无法排出；②胎头深入骨盆，前后羊水不交通，不能观察后羊水的变化。

（2）假阳性 ①胎膜表面附着血液；②胎膜因某种原因不透明，误认为羊水浑浊。

第十五节 羊水检查

羊水检查多在妊娠16~20周期间进行，检查项目包括细胞培养、性染色体鉴定、染色

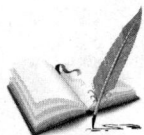

体核型分析、羊水甲胎蛋白测定、羊水生化检查等，以确定胎儿成熟程度和健康状况，诊断胎儿是否正常或患有某些遗传病。羊水检查对优生优育有重要的作用。

一、检查疾病

（一）先天性畸形

测定羊水中的甲胎蛋白，可知道胎儿是否畸形。

（二）先天性代谢缺陷

目前已发现各种先天性代谢缺陷有 100 多种，其中 80 多种可以通过产前检查羊水中的酶而作出诊断。

（三）染色体异常疾病

对胎儿脱落细胞进行染色体核型分析，能准确了解胎儿细胞染色体的数目和结构是否正常，诊断出染色体异常疾病。

（四）伴性遗传病

伴性遗传病与性别有关，通过羊水检查，可确定胎儿性别，并可间接诊断伴性遗传病。

二、方法

（一）一般检查

早期妊娠羊水量为 450 ~ 1200ml，足月妊娠羊水量为 500 ~ 1400ml。羊水颜色为无色透明或淡黄色。其临床意义为：羊水过多常见于先天性胎儿发育异常、母亲糖尿病等；羊水过少见于先天性畸形、肾发育不全、肺发育不全等。羊水黏稠色黄见于过期妊娠，胎盘功能不全。羊水深绿色见于胎儿窘迫。

（二）细胞学检查

有鳞形细胞，细胞表面上有脂类物质，经染色可染成桔黄色。妊娠 39 周左右，桔黄细胞含量增加至 10% ~ 15%。其临床意义为：羊水中桔黄细胞含量 <10% 表示胎儿未成熟。

（三）羊膜穿刺术

1. 适应证

（1）产前诊断　羊水细胞染色体核型分析、基因及基因产物检测。对经产前筛查怀疑有异常胎儿的高危孕妇进行羊膜腔穿刺抽取羊水细胞，通过检查以明确胎儿性别、确诊胎儿染色体病及遗传病等。

（2）治疗胎儿异常或死胎，行羊膜腔内注药引产；胎儿尚未成熟，但必须在短时间内终止妊娠，可行羊膜腔内注射地塞米松 10mg，促进胎肺成熟；因严重母胎血型不合而需进行胎儿宫内输血治疗；羊水过多胎儿无明显畸形时，穿刺放出适量羊水；羊水过少则注入生理盐水，以延长妊娠期限，提高胎儿存活率；胎儿生长受限者，可向羊膜腔内注入氨基酸等促进胎儿发育。

2. 禁忌证

（1）孕妇曾有流产征兆。

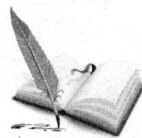

（2）心、肝、肺、肾疾病活动期或功能严重异常者。

（3）有盆腔或宫腔感染征象。

（4）术前24小时内两次体温高于37.5℃。

3. 操作方法

（1）孕周选择　产前诊断者，应选在妊娠16~22周进行；胎儿异常引产者，宜在妊娠16~26周进行。

（2）术前准备　应测血压、脉搏、体温，进行全身检查及妇科检查，注意有无盆腔肿瘤、子宫畸形及宫颈发育情况；测血、尿常规，查出凝血功能、血小板计数和肝功能；穿刺前需经B型超声检查，确定胎盘位置。中期妊娠引产前应行会阴部备皮。

（3）穿刺点定位　①手法定位：助手固定子宫，选择宫底下方2~3横指处的中线或两侧囊性感明显部位作为穿刺点；②超声定位：穿刺前先行胎盘及羊水暗区定位，穿刺时尽量避开胎盘，在羊水量相对较多的暗区进行；也可在超声引导下直接穿刺。

（4）穿刺步骤　孕妇排空膀胱后取仰卧位，标记穿刺点；腹部皮肤常规消毒，铺无菌孔巾。穿刺点局部浸润麻醉，以22号或20号腰穿针垂直刺入腹壁，阻力第一次消失时为进入腹腔，继续进针又有阻力表示进入宫壁，阻力再次消失即当有落空感时拔出针芯既有羊水溢出。抽吸20ml羊水量或注射所需给予的药物后、将针芯插入穿刺针内，迅速拔针。穿刺针孔盖以消毒纱块、加压片刻后胶布固定。术毕超声观察胎心及胎盘情况。

4. 注意事项

（1）严格无菌操作，以防感染。

（2）穿刺针应细，进针不可过深过猛，尽可能一次成功，避免多次操作，最多不得超过两次。如果两次穿刺未获羊水为手术失败，应1周后重新行羊膜腔穿刺术。

（3）穿刺前查明胎盘位置，勿伤及胎盘。穿刺针穿经胎盘，羊水可能经穿刺孔进入母体血液循环而发生羊水栓塞。穿刺与拔针前后应注意孕妇有无呼吸困难、发绀等异常。警惕发生羊水栓塞的可能。

（4）穿刺时可因羊水有形成分阻塞针孔而抽不出羊水，用有针芯的穿刺可避免。若因穿刺方向不对或因进针深度不够，可调整穿刺方向与深度，若羊水过少，不宜勉强穿刺以免损伤胎儿。

（5）若抽出血液，出血可来自腹壁、子宫壁、胎盘或刺伤胎儿血管，应立即拔出穿刺针并压迫穿刺点，腹带加压包扎。若胎心率无明显改变则可等待一周后再穿刺。

（6）应严密观察手术者穿刺后有无副作用。。

第十六节　胎儿心电图

胎儿心电图（FECG）是记录胎儿心电活动时产生的电激动传至母体体表的电位改变。它可早期发现胎儿宫内缺氧窘迫，对许多胎儿本身疾病，如先天性心脏病、新生儿心律失常和胎儿宫内发育迟缓等，提供诊断依据。胎儿心电图测试可以采取直接测试和间接测试两种，其中间接测试属非侵入性操作。

间接测试胎儿心电图是采用胎儿心电图机间接进行胎儿心电图检测，描绘记录图谱方法。孕妇先排空膀胱，平卧于检查床，用75%酒精棉球擦拭皮肤、孕妇腹壁子宫底部、耻

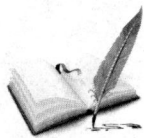

骨联合上方和左右大腿内侧面皮肤至微红，采用纵轴导联描记，正电极置于宫底，负电极置于耻骨联合上方，黑色（接地）电极置于大腿内侧，并用胶布固定。定好标准电压，连续描记至少 1.5 分钟，描记出清晰波形，测量、分析胎儿心电图。

　　该方法的主要适应证有：确定胎儿是否存活；对于临床听诊胎心异常，或疑有心脏畸形和先天性心脏病者，可行胎儿心电图检测以了解胎心率波动范围、心律异常的种类等；胎儿心电图可以提示胎儿宫内缺氧；可以协助诊断臀位和双胎。

第十七节　妇产科特殊用药

一、雌激素类药物

（一）天然雌激素

1. 17β - 雌二醇　微粒化 17β - 雌二醇，商品名诺坤复，系天然 17β - 雌二醇。

2. 戊酸雌二醇　为雌二醇的戊酸酯，是长效雌二醇衍生物，肌注后缓慢释放，作用维持时间 2～4 周。片剂商品名补佳乐。

3. 妊马雌酮　通常称结合型雌激素，商品名倍美力。是从孕马尿中提取的水溶性天然结合型雌激素，其中主要成分为雌酮硫酸钠。

4. 苯甲酸雌二醇　可用于卵巢功能不全、闭经、绝经综合征、回乳及前列腺癌等。

5. 环戊丙酸雌二醇　为雌二醇的环戊丙酸酯，是长效雌激素制剂。

6. 雌三醇　为存在于尿中的一种天然雌激素，活性微弱。局部外用鱼肝油制剂含雌三醇 0.01%。

（二）半合成雌激素

1. 炔雌醇　也称乙炔雌二醇，小剂量可刺激促性腺素分泌；大剂量则抑制其分泌，从而抑制卵巢的排卵，达到抗生育作用。

2. 尼尔雌醇　为雌三醇衍生物，为口服长效雌激素。能选择性作用于阴道及宫颈管，而对子宫内膜作用很小。

（三）合成雌激素（非甾体雌激素）

己烯雌酚（diethyhtilhesa01）又称乙蓝酚，为人工合成的非甾体雌激素物质。

二、孕激素类药物

（一）种类和制剂

1. 黄体酮（progesterone）　也称孕酮，为天然孕激素。目前黄体酮仍为常用的孕激素。

2. 孕酮衍生物　①甲羟孕酮（medroxyprogesterone）：商品名为安宫黄体酮。②甲地孕酮（megestrol）：商品名为妇宁片。③氯地孕酮（chlormadinone）：为强效口服孕激素。④己酸孕酮：为长效孕激素。其孕激素活性为黄体酮的 7 倍，缓慢释放，可维持 1～2 周以上。

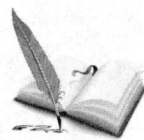

3. 19－去甲基睾酮衍生物 睾酮在 19 位上去甲基后具有强孕激素作用。国内常用制剂有：①炔诺酮（norethisterone）：商品名为妇康片。除孕酮作用外，具有轻微雄激素和雌激素活性。②炔诺孕酮（norgesuel）：为强效孕激素，较炔诺酮强 10 倍，是炔诺酮族中孕激素作用最强者，并有雄激素、雌激素和抗雌激素活性。③孕三烯酮（gestfincoe）：商品名为内美通，具有较强的抗孕激素与抗雌激素活性，还有很弱的雌激素和雄激素作用。

（二）适应证

闭经，与雌激素并用作为性激素人工周期治疗；功能性失调子宫出血；保胎治疗；子宫内膜异位症及子宫内膜腺癌。孕激素是常用女性避孕药的主要成分。

三、氯米芬

氯米芬（clmaifene）为人工合成的非甾体制剂，化学结构与己烯雌酚相似。

（一）药理作用

氯米芬具有较强的抗雌激素作用和较弱的雌激素活性。其药理作用机制尚不十分明确，可能是低剂量药物作用于下丘脑部位，与雌激素竞争受体，解除雌激素的反馈作用，刺激内源性 GnRH 释放，促进脑垂体分泌 FSH 及 LH，诱发排卵。也可能作用于卵巢，增加卵泡对促性腺激素的反应。

（二）适应证

体内有一定雌激素水平的功能性闭经、无排卵性功能失调性子宫出血、多囊卵巢综合征及黄体功能不全等所致的不孕症。

四、溴隐亭

溴隐亭系多肽类麦角生物碱，为多巴胺受体激动剂。

（一）药理作用

溴隐亭作用于下丘脑，增加催乳激素抑制因子分泌，抑制垂体催乳激素合成及释放，或直接作用于腺垂体抑制催乳激素细胞活性，使血中催乳激素水平下降而达到终止溢乳；溴隐亭还能解除催乳激素对促性腺激素分泌的抑制，恢复卵巢功能。

（二）适应证

闭经溢乳综合征、高催乳激素血症、垂体微腺瘤及产后回乳等。

五、尿促性素与绒促性素

（一）种类和制剂

1. 尿促性素 促性腺激素不足的补充。尿促性素是由 75 单位卵泡成熟激素（FSH）与 75 单位促黄体生成激素（LH）组成。其主要作用是促卵泡发育，为排卵而准备成熟卵泡，常常同时给绒促性素以刺激排卵。本品也刺激男性产生生精作用。

2. 绒促性素（Chorionic Gonadotrophin） 从孕妇尿中提取制成。药理作用类似黄体生成激素，供肌内注射。于接近卵泡成熟时给予本药，可以诱发排卵，继续应用可维持黄体功能。若垂体功能不足，则可先用氯米芬或尿促性素，使卵泡发育成熟，然后用本药以

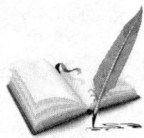

替代黄体生成激素，方能达到诱发排卵的目的。

（二）适应证

用于无排卵性不孕症、黄体功能不全等。

六、黄体生成激素释放激素

（一）种类和制剂

1. 戈那瑞林　为 10 肽化合物，人工合成的药物结构与天然提取物完全相同。

2. 促性腺激素释放激素类似物　包括增效剂和拮抗剂：①戈舍瑞林：为微囊注射剂，每支 3.6mg，皮下注射，每 4 周 1 次；②亮丙瑞林：为微囊注射剂，每支 3.75mg. 皮下注射，每 4 周 1 次。

（二）药理作用

GnRH 能兴奋垂体合成和分泌 LH 及 FSH。大量 GnRH 或 GnRH－a 的应用，可消耗效应器官组织中的本身受体而产生功能抑制状态，称降调作用。

（三）适应证

GnRH 主要用于垂体兴奋试验，下丘脑性闭经与下丘脑性不孕等。GnRH－a 可用于子宫内膜异位症、子宫肌瘤等的治疗。

七、前列腺素

（一）种类和制剂

1. 硫前列酮　为 PGE_2 类似物，对子宫平滑肌选择性较高，有较强子宫收缩作用，且作用时间较长。其软化和扩张子宫颈管的作用优于卡波前列素甲酯。肌注吸收迅速，经 20～30 分钟血浓度达峰值，从给药到宫缩开始时间仅 0.2～6 小时，作用维持 4～8 小时。临床用于抗早孕、扩宫颈及中期引产；还用于胎死宫内、异常妊娠的引产。与米非司酮合用，可提高早孕完全流产率。对产后宫缩乏力所致出血也有良效，一般用药后 10 分钟内出血停止。注射制剂每支 0.25mg，0.5mg，1mg。

2. 吉美前列素　系 PGE_1 衍生物，制剂为阴道栓剂，每粒 1mg，置于 10℃下保存。终止早期妊娠可与米非司酮合用，每日口服米非司酮 150mg，连服 4 天，然后阴道放置吉美前列素栓 1mg。术前扩张宫颈于负压吸引终止早期妊娠或子宫检查前 3 小时阴道放置吉美前列素栓 1mg。终止中期妊娠可每隔 3 小时阴道放置吉美前列素栓 1mg，最多使用 5 次，此疗程无效时，24 小时后可再进行 1 个疗程。引产死胎时应只给予 1 个疗程。

3. 米索前列醇　系 PGE_1 衍生物，本品对妊娠子宫有收缩作用，因而妊娠妇女禁用。

4. 卡前列素　卡前列素为地诺前列素 $PGF_{2\alpha}$ 的衍生物，其兴奋子宫平滑肌的作用比 $PGF_{2\alpha}$ 强 20～100 倍，有扩张子宫颈和刺激子宫收缩的双重作用。卡前列素属于阴道给药，主要用于抗早孕。可有恶心、呕吐、头晕、腹泻等副反应。有哮喘、高血压、肝、肾病者慎用。

5. 卡前列甲酯　适用于早期、中期妊娠流产及人工流产术前扩张宫颈。外用。置阴道后穹窿处。

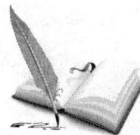

（二）药理作用

1. 生殖系统　PGE$_2$ 及 PGF$_{2\alpha}$ 对妊娠各个时期的子宫均有收缩作用，以妊娠晚期的子宫最敏感。前列腺素还有使宫颈软化的作用。

2. 心血管系统　PGE$_{2\alpha}$ 使血管舒张，降低外周血管阻力而致血压下降，心、肾及子宫血流量增加。PGF$_{2\alpha}$ 的作用正好相反。

3. 呼吸系统　PGF$_2$ 对气管平滑肌有松弛作用，而 PGF$_{2\alpha}$ 则有收缩作用。

4. 消化系统　PGE$_2$ 及 PGF$_{2\alpha}$ 对胃肠道平滑肌均可引起收缩，临床上可出现恶心、呕吐、腹痛及腹泻等症状。

5. 其他　前列腺素对中枢神经系统也有一定影响，有癫痫史者可引起抽搐，并可能引起持续性瞳孔缩小和眼压升高，故青光眼患者禁用。

（三）适应证

主要用于诱发流产、中期妊娠引产及产后出血。

八、缩宫素

（一）垂体后叶素（Posterior Pituitary）

内含两种不同的激素，即缩宫素（催产素）和加压素。前者能刺激子宫平滑肌收缩，压迫子宫肌层血管，起止血作用。后者能直接收缩小动脉及毛细血管，尤其对内脏血管，可降低门静脉压和肺循环压力，有利于血管破裂处血栓形成而止血。此外还能增加肾小管和集合管对水分的重吸收，具有抗利尿作用。

（二）缩宫素（Oxytocin）

为动物神经垂体中提取的较纯的能使子宫收缩成分。缩宫素可促使乳腺腺泡周围的平滑肌细胞收缩，有利于乳汁射出。缩宫素在产科主要用于产后止血、引产与催产。

（三）合成缩宫素

目前最常应用，注射剂每支含 5U（1ml）及 10U（1ml）两种，供肌内注射或静脉给药。

九、麦角新碱

（一）药理作用

能直接作用于子宫平滑肌，作用强而持久。其作用强弱与子宫生理状态和用药剂量有关，妊娠子宫对麦角新碱比未孕子宫敏感，临产及产后子宫更敏感，大剂量可引起子宫平滑肌强直性收缩，对子宫体及宫颈均有兴奋作用。

（二）适应证

主要用于治疗产后出血、子宫复旧不良及月经过多等。

（李楠　肖新春）

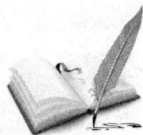

附　录

附录一　妇产科常用英文词语缩写

Ab	antibody	抗体
ABS	amniotic band syndrome	羊膜束带综合征
AC	abdomen circumference	腹围
ACA	anticardiolipin antibody	抗心磷脂抗体
ACTH	adrenocorticotrophic hormone	促肾上腺皮质激素
AD	autoimmune disease	自身免疫病
ADH	antidiuretic hormone	抗利尿激素
AFE	amniotic fluid embolism	羊水栓塞
AFI	amniotic fluid index	羊水指数
AFLP	acute fatty liver of pregnancy	妊娠期急性脂肪肝
AFP	alpha fetoportein	甲胎蛋白
AFV	amniotic fluid volume	羊水最大暗区垂直深度
Ag	antigen	抗原
AI	artificial insemination	人工授精
AID	artificial insemination with donor's semen	供精者精液授精
AIDS	acquired immunodeficiency syndrome	获得性免疫缺陷综合征
AIH	artificial insemination with husband's semen	丈夫精液授精
AKP	alkaline phosphatase	碱性磷酸酶
ALT	alanine aminotransferase	丙氨酸转氨酶
AMH	anti – Müllerian hormone	抗苗勒管激素
AMPS	acid mucopolysaccharide	酸性黏多糖
AR	autosome recessive inheritance	常染色体隐性遗传
ARDS	adult respiratory distress syndrome	成人呼吸窘迫综合征
ART	assisted reproductive techniques	辅助生殖技术
ARV	AIDS – related virus	AIDS 相关病毒

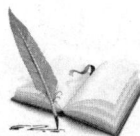

AS	Arias – Stella reaction	A – S 反应（阿 – 斯反应）
AsAb	anti – sperm antibody	抗精子抗体
ASC	atypical squamous cells	不典型鳞状细胞
ASC – H	atypical squamous cells – cannot exclude HIS	不能排除高级别鳞状上皮内病变不典型鳞状细胞
ASC – US	atypical squamous cell of undetermined significance	无明确诊断意义的不典型鳞状细胞
AST	aspartate aminotransferase	门冬氨酸转氨酶
ATP	adenosine triphosphate	三磷酸腺苷
AUB	abnormal uterine bleeding	异常子宫出血
BBT	basal body temperature	基础体温
BCG		卡介苗
BFHR	baseline fetal heart rate	胎心率基线
BMD	bone mineral density	骨密度
BMI	body mass index	体块指数
BMR	basal metabolic rate	基础代谢率
BPD	biparietal diameter	双顶径
bpm	beat per minute	每分钟心跳
BSP	bromsulphalein	磺溴酞钠（测肝功能）
BV	bacterial vaginosis	细菌性阴道病
CA125	cancer antigen 125	癌抗原125
CA19 – 9	carbohydrate antigen 19 – 9	糖链抗原19 – 9
CAH	congenital adrenal hyperplasia	先天性肾上腺皮质增生
cAMP	cyclic adenosine monophosphate	环磷酸腺苷
CBG	corticosteroid binding globulin	皮质激素结合球蛋白
CC	clomiphene citrate	氯米酚（克罗米酚）
CC	choriocarcinoma	绒毛膜癌
CCT	chorionic corticotropin	绒毛膜促肾上腺皮质激素
CCT	computer – assisted cytology test	计算机辅助细胞检测系统
CEA	carcinoembryonic antigen	癌胚抗原
CEE	conjugated equine estrogen	结合孕马雌激素
CEE	3 cyclopentyl – 17 – ethinyl estradiol ether	炔雌醇 – 环戊醚

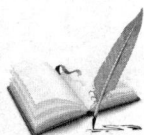

CEICs	coelomic epithelial inclusion cysts	卵巢表面体腔上皮包涵性肿瘤
CF	chemotactic factor	趋化因子
CHM	complete hydatidiform mole	完全性葡萄胎
CHVD	chronic hypertensive vascular disease	慢性高血压性血管病
CI	cornification index	角化指数
CID	cytomegalovirus infection disease	巨细胞病毒感染性疾病
CIN	cervical intraepithelial neoplasia	子宫颈上皮内瘤样变
CIS	carcinoma in situ	原位癌
CMV	cytomegalovirus	巨细胞病毒
COCs	combined Oral Contraceptives	短效复方口服避孕药
COH	controlled ovarian hyperstimulation	控制性超促排卵
CPA	Cyproterone acetate	醋酸环丙孕酮
CPAP	continuous positive airway pressure	持续正压呼吸
CPD	cephalopelvic disproportion	头盆不称
cpm	Count per minute	次/分
CR	corona radiata	放射冠
CRF	corticotropin releasing factor	促肾上腺皮质激素释放因子
CRH	corticotropin releasing hormone	促肾上腺皮质素释放激素
CRP	C – reaction protein	C – 反应蛋白
CRS	congenital rubella syndrome	
CSA	cell surface antigen	细胞表面抗原
CST	contraction stress test	宫缩应激试验
CT	chlamydia trachomatis	沙眼衣原体
CT	chorionic thyrotropin	绒毛膜促甲状腺素
CT	computer tomograph	计算机体层扫描
CVP	central venous pressure	中心静脉压
DC	diagonal conjugate	对角径
D&C	dilatation and curettage	刮宫术
DES	diethylstilbestrol	己烯雌酚（乙蒽酚）
DHEA	dehydroepiandrosterone	脱氢表雄酮
DHEAS	dehydroepiandrosterone sulfate	硫酸脱氢表雄酮
DIC	disseminated intravascular coagulation	弥漫性血管内凝血

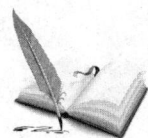

DIFI	direct intrafollicular insemination	直接卵泡内受精
DIPI	direct intraperitoneal insemination	直接腹腔内人工受精
DNA	deoxyribonucleic acid	脱氧核糖核酸
DNase	deoxyribonuclease	脱氧核糖核酸酶
DOR	diminished ovarian reserve	卵巢储备功能减退
DTA	Direct fluorescentantibody	直接荧光抗体测定
DUB	dysfunctional uterine bleeding	功能失调性子宫出血
E_1	estrone	雌酮
E_2	estradiol	雌二醇
E_3	estriol	雌三醇
EC	external conjugate	骶耻外径
E/C	E_3/creatinine	雌三醇/肌酐
ECC	endocervical curettage	子宫颈管搔刮术
ED	early deceleration	早期减速
EDC	expected date of confinement	预产期
EDRFs	endothelinum – derived relaxing factor	血管内皮细胞舒张因子
EE	ethinyl estradiol	炔雌醇
EGF	epidermal growth factor	表皮生长因子
EI	eosinophilic index	嗜伊红细胞指数
EIA	enzyme – immunoassay	酶免疫试验
EIN	endometrial intraepithelial neoplasia	子宫内膜上皮内瘤样病变
ELISA	enzyme – linked immunosorbent assay	酶联免疫吸附试验
EMT	endometriosis	子宫内膜异位症
enEVT	endovascular extravillous trophoblast	血管内绒毛外滋养细胞
ER	estrogen receptor	雌激素受体
ESR	erythrocyte sedimentation rate	红细胞沉降率
ERT	estrogen replacement therapy	雌激素替代疗法
ET	endothelin	内皮素
ETFA	early timed follicular aspiration	一侧卵巢早期抽吸
EVT	extravillous trophoblast	绒毛外滋养细胞
FAD	fetal activity acceleration determination	胎儿活动加速测定
FDP	fibrinogen degradation product	纤维蛋白原降解产物

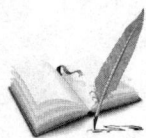

FECG	fetal electrocardiography	胎儿心电图
FGF	fibroblast growth factor	成纤维细胞生长因子
FHR	fetal heart rate	胎心率
FGR	fetal growth restriction	胎儿生长受限
FIGO	Federation International of Gynecology and Obstetrics	国际妇产科协会
FL	femur length	股骨长度
FM	fetal movement	胎动
FSH	follicle stimulating hormone	卵泡刺激素
FSH – RH	follicle stimulating hormone releasing hormone	卵泡刺激激素释放激素
FTA – ABS	fluorescent treponemal antibody absorption	荧光密螺旋体抗体吸收试验
GFR	glomerular filtration rate	肾小球滤过率
GGT	Gamma – Glutamyltransfetase	γ - 谷氨酰胺转移酶
GIFT	gamete intra fallopian transfer	配子输卵管内移植
GIUT	gamete intra – uterine transfer	配子子宫内移植
Gn	gonadotropin	促性腺激素
Gn – RH	gonadotropin releasing hormone	促性腺激素释放激素
Gn – RH – a	gonadotropin releasing hormone agonist（analogue）	促性腺素释放激素激动剂（类似物）
Gn – SIF	gonadotropin surge – inhibiting factor	促性腺激素峰抑制因子
GTD	gestational trophoblastic disease	妊娠滋养细胞疾病
GTT	gestational trophoblastic tumor	妊娠滋养细胞肿瘤
Gy	grayunit	辐射吸收剂量单位，1Gy = 100rads
HAIR	hemoagglutination inhibition reaction	血凝抑制反应
HAV	hepatitis A virus	甲型肝炎病毒
HBV	hepatitis B virus	乙型肝炎病毒
HBAg	hepatitis B antigen	乙型肝炎抗原
HBcAg	hepatitis B core antigen	乙型肝炎核心抗原
HBeAg	hepatitis B e antigen	乙型肝炎核心相关抗原
HBIG	hepatitis B immunoglobulin	乙型肝炎免疫球蛋白
HBsAg	hepatitis B surface antigen	乙型肝炎表面抗原
HC	head circumference	头围

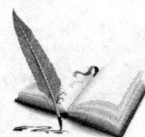

HCV	hepatitis C virus	丙型肝炎病毒
HDV	hepatitis D virus	丁型肝炎病毒
HEV	hepatitis E virus	戊型肝炎病毒
hCG	human chorionic gonadotropin	（人）绒毛膜促性腺激素
HCT	human chorionic thyrotropin	（人）绒毛膜促甲状腺激素
HDN	hemolytic disease of newborn	新生儿溶血性疾病
HDP	hypertensive disorders of pregnancy	妊娠期高血压疾病
HELLP syndrome	hemolytic anemia, elevated liver function and low platelet count syndrome	溶血，肝酶升高及血小板减少综合征（HELLP 综合征）
HGG	human gammaglobulin	（人）丙种球蛋白
HGH	human growth hormone	（人）生长激素
HIV	human immunodeficiency virus	（人）免疫缺陷病毒
HLA	human leukocyte antigen	（人）白细胞抗原
HM	hydatidiform mole	葡萄胎
HMG	human menopausal gonadotropin	（人）绝经期促性腺激素
HPG	human pituitary gonadotropin	（人）垂体促性腺激素
HPOA	hypothalam – pituitary – ovarianaxis	下丘脑 - 垂体 - 卵巢轴
HPF	high power field	高倍视野
HPL	human placental lactogen	（人）胎盘生乳素
HPV	human papilloma virus	人乳头状瘤病毒
HRT	hormone replacement therapy	激素替代疗法
HSAP	heat stable alkaline phosphatase	耐热性碱性磷酸酶
HSG	hysterosalpingography	子宫输卵管造影
HSIL	high – grade squamous intraepithelial lesion	高级别鳞状上皮内病变
HSV	herpes simplex virus	生殖器单纯疱疹病毒
HT	hormone therapy	性激素治疗
HTLv – III	human T lymphotrophic virus type	（人）嗜 T 细胞病毒重型
H – Y antigen	histocompatibility Y antigen	组织相容性 Y 抗原
HyCoSy	hysterosalpingo – contrast sonography	超声下子宫输卵管造影
IC	intercristal diameter	髂嵴间径
ICI	intracervical insemination	宫颈内人工授精
ICP	intrahepaticcholestasis of pregnancy	妊娠肝内胆汁淤积症

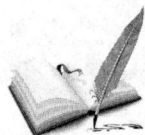

ICSI	intracytoplasmic sperm injection	卵细胞浆内单精子注射技术
iEVT	interstitial extravillous trophoblas	间质绒毛外滋养细胞
IFN	interferon	干扰素
Ig	immunoglobulin	免疫球蛋白
IGF	insulin – like growth factor	胰岛素样生长因子
IHM	invasive hydatidiform mole	侵蚀性葡萄胎
IL	interleukin	白细胞介素
IOS	insensitive ovary syndrome	卵巢不敏感综合征
IRDS	idiopathic respiratory distress syndrome	特发性呼吸窘迫综合征
IS	interspinal diameter	髂棘间径
IT	intertrochanteric diameter	粗隆间径
ITP	idiopathic thrombocytopenic purpura	特发性血小板减少性紫癜
IU，iu	international unit	国际单位
IUD	intrauterine device	宫内节育器
IUGR	intrauterine growth retardation	宫内发育迟缓
IUI	intra – uterine insemination	子宫腔内受精
IVF – ET	in vitro fertilization and embryo transfer	体外受精与胚胎移植
IVI	intrauterine insemination	阴道内人工授精
KI	karyopyknotic index	致密核细胞指数
LAK	lymphokine activated killer cell	淋巴因子激活的杀伤细胞
LAV	lymphadenopathy associated virus	淋巴腺病相关病毒
LD	late deceleration	晚期减速
LD50	median lethal dose	半数致死量
LDH	lactic dehydrogenase	乳酸脱氢酶
LEEP	loop electrosurgical excision procedure	宫颈环形电切除术
LGA	large for gestational age	大于孕龄
LH	luteinizing hormone	黄体生成激素
LH – RH	luteinizing hormone releasing hormone	黄体生成激素释放激素
LNG – IUS	levonorgestrel intrautrine system	左炔诺孕酮宫内缓释系统
LMA	left mento – anterior	颏左前
LMP	left mento – posterior	颏左后
LMP	last menstrual period	末次月经日期

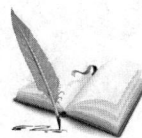

LMT	left mento – transverse	颏左横
LOA	left occipito – anterior	枕左前
LOD	laparoscopic ovarian drilling	腹腔镜卵巢打孔术
LOP	left occipito – posterior	枕左后
LOT	left occipito – transverse	枕左横
LPD	luteal phase defect	黄体期缺陷
LRF	luteinizing hormone releasing factor	黄体生成激素释放因子（即 LH – RH）
LSA	left sacro – anterior	骶左前
LSIL	low – grade squamous intraepithelial lesion	低级别鳞状上皮内病变
LSP	left sacro – posterior	骶左后
LST	left sacro – transverse	骶左横
LScA	left scapulo – anterior	肩左前
LScP	left scapulo – osterior	肩左后
L/S	lecithin/sphingomyelin	卵磷脂/鞘磷脂
LUFS	luteinized unruptured follicle syndrome	黄素化未破裂卵泡综合征
mABP	mean arterial blood pressure	平均动脉压
MI	maturation index	成熟指数
mol	mole	摩尔，"物质的量"单位
mRNA	messenger RNA	信使核糖核酸
mμg	milli microgram	毫微克
McAb	monoclonal antibody	单克隆抗体
MCV	mean corpuscular volume	红细胞平均体积
MCH	mean corpuscular hemoglobin content	红细胞平均血红蛋白含量
MMMT	malignant mesodermal mixed tumor	恶性中胚叶混合瘤
MI	maturation index	成熟指数
MRI	magnetic resonance imaging	磁共振成相
MSH	melanocyte stimulating hormone	促黑素细胞激素
nm	nanometer	毫微米
NST	non – stress test	无应激试验
OCT	oxytocin challenge test	催产素激惹试验
OHSS	ovarian hyperstimulation syndrome	卵巢过度刺激综合征

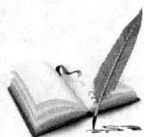

OMI	ovarian maturation inhibitor	卵巢成熟抑制因子
OT	old tuberculin	旧结核菌素
△OD	optical density difference	吸光度差
PBI	protein bound iodine	蛋白结合碘
PCOS	polycystic ovary syndrome	多囊卵巢综合征
PCR	polymerase chain reaction	聚合酶链反应
PCWP	pulmonary capillary wedge pressure	肺毛细血管楔压
PDGF	platelet – derivedgrowth factor	血小板衍生生长因子
PFD	pelvic floor dysfunction	女性盆底功能障碍
pg	picogram	微微克
PG	prostaglandin	前列腺素
PGD	preimplantation genetic diagnosis	胚胎植入前遗传学诊断
PGF	prostaglandinF	前列腺素 F
PGE	prostaglandin E	前列腺素 E
PGI2	prostacyclin	前列环素
PHM	partial hydatidiform mole	部份性葡萄胎
PI	pulsation index	搏动指数
PID	pelvic inflammatory disease	盆腔炎性疾病
PIH	pregnancy induced hypertension syndrome	妊娠高血压综合征
PIH	prolactin inhibitory hormone	催乳激素抑制激素
PM	premature mennopause	早发绝经
PMP	previous menstrual period	前次月经日期
PMS	premenstrual syndrome	经前期综合征
POI	premature ovarian insufficiency	早发性卵巢功能不全
POP	plasma osmotic pressure	血浆胶体渗透压
POP	pelvic organ prolapse	盆腔脏器脱垂
POR	poor ovarian response	卵巢低反应
PPROM	preterm premature repture of membranes	未足月胎膜早破
PR	progestogen receptor	激素受体
PROM	premature rupture of membranes	胎膜早破
PRL	prolactin	催乳激素
PSβ1G	pregnancy specific β1 – glycoprotein	妊娠特异 β1 糖蛋白

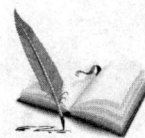

PSTT	placental – site trophoblastic tumor	胎盘部位滋养细胞肿瘤
PVP	polyvinylpyrrolidone	聚乙烯吡咯烷酮
rad		拉德，辐射吸收剂量单位
RH	releasing hormone	释放激素
RI	resistance index	阻力指数
RF	releasing factors	释放因子
RIA	radioimmunoassay	放射免疫测定
RMA	right mento – anterior	颏右前
RMP	right mento – posterior	颏右后
RMT	right mento – transverse	颏右横
RNA	ribonucleic acid	核糖核酸
ROA	right occipito – anterior	枕右前
ROP	right occipito – posterior	枕右后
ROS	resistant ovary syndrome	卵巢抵抗综合征
ROT	right occipito – transverse	枕右横
ROT	roll over test	翻身试验
RPF	renal plasma flow	肾血流量
RSA	right sacro – anterior	骶右前
RSP	right sacro – posterior	骶右后
RST	right sacro – transverse	骶右横
RScA	right scapulo – anterior	肩右前
RScP	right scapulo – posterior	肩右后
RU	rat unit	大鼠单位
SCJ	squamo – columnar junction	鳞柱交接部
S/D	systolic phase/diastolic phase	收缩期/舒张期
SGA	fetus small – for gestational age fetus	小于孕龄儿
SGOT	serum glutamic – oxaloacetic transaminase	血清谷草转氨酶
SGPT	serum glutamic – pyruvic transaminase	血清谷丙转氨酶（又称 ALT）
SHBG	sex hormone binding globulin	性激素结合球蛋白
SOD	superoxide dismutase	超氧化物歧化酶
STD	sexually transmitted disease	性传播疾病
T	testosterone	睾酮

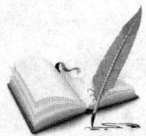

T3	triiodothyronine	三碘甲状腺原氨酸
T4	thyroxine	甲状腺素
TBA	total bile acid	血清总胆汁酸
TBG	thyroxine – binding globulin	甲状腺素结合球蛋白
TDF	testicular determining factor	睾丸决定因子
TET	tubal embryo transfer	胚胎输卵管内移植
TeBG	testosterone estrogen binding globulin	睾酮雌激素结合球蛋白
TGF – β	transforming growth factor β	转化生长因子 β
TF	transfer factor	转移因子
TNF	tumor necrosis factor	肿瘤坏死因子
TO	transverse outlet	出口横径
TOA	tubal ovarian abscess	输卵管卵巢脓肿
TPHA	treponema pallidum haemagglutination assay	梅毒螺旋体血凝试验
TRH	thyrotropin releasing hormone	促甲状腺素释放激素
tRNA	transfer RNA	转运核糖核酸
TSH	thyroid stimulating hormone	促甲状腺激素
TXA2	thromboxane A2	血栓素 A2
μg	microgram	微克
UPSC	uterine papillary serous adenocarcinoma	子宫乳头状浆液性腺癌
USR	unheated serum reagin test	不加热血清反应素试验
UU	ureaplasma urealyticum	解脲支原体
VDRL	Venereal Disease Research Laboratory Test	性病研究实验室试验
VD	variable deceleration	变异减速
VEGF	vascular endothelial，growth factor	血管内皮生长因子
VSM	vasculo – syncytial membrane	血管合体膜
VIN	vulvar intraepithelial neoplasia	外阴上皮内瘤样病变
WHO	world health organization	世界卫生组织

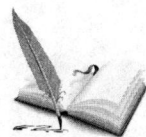

附录二　方剂汇编

一画

一贯煎（《柳州医话》）　沙参　麦冬　当归　生地　川楝子　枸杞子

二画

二至丸（《医方集解》）　女贞子　旱莲草
二仙汤（《中医方剂临床手册》）　仙茅　仙灵脾　巴戟天　黄柏　知母　当归
二陈汤（《太平惠民和剂局方》）　陈皮　半夏　茯苓　炙甘草
八珍汤（《正体类要》）　党参　白术　茯苓　甘草　当归　白芍　川芎　熟地
人参养荣汤（《太平惠民和剂局方》）　人参　白术　茯苓　炙甘草　当归　白芍　熟地　肉桂　黄芪　五味子　远志　陈皮　生姜　大枣
人参败毒散（《小儿药证直诀》）　人参　羌活　独活　柴胡　前胡　桔梗　茯苓　川芎　枳壳　薄荷　生姜　甘草

三画

大补阴丸（《丹溪心法》）　熟地　龟板　黄柏　知母　猪脊髓
大补元煎（《景岳全书》）　人参　山药　熟地　杜仲　枸杞　当归　山茱萸　炙甘草
大黄䗪虫丸《金匮要略》　大黄　黄芩　桃仁　杏仁　干地黄　芍药　甘草　干漆　水蛭　蛴螬　虻虫　䗪虫
大营煎（《景岳全书》）　当归　熟地　枸杞　牛膝　杜仲　肉桂　炙甘草
下乳涌泉散（《清太医院配方》）　当归　川芎　花粉　白芍　生地　柴胡　青皮　漏芦　桔梗　通草　白芷　穿山甲　甘草　王不留行
小柴胡汤（《伤寒论》）　柴胡　黄芩　人参　半夏　炙甘草　生姜　大枣

四画

开郁二陈汤（《万氏妇人科》）　苍术　香附　白术　法半夏　茯苓　滑石　当归　川芎
开郁种玉汤（《傅青主女科》）　白芍　香附　当归　白术　丹皮　茯苓　花粉
五苓散（《伤寒论》）　白术　猪苓　泽泻　茯苓　桂枝
五味消毒饮（《医宗金鉴》）　金银花　野菊花　蒲公英　紫花地丁　紫背天葵
止带方（《世补斋·不谢方》）　茯苓　猪苓　泽泻　赤芍　丹皮　茵陈　黄柏　栀子　牛膝　车前子
少腹逐瘀汤（《医林改错》）　小茴香　干姜　延胡索　没药　当归　川芎　肉桂　赤芍　蒲黄　五灵脂

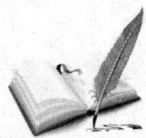

内补丸（《女科切要》） 鹿茸 肉桂 菟丝子 黄芪 白蒺藜 潼蒺藜 肉苁蓉 桑螵蛸 制附子 紫菀茸

牛黄清心丸（《痘疹世医心法》） 牛黄 朱砂 黄连 黄芩 栀子 郁金

丹栀逍遥散（《女科撮要》） 丹皮 炒栀子 当归 白芍 柴胡 白术 茯苓 炙甘草

丹溪治湿痰方（《丹溪心法》） 苍术 白术 半夏 茯苓 滑石 香附 川芎 当归

六味地黄丸（《小儿要证直诀》） 熟地 山药 山茱萸 茯苓 泽泻 丹皮

乌药汤（《兰室秘藏》） 乌药 香附 木香 当归 甘草

天仙藤散（《校注妇人良方》） 天仙藤 香附 陈皮 甘草 乌药 生姜 木瓜 苏叶

长胎白术散（《叶氏女科证治》） 白术 川芎 熟地 阿胶 黄芪 当归 牡蛎 茯苓 艾叶 补骨脂

五画

甘麦大枣汤（《金匮要略》） 甘草 浮小麦 大枣

艾附暖宫丸（《沈氏尊生书》） 当归 生地 白芍 川芎 黄芪 肉桂 艾叶 吴茱萸 香附 续断

左归丸（《景岳全书》） 熟地 山药 山茱萸 枸杞 川牛膝 菟丝子 鹿角胶 龟板胶

右归丸（《景岳全书》） 熟地 山药 山茱萸 枸杞 鹿角胶 菟丝子 杜仲 当归 肉桂 附子

龙胆泻肝汤（《医宗金鉴》） 龙胆草 栀子 柴胡 泽泻 木通 黄芩 车前子 当归 生地 甘草

四妙散（《成方便读》） 川黄柏 薏苡仁 苍术 怀牛膝

四逆散（《伤寒论》 柴胡 枳壳 赤芍 炙甘草

四君子汤（《太平惠民和剂局方》） 人参 白术 茯苓 甘草

四物汤（《和剂局方》） 熟地 白芍 川芎 当归

归肾丸（《景岳全书》） 熟地 山药 山茱萸 茯苓 当归 枸杞 杜仲 菟丝子

归脾汤（《校注妇人良方》） 白术 茯神 黄芪 龙眼肉 酸枣仁 人参 木香 当归 远志 甘草 生姜 大枣

生化汤（《傅青主女科》） 当归 川芎 桃仁 炮姜 炙甘草

生脉散（《内外伤辨惑论》） 人参 麦冬 五味子

生铁落饮（《医学心悟》） 天冬 麦冬 贝母 胆星 橘红 远志 石菖蒲 连翘 茯苓 茯神 玄参 钩藤 丹参 辰砂 生铁落

失笑散（《和剂局方》） 蒲黄 五灵脂

白术散（《全生指迷方》） 白术 茯苓 大腹皮 生姜皮 陈皮

白虎加人参汤（《伤寒论》） 知母 石膏 炙甘草 粳米 人参

瓜蒌薤白半夏汤（《金匮要略》） 瓜蒌 薤白 半夏

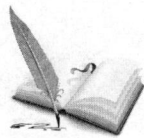

半夏白术天麻汤（《医学心悟》）　半夏　白术　天麻　橘红　茯苓　炙甘草　蔓荆子　生姜　大枣

加减一阴煎（《景岳全书》）　熟地　生地　地骨皮　知母　麦冬　白芍　甘草

加参生化汤（《医宗金鉴》）　人参　炮姜　川芎　当归　炙甘草　桃仁　大枣

圣愈汤（《兰室秘藏》）　人参　黄芪　当归　川芎　熟地　生地

生化汤（《傅青主女科》）　当归　川芎　桃仁　炮姜　炙甘草　黄酒　童便

玉女煎（《景岳全书》）　生地　生石膏　知母　牛膝　麦冬

生地黄饮子（《杂病源流犀烛》）　人参　黄芪　生地　石斛　天冬　麦冬　枳壳　枇杷叶　甘草

加味五淋散（《医宗金鉴》）　赤茯苓　栀子　当归　白芍　黄芩　甘草梢　生地　泽泻　木通　车前子　滑石

四妙勇安汤（《验方新编》）　金银花　玄参　当归　甘草

加味四物汤（《医宗金鉴》）　熟地　白芍　当归　川芎　蒲黄　瞿麦　桃仁　牛膝　滑石　甘草梢　木香　木通

六画

当归饮子（《证治准绳》）　当归　川芎　白芍　生地　防风　荆芥　黄芪　甘草　白蒺藜　何首乌

当归饮子（《重订严氏济生方》）　当归　生地　白芍　川芎　何首乌　防风　白蒺藜　荆芥　黄芪　生甘草

当归地黄饮（《景岳全书》）　当归　熟地　山萸肉　山药　杜仲　牛膝　甘草

当归芍药散（《伤寒论》）　当归　川芎　茯苓　白术　白芍　泽泻

血府逐瘀汤（《医林改错》）　当归　生地　桃仁　红花　枳壳　甘草　柴胡　赤芍　川芎　桔梗　牛膝

安冲汤（《医学衷中参西录》）　黄芪　白术　生地　白芍　续断　海螵蛸　茜草根　生龙骨　生牡蛎

安宫牛黄丸（《温病条辨》）　牛黄　郁金　犀角　黄芩　黄连　雄黄　栀子　朱砂　冰片　麝香　珍珠

阳和汤（《外科全生集》）　麻黄　熟地　白芥子　炮姜炭　甘草　肉桂　鹿角胶

导赤散（《小儿要证直诀》）　生地　竹叶　木通　生甘草梢

夺命散（《妇人大全良方》）　没药　血竭末

安神生化汤（《傅青主女科》）　当归　川芎　炮姜　桃仁　甘草　陈皮　柏子仁　茯神　人参　益智仁

七画

寿胎丸（《医学衷中参西录》）　菟丝子　续断　桑寄生　阿胶

杞菊地黄丸（《医级》）　熟地　山药　山茱萸　茯苓　泽泻　丹皮　枸杞　菊花

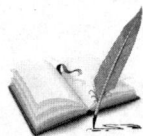

苁蓉菟丝丸（《卓雨农中医妇科治疗秘诀》） 肉苁蓉 菟丝子 桑寄生 覆盆子 熟地 当归 枸杞 艾叶

苍附导痰丸（《叶天士女科诊治秘方》） 半夏 陈皮 甘草 茯苓 苍术 香附 南星 枳壳 生姜 神曲

两地汤（《傅青主女科》） 生地 玄参 白芍 麦冬 阿胶 地骨皮

牡蛎散（《证治准绳》） 煅牡蛎 川芎 熟地黄 白茯苓 龙骨 续断 当归 炒艾叶 人参 五味子 地榆 甘草

身痛逐瘀汤（《医林改错》） 秦艽 川芎 桃仁 红花 甘草 羌活 没药 当归 五灵脂 地龙 香附 牛膝

完带汤（《傅青主女科》） 白术 山药 人参 白芍 苍术 车前子 甘草 陈皮 柴胡 黑芥穗

补中益气汤（《脾胃论》） 人参 黄芪 甘草 当归 陈皮 升麻 柴胡 白术

补肾祛瘀方《李祥云经验方》 淫羊藿 仙茅 熟地 山药 香附 三棱 莪术 鸡血藤 丹参

杜断桑寄失笑散加味（盆腔炎中医临床路径诊疗方案协定方） 续断 川牛膝 杜仲 桑寄生 川芎 生蒲黄 五灵脂 大血藤 没药 延胡索 丹参 三棱

补肾固冲丸（《中医学新编》） 菟丝子 续断 阿胶 鹿角霜 巴戟天 杜仲 当归 枸杞 党参 白术 砂仁 熟地 大枣

佛手散（《普济本事方》） 当归 川芎

补气通脬饮（《女科辑要》） 黄芪 麦冬 通草

完胞饮（《傅青主女科》） 人参 白术 茯苓 生黄芪 当归 川芎 桃仁 红花 益母草 白及 猪尿脬

芫花散（《妇科玉尺》） 芫花 吴茱萸 秦艽 白僵蚕 柴胡 川乌 巴戟天

八画

苓桂术甘汤（《金匮要略》） 茯苓 白术 桂枝 甘草

肾气丸（《金匮要略》） 干地黄 山药 山茱萸 茯苓 丹皮 桂枝 泽泻 附子

固冲汤（《医学衷中参西录》） 白术 黄芪 煅龙骨 煅牡蛎 山萸肉 白芍 乌贼骨 茜草根 棕榈炭 五倍子

固阴煎（《景岳全书》） 熟地 山茱萸 山药 菟丝子 五味子 人参 续断 远志 炙甘草

参附汤（《严氏济生方》） 人参 附子

参苓白术散（《和剂局方》） 人参 茯苓 白术（炒） 山药 白扁豆（炒） 莲子 薏苡仁（炒） 砂仁 桔梗 甘草

知柏地黄丸（《医宗金鉴》） 知母 黄柏 熟地 山药 山茱萸 泽泻 茯苓 牡丹皮

知柏地黄汤（《症因脉治》） 熟地 山茱萸 干山药 泽泻 茯苓（去皮） 丹皮 知母 黄柏

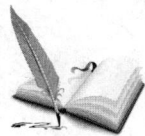

抵当汤（《金匮要略》）　水蛭　虻虫　桃仁　大黄

九画

保阴煎（《景岳全书》）　生地　熟地　黄芩　黄柏　白芍　山药　续断　甘草

独参汤（《十药神书》）　人参

举元煎（《景岳全书》）　人参　黄芪　白术　升麻　炙甘草

香棱丸（《济生方》）　木香　丁香　三棱　莪术　枳壳　青皮　小茴香

香砂六君子汤（《名医方论》）　人参　茯苓　甘草　半夏　陈皮　木香　砂仁　生姜　大枣

胎元饮（《景岳全书》）　人参　当归　杜仲　白芍　熟地　白术　陈皮　炙甘草

宫外孕Ⅱ号方（山西医科大学第一医院）　赤芍　丹参　桃仁　三棱　莪术

宫外孕Ⅰ号方（山西医科大学第一医院）　赤芍　丹参　桃仁

茯苓导水汤（《医宗金鉴》）　茯苓　猪苓　白术　陈皮　木香　砂仁　大腹皮　紫苏叶　木瓜　桑白皮　槟榔

茵陈蒿汤（《伤寒论》）　茵陈　栀子　大黄

茵陈术附汤（《医学心悟》）　茵陈　白术　附子　干姜　甘草（炙）　肉桂

养心汤（《证治准绳》）　人参　黄芪　肉桂　茯苓　当归　川芎　远志　茯神　五味子　柏子仁　炙甘草　半夏　酸枣仁

胃苓汤（《丹溪心法》）　苍术　厚朴　陈皮　桂枝　白术　泽泻　茯苓　猪苓　生姜　大枣　甘草

济生汤（《达生篇》）　枳壳　香附　甘草　当归　苏子　川芎　大腹皮

独活寄生汤（《备急千金要方》）　独活　桑寄生　秦艽　防风　细辛　白芍　川芎　地黄　杜仲　牛膝　茯苓　桂枝　当归　人参　甘草

养荣壮肾汤（《叶氏女科证治》）　桑寄生　川断　杜仲　独活　当归　防风　肉桂　生姜　川芎

养精种玉汤《傅青主女科》）　当归　熟地　山茱萸　白芍

十画

柴胡疏肝散（《景岳全书》）　柴胡　白芍　川芎　香附　陈皮　枳壳　甘草

健固汤（《傅青主女科》）　党参　白术　茯苓　薏苡仁　巴戟天

桃红四物汤（《医宗金鉴》）　桃仁　红花　当归　熟地　白芍　川芎

调肝汤（《傅青主女科》）　山药　阿胶　当归　白芍　山茱萸　巴戟天　甘草

通瘀煎（《景岳全书》）　当归尾　红花　生山楂　香附　木香　乌药　青皮　泽泻

通乳丹（《傅青主女科》）　人参　黄芪　当归　麦冬　木通　桔梗　猪蹄

逍遥散（《和剂局方》）　柴胡　当归　白芍　白术　茯苓　甘草　薄荷　煨姜

逐瘀止血汤（《傅青主女科》）　酒大黄　生地　当归尾　丹皮　赤芍　桃仁　枳壳　龟板

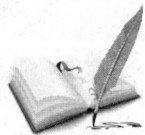

　　逐瘀止崩汤（《安徽中医验方选集》）　当归　川芎　三七　没药　五灵脂　丹皮炭　炒丹参　炒艾叶　阿胶　蒲黄（炒）龙骨　牡蛎　乌贼骨

　　桂枝汤（《伤寒论》）　桂枝　芍药　甘草　大枣　生姜

　　桂枝茯苓丸（《金匮要略》）　桂枝　茯苓　丹皮　桃仁　赤芍

　　涤痰消癥饮（《现代中西医妇科学》）　苍术　陈皮　半夏　茯苓　南星　夏枯草　赤芍　山慈菇　海藻　厚朴　瓦楞子　薏苡仁

　　荡鬼汤（《傅青主女科》）　人参　当归　大黄　川牛膝　雷丸　红花　丹皮　枳壳　厚朴　桃仁

　　泰山磐石散（《景岳全书》）　人参　黄芪　当归　续断　黄芩　川芎　白芍　熟地　白术　炙甘草　砂仁　糯米

　　消癥散（验方）千年健　追地风　川椒　羌活　独活　血竭　乳香　没药　五加皮　白芷　桑寄生　赤芍　归尾　续断　艾叶　透骨草

　　真武汤（《伤寒论》）　附子　茯苓　白术　生姜　白芍

　　消渴方（《丹溪心法》）　黄连　生地　藕汁　天花粉　姜汁　蜂蜜

　　润燥汤（《万氏妇人科》）　人参　甘草　归身　生地　枳壳　火麻仁　桃仁　槟榔

　　益胃汤（《温病条辨》）　沙参、麦冬、生地、玉竹、冰糖

十一画

　　黄连解毒汤（《外台秘要》引崔氏方）　黄连　黄芩　黄柏　山栀

　　黄连温胆汤（《温热经纬》）　黄连　半夏　竹茹　枳实　陈皮　茯苓　甘草　生姜

　　黄芪桂枝五物汤（《金匮要略》）　黄芪　炙甘草　桂枝　白芍　生姜　大枣　饴糖

　　萆薢分清饮（《丹溪心法》）　萆薢　石菖蒲　益智仁　乌药

　　萆薢渗湿汤（《疡科心得集》）　萆薢　薏苡仁　赤茯苓　黄柏　丹皮　泽泻　滑石　通草

　　银翘红酱解毒汤（《妇产科学》）　金银花　连翘　红藤　败酱草　薏苡仁　丹皮　栀子　赤芍　桃仁　元胡　川楝子　乳香　没药

　　银翘红酱解毒汤（《中医妇科临床手册》）　金银花　连翘　红藤　败酱草　丹皮　山栀　赤芍　桃仁　生大黄　薏苡仁　川楝子　延胡　甘草

　　银翘红酱四妙丸（验方）　金银花　连翘　红藤　败酱草　苍术　黄柏　薏苡仁　牛膝

　　银甲丸（《王渭川妇科治疗经验》）　金银花　鳖甲　连翘　升麻　红藤　蒲公英　紫花地丁　生蒲黄　椿根皮　大青叶　茵陈　琥珀末

　　清肺解毒散结汤（经验方）　金银花　连翘　鱼腥草　薏苡仁　瓜蒌仁　川贝母　沙参　生地　麦冬　丹皮　桃仁　山慈菇　白茅根　生甘草

　　清肝引经汤（《中医妇科学》四版教材）　当归　白芍　生地　丹皮　栀子　黄芩　川楝子　茜草　牛膝　白茅根　甘草

　　清肝止淋汤（《傅青主女科》）　丹皮　黄柏　当归　生地　白芍　阿胶　香附　牛膝　小黑豆　红枣

　　清经散（《傅青主女科》）　丹皮　地骨皮　白芍　熟地　青蒿　茯苓　黄柏

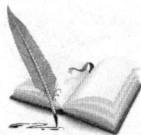

清热固经汤（《简明中医妇科学》）　地骨皮　生地　炙龟板　牡蛎粉　阿胶　焦栀子　地榆　黄芩　藕节　棕榈炭　甘草

清热镇惊汤（《医宗金鉴·妇科心法要诀》）　柴胡　薄荷　麦冬　栀子　黄连　龙胆草　茯神　钩藤　木通　生甘草　灯心草　竹叶

清热解毒汤（《古今医鉴》）　升麻　葛根　赤芍　生地　牡丹皮　黄连　黄柏　黄芩　桔梗　栀子　甘草　连翘

清热调血汤《古今医鉴》　丹皮　黄连　当归　川芎　生地　赤芍　红花　桃仁　莪术　香附　延胡索

清热利湿解毒汤（《现代中西医妇科学》）　半枝莲　龙葵　白花蛇舌草　白英　川楝子　车前草　土茯苓　瞿麦　败酱草　鳖甲　大腹皮　水蛭

理冲汤（《医学衷中参西录》）　生黄芪　党参　白术　生山药　天花粉　知母　三棱　莪术　生鸡内金

脱花煎（《景岳全书》）　当归　肉桂　川芎　牛膝　红花　车前子

救母丹（《傅青主女科》）　人参　当归　川芎　益母草　赤石脂　炒芥穗

清骨散（《证治准绳》）　银柴胡　胡黄连　秦艽　鳖甲（醋炙）地骨皮　青蒿　知母　甘草

清营汤（《温病条辨》）　水牛角　生地　竹叶心　玄参　麦冬　丹参　黄连　连翘　金银花

清暑益气汤（《温热经纬》）　西洋参　石斛　麦冬　黄连　竹叶　荷梗　知母　甘草　粳米　西瓜翠衣

羚角钩藤汤（《通俗伤寒论》）　钩藤　茯神　羚羊角　桑叶　川贝　生地　菊花　白芍　鲜竹茹　甘草

银翘散（《温病条辨》）　金银花　连翘　竹叶　荆芥穗　牛蒡子　薄荷　桔梗　淡豆豉　甘草　芦根

黄芪当归散（《医宗金鉴》）　黄芪　当归　人参　白术　白芍　甘草　猪尿脬

十二画

温土毓麟汤（《傅青主女科》）　巴戟天　人参　覆盆子　白术　淮山药　神曲

温胆汤（《千金要方》）　陈皮　半夏　茯苓　甘草　枳实　竹茹

温经汤（《妇人大全良方》）　人参　当归　川芎　白芍　肉桂　莪术　丹皮　甘草　牛膝

滋水清肝饮（《医宗己任篇》）　生地黄　茯苓　山茱萸　归身　山药　丹皮　泽泻　白芍　柴胡　山栀　酸枣仁

滋血汤（《证治准绳》）　人参　山药　黄芪　白茯苓　川芎　当归　白芍　熟地

犀角散（《备急千金要方》）　水牛角　茵陈　黄连　山栀　生地　丹皮　板蓝根

犀角地黄汤（《千金要方》）　犀角（可用水牛角代）　生地　丹皮　芍药

黑逍遥散（《和剂局方》）　地黄　柴胡　当归　白芍　白术　茯苓　甘草　生姜　薄荷

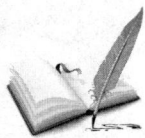

十三画

催生饮（《济阴纲目》） 当归　川芎　枳壳　大腹皮　白芷

催生安胎救命散（《卫生家宝产科备要》） 乌药　前胡　菊花　蓬莪术　当归　米醋

解毒散结汤（经验方） 野菊花　蒲公英　马齿苋　丹皮　紫草　三棱　莪术　大黄　半枝莲　山慈菇　七叶一枝花

新加苁蓉菟丝子汤（经验方） 肉苁蓉　菟丝子　覆盆子　熟地　山药　山茱萸　当归　枸杞　茺蔚子　泽兰　黄精　乌药　淫羊藿

十四画

蔡松汀难产方（《中医妇科学讲义》） 当归　黄芪　茯神　党参　龟甲　白芍　枸杞　川芎

毓麟珠（《景岳全书》） 鹿角胶　炙甘草　菟丝子　川芎　白芍　白术　茯苓　川椒　人参　当归　杜仲　熟地

膈下逐瘀汤（《医林改错》） 当归　延胡索　川芎　赤芍　桃仁　红花　枳壳　五灵脂　丹皮　乌药　香附　甘草

十五画

增液汤（《温病条辨》） 生地　玄参　麦冬

鲤鱼汤（《千金要方》） 鲤鱼　白术　生姜　白芍　当归　茯苓

十六画

橘皮竹茹汤（《金匮要略》） 橘皮　竹茹　大枣　生姜　甘草　人参

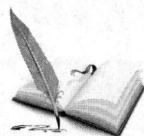